U0903219

中国口腔医学年鉴

YEARBOOK OF CHINESE STOMATOLOGY

2023年卷

主　编　周学东

副主编　王松灵　边　专　张志愿
俞光岩　赵铱民　凌均棨

四川科学技术出版社

图书在版编目(CIP)数据

中国口腔医学年鉴. 2023 年卷 / 周学东主编. 成都: 四川科学技术出版社, 2024. 9. -- ISBN 978 - 7 - 5727 - 1542 - 6

Ⅰ. R78 - 54

中国国家版本馆 CIP 数据核字第 2024Y6A453 号

中国口腔医学年鉴 2023 年卷

ZHONGGUO KOUQIANG YIXUE NIANJIAN 2023 NIAN JUAN

主　　编　周学东

出 品 人　程佳月
责任编辑　张湉湉　吴　文
特约编辑　吴　婷
助理编辑　董望旺
责任出版　欧晓春
出版发行　四川科学技术出版社
　　　　　成都市锦江区三色路 238 号 邮政编码 610023
　　　　　官方微博 http://weibo. com/sckjcbs
　　　　　官方微信公众号 sckjcbs
　　　　　传真 028 - 86361756
成品尺寸　185 mm × 260 mm
　　　　　印张 22.75　字数 455 千
印　　刷　四川玖艺呈现印刷有限公司
版　　次　2024 年 9 月第 1 版
印　　次　2024 年 9 月第 1 次印刷
全书定价　198.00 元
ISBN 978 - 7 - 5727 - 1542 - 6

邮购:成都市锦江区三色路 238 号新华之星 A 座 25 楼 邮政编码:610023
电话:028 - 86361770

《中国口腔医学年鉴》编辑委员会

名誉主编 邱蔚六 张震康 樊明文 吴求亮 王 兴

主　　编 周学东

副 主 编 王松灵 边 专 张志愿 俞光岩 赵铱民 凌均棨

编　　委（按姓名笔画排序）

于世凤 北京大学
于海洋 四川大学
马国武 大连医科大学
马 洪 贵州医科大学
马绪臣 北京大学
王 兴 北京大学
王佐林 同济大学
王 林 南京医科大学
王松灵 首都医科大学
王建国 天津市口腔医院
王贻宁 武汉大学
王美青 空军军医大学
王勤涛 空军军医大学
王慧明 浙江大学
牛卫东 大连医科大学
牛玉梅 哈尔滨医科大学
毛 靖 华中科技大学
邓旭亮 北京大学
邓 婧 青岛大学
石 冰 四川大学
归 来 中国医学科学院
叶 玲 四川大学
田卫东 四川大学
白玉兴 首都医科大学
冯海兰 北京大学
边 专 武汉大学
毕良佳 哈尔滨医科大学
刘天佳 四川大学
刘月华 复旦大学
刘来奎 南京医科大学
刘宝林 空军军医大学
刘建国 遵义医科大学
刘彦普 空军军医大学
刘洪臣 解放军总医院
刘章锁 郑州大学
刘 斌 兰州大学
闫福华 南京大学
米方林 川北医学院
许 彪 昆明医科大学
孙卫斌 南京大学
孙少宣 安徽医科大学
孙 正 首都医科大学
孙宏晨 吉林大学
孙 皎 上海交通大学
孙 瑶 同济大学
纪 晴 厦门医学院
李长义 天津医科大学
李宁毅 青岛大学
李 刚 西北大学
李 伟 四川大学
李志强 西北民族大学
李 昂 西安交通大学
李铁军 北京大学
李铁男 佳木斯大学
李新春 开封大学
李德华 空军军医大学
杨丕山 山东大学
杨 健 南昌大学
肖金刚 西南医科大学
吴亚菲 四川大学
吴求亮 浙江大学
吴补领 南方医科大学
邱蔚六 上海交通大学
何家才 安徽医科大学
余占海 兰州大学
谷志远 浙江中医药大学
沈国芳 上海交通大学
宋宇峰 贵州医科大学

宋锦璘　重庆医科大学
张　丁　北京协和医学院
张并生　山西医科大学
张志愿　上海交通大学
张富强　上海交通大学
张蕴惠　四川大学
张震康　北京大学
陆支越　北京医院
陈万涛　上海交通大学
陈文霞　广西医科大学
陈发明　空军军医大学
陈吉华　空军军医大学
陈扬熙　四川大学
陈　刚　天津医科大学
陈　江　福建医科大学
陈莉莉　华中科技大学
陈　智　武汉大学
陈谦明　浙江大学
林云锋　四川大学
林　野　北京大学
易新竹　四川大学
罗颂椒　四川大学
季　平　重庆医科大学
岳　林　北京大学
金　岩　空军军医大学
周永胜　北京大学
周延民　吉林大学
周学东　四川大学
周　洪　西安交通大学
周曾同　上海交通大学
郑家伟　上海交通大学
赵士芳　浙江大学
赵云凤　四川大学
赵　今　新疆医科大学
赵守亮　同济大学
赵志河　四川大学
赵明东　滨州医学院
赵怡芳　武汉大学
赵　彬　山西医科大学
赵铱民　空军军医大学
胡　敏　吉林大学
胡　敏　解放军总医院
胡勤刚　南京大学
钟良军　杭州师范大学
俞光岩　北京大学
宫　苹　四川大学
袁　泉　四川大学
聂敏海　西南医科大学
倪龙兴　空军军医大学
徐礼鲜　空军军医大学
徐　江　石河子大学
徐　欣　山东大学
徐　艳　南京医科大学
凌均棨　中山大学
栾文民　北京医院
郭传瑸　北京大学
郭　斌　解放军总医院
唐瞻贵　中南大学
黄永清　宁夏医科大学
黄洪章　中山大学
黄桂林　遵义医科大学
黄　跃　暨南大学
曹选平　郑州大学
常晓峰　西安交通大学
麻健丰　温州医科大学
康　宏　兰州大学
梁景平　上海交通大学
宿玉成　北京协和医学院
巢永烈　四川大学
葛少华　山东大学
董福生　河北医科大学
蒋欣泉　上海交通大学
程祥荣　武汉大学
程　斌　中山大学
曾祥龙　北京大学
温玉明　四川大学
谢志坚　浙江大学
路振富　中国医科大学
樊明文　武汉大学
翦新春　中南大学
潘乙怀　温州医科大学
潘亚萍　中国医科大学
魏奉才　山东大学

序　言

《中国口腔医学年鉴》是中国口腔医学界的综合性、学术性连续出版物，每年出版一卷，自1984年创办已连续出版了31卷。本卷为2023年卷，选材基础时限为2023年1月至12月。该卷的编纂出版旨在全面翔实、客观公正地向国内外读者介绍年度中国口腔医学的发展与成就。其汇集的资料主要包括口腔医学相关的国家政策、医院建设、医疗服务、学科发展、人才培养、科学研究和疾病预防等领域，是了解和研究中国口腔医学发展史的重要资料，也是中国口腔医学与国际口腔医学学术交流的重要平台。

本卷栏目包括“回顾与论坛”“医疗工作”“医学教育”“科学研究”“学会工作”和“人物”六个部分。“回顾与论坛”摘录了《中华口腔医学杂志》创刊70周年的纪念文章，特约莘莘学子回忆并撰写了纪念中国龋病学学科创始人——岳松龄教授和纪念陈安玉教授的文章，就“创新驱动发展 科技领航未来”访谈活动进行了部分文字整理与收录。此外，该栏目还收录了回顾1985年全国牙病防治工作运城现场会的文章，并邀请相关口腔专家就运城近年的县、乡、村三级口腔医疗服务以及云南省近年的口腔医疗服务进行了介绍。中国老年口腔医学的发展和推进口腔医学人文教育的专家共识也是“回顾与论坛”中不可或缺的部分。“医疗工作”收录了第六届国之名医获奖医师、2023年中国好医生、中国好护士评议活动获评者和国家级医疗质量控制中心专家委员会委员名单以及中华口腔医学会发布的团体标准目录。“医学教育”收集了2022年国家级教学成果奖获奖项目、第二批国家级一流本科课程认定结果、全国高校青年教师教学竞赛结果、第八届中国国际“互联网+”大学生创新创业大赛口腔类获奖项目、全国优秀科普作品等，也收集了2022年度普通高等学校本科备案和审批结果，以及2023年中国高等学校口腔医学专业招生和培养简况。“科学研究”收集了中华医学科技奖、华夏医学科技奖、中华口腔医学会科技奖、树兰医学奖等奖项中的口腔医学获奖部分，以及中国2022年度重要医学进展、中国高被引学者榜单中的口腔医学部分。该部分还重点介绍中国高等院校口腔医学院（口腔医院）等单位的科技成果获奖和基金获资助简况、2023年出版发行的口腔医学图书。“学会工作”刊载了2023年度换届的中华口腔医学会的分会组织机构名录、会议和中国医师协会相关会议。“人物”栏目记录了2023年全国创新争先奖获得者、全国巾帼建功标兵、国家卫生健康突出贡献中青年专家，以及国家自然科学基金杰出青年基金和优秀青年基金获得者等人物介绍。

书中内容为尊重行业使用习惯，保留惯用称谓及简称，如四川大学华西口腔医学院（四川大学华西口腔医院）简称华西口腔、北京医科大学简称北医、上海第二医科大学简称上二医等，以期让行业同仁更好地理解及阅读。《中国口腔医学年鉴》在编纂出版过程中得到全国口腔医学院（系）、口腔医院以及众多口腔医学专家与同仁的帮助，得到广大读者的关注，我们在此由衷感谢大家的支持理解，也感谢出版单位的全力协助。欢迎广大读者提出宝贵的意见和建议，我们将砥砺前行，共同努力，做好《中国口腔医学年鉴》的编撰与出版工作。

《中国口腔医学年鉴》编辑委员会

2024年8月

目　录

回顾与论坛

纪念《中华口腔医学杂志》创刊70周年专栏

《中华口腔医学杂志》为中华医学会主办、中华口腔医学会协办,国内外公开发行的口腔医学专业学术期刊,以广大口腔医师为主要读者对象,报道口腔医学领域领先的科研成果和临床诊疗经验,以及对口腔临床有指导作用、与口腔临床密切结合的基础理论研究。2023年,《中华口腔医学杂志》创刊70周年,本版块收录了部分创刊70周年纪念文章(其中图、表、参考文献等略)。

不忘初心、牢记使命、勇于担当

——纪念《中华口腔医学杂志》创刊70周年

王兴

北京大学口腔医学院

70年前,《中华口腔科杂志》(1987年更名为《中华口腔医学杂志》)创刊。70年风雨历程,一代又一代中国口腔人呕心沥血,艰苦奋斗,促成并见证了《中华口腔医学杂志》今天的成就与辉煌。她连续多年被评为中国科协优秀科技期刊,2001年入选"中国期刊方阵(双效期刊)",她是中国口腔医学事业发展的强力推动者,是中国口腔人心目中学术交流与成果展示的神圣殿堂。作为《中华口腔医学杂志》的忠实读者、作者和审者,我有幸在2006—2016年担任杂志的总编辑,我衷心地祝福她70周岁生日快乐!祝贺她在中国口腔医学事业发展的历史进程中作出的重大贡献;祝愿她在科技创新层出不穷的新时代,为把我国建设成为口腔医学强国作出更大的贡献。

回顾20世纪70年代初,刚刚迈入口腔医学门槛、懵懂无知的我,每期出版的《中华口腔医学杂志》都成为我难得的、教科书一般的学习资料。我如饥似渴地仔细阅读、学习发表在这本杂志上的每一篇文章,她让我学习与了解了中国口腔医学发展的历史进程,让我记住了许多素未谋面的口腔医学大师的名字以及他们所取得的临床与研究成果,学习到许多课本上没有的口腔医学新知识、新技术。可以说这本杂志伴随着我进入口腔医学领域后的不断进步与成长,成为我口腔医学启蒙教育的良师益友。

20世纪80年代初,我的职业进入到口腔颌面外科专业领域,我的一系列研究论文都以投稿、发表在《中华口腔医学杂志》作为自己的重要目标。很荣幸，我的有关“口腔癌前病变血卟啉激光诊断”“正颌外科”“颌骨牵引成骨”“中国人容貌美学”等临床及临床基础研究论文，基本上都发表在这本我心目中的国内顶级口腔医学期刊上，借此平台我也开始了与国内口腔医学同道之间的相互学习与交流。《中华口腔医学杂志》伴随着我、成就着我的口腔颌面外科职业生涯，不断地给我进步的信心和力量。

我与这本杂志的继续结缘是在我担任杂志10年总编辑时期，每到年末和新年伊始，编辑部都会要求我写一篇“总编的话”，那是我静下心来回顾与总结杂志一年来工作的时候，也是回顾与总结一年来中国口腔医学发展的时刻，让我看到杂志以及中国口腔医学一年来所取得的成绩与进步，更让我对中国口腔医学事业的发展充满憧憬与希望。感谢这本杂志对我如此眷顾，她已成为我职业生涯不可忘记的重要组成部分。

1995年，正当口腔种植在我国兴起的时候，一些没有经过正规培训学习的口腔医师匆忙上阵，甚至使用未经临床检验的不合格的种植体，盲目开展口腔种植，从而导致出现了大量种植失败的病例。在这一紧要关头，《中华口腔医学杂志》编辑部在珠海组织召开了我国历史上第一次口腔种植研讨会。针对口腔种植出现的乱象提出了规范开展口腔种植的指导性意见，成立了中华医学会口腔科学会口腔种植协作组，为我国口腔种植的健康规范发展奠定了基础。这次会议也成为我国口腔种植学科发展历史上一个具有里程碑意义的事件，被载入中国口腔种植发展的史册。

我和以后的几代人是幸运的，赶上了国家改革开放的伟大时代，见证了《中华口腔医学杂志》的快速发展，杂志由原来的季刊到双月刊，2006年改为月刊。杂志的容量不断扩大，栏目不断增加，杂志也成为中华系列杂志中唯一一本由中华医学会主办、中华口腔医学会协办的杂志，得到中华医学会杂志社领导的积极支持与关照。一代又一代中国口腔医学专家都在《中华口腔医学杂志》的平台上展现着自己学术上的成就与风采，为我国口腔医学事业的不断进步与发展作出了自己的贡献。

随着数字化口腔医学时代的到来，杂志的线上学术活动也呈现出丰富多彩的局面。年轻一代的口腔医学专家不断地通过网络平台开展学术报告、讲座等，受到广大口腔医学工作者的高度评价与欢迎。杂志还开辟了线下的专题学术会议，进一步促进口腔医学工作者的深入交流与合作。这些成绩的取得来之不易，感谢杂志编辑部的几代同仁为这本杂志呕心沥血，无私奉献，让她成为我国口腔医学工作者心目中的荣光与骄傲。

每当我们回顾过去的时候，总是难以忘记为开拓中国口腔医学事业、创办《中华口腔医学杂志》作出巨大贡献的老一辈口腔医学专家们。他们的工作是在中华人民共和国刚刚成立时，国家处于一穷二白的艰难时期起步的，他们所克服的困难是今天的我们难以想象的。为了发展中国的口腔医学事业，为了中国人民口腔健康水平的提高，他们怀着一颗坚定的初心，一份沉甸甸的历史使命，义无反顾地挑起重担，奋勇前行，为《中华口腔医学杂志》、为中国口腔医学事业的发展打下了坚实的基础。中国口腔人将永远记住那些闪耀着奉献荣耀的老前辈们的名字，记住他们的功绩，记住他们的希望与嘱托，担当起新时代发展中国口腔医学的使命与责任，为我国真正成为口腔医学强国，为我国人民口腔健康水平的提高贡献自己的智慧和力量！

近些年来，由于人才评价、科技评价体系的导向，人们更看重在影响因子高的国际知名杂志上发表文章，这让国字牌杂志面临着一系列发展难题。实际上真正学习与阅读那些英文期刊的读者又有多少？我相信绝大多数的口腔医学工作者更多阅读的是中文期刊的文献。习近平总书记号召“要把论文写在祖国的大地上”，我衷心地希望从国家层面出台一些具体的政策举措，落实习近平总书记的号召，加大中文期刊论文在学术评价体系中的分量，从而吸收更多优秀论文在中文期刊发表。同时我们也非常遗憾地看到，一些国外的不良期刊为了牟取利益，大量录用一些弄虚作假的中国论文，然后又通过撤稿等手段，进一步损害中国学界的声誉。在这些弄虚作假的论文中，医学论文占有较大比例，不得不引起我们的深思与高度重视。多年来，《中华口腔医学杂志》坚持正确的学术导向以及严格的审稿制度，勇于和这些不良现象作斗争，维护了口腔医学的学术尊严和杂志的良好声誉，值得称赞。我相信我国口腔医学工作者将继承老前辈们严谨的学风与认真的态度，把《中华口腔医学杂志》办得越来越好！

人类已进入“人工智能”的新时代，一系列新的挑战将不断出现，让我们在以习近平同志为核心的党中央坚强领导下，坚守初心与使命，勇敢地担当起时代赋予我们的责任，为我国口腔医学事业的不断进步与发展作出新的贡献。祝愿《中华口腔医学杂志》在未来的岁月里，攻坚克难，乘风破浪，不断创造新的辉煌！

［本文部分转载自《中华口腔医学杂志》创刊70周年特稿，2023,58(8):727-728.DOI:10.3760/cma.j.cn112144-20230410-00149.］

致敬我国口腔医学前辈

——写在《中华口腔医学杂志》创刊70周年之际

王松灵

首都医科大学口腔健康北京实验室

《中华口腔医学杂志》于1953年8月伴随着中国口腔医学事业而诞生，创刊时刊名为《中华口腔科杂志》，1987年更名为《中华口腔医学杂志》，筚路蓝缕，栉风沐雨，传播口腔科学70载，记录了中国口腔医学的发展历程，见证了科技创新带来的时代变迁。时至今日，《中华口腔医学杂志》已成为我国口腔医学临床及基础研究最重要的综合指导类科技期刊，为推动我国口腔医学事业的发展和创新作出了巨大贡献。70年来，《中华口腔医学杂志》刊登了大量口腔医学文献，滋养了众多求知学子，助力广大学界英才，同时杂志不断推陈出新，办刊理念与时俱进，不仅承载传统医学口腔研究的悠久历史，同时推荐现代医学研究的最新力作。这些成绩的取得离不开历届编委会、编审专家和编辑部同仁的接力传承、不懈奋斗，离不开口腔医学前辈的奖掖后进、无私奉献，更离不开广大口腔医学工作者在科学研究与临床工作中付出的辛勤汗水、聪明才智，以及所取得的丰硕成果。

一、艰苦奋斗，初露锋芒(1953—1977年)

我国口腔医学是中华人民共和国成立后建立起来的一门新兴学科，在党的正确领导下，口腔医学迅速发展。这一时期诸多前辈学者孜孜不倦，积极学习国外先进理念、技术和行业标准，及时报道国内外口腔医学的最新动态及临床科研成就。从1953年创刊至1960年，《中华口腔医学杂志》先后发表、引介国外翻译文章157篇，主要为苏联医学工作者撰写的论文,内容涉及口腔卫生政策、预防保健和基础与临床研究,这些文章的发表为快速提高我国口腔科学水平提供了学术支持。同时,老一代卓越的口腔学者、学术先驱对我国口腔医学的内涵、任务与发展方向的探索与构思撰写成文并发表。《中华口腔医学杂志》首任总编毛燮均于1949年就在《中华医学杂志》上发表了题为《中国今后的牙医教育》一文,对我国牙科教育、研究和人才培养提出建议。其后,陈华、司徒学等也先后发表专论,探讨对我国口腔医学建设与发展的思考。这些学术思想为逐步构建符合中国发展特色的口腔医学奠定了坚实的基础。这一阶段,广大口腔医学工作者也积极撰写、发表学术论文,内容涉及口腔医学教育、口腔医学史、口腔公共卫生以及口腔内科学、口腔颌面外科学和口腔矫形学等专业的基础与临床研究,口腔医学呈现出百花齐放、百家争鸣的繁荣局面。这其中有许多学科完成了从零到一、从无到有的创建过程。前辈学者在中华人民共和国成立初期的艰苦奋斗、矢志不渝、顽强开拓、执着坚守为我国口腔医学日后的发展确立了方向。

《中华口腔医学杂志》于1960年停刊,1963年复刊,伴随着共和国在曲折与艰难中的探索与跋涉,杂志于1966年再次停刊。1978年迎来了祖国科学的春天,在全国口腔医务工作者的热切期盼下,杂志复刊。

二、积极进取,薪火相传(1978—2002年)

1978年《中华口腔医学杂志》复刊,最初以季刊形式发行。在复刊号中,杂志响应党的号召,表达了当时科学工作者的心声,《发刊词》中写道:“祖国科学的春天来到了”“贯彻党的卫生工作方针政策和百花齐放、百家争鸣的方针,实行理论和实践相结合,提高和普及相结合,中西医相结合的原则。学习运用唯物论和辩证法,总结医疗和实验研究方面的经验和科研成果;开展学术讨论。推动口腔医学的发展,提高口腔卫生水平,为在21世纪内把我国建设成为四个现代化的伟大社会主义强国,实现新时期的总任务而贡献自己的力量”。

彼时,我国改革开放刚刚起步,百废待兴。1980年2月,全国人民代表大会常务委员会审议通过了中华人民共和国成立后第一部关于学位制度的法律文件——《中华人民共和国学位条例》。1981年11月,国务院学位委员会颁布了我国《首批博士和硕士学位授予单位及其学科、专业和指导教师名单》。名单中,全国的博士学位授予单位共计151个,博士学位授予学科、专业点812个,博士指导教师1 152人。其中,首批口腔医学领域博士指导教师7人,他们是北京医学院(今北京大学)郑麟蕃教授、邹兆菊教授,上海第二医学院(今上海交通大学)张锡泽教授,四川医学院(今四川大学)肖卓然教授、魏治统教授,第四军医大学(今空军军医大学)陈华教授、欧阳官教授。他们带领研究生,怀揣理想和信念,在口腔医学的土地上辛勤耕耘,将他们对口腔医学领域的探索、对事业的热爱凝聚笔端,把研究成果装入信封寄往杂志社。名家大医、优秀学子为国家科学事业忘我工作结出的丰硕果实,如雪片一样从全国各地涌向编辑部。这些研究论文不仅代表着那个时代口腔医学界奋发有为的信念与学术激情,也完善了具有中国特色的口腔医学各专业领域,初步搭建起口腔学科发展的平台,奠定了后续口腔医学行业发展的基础,为学界后继者照亮了前进的道路。20世纪90年代,张震康发表《我国正颌外科近年来的进展》,邱蔚六发表《我国口腔颌面外科的现状与未来》,王大章等发表《颞下颌关节内窥镜检查的实验研究及其临床应用评价》等代表性文章,对我国口腔医学的发展进行阶段性总结,并提出发展建议与设想。

这一阶段,在学界同仁的共同努力和帮

助、支持下,《中华口腔医学杂志》成为当时口腔医学工作者交流的重要平台,杂志发行量突飞猛进。1985年杂志改为双月刊,1987年更名为《中华口腔医学杂志》,并逐渐开辟了"论著摘要""会议纪要""述评""学术争鸣""新技术应用"等20余个栏目,以更加崭新的面貌,更加多元的视角展现学术最新成果,介绍国内外前沿热点研究课题,反映读者关心的重大问题。

三、厚积薄发,开拓创新(2003—2023年)

新世纪以来,我国口腔医学研究如雨后春笋般蓬勃发展,不仅成果丰硕,而且新人辈出。2003—2019年,作为学术创新的萌芽期,国内研究者开始寻找适合中国口腔医学发展的新方向,初步具有自主创新的意识,如提出具有中国特色的颌面外科序列治疗和口腔龋病微生态等新观点。2019年以后,逐步进入自主创新期,国内口腔学者开始主动探索口腔医学发展的创新理念和产品,代表成果有:乳恒牙替换模式及分子调控机制,在巴尔的摩美国国立牙科博物馆收藏展示的"生物牙根",揭示硝酸盐维持机体稳态,并提出稳态医学新概念,研发国产种植机器人等。

结合新形势下口腔医学发展的特点与需求,同时顺应传统媒体变革需要,杂志发展也步入了新阶段。2006年,《中华口腔医学杂志》由双月刊变更为月刊,在召开口腔各专业委员会或学组学术会议的基础上,组织和策划相关研究领域专刊,提高期刊的学术影响力,推广最新研究成果。改版后的《中华口腔医学杂志》信息量更大、覆盖面更宽、实用性更强、受众更广。杂志的各项评价指标综合排名在我国口腔医学类期刊中始终位列第一,在国内口腔医学界具有较高的学术影响力和权威性。2022年杂志再次入选"百种中国杰出学术期刊",并在中华医学会系列杂志编辑出版质量评审中被评为优秀期刊。

回顾《中华口腔医学杂志》70年的发展历程,在党的领导下,具有中国特色的口腔医学刊物从无到有,从站起来到强起来,经过几代口腔人的不懈努力,口腔医学学科内涵不断深化,学术队伍不断扩大,学术能力不断增强,形成了具有中国特色的现代口腔医学领航式杂志,成为中国现代口腔医学教育及信息传递的重要载体。

时值《中华口腔医学杂志》创刊70周年之际,衷心感谢口腔医学先驱和前辈的无私奉献,特别感谢杂志历任总编毛燮均教授、宋儒耀教授、朱希涛教授、张震康教授、傅民魁教授、王兴教授、赵铱民院士的卓越引领和顶层设计;衷心感谢从事口腔医学事业各领域的大家、学者与广大读者对杂志的长期支持;衷心感谢杂志全体编委、编审专家以及编辑部各位老师的不懈努力和辛勤付出。杂志将一如既往、再接再厉,为实现党的第二个百年奋斗目标,为实现中华民族伟大复兴的中国梦,为中华民族科学研究事业的辉煌明天,进一步提高质量,做好新时期口腔医学期刊服务工作,为我国口腔医学的发展和创新作出更大贡献!

[本文部分转载自《中华口腔医学杂志》创刊70周年特稿,2023,58(8):721-723.DOI:10.3760/cma.j.cn112144-20230517-00203.]

七十回眸沧与桑

赵铱民
中国人民解放军第四军医大学口腔医院

国际口腔医学博物馆中有一个中国口腔医学杂志展区,巨大的柚木书橱里展出了从《中华口腔科杂志》到《中华口腔医学杂志》的全部版本。每每行至于此,注视着一排排整齐的书籍杂志,如同看到一部厚重的中国口腔医学发展史。

摆放在最前边的是出版于1953年8月5日的《中华口腔科杂志》创刊号(第一号),简洁而朴素的封面上是由当年国家卫生部副部长傅连暲将军亲自题写的《中华口腔科杂志》刊名,刊名下方罗列着论文标题。岁月的侵蚀使这本杂志的封面已发黄,甚至带着一点淡淡的霉味,这就是70年前先辈们创建的第一本全国性口腔医学杂志。泛黄的书页,略显粗糙的纸张,有些模糊的铅字印刷,特别是文中采用的经铅版化学腐蚀印出的黑白照片显得浑浊而不清晰,这些都是那个时代印刷品的共同特征。

创刊号薄薄的一册,共刊出论文15篇,其中3篇是苏联学者论文的译文。排在卷首的是时任杂志总编辑毛燮均教授的论著《从正畸学方面理解大自然》,他将自然辩证法的观点引入正畸学的理论与实践,在当时可谓远见。论文目录中有多位耳熟能详的名字:宋儒耀、沈国祚、孙廉、柳步青、王毓英……当时在我国口腔医学界都享有极高的声望,后来都成为我国口腔各学科领域的泰斗和奠基人。他们的研究涉及口腔感染、面神经疼痛、银汞合金充填、丙烯酸树脂应用等多个方面,其研究与国际水准相近。这些竟然都发生在70年前,先辈们在当时极其困难的条件下进行着口腔基础理论和临床技术的探索,这也从一个侧面反映了当时我国院校口腔医学的整体水平。细读这些文章,不禁让我对这些先辈们肃然起敬。今天的口腔医学发展都建立在他们创建的坚实基础之上。他们中的许多人已经作古,且已不为当今的学子们所知,但是他们留下的临床经验和他们用研究实验证实的假说理论,却已然成为我们今天攀登世界口腔医学高峰的一级台阶。

1951年,中华医学会口腔科分会成立。1953年,《中华口腔科杂志》在北京问世,成为一本全国性的口腔医学专科杂志。今天我们纪念的《中华口腔医学杂志》创刊70年,正是肇始于此。1987年,我国著名佛学家、书法家赵朴初先生为杂志题写了刊名,一直沿用至今。随着改革开放的深入,我国的口腔医学得到了快速发展,《中华口腔医学杂志》也面临着越来越多的口腔医学研究需求。1985年,《中华口腔医学杂志》改为双月刊,刊文量增加了一倍。随着科学研究日益广泛、日益深入,临床工作日益普及、临床技术日益精进,原有的双月刊已不能满足广大作者和读者的需求。2006年《中华口腔医学杂志》做出重大改变,由双月刊改为月刊,而且每期的页码和刊文量也都有了显著增加,这个出版模式一直延续到现在。与初创刊时相比,《中华口腔医学杂志》2022年的年发文量和年发文面数分别增加了2.5倍和2.4倍,论文的质量也有了大幅度的提升,从学术期刊这一特殊视角展现了中国在口腔医学探索之路上取得的巨大进步。

排列在书墙最后的是2023年5月出版的《中华口腔医学杂志》,简洁大方的封面基本保持着传统的风格和色调，精美的铜版纸、清晰精准的文字、全彩的印刷、考究的装帧，具有强烈的时代感和科技感。对比70年前的杂志，今天的《中华口腔医学杂志》无论从形式还是内容上都发生了翻天覆地的变化，真是有天壤之别。翻看目录，映入眼帘的多是活跃在我国口腔医学界的杰出学者，有古稀之年的专家教授，有意气风发的青年才俊，也有初出茅庐、朝气蓬勃的莘莘学子。他们将最先进的基础医学研究、临床医学研究、理工科研究和先进的科技方法引入口腔医学领域，更深入、更广泛地探讨口腔疾病的发病机制原理、治疗方式和预防机制。

今天的杂志，已远远不限于单纯的纸质出版物。随着时代的发展，《中华口腔医学杂志》也开始改变单一的传播形式，拓展发行空间，广泛采用网络版杂志、手机媒体推介等形式，还有各种学术问题研讨、临床专家的共识指南、代表学科进展方向的巡讲宣传已成为杂志的常态化工作。《中华口腔医学杂志》年度优秀论文奖、“三维打印与口腔医学”学术年会等已成为杂志的品牌，具有日益广泛的影响力。这些改变也在影响着我国越来越多的口腔医学作者和医学生们。70年间，我国的口腔医师由数百人成长到27万余人的队伍，同时还有一支生源充足的口腔医学生后备军，杂志的读者也由数百人增加到11万余人。

受一些刊文导向的影响以及全国多家口腔医学杂志的蓬勃兴起，《中华口腔医学杂志》也面临着严峻的挑战和激烈竞争。在此背景下，《中华口腔医学杂志》始终坚持正确的政治方向，坚持贯彻理论与实践、普及与提高相结合的办刊方针，坚守初心，把办刊质量放在首位，坚定地服务作者、服务读者，赢得广大作者、读者和上级领导的信任与肯定。杂志的各项评价指标及综合排名在我国口腔医学类期刊中始终保持第一；被Medline、Scopus数据库、化学文摘数据库以及中信所中国科技核心期刊等20余个数据库和检索机构收录；圆满完成了中国科学技术协会1~3期精品科技期刊工程（B类）、出版质量提升、中国科技期刊TOP 50，以及中文科技期刊精品建设计划—学术创新引领等多个精品科技期刊工程项目，连续多年被评为“百种中国杰出学术期刊”。

在庆祝《中华口腔医学杂志》创刊70周年的时刻，对比1953年和2023年的两本杂志，我感慨良多。我们几乎用了40年的时间走过了西方国家七八十年的发展之路，实现了跨越式发展，这样的速度让我们的世界同行感到惊诧，不得不表达他们的赞许和认可，这是所有中国口腔人的骄傲。《中华口腔医学杂志》用她的文字，用她的图像，用她的图表忠实地记录了这一历史进程，这是中国口腔医学进步的伟大足迹。我们庆幸生活在这样一个伟大的时代，赶上了改革开放的大潮，我们更感激先辈们为我们创造的进步阶梯。17—18世纪，法国曾是世界口腔医学的领跑者；19—20世纪，美国成为世界口腔医学的中心；可以预见，21世纪中国一定会走向这个舞台的中心，去领舞一台波澜壮阔的历史活剧。我衷心地期望《中华口腔医学杂志》在长长的未来中去记录这部新的历史，去承载这份责任和荣光，期待《中华口腔医学杂志》更加辉煌的80年、90年、100年。

《中华口腔医学杂志》是一片孕育口腔医学英才的沃土，70年来为我国口腔医学界培养了大批杰出的医生、科学家和教师。作为当年唯一的国家级口腔医学杂志，在《中华口腔医学杂志》上发表论文，当选杂志的编委曾是莘莘学子的梦想和追求，我也曾有同样的心路历程。他们中有许多人成为我国口腔医学的引领者，许多人由此登上了世界口腔医学的大舞台，更多的人由此成长为国人口腔健康的守护神。据近年统计：中国口腔医学TOP 1%高被引论文在世界占比由2013年的6.7%上升到2018年的15.7%，跃居至世界第二位，让口腔国际舞台上拥有了越来越多的中国声音。我们感谢日益强大的祖国，也不会忘怀杂志予以我们的培育和支撑。

在这座书墙前，我也看到了遗憾。在70年中，杂志只出版了58卷。因为一些特殊原因，杂志在20世纪60和70年代两度停刊，使我们失去了这段宝贵历史的记录，这是杂志也是中国口腔人永久的痛。

站在这座书墙边，我不禁会想起一连串响亮的名字，我们深情地怀念和感激毛燮均、宋儒耀、朱希涛、郑麟蕃、张震康、傅民魁、王兴各位总编为杂志的建设和发展作出的卓越贡献，在不同时期对杂志和中国口腔医学事业的引领；深情地怀念和感激历届编委会的成员以及杂志的作者和读者，正是大家的奋斗和努力才营造出《中华口腔医学杂志》的今天；我们深情地怀念和感激以高平、孙勤、穆景燕、李季、孔繁军为代表的编辑部人员，他们的敬业勤奋、严谨求实、热情服务、甘当伯乐、甘为人梯，为作者、编者和读者创造了最好的桥梁，应向他(她)们表达由衷的敬意。

人生七十古来稀，杂志七十正青年。经过70年成长的杂志，今天正处在学术厚重、人才济济、资源雄厚、经验丰富的好时期，希望《中华口腔医学杂志》的传承者们一如既往，以更丰富的智慧、更充沛的精力、更强大的资源去精心培育我们的杂志，让越来越多的中国口腔人把论文写在祖国的大地上，把我们的杂志推向更加辉煌的明天。

70年前，《中华口腔科杂志》初创，编者的结束语这样写道："全国的口腔医务工作者，紧密地团结起来，为发展口腔医学及人民口腔保健事业而努力。"

今天，我依然如是说。

[本文部分转载自《中华口腔医学杂志》创刊70周年特稿，2023,58(8):724-726.DOI:10.3760/cma.j.cn112144-20230525-00215.]

《中华口腔医学杂志》的昨天、今天和明天

周学东
四川大学华西口腔医院

2023年8月是《中华口腔医学杂志》70周岁华诞，作为她的忠实读者和作者，首先祝愿她70周岁生日快乐！

中华人民共和国成立后，1951年中华医学会口腔科分会成立。1953年，中华医学会创刊《中华口腔科杂志》，总编辑毛燮均、宋儒耀。随着改革开放的推进，我国的口腔医学事业蓬勃发展，各学科专业内涵拓展，学科交叉日益深入，1987年《中华口腔科杂志》更名为《中华口腔医学杂志》，赵朴初先生题写刊名。

《中华口腔医学杂志》的70年是快速发展的70年，尤其是随着改革开放和新时代中国特色社会主义事业的蓬勃发展，《中华口腔医学杂志》高质量发展，已经成为我国口腔医学事业发展的强力推动者，以及口腔医学国家栋梁和社会精英的孵化器。多年来，《中华口腔医学杂志》始终坚守国家意志、学术繁荣、创新学术生态的良好发展思路，坚持把论文写在祖国的大地上，及时报道我国口腔医学领域的最新创新成果、新理论、新发明，成为链接中国口腔医学与世界口腔医学学术交流的桥梁和成果展示平台，也日渐成为我国广大口腔医务工作者心目中的顶级期刊。《中

华口腔医学杂志》曾连续获评中国科协优秀科技期刊，2001年入选中国期刊方阵（双效期刊），多次荣获“百种中国杰出学术期刊”称号等，成就骄人，可圈可点。

1977年初，我进入四川医学院口腔医学系，古朴典雅的华西图书馆古建筑是最吸引我的地方，除了占位子学习、复习之外，当时我最感兴趣的是去看看阅览架上放着的为数不多的医学期刊，其中就有《中华口腔科杂志》。虽然，那时的我并不完全理解期刊上发表文章的科学价值，但是，编委会的每一位老师和在期刊上发表文章的老师都成为我心中的偶像，无限崇拜。1982—1987年期间我攻读龋病学专业，成为岳松龄老师的硕士和博士研究生，《中华口腔医学杂志》就成为我最好的学习资料之一。我订阅期刊，可以随时阅读，认真学习新理论、新知识，尤其是通过阅读综述类文章，及时了解口腔医学研究新成果，无数次与岳老师学习讨论期刊上发表的与龋病学研究相关的文章。那时的我，暗下决心要努力成为《中华口腔医学杂志》的作者。

《中华口腔医学杂志》给了我与国内口腔医学同道相互学习与交流的机遇和平台。导师岳松龄领着我，我又带着我的学生们先后在《中华口腔医学杂志》发表我们团队的部分研究成果，如我国龋病研究的进展、我国龋病研究的现状与思考、人工菌斑的研究、老年人牙根部菌斑的产酸分析、变异链球菌表面黏结素与唾液受体结合的特异性、微量元素矿化液再矿化效果、对氨基苯甲酸对牙龈卟啉单胞菌生长代谢的影响、口腔生物膜体外模型的建立及应用评估、儿童口腔中变异链球菌的传播方式、根管治疗难度分析的要点、迁延不愈性牙髓及根尖周病的诊治策略等。一些文章也成为我们团队获得国家科技进步奖和省部级科技成果奖的重要依据。

记得2016年我在上海展会上遇到了《中华口腔医学杂志》编辑部主任孔繁军老师，我们之间就期刊的高质量发展进行了深入交流。之后在中华口腔医学会牙体牙髓病学专业委员会主任委员们的共同努力下，《中华口腔医学杂志》2018年第1期“牙体牙髓病重点号”闪亮推出，我们团队的《全生命周期的龋病管理》一文成为《中华口腔医学杂志》当年度阅读量TOP 1的文章。之后，中华口腔医学会牙体牙髓病学专业委员会每年组织围绕牙体牙髓病基础和临床研究的文章，以《中华口腔医学杂志》“重点号”的形式推出，极大地繁荣了我国牙体牙髓病学的学术交流，充分展示了我国牙体牙髓病学最新研究成果，促进了我国牙体牙髓病学卓越医生的培养。“重点号”已成为《中华口腔医学杂志》的品牌栏目，获得国内外同行和中华口腔医学会其他专业委员会的高度关注和学习，推动了《中华口腔医学杂志》的高质量发展，作为编者，我也贡献了自己的微薄之力。

优秀的学术期刊既是科技成果的承载和传播者，也是科技强国的重要推动者。《中华口腔医学杂志》秉承正确的政治方向，坚守意识形态阵地，营造良好的学术创新生态，坚持科学性、原创性、先进性，增强文化自信，打造中国学说，体现中国特色、中国风格、中国学派，传播中国制造、中国方案、中国技术。同时利用微博、微信、视频号、官网等数字化传播渠道，加大期刊的学术传播，实现共享与交流的最大化，以期刊助力中华民族伟大复兴的中国梦。

新时代启航新征程，衷心祝愿《中华口腔医学杂志》不断创造新的辉煌，为中国特色口腔医学事业的高质量发展作出新贡献！

［本文部分转载自《中华口腔医学杂志》创刊70周年特稿，2023,58(8):729-730.DOI:10.3760/cma.j.cn112144-20230412-00153.］

读者著者审者，我与“中华口腔”50年

高学军
北京大学口腔医学院

一则“庆祝《中华口腔医学杂志》创刊70周年征文”的通知，唤起了我与“中华口腔”（业界对《中华口腔医学杂志》的昵称）50年交往的美好记忆。

回忆我半个世纪的职业生涯，可以说是“中华口腔”指引我一步步走上口腔医学的学术道路。1973年9月，我初入大学，成为口腔医学专业的学生。大学生，自然都是读书人，而读书人最常去的地方一定是图书馆。在图书馆里，我可以置身于知识的海洋，博览群书，丰富自己，荡涤心灵。我入学时学校图书馆里的书虽不算丰富，但足以让我一个初入行的毛头小伙大开眼界。“中华口腔”是当时学校图书馆里唯一一本中文口腔专业杂志，成了我当时最主要的入门读物。摆在当时的图书馆里的“中华口腔”全是年度合订本，由于1966年下半年至1978年上半年停刊，截至1966年实际只有十几卷，每卷4期，全部浏览一遍也用不了多少时间。大学期间，除了专业教科书之外，“中华口腔”是我最常翻阅的课外读物。从阅读中，我了解了口腔医学的全貌，了解了行业关注的问题，也了解了专业发展的历程，更认识了不少孜孜以求、专心学问的行业前辈。“中华口腔”是我入行的指路明灯，与此同时，我也开始成为“中华口腔”的忠实读者。

时间到了1978年，我已在口腔专业的道路上行走数年，但深感自身知识的匮乏，于是决定报考研究生进一步深造。在选择专业和学校时，又是“中华口腔”给我启示，引我前行。我记得读过毛燮均教授发表于1957年第四期的《如何实践口腔科医师的道路》一文，文中谈到年轻医师应有的志向、应努力的方向，给我很大启发，指引我确定了报考的专业和选择的学校和老师。也是在1978年，停刊多年的“中华口腔”恢复了出版发行，在图书馆里又可以读到“中华口腔”最新的期刊了，让我可以不断获取业界最新的学术动态，在更高的学术层面思考问题和指导实践。“中华口腔”是我最信服的专业辅导教师，我是在阅读她所刊登的文章中获取灵感，考上北医口腔的。

完成了研究生学业，我的学术之路更加宽广。作为读书人、教书人，梦寐以求的理想就是把自己的所作所得、所思所想通过铅印的文字展示出来，成为一个著者，让更多的同行了解。对我那个年代的读书人来说，把歪歪扭扭手写在方格稿纸中的文字转变成杂志上印刷的、规整的文字并且出版，是一种足以与金榜题名相媲美的荣誉和开心事。1978年以后，国内的中文专业杂志虽然多了起来，但“中华口腔”仍是我拟发表文章的首选平台。我给自己设立的目标是，每年发表论文应不少于1篇。1986年，我第一次在“中华口腔”上发表了一篇论文。高兴的是，我的这篇论文表现不俗，获得了当年中华医学会北京分会的优秀论文奖。这个奖虽然只是一个小本证书，不过对于当时已不算年轻、学术上仍显稚嫩的我来说，仍是莫大的激励。可以说，“中华口腔”是我学术路上的贵人，给我信心，给我希望。

我对“中华口腔”学术地位的真正认识，是两次在国外学习和工作期间。第一次，1988—1992年，我作为国家教委公派留学生，

在伦敦大学攻读博士学位。那段时间读的当然都是外文书籍和期刊，但一次偶然的机会，我在学院口腔病理学K.Lee教授的案头看到了一本中文版的“中华口腔”，实在让我惊讶。交谈中得知，Lee教授是马来西亚华裔，看得懂中文，他到过中国，对中国的文化、中国的学者很是仰慕和尊重。为及时了解和学习中国口腔专业的发展，了解中国同行的动态，他专门订阅了“中华口腔”。他钦佩中国同行，后来为帮助中国学者走向国际舞台做了大量工作，被尊为中国口腔界的老朋友。第二次，1994—1995年我在美国工作，在哈佛大学牙科研究所的图书馆里同样看到了几本《中华口腔医学杂志》。期刊的卷期不太全，似乎不是学校订阅而是以往在这儿留学的中国学者赠送的。令人惊讶的是，期刊的借阅单上赫然可见研究所里许多外籍著名学者的名字，可见即使只能读到文章的英文摘要，他们也是感兴趣的。这些经历，让我十分感慨：强大的中国，优秀的中华文化，优秀的中国口腔医学工作者，是具有强大吸引力的，不会被世界所忽略，因为追求卓越是全人类的共同目标，相互学习、相互借鉴，是实现这一目标的必要路径。“中华口腔”让我感到自豪。

回国后的30年是我个人学术生涯努力奋斗、不断进步的30年，我与“中华口腔”的交往也自然多了起来。发表学术文章既要选择展示平台，更要看发表后的实际效果和发表后的反响。在我看来，作为中国学者，选择将自己满意的工作成果发表在中文期刊上，让同胞同行看到，得到他们的认同与认可，使其在国内发光发热、发挥作用，似乎更为必要。我工作中几篇有影响的论文都是发表在“中华口腔”上的，因为我认为，“中华口腔”在我国口腔学术界是最权威的专业学术刊物，我愿意，也必须把最珍贵的成果奉献给她。“中华口腔”为我提供了学习、展示和交流的平台，我衷心地感谢她！

70年来，“中华口腔”之所以能被公认为国内一流的口腔医学学术交流平台，并且得到国外同行的认可，得益于杂志社自始至终坚持的科学导向，得益于杂志社完整、严格、规范的审稿体系，得益于杂志社一代代忠于职守、十分专业的编辑人员，更得益于一代代口腔医学领域优秀的专家与学者。对于杂志审稿体系的严谨、认真和公平、公正，我是有亲身体会的。有一次我的一位学生将研究中一篇挺有价值的论文以我们二人的名义投稿至“中华口腔”，由于经验不足，文中存在明显的纰漏，并且投稿前也没有送交我审核。稿件投出后不久就被退稿，退稿信中明确地指出了出现的错误。那时还没有建立匿名评审体系，我本人还是编委会的成员，但是编辑和审稿组丝毫不顾及关系和面子，只是根据来稿本身的质量决定取与舍，实在是一股难得的学术清流。直至今日，“中华口腔”仍然保持着这种学术清流，堪称我国口腔学界的典范。

除了读者和著者的身份，我也曾是《中华口腔医学杂志》的审者（审稿人），还曾担任口腔内科和基础终审小组组长工作。在几十年的职业生涯中，我曾承担过各种不同的任务，但最让我感到愉快的是审稿组组长的任务。因为在完成这个任务的过程中，我所面对的是优秀的著者、优秀的审稿专家、优秀的编辑人员，我所肩负的使命是神圣的、纯洁的，也是单纯的。审稿会上，我不必担心或顾及各种关系，只需认真做事、畅所欲言。如今，“中华口腔”已经70岁了，她仍然在为我国的口腔医学发展发挥作用。在这70年里，我曾经伴随她50年，曾经为她的发展奉献过，我很欣慰。

70载风雨，道阻且长，我为“中华口腔”的成长和发展而高兴，也为“中华口腔”的未来而祝福。

［本文部分转载自《中华口腔医学杂志》创刊70周年特稿，2023,58(8):731-732.DOI:10.3760/cma.j.cn112144-20230331-00127.］

回忆20年前的一篇“读者来信”

王勇
北京大学口腔医学院

笔者并非口腔医学专业学历背景，得益于口腔医学与计算机技术相结合的需求，于1996年正式进入北京大学口腔医学院口腔医学数字化研究中心。北京大学口腔医学院是国内第一个成立独立建制专职口腔数字化技术研发实体科室的口腔医学院。进入数字化研究中心后，笔者开始以自学结合课堂旁听的形式进行口腔医学基础知识的系统学习，并主动与口腔医学各专业的老师和同学进行交流和请教。几年后，在工作中涉及口腔医学中特有的一个字:𬌗(1930年，华西口腔医院的周少吾教授首创“𬌗”字，1945年，邹海帆教授将“𬌗”正式收入《牙医学字典》，𬌗至今已有90余年的历史了)。笔者为理工科背景，又从事口腔计算机技术应用的研发工作，1998年开始从事相关的教学工作。对此，笔者首先想到从文献数据库进行检索，并希望查全查准，才发现中文主要的数据库(中国知网、维普、万方医学、中国生物医学文献数据库和中文生物医学期刊文献数据库等)当时并不支持“𬌗”字的存储、显示和检索。追溯一番才发现是当时的各类计算机操作系统(个人电脑的Windows或服务器的Unix等)的系统字库中没有包括这一特殊的中文字。基于对信息技术的敏感，笔者认识到彻底解决这一问题的关键是中文汉字编码、计算机操作系统的字符集以及字体库、输入法等。为解决当下日常学术交流，也可以结合最流行的Windows操作系统的造字功能进行统一编码。解决这一问题并不容易，但总得有一个开始，于是笔者想到在口腔行业影响力最大的《中华口腔医学杂志》，写了一篇约400字的短文发给编辑部，很快收到了回复，并得到了杂志编辑的认可，以“读者来信”的方式刊登于杂志。应该说这篇“读者来信”多多少少促进了这一问题的解决。据了解，2010年Unicode编码收录了“𬌗”字，2013年开始有更多的口腔同行发声呼吁。现今，部分Windows操作系统、部分手机、部分输入法已经有了一些解决方案，相信最终一定会全面解决这一问题。

感谢《中华口腔医学杂志》，也祝贺她70岁生日快乐，祝愿《中华口腔医学杂志》越办越好!

[本文部分转载自《中华口腔医学杂志》创刊70周年特稿，2023,58(8):747-747.DOI:10.3760/cma.j.cn112144-20230524-00213.]

我国牙体牙髓病学专业与《中华口腔医学杂志》砥砺共行70载

王晓燕[1]　岳林[1]　周学东[2]

1.北京大学口腔医学院口腔医院　2.四川大学华西口腔医院

1953年8月《中华口腔科杂志》创刊，栉风沐雨70载，刻录着我国牙体牙髓病学专业前行的不凡印记。截至2023年7月，《中华口腔医学杂志》共发刊414期，发表文章9 961篇，其中与牙体牙髓病学相关文章有1 247篇，占12.5%。70年中，有13个年度（1961—1962年，1967—1977年）因为历史原因未发刊，1987年杂志更名为《中华口腔医学杂志》。根据牙体牙髓病学相关内容发表文章的数量，可将这70年的《中华口腔医学杂志》分为四个阶段：创刊初期（1953—1960年，8年）发文99篇，占每年发文总数10%~17%；短暂过渡期（1963—1966年，4年）发文52篇，占每年发文总数8%~22%；改革开放后的恢复期（1978—1997年，20年）发文377篇，占每年发文总数7%~16%；持续发展期（1998—2023年，25年）发文719篇，占每年发文总数8%~24%。

牙体牙髓病学是口腔医学的重要分支，是干细胞学科，既是口腔医学的底座，也是我国不同于西方牙医学的独有的一门学科。1984年北京医学院附属口腔医院（现北京大学口腔医院）率先在临床科室中将牙体牙髓科由口腔内科中分化独立出来；1997年中华口腔医学会成立牙体牙髓病学专业委员会；同年北京医科大学口腔医学院（现北京大学口腔医学院）招收第一届牙体牙髓病学专业学位研究生；1998年国家卫生部教材评审委员会修订规划教材，将牙体牙髓病学从口腔内科学中分离成独立的一门学科专业；2000年第一本全国统编教材《牙体牙髓病学》出版。这些举措一一标志着我国牙体牙髓病学专科的形成和初创。牙体牙髓病学是研究牙体疾病和牙髓疾病的病因、病理、临床表现、诊断与鉴别诊断、治疗和预后，以及预防方法的一门学科，主要涵盖的疾病有：龋病、牙发育异常、牙急性损伤、牙慢性损伤、牙髓病、根尖周病。近40年来，牙体牙髓病学已成为我国口腔医学中的一门较成熟的学科专业，既有中国特色，又能与西方牙医学中的相关领域对接。牙体牙髓病学主体内容的研究和学科进展在《中华口腔医学杂志》70年的刊文中均有体现，截至2023年7月刊发的1 247篇牙体牙髓病学文章中，龋病297篇，牙发育异常119篇，成人牙外伤9篇，牙慢性损伤72篇，牙髓和根尖周病105篇，牙体治疗233篇，牙髓治疗361篇，其他51篇。可以看出，牙髓治疗和龋病的研究和临床报道占发表文章的主要构成部分，合计占半数以上，如加上牙体治疗，则占到近3/4。

相比国外牙医学同一范畴的研究和临床水平，我国牙体牙髓病学专业领域的发展具有自身的特色。近30年来进步迅猛，无论从临床诊治技术还是前沿科学研究，均有直追国际先进水平的表现和成果。从事牙体牙髓病学医教研防的老一辈学者，是本专科的奠基人，他们对专业的卓越贡献，令后辈铭记于心。

史俊南教授：第四军医大学口腔医院。我国牙髓生物学研究的奠基者，建立了用生物学方法探究牙髓生理表现和病理过程的实验体系；关注临床牙髓治疗和牙体充填的方法和疗效。史俊南教授作为牙体牙髓病学领域中在《中华口腔医学杂志》发表文章的领跑者，于创刊第二年(1954年)即开始在杂志上发表与牙体牙髓病学相关的文章。截至2005年共发表文章32篇，代表性作品涉及：①牙髓及牙乳头细胞生理功能及其影响因素；②牙髓治疗和牙体缺损充填的方法改进和疗效观察，包括牙髓切断术、根管治疗术、根尖切除术以及窝洞分类和充填。

岳松龄教授：四川大学华西口腔医院。我国从事龋病系统研究的先驱，率先使用电子显微镜和现代光学研究技术对龋病早期病损进行系列观察，揭示了细菌及其代谢产物是从牙釉质表面的细微局部开始破坏，早期牙釉质龋呈表层下脱矿而表层相对完整的破坏特征，开创并带动了国内致龋微生物的研究。1958—1999年在《中华口腔医学杂志》上发表文章20篇，代表性作品集中围绕龋病研究：调查了中国人患龋情况，观察了牙釉质晶体结构和早期龋损病变机制及途径，研究了牙菌斑致龋力和变异链球菌致龋特性，探寻了单克隆抗体及人胚牙釉质蛋白抗龋特性。

王满恩教授：北京大学口腔医院。面对20世纪50年代我国口腔医学临床设备器材短缺、技术滞后，然而牙髓病患者体量庞大、缺乏治疗方法的现象，王满恩教授与团队创立了我国特有的牙髓塑化疗法，实现了在当时条件下有效控制根管内感染、治疗和保存患牙的问题。随着牙髓塑化疗法在20世纪60—90年代的普及应用，挽救了成万上亿颗牙髓病、根尖周病患牙。通过与钢铁研究总院合作，成功研发高铜银汞合金，改良了牙体缺损充填材料。1959—1998年在《中华口腔医学杂志》上发表文章17篇，代表性作品涉及四个方面：①牙髓病、根尖周病的治疗，特别是对牙髓塑化疗法进行了系统的基础与临床研究；②龋病、氟牙症、牙根裂病损的观察；③牙髓神经支配的研究；④龋齿的充填治疗。

刘正教授：上海交通大学医学院附属第九人民医院。毕生致力于口腔微生物致病性的研究，在我国首次建立了人工口腔模型，对致龋菌和感染根管内致病细菌进行了系统研究。1987—2009年在《中华口腔医学杂志》上发表与牙体牙髓病学相关的文章30篇，代表性作品涉及三方面：①口腔微生物研究，包括人工口腔的建立，致龋细菌的黏附性能和毒力作用，感染根管内微生物及其代谢产物的致病作用和机制；②牙髓生物学研究，包括牙髓及根尖周膜细胞的生物学特性及影响因素，牙髓根尖周病临床治疗；③龋病流行病学调查和临床治疗。

王嘉德教授：北京大学口腔医院。独树一帜地开辟了我国牙齿咬合病研究，对因咬合和创伤所致的牙齿硬组织慢性损伤性疾病展开系统研究，为临床认识这类疾病并实施有效的防治措施提供了强有力支撑。牵头制订了牙体牙髓病学实验教学的内容和考核体系。2004年率先组织撰写现代根管治疗技术系列讲座，为推广、普及国际先进牙髓治疗技术起到带头作用。对根尖周病的治疗也做了临床研究，引进复合树脂直接粘接修复临床疗效评价方法，用分子生物学方法探索了牙发育机制。1985—2009年在《中华口腔医学杂志》上发表文章51篇，代表性作品涉及五个方面：①深入探究牙隐裂、楔状缺损、创伤、牙根纵裂、磨损，以及酸蚀症的致病因素、发病机制、临床表现和诊断及防治方法；②根尖周病的X线影像特征及牙髓治疗疗效评定；③现代根管治疗技术的原理和操作步骤；④复合树脂直接粘接修复临床疗效评定；⑤牙发育阶段的基因表达和调控。

史俊南、岳松龄、王满恩、刘正教授4位前辈在最艰苦的环境中起步事业，在《中华口腔医学杂志》上勤耕不辍，笔墨横跨初创期、过渡期、恢复期和持续发展期4个阶段；王嘉德教授于改革开放后开始在《中华口腔医学杂志》上呈现研究成果，毕生挥洒汗水。前辈们对专业的热爱和对科学的追求，为后人树立了榜样。他们薪火相传，将中国的牙体牙髓病学专业推向持续发展的时期。1997年，中华口腔医学会牙体牙髓病学专业委员会成立，历任主任委员开拓、传承、推动着本专业的继续前行，追踪着世界领先技术的发展，在本专业领域中无论是临床诊疗还是科学研究均在赶超国际水平。

樊明文教授：武汉大学口腔医院，中华口腔医学会牙体牙髓病学专业委员会首届主任委员。在龋病免疫防治研究领域倾注毕生心血，从聚焦于变形链球菌的传播与定植规律到创新性研发靶向防龋DNA疫苗，通过系统分析免疫防龋的机制进而探索DNA疫苗防龋的可行性。大力推行现代根管治疗方法，组织撰写根管治疗操作系列讲座。从20世纪80年代中期至今一直活跃在《中华口腔医学杂志》上，1984—2022年发表牙体牙髓病学相关文章共77篇，代表性作品涉及：①变异链球菌的生物学特性和致龋作用；②免疫防龋疫苗的构建及其作用；③根管解剖研究和现代根管治疗系列讲座；④牙髓生物学与研究。

周学东教授：四川大学华西口腔医院，中华口腔医学会第二届牙体牙髓病学专业委员会主任委员。通过口腔微生态和口腔微生物的深入研究，提出龋病生态病因理论和全生命周期龋病管理理念，阐释调控口腔微生态平衡是防治龋病的关键环节；通过对我国成人根管形态特点的系统研究，提出根管治疗难度评价标准，进一步推行牙体牙髓病防治技术体系。1988—2023年在《中华口腔医学杂志》上发表牙体牙髓病学相关文章33篇，代表性作品主要集中于：①龋病病因及防治，包括口腔微生态与龋病，中药防龋作用及机制，全生命周期龋病管理；②根管治疗难度评价。2018—2023年连续6年策划重点专题，组织牙体牙髓病学专业委员会主任委员及副主任委员撰写系列专家笔谈，重点专题包括龋病、牙体治疗、牙髓治疗、再生性牙髓治疗、数字化技术、牙发育异常。

梁景平教授：上海交通大学医学院附属第九人民医院，中华口腔医学会第三届牙体牙髓病学专业委员会主任委员。建立了体外人工口腔模型，促进了口腔微生物的深入研究；特别关注根龋致病菌和感染根管内优势菌的致病性及其与疾病临床表现和病理表现的关系；引进"非龋性牙颈部缺损"的概念；牵头讨论"复合树脂粘接修复、光固化灯使用和牙科显微镜在牙体牙髓病诊疗中的应用"，进而形成专家共识。1985—2022年在《中华口腔医学杂志》上发表牙体牙髓病学相关文章22篇，代表性作品涉及：①人工口腔模型建立和致龋微生物研究，龋病早期诊断技术；②感染根管内优势菌的致病性、牙髓根尖周病诊断技术；③牙髓治疗，包括根管形态解剖、复合树脂粘接操作规范、光固化灯使用操作规范、牙科显微镜的规范操作、牙髓再生临床应用问题和未来前景；④非龋性牙颈部缺损的诊治。

高学军教授：北京大学口腔医院，中华口腔医学会第四届牙体牙髓病学专业委员会主任委员。从20世纪80年代初开始对龋病的脱矿与再矿化机制进行研究，在口腔局部用氟的防龋机制和牙菌斑液有机酸成分与龋易感性关系方面开展了较深入的研究。进入21世纪初，致力于推广粘接修复的现代理念，针对临床问题设计复合树脂直接粘接修复及根管治疗的临床基础和临床研究，推动牙髓病与牙体修复一体化治疗。担任专业委员会主任委员期间带领牙体牙髓病学专业委员会研讨制订技术指南；策划、组织牙体牙髓病临床问题解析系列讲座；探索牙发育的分子机制和牙发育异常的内在发病规律；结合专业领域的系列学术问题，发表述评和专家笔谈类文章若干篇，为推动专业的良性发展作出了贡献。1986—2023年在《中华口腔医学杂志》上发表相关文章68篇，涉及六个方面：①龋病病因、发病、病理表现和防治方法，包括龋齿脱矿与再矿化、牙菌斑液成分与龋易感性的关系；②在口腔中发现并分离出寡发酵链球菌，首次报告其生物学特性及与龋病的关系；③牙发育分子机制；④复合树脂直接粘接修复术的粘接机制和临床操作环节，策划、组织系列讲座（5篇），执笔撰写《复合树脂直接粘接修复技术指南》；⑤根管治疗技术与根管内感染的控制，执笔撰写《根管治疗技术指南》；⑥牙体牙髓病临床问题解析系列讲座（12篇），包括牙发育性疾病、牙慢性损伤性疾病、牙髓根尖周病和牙体牙髓病的治疗技术。

凌均棨教授：中山大学光华口腔医学院·附属口腔医院，中华口腔医学会第五届牙体牙髓病学专业委员会主任委员。研究涵盖牙体牙髓病学领域多个方面，突出贡献有率先采用先进的生物学实验技术阐明口腔微生物群的菌落构成和毒力调控机制；牙髓病的分子生物学和组织工程学研究；积极探索数字化技术在牙体牙髓病治疗中的应用。1989—2023年一直在《中华口腔医学杂志》上高频发表文章，其中与牙体牙髓病学相关文章共计66篇，代表性作品涉及四个方面：①深入研究牙髓细胞的生物学性能，介绍直接盖髓术的现代理念，全面概述牙髓再生的现状和前景；②率先推介数字化技术在牙体牙髓病治疗中的应用；③在对根管治疗技术的研究和应用推广基础上，牵头撰写《显微根管治疗技术指南》；④龋病病因和防治，包括变异链球菌致龋机制、防龋方法和效果。

边专教授：武汉大学口腔医院，中华口腔医学会第六届牙体牙髓病学专业委员会主任委员。在探寻牙发育异常的发病机制以及病患家系的遗传规律方面取得重要进展。2020年，作为中华口腔医学会团体标准首席专家制订了牙体牙髓病学专业委员会的第一个团体标准——《牙体牙髓病诊疗中口腔放射学的应用指南》，2021年1月1日由国家标准化委员会在其所设全国团体标准信息平台上公布，同年在《中华口腔医学杂志》上发表。1996—2023年在《中华口腔医学杂志》上发表相关文章59篇，主要集中在期刊的持续发展阶段，代表性作品涉及三个方面：①从牙髓生物学研究着手，探寻牙本质发育异常的发病机制；②由变异链球菌致龋性能的研究延伸到机体免疫反应；③根管治疗疗效和镍钛器械的性能评价，系列论述根管治疗的相关概念和临床问题（5篇），中华口腔医学会团体标准关于影像学临床应用的专家共识。

余擎教授：空军军医大学第三附属医院，中华口腔医学会第七届牙体牙髓病学专业委员会主任委员。主要关注显微根尖手术和根管治疗。2023年，作为首席专家完成了中华口腔医学会团体标准《显微根尖外科手术临床操作的专家共识》制订。2003—2023年在《中华口腔医学杂志》上发表相关文章11篇，代表性作品涉及：显微根尖手术疗效评价和临床问题分析；探讨牙髓生物学、龋病发病因素、遗传性牙本质发育异常机制、牙髓病和牙外伤的诊断，以及牙髓治疗和椅旁计算机辅助设计与辅助制作（computer-aided design and computer-aided manufacturing, CAD/CAM）修复的影响因素。

岳林教授：北京大学口腔医院，中华口腔医学会第八届牙体牙髓病学专业委员会主任委员。从研究牙髓塑化疗法切入，首次将毒理学研究方法引入口腔植入材料生物安全性的评价；强调牙髓疾病的正确诊断思路和根管治疗中感染控制的理念，推动橡皮障隔离术的临床普及和应用，注重规范化根管治疗技术传播。2013年组织召开了我国首届牙髓再生治疗临床研讨会，为推动这项新技术的全国规范开展发挥重要作用。1993—2023年在《中华口腔医学杂志》上发表相关文章共53篇，主要集中于杂志的持续发展期，代表性作品涉及四个方面：①厘清牙髓治疗的思路，追踪牙髓治疗临床新技术新方法，引入毒理学研究方法评价牙髓治疗用材料，研究根管治疗的技术环节，解决临床疑难问题；②组织、撰写专论和系列专家笔谈、继续教育讲座(18篇),解析牙髓病、根尖周病临床诊断问题,阐述规范化根管治疗操作;③研究龋病发病机制和牙髓生物学问题,探究牙内陷和牙吸收发病机制与分类;④牵头制订行业标准并以其评价复合树脂直接粘接修复术,探讨椅旁CAD/CAM修复技术在临床中的应用问题。

侯本祥教授:首都医科大学附属北京口腔医院,中华口腔医学会第九届牙体牙髓病学专业委员会候任主任委员。主要聚焦根管治疗和显微根尖手术技术,积极探索根管治疗临床并发症的防治技术,对根管内分离器械的处理取出有独到之处,注重临床特殊病例资料的收集和分享。2005—2023年在《中华口腔医学杂志》上发表相关文章30篇,代表性作品涉及四个方面:①口腔手术显微镜在根管治疗和根尖手术中的应用;②根管治疗临床并发症的处理;③疑难根管治疗病例报告;④在牙髓生物学、根尖周炎发病机制、龋病和非龋疾患的临床表现以及复合树脂直接粘接修复方面也有所探讨。

从以上我国牙体牙髓病学学者在专业领域中的耕耘和贡献中,可触摸到我国牙体牙髓病学专业的传承发展之脉络,赓续其中的中国元素和中国方案,树立文化自信与学科自信。70年来,我国在龋病、牙髓治疗领域的研究作出了巨大的努力,取得了卓越的成绩;在牙齿咬合疾病、牙发育性疾病方面多有独到的建树;在牙髓生物学和牙髓根尖周病、牙体治疗等方面的研究中也紧随国际热点。上述学者是我国千千万万热爱并专注于牙体牙髓病学专业的科技工作者的代表,他们在《中华口腔医学杂志》上发表的代表性文章约占牙体牙髓病学总文章数的40%,其中绝大部分文章集中发表于1998年以后的持续发展期(约占74%)。这些文章虽然只呈现出学者们学术生涯中的一部分工作成果,但本文通过管中窥豹,也可略见一斑。《中华口腔医学杂志》于2015—2022年度评选出的优秀论文中,由岳林、侯本祥、边专、周学东、余擎指导年轻学者撰写的共8篇论著当选。这些学者不仅是《中华口腔医学杂志》辛勤的作者,也是忠实的读者,更是热心的编者(表1),他们毕生都在为成就这本杂志贡献着自己的力量。

表1　中华口腔医学会牙体牙髓病学专业委员会历任主任委员在《中华口腔医学杂志》编委会任职情况

姓名(任职年限)	编委会届次及任职	任职时间(年)
樊明文(31年)	第4、5届编委	1992—2002
	第6、7届副总编	2002—2012
	第8、9、10届顾问	2012—
周学东(25年)	第5、6届编委	1998—2007
	第7、8、9届副总编	2007—2023
	第10届顾问	2023—
梁景平(16年)	第7、8、9届编委	2007—2023
高学军(16年)	第7、8、9届编委	2007—2023
凌均棨(25年)	第5、6、7、8、9届编委	1998—2023

续表

姓名（任职年限）	编委会届次及任职	任职时间（年）
边　专（25年）	第5、6、7届编委	1998—2012
	第8、9届副总编	2012—2023
	第10届顾问	2023—
余　擎（7年）	第9、10届编委	2016—
岳　林（11年）	第8、9届编委	2012—2023
	第10届副总编	2023—
侯本祥（16年）	第7、8、9、10届编委	2007—

《中华口腔医学杂志》是中国口腔医学领域中品质最高的一本专业学术期刊，代表着中国口腔医学创新发展的最新水平。自2001年至今，共荣获17次由中国科学技术信息研究所评出的"百种中国杰出学术期刊"称号；2015—2017年，还入选中国科学技术协会的"精品科技期刊TOP 50"项目。70年来，《中华口腔医学杂志》已成为我国口腔医学工作者最喜爱的一本专业学术期刊，也正是在这幅长卷中，自始至终描绘着中国特色牙体牙髓病学发展的图画，承载着牙体牙髓病学专业进步的历程。全国牙体牙髓病学医师、学生都充满激情地在这本期刊上交流学术观点、奉献科研成果、探讨临床技术、分享学习心得，也与期刊一道培育、托举起一代又一代有志于为牙体牙髓病学事业奋斗终生的年轻学者。

值此70周年庆典，谨向历任总编辑毛燮均、宋儒耀、朱希涛、张震康、傅民魁、王兴、赵铱民、王松灵教授及所有编委致敬！向历届编辑部主任高平、孙勤、穆景燕、李季、孔繁军老师及所有编辑的默默付出和辛勤工作表示诚挚感谢！深深祝愿《中华口腔医学杂志》越办越好，为创百年辉煌携手共进。

（本文部分转载自《中华口腔医学杂志》创刊70周年特稿，DOI:10.3760/cma.j.cn112144-20231207-00284.）

我国牙周病学学科发展的历程回顾

刘红蕊　葛少华

山东大学齐鲁医学院口腔医学院

《中华口腔医学杂志》作为我国国内外公开发行的口腔医学专业学术期刊，荟萃了牙周病学领域前沿的基础理论研究和先进的临床研究，更见证了牙周病学发展的艰辛历程与不断进取。在杂志创刊70周年之际，笔者回顾了《中华口腔医学杂志》发表的牙周病学相关论文，并将70年来我国牙周病学的发展归纳为蹒跚起步、被迫停滞、蓬勃发展、规范创新及学科融合阶段。本文通过梳理和展示我国牙周病学者的丰硕成果，希望能引导牙周医师树立职业使命感，明确牙周病学学科发展方向，从我国牙周病学学科发展的艰辛历程中汲取前行的智慧与力量，谱写牙周病学发展的新篇章。

一、蹒跚起步阶段

中华人民共和国成立后，百废待兴，各行各业均亟待发展，我国的口腔医学事业开始在摸索中起步。在这个时期，我国学者通过翻译苏联学者的文献，以文摘和病例分析的形式总结前人观点，同时在临床实践中对一些诊疗方法进行实践与改进。在此时期的基础研究中，学者们致力于探讨牙周病病因及发病机制，主要聚焦于两种理论，即血管病因学和神经营养病因学。这两种理论均受到巴甫洛夫理论的影响，由我国张乐天引入并进行阐释。同样受巴甫洛夫理论影响，学者们初步探讨了牙周病与全身健康的关系。侯润之从多个方面强调牙周治疗对全身健康的重要性，并阐述牙周病治疗中的整体观念。章魁华和刘馥庭探讨了糖尿病的口腔表征。这些研究对我国学者初步认识牙周病与全身疾病的关系具有重要意义。

在蹒跚起步阶段，我国学者在极其有限的条件下克服重重困难，一方面积极引入国外先进知识和理念，另一方面结合自己的临床诊疗经验提出创新性观点。在此阶段，学者们积极关注牙周病患者的生活环境和营养状况，充分体现了我国医者仁心的传统医德，为我国的牙周病学发展奠定了坚实基础。

二、被迫停滞阶段

20世纪60年代末至70年代末，《中华口腔医学杂志》停刊，包括牙周病学在内的口腔医学亦发展缓慢。

三、蓬勃发展阶段

党的十一届三中全会以来，在改革开放政策的推动下，口腔医学科技工作者奋起直追，口腔医学进入快速发展时期。在此阶段，中华医学会口腔科学会多次召开牙周病专题学术会议，探讨牙周病学的重点和难点问题，牙周病学开始蓬勃发展，在基础研究和临床诊治方面都取得了可喜成果。

在牙周病病因和发病机制探索中，学者们开始聚焦于微生物学和免疫学研究。谢华等观察成人牙周炎患者的牙周袋壁组织，发现袋内细菌可侵入袋上皮和上皮下结缔组织。彭俊杰等发现牙周炎患者龈沟内球菌占少数，螺旋体和棒状杆菌比例较高。同时，学者们进一步对细菌毒性成分与代谢产物进行研究。口腔厌氧菌荚膜是抑制成纤维细胞在根面附着的重要细菌毒素之一，其膜泡携带的毒力成分可显著增强细菌对宿主组织的破坏能力。李德懿等发现与肠道需氧菌相比，6种口腔厌氧菌内毒素的生物化学特性存在共性和显著差异，且可能与细菌生物活性和致病潜力相关。

随着免疫学的发展，牙周免疫学为研究牙周病病因和发病机制提供了新思路。陈炯禧等测定牙周炎患者牙龈组织中浆细胞数量和种类，结果显示免疫球蛋白（immunoglobulin，Ig）G和IgA阳性浆细胞占大多数，而IgM阳性浆细胞仅占少数，提示浆细胞介导的体液免疫可能与牙周炎的发生密切相关。孟焕新和郑麟蕃发现增生性龈炎病变过程中有T淋巴细胞、B淋巴细胞和浆细胞参与，最终进展为B细胞和浆细胞为主的病损；并进一步对病变超微结构进行观察，推测增生性龈炎结缔组织深处的炎症破坏现象主要由浆细胞所致。此外，两位学者还提出朗格汉斯细胞是牙周组织局部免疫反应的重要参与者。曹采方等和牛忠英等研究发现，牙周炎患者龈沟液中存在多种细胞因子如白细胞介素（interleukin，IL）-8、IL-1β、肿瘤坏死因子（tumor necrosis factor，TNF）-α等参与调节牙周炎症。同时，多形核白细胞（polymorphonuclear leukocyte，PMN）在牙周炎发病中的作用引起学者们注意，章锦才和张举之、谢华等均发现青少年牙周炎患者PMN趋化能力降低，这种异常的免疫细胞变化可能是牙周炎的重要发病机制。

结合日渐丰富的基础研究成果，我国学者开始在临床实践方面提出颇有建树的观点。孟焕新等对2 485例牙龈组织活检资料进行组织病理学回顾分析，并根据临床表现将牙龈病损分为七大类。徐莉等对侵袭性牙周炎(aggressive periodontitis，AgP)患者的牙根进行观察和分析，发现AgP患者牙根异常发生率高于慢性牙周炎(chronic periodontitis，CP)患者和牙周健康者。曹采方团队研究发现，牙周袋内特异性酶及抗体水平可作为判断牙周组织炎症状况和破坏程度的诊断指标，并以此作为牙周炎临床分型的辅助手段。基于牙周微生物学理论的完善，学者们开始尝试将抗菌药物用于牙周病临床治疗并取得较好疗效，李德懿和黄宗仁提出局部使用3%双氧水等处理牙周病患牙根面，可去除或降解病变牙骨质内毒素，同时其研究的可吸收甲硝唑明胶海绵获得较好的临床疗效。此外，全身用药治疗牙周病也取得创新性进展，口服2~3周低剂量多西环素可显著抑制龈沟液中多种酶的活性。

随着牙周病学的发展，牙周手术治疗的重点从切除性手术转向再生性手术，临床上开始采用植骨术进行牙周骨缺损修复，并发现具有良好性能的骨移植材料——瓷。郑主刚等制备犬双侧上下颌二壁骨缺损模型，对磷酸三钙和焦磷酸钙陶瓷材料进行实验研究，结果表明陶瓷具有一定的降解性和骨传导性，并可发挥支架作用。亦有研究将牛骨形成蛋白(bovine bone morphogenetic protein，bBMP)与多孔生物活性玻璃陶瓷(bio-active glass ceramics，BGC)复合物及单纯BGC分别植入犬牙周骨缺损中，发现bBMP-BGC复合物有明显的骨诱导性，但BGC单独植入仅表现出骨传导性而无骨诱导性。

牙周病与全身健康关系的研究在此阶段取得较大进展。丁一和张举之研究证明牙周炎发生与性激素存在相关关系。张炜真等发现糖尿病大鼠牙槽骨密度及血清中骨钙素浓度均发生显著变化，为探讨糖尿病加重牙周炎发展的机制奠定了理论基础。此外，胡文杰等研究发现口腔是幽门螺杆菌(Helicobacter pylori，Hp)的聚集地，提示牙周炎与胃肠疾病间存在相关性。

在此阶段，虽然经费和设备条件有限，但我国牙周病防治工作的迫切需要推动着广大牙周工作者不断努力与创新。至此，我国牙周病学发展取得较大突破，科研能力大为提升，部分研究已接近国际水平。临床诊治方法的改进特别是牙周植骨术的发展在取得良好成效的同时也提供了未来的研究方向，为后续我国牙周病学的创新与规范发展奠定了基础。然而，与国际水平相比，此阶段我国牙周病学研究仍处于相对落后的状态，与发达国家差距仍较大，且国内各地区发展并不均衡。此外，基础研究仍停留在牙周病表型验证，基因和信号机制涉及较少；临床研究也需要进一步提高科学性与准确性。

四、规范创新阶段

1999年10月，美国牙周病学会组织召开牙周病分类国际研讨会，我国孟焕新教授作为亚洲的6名代表之一参会。与会专家对牙周病新分类达成共识并对某些疾病或状况作了定义及说明。曹采方等将该新分类的主要内容进行编译，发表于《中华口腔医学杂志》2001年5期。我国学者对牙周病新分类共识的引入标志着牙周病学的发展进入一个更全面、规范和创新的阶段。

随着技术的进步与创新，学者们对牙周微生物学的研究更加深入。葛颂等提出纤维蛋白原(fibrinogen，Fg)可促进牙龈卟啉单胞菌(porphyromonas gingivalis，Pg)黏附于口腔上皮细胞。王岷峰等发现人工菌斑生物膜中革兰阳性致龋菌优先定植，并提出牙周致病菌和致龋菌的相互作用在牙周病进展中有重要意义。此外，依托牙周病新分类，学者们对不同类型牙周病的优势致病菌展开深入探究。冯向辉等发现Pg、福赛坦纳菌、齿垢密螺旋体、直肠弯曲杆菌4种微生物在AgP患者中检出率较高，提示其共同定植可能在AgP中起重要作用。陈旭等报道Pg的菌体蛋白中牙龈蛋白酶K对青春期龈炎有一定致病作用。路瑞芳等和李启强等对龈下厌氧菌代谢产生的有机酸进行分析并提出AgP发生可能与琥珀酸、乙酸、丙酸、丁酸和异戊酸浓度升高而甲酸浓度降低有关，琥珀酸、丙酸、丁酸和戊酸与CP关系密切。

在牙周免疫学方面，更多免疫因子被发现参与牙周病的发生与进展。IL-1α和TNF-α可刺激牙龈成纤维细胞产生更多IL-11，从而加速牙槽骨吸收。在人牙周膜成纤维细胞(periodontal ligament fibroblasts，PDLF)中，转化生长因子(transforming growth factor，TGF)-β有显著的促细胞增殖作用，提示TGF-β能调节牙周膜组织的发生和成熟。此外，在快速进展性牙周炎(rapidly progressive periodontitis，RPP)中，TNF-α和IL-1β相关的PMN过度浸润与激活促进了RPP的快速进展。葛颂等还提出Fg可促进PMN分泌促炎因子IL-1β和IL-8，进一步促进牙周炎进展。

随着2003年人类基因组计划的完成，口腔医学基础研究进入基因时代，牙周炎作为多基因相关性疾病，引起众多学者的广泛关注。朱小玲等发现TNF A-308位点的GA基因型和等位基因A可能与中国人群中男性个体的AgP易感性有关。章锦才等发现维生素D受体的ApaⅠ等位基因A可能与汉族人群CP的易感性有关。管泽民等则明确了重度CP的易感性与IL-6基因-572位点基因多态性有关。赵蕾等实验得出Pg毒力因子菌毛素的编码基因fimA基因型不同可能与Pg毒力和致病性存在相关性。这些研究表明关键基因位点的表达差异与牙周炎的发生密切相关，为开展牙周炎基因治疗提供了靶点。

除病因学研究外，根据我国牙周病患病率高，与口腔健康、全身健康密切相关，牙周病防治亟待解决等现状，曹采方、孟焕新团队撰写并发表了牙周临床治疗系列讲座文稿以进一步规范牙周病的诊断和治疗，包括AgP的诊断及治疗、牙龈肥大的诊断和治疗、牙周非手术治疗的远期疗效、用牙周手术挽救重症患牙、牙周医学以及牙周病药物治疗的理念。孟焕新对我国当前牙周病学的临床现状进行分析，并提出应进一步规范和普及牙周基础治疗。曹采方提出要积极开展牙周病学临床科研，主张用转化医学理念指导牙周病防治，即注重基础研究与临床核心问题相结合。随着对基因研究的逐步深入，基因治疗在此阶段逐渐兴起。徐琛蓉等将可溶性TNF受体Ⅰ(soluble TNF receptor type Ⅰ，sTNFRⅠ)重组质粒转染到仓鼠体内并成功表达sTNFRⅠ，sTNFRⅠ能中和TNF-α的细胞毒性作用，进而减少牙周附着丧失和牙槽骨破坏。张凤秋等将Pg牙龈蛋白酶K催化结构域基因的重组质粒作为基因疫苗注射至大鼠牙槽骨，诱导相应抗体产生，产生的抗体对Pg引起的牙周炎起到保护作用，为研发预防牙周炎的基因疫苗提供了实验依据。

随着细胞生物学、分子生物学与材料学等基础学科的发展，包含生长因子、支架材料、种子细胞三要素的组织工程技术成为研究热点。刘宏等研究发现，在重组人BMP-2刺激下牙周膜细胞(periodontal ligament cells，PDLC)向成骨样细胞方向分化的能力增强。司晓辉和刘正将BMP-2转染至人PDLF中，发现转染后的PDLF具有向成骨样细胞分化的潜能。在种子细胞相关研究中，牙周膜干细胞及其分化潜能被初步研究，为牙周组织工程提供了良好的种子细胞来源。付云等发现人脐带间充质干细胞(umbilical cord mesenchymal stem cells，UCMSC)在一定条件下可向PDLC分化，表明UCMSC有望成为牙周组织工程的种子细胞。陈发明等提出将其他领域组织工程支架材料用于牙周组织工程，如血小板凝胶、聚乳酸和聚羟基乙酸的共聚体等。鲁红等构建细胞-支架模型，即以PDLC作为种子细胞，以纳米羟基磷灰石材料(nano-HAp-collagen，nHAC)为支架材料，将PDLC接种至nHAC三维支架上形成复合物，植入动物体内修复牙周组织缺损，获得理想的再生效果。

这一阶段中另一令人瞩目的成果即牙周医学理念的飞跃。2005年，胡文杰和曹采方对牙周疾病与全身健康的关系进行论述，指出牙周治疗目标应从“控制疾病、促进再生”扩展到“控制感染、消除与全身健康有关的危险因素”。2007年9月，第七届亚太牙周病学协会学术会议于北京举行，会议主题是“牙周医学”，这使得牙周病与全身系统性疾病间的关系成为研究热点。口腔Hp阳性者胃Hp根除率显著低于口腔Hp阴性者，因此在传统胃Hp治疗方案中附加牙周基础治疗有助于胃Hp的根除。牙周炎龈下菌斑与冠状动脉粥样硬化斑块中5种相关致病菌具有一致性，且严重的牙周感染可能通过改变血清C反应蛋白(C-reactive protein，CRP)水平影响冠心病的发生发展。释栋等提出牙周炎可能影响血糖和血脂水平，并通过临床调查发现体重过轻及肥胖均可能促进AgP发生。此外，杨丕山等通过检测牙周治疗前后各项临床及血清学指标推测牙周治疗可降低糖尿病患者糖化血红蛋白水平，其内在机制可能与血清TNF-α含量降低有关。李晓军等通过比较先兆早产孕妇与健康孕妇牙周状况，发现牙周感染可能是早产的原因之一。

21世纪，随着经济快速发展，我国口腔医学取得重大成就，牙周病学发展呈现出新态势。一方面，牙周治疗规范化有效提升了治疗效果，改善了患者的就医体验；另一方面，牙周病学研究向纵深发展，与国际接轨并立足国内实践，研究思路进一步拓展，科研水平得到提升。随着牙周病学概念的明确，牙周病与全身系统性疾病间关系的研究也持续深入。但由于此阶段民众的口腔保健意识普遍不强，一定程度上阻碍了牙周病学的发展。同时我国临床研究仍较薄弱，多学科合作需要加强。

五、学科融合阶段

2017年11月，牙周病和种植体周病国际分类研讨会在美国举行，与会者提出牙周炎新分类框架，按牙周炎严重程度和进展速度进行分期和分级，并首次明确种植体周病的分类。孟焕新撰写专家笔谈对牙周病和种植体周病新分类进行重点介绍，并对1999年分类的主要变化进行阐述。新分类的提出对口腔各专业领域具有深远影响，也标志着我国牙周病学的发展进入学科融合阶段。

新分类使牙周病的临床诊疗有标准可循，也为临床诊疗和疗效评价提供了科学依据，在此基础上牙周各项专家共识及诊疗指南相继发布。2018年中华口腔医学会牙周病学专业委员会针对重度牙周炎的手术治疗组织专家多次讨论并形成重度牙周炎的手术治疗专家共识。2021年，中华口腔医学会牙周病学专业委员会组织专家制订口腔诊疗中的牙周基本检查评估规范，强调牙周健康评估的必要性、重要性和可行性。欧洲牙周病学会于2020年和2022年发布牙周炎Ⅰ~Ⅲ期和Ⅳ期临床诊疗指南。陈斌等对Ⅳ期牙周炎治疗S3级临床指南进行梳理和解读，该指南根据Ⅳ期牙周炎的严重性和复杂性，将Ⅳ期牙周炎分为4种类型，并制订相应的综合治疗方案。邵金龙等介绍了2018年牙周病和种植体周病国际新分类指导下的Ⅰ~Ⅲ期牙周炎分步临床治疗程序及Ⅳ期牙周炎多学科治疗程序，并提出一种复查间隔简化确定方法，可优化诊疗方案。

2010年，孟焕新针对我国民众对牙周病的认知及临床治疗现状，提出要普及并规范牙周病的诊断、治疗。随着种植修复技术在我国的迅猛开展，种植体周围组织感染成为不容忽视的生物并发症，而牙周炎病史尤其是未经治疗的牙周炎则是种植体周病的高危因素。孟焕新团队探讨了牙周状况和牙周治疗对种植修复长期效果的影响，并对种植体周相关微生物的研究进行分析，依据前期研究综述种植体周炎的危险因素及防治，以期对种植体周病的防治有的放矢。随后，曹采方解读了第三次全国口腔健康流行病学调查资料，倡导加强牙周病防治的资源配置和培训，提高对牙周健康的关注和保障，强调要在牙周健康的条件下开展口腔治疗。欧阳翔英介绍了重度牙周炎的诊断标准，以及该共识形成的背景和诊断标准中各指标的意义。2021年，中华口腔医学会组织口腔相关专业专家，经反复研讨撰写了维护牙周健康的中国口腔医学多学科专家共识，旨在增强口腔医务工作者维护牙周健康的意识，规范口腔诊疗行为。国内多个研究团队针对牙周治疗的要点、难点进行总结与归纳，闫福华综述了牙周-牙髓联合病变的规范化诊疗；吴亚菲分析了美学牙冠延长术的要点及难点；谭葆春和闫福华阐述了牙龈肥大的发病机制、治疗策略、控制菌斑和炎症对各型牙龈肥大的治疗效果并提出牙龈肥大的治疗方案；刘程程等总结了激光辅助牙周手术治疗的原理和操作常规，为临床诊疗提供参考；邵金龙等阐述了龈乳头保存技术、改良龈乳头保存技术、简化龈乳头保存瓣等多种外科瓣的设计背景、适应证与技术要点。

党的十八大以来，以习近平同志为核心的党中央坚持把保障人民健康放在优先发展的战略位置，持续推进“以治病为中心”向“以人民健康为中心”转变，我国进入医学高质量发展阶段。牙周病学也以保障人民口腔及全身健康为导向，不断向纵深探索。糖尿病因其多发性及并发症严重性广受关注。章锦才进行了牙周炎影响全身健康的深入思考，牙周炎症过程可加重机体系统性的炎症状态，成为糖尿病、心血管疾病等以炎症为病理机制的系统性疾病的危险因素。和璐和孟焕新研究发现牙周非手术治疗能改善伴糖尿病牙周炎患者血液炎症指标及糖脂代谢。林敏魁等探讨了糖尿病前期与牙周炎的关系及其机制，以期为疾病预防和诊治提供依据。除糖尿病外，神经系统疾病与牙周病亦密切相关，林智恺等研究提示中重度牙周炎与轻度认知障碍相关。在自身免疫性疾病方面，梁晔等从临床研究、基础研究、共同危险因素三方面探究牙周炎与银屑病间的关联及相互影响的可能机制。王敏等综述了牙周炎与代谢综合征主要组分间的关系及相关机制，为疾病防治提供新策略。学者们对心血管疾病与牙周病间的相关性也进行了研究，邓辉等建立牙周致病菌感染人脐静脉内皮细胞体外模型，初步探究牙周致病菌感染在促进动脉粥样硬化发生、发展中的作用。刘娟等通过研究CRP基因多态性与牙周炎的关系，明确了CRP在牙周炎与冠状动脉粥样硬化性心脏病相关性中的作用和意义。黄玮等发现，Pg脂多糖可呈浓度依赖性增强单核细胞的趋化作用，这可能是牙周炎促进动脉粥样硬化斑块形成的原因之一。

为提高特殊人群牙周保健水平，刘芬等综述了牙周炎与妊娠期糖尿病的相互作用及其机制，为疾病的预防诊治及促进母婴健康提供依据。叶畅畅和吴亚菲总结了妊娠期口腔微生态变化，妊娠期牙周病与不良妊娠结局关系的相关机制等，为有效开展防治妊娠期牙周病及不良妊娠结局提供参考。丁芳等分析了伴心脑血管疾病患者牙周治疗的风险，提出相应防范对策。张立和孟焕新总结了白血病龈病损的诊断要点及鉴别诊断思路，可为口腔医师提供借鉴。

随着对牙周病认知水平的提高以及牙周临床治疗技术的进步，越来越多的学者认识到牙周病并非正畸治疗的禁区，相反正畸治疗在一定程度上可改善牙周状况。章锦才针对牙周炎患者正畸治疗的目标规划、方案设计与实施进行阐述，指出牙周炎患者正畸治疗有较高风险，要求牙周和正畸医师有序合作，制订详尽的方案，并实时监控牙周状况的变化。欧阳翔英提出正畸治疗中应正确评估牙周状况、合理设计正畸方案及做好菌斑控制等，防范正畸治疗中或治疗后出现牙槽骨吸收和牙周附着丧失、牙龈炎和牙龈肥大、牙龈退缩等，规避风险。基于上述研究，束蓉探究了正畸治疗与牙周再生的关系，并从牙周软组织的角度阐述了与正畸治疗相关的牙周软组织增量技术及治疗时机。随着牙周-正畸跨学科治疗模式日趋常态化，牙周辅助加速成骨正畸（periodontally accelerated osteogenic orthodontics，PAOO）技术的应用日益广泛。江久汇详细介绍了PAOO临床应用及研究进展；轩东英在文献回顾的基础上阐述了如何设计并实施手术以使PAOO的效果最优化。

基础研究方面，郜洪宇等通过观察炎症性疾病相关蛋白S100钙结合蛋白（S100 calcium binding protein，S100）A8/A9在健康及实验性牙周炎组织中的表达及分布特点，推测S100A8/A9可能通过抗菌功能和促进白细胞迁移防止微生物入侵牙周软组织，在维持牙周组织稳态中发挥作用。吴亚菲团队在前期研究基础上，先后综述了CD4+T淋巴细胞在牙周炎免疫发病机制中的作用、Pg的fimA分型及其与细菌致病力的关系，以及齿垢密螺旋体与龈下菌斑微生物相互作用的研究进展。周敏和孟焕新证实了唾液中弹性蛋白酶活性变化可能反映了牙周基础治疗后组织炎症的消退情况。王宪娥等还发现表皮生长因子及过氧化物酶增殖物激活受体-α的基因多态性与广泛型AgP（generalized AgP，GAgP）易感性相关，为筛选GAgP高危人群提供了遗传学依据。

在此阶段，我国牙周工作者对牙周病学的认知程度和临床水平均有进一步提升，标准化分类与各项专家共识使牙周病的诊治有章可循。“以人民健康为中心”的理念也随着社会发展与人民需求的日益增加得到广泛认可，这些都不断鼓励医师更注重患者的需求与个性化治疗，以使医疗服务能更好地实现防治并行、人病同治的目的。在此阶段，我国牙周病医疗状况和社会负担与发达国家相比仍有差距，需要广大医务工作者在牙周病防治和增加全民口腔健康意识上继续努力。

六、总结与展望

70年来，《中华口腔医学杂志》共发表牙周病学相关文章750余篇，这些文章是我国牙周病学发展的基石，见证了我国牙周病学学科发展从蹒跚起步，历经曲折到不断推进的历程，记录了我国牙周病学研究从最初的借鉴、参考到赶上国际水平并深入创新直至形成具有中国特色研究体系的艰辛历程。同时，这些文章也凝聚着我国一代代牙周人的智慧，体现了他们胸怀祖国和人民、严谨治学、敢为人先、刻苦钻研、团结协作的精神。受限于各种客观局限，我国牙周病学基础研究的原创性、临床研究的严谨性、口腔诊疗中对牙周病的重视程度等方面仍存在诸多不足。这提示我国牙周工作者在未来的学科发展中，要积极投入原创性研究，广泛开展多学科交叉融合，拓宽研究思路；还要意识到牙周健康在口腔健康乃至全身健康维护中的重要地位；更要以人为本，构建更健全的牙周病防治体系，制订更完善、规范、人性化的诊治流程，全面提升民众的口腔健康水平，为健康中国战略目标的实现贡献牙周人的智慧和力量，为全球口腔健康水平的提升贡献中国方案。

［本文部分转载自《中华口腔医学杂志》创刊70周年特稿，2023,58(12):1205-1216.DOI:10.3760/cma.j.cn112144-20231013-00192.］

中国龋病学学科创始人——岳松龄

岳松龄教授(1920—2012),四川彭县(今彭州市)人,中国共产党党员。我国著名的口腔医学家、龋病学家。1946年毕业于华西协合大学,获牙医学博士学位和美国纽约州立大学博士学位。毕业后留校任教,历任华西协合大学、四川医学院、华西医科大学口腔内科学助教、讲师、副教授、教授,口腔内科学教研室主任,博士研究生导师。

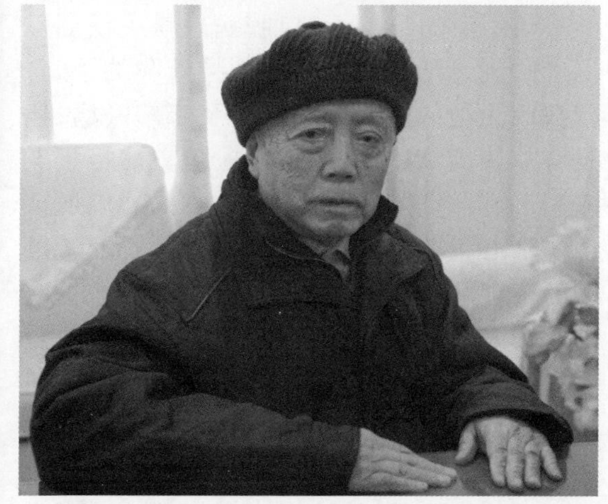

岳松龄教授是国内外著名的口腔医学家,我国龋病学学科的创始人,最早开展了早期龋破坏途径、牙菌斑生物膜致龋性、变链球菌单克隆抗体的抗龋机制、中药防龋等系列研究,研究成果先后获得卫生部、四川省科学技术进步奖。培养硕士研究生11人、博士研究生8人,1985年获评成都市先进教师,1991年获得四川省优秀研究生指导教师称号。全国规划教材《口腔内科学》(第2版)主编,并主编《龋病学》《现代龋病学》《岳松龄现代龋病学》《实用牙体牙髓病临床治疗学》等学术专著。

我与导师岳松龄的师生缘

弟子　周学东
1982级硕士研究生、1985级博士研究生

一日为师,终身为父。我与岳老师的师生缘真真切切地印证了这句古言。

1977年春节后,我来到四川医学院口腔医学系报到入学,接待我的是辅导员张子湘和张敏老师。口腔医学系的女生安排在女生院宿舍第1栋的2楼,我被安排在最大的寝室,6个上下铺床,10个同学。记得那天我正在上铺钉钉子挂蚊帐,听到门口有人叫我的名字,低头一看是位面带笑容的中年老师,说他是口腔医学系的陈朝富,让我到系办公室找找他。第二天,我去了才知道他是口腔医学系总党支副书记陈朝富同志。他看了档案,了解我的情况,谈话主题是让我担任年级的党支部书记和班长。我第一时间摇头婉拒,想到自己用了多年的努力才实现了大学梦,必须利用好分分秒秒多学、多看、多练,今后成为一位人民的好医生。陈书记却说,作为一名党员,不仅自己要学习好,还应该带领同学们学习好,为党多做工作。话说到此,无法推脱,我同意了。但是,我心中的目标没有变。

美丽的华西坝让我第一眼看到就发自内

心的爱，恨不得把所有知识吸入脑，把所有技术学入手。为此，我珍惜在华西坝学习的每一分每一秒。当时的华西校园实行灯火管制，每天晚上10点钟熄灯，早上6点半亮灯。为了争取更多的读书时间，我几乎每天早上5点就在校园的路灯下晨读，不少华西的老师从此认识了我，"路灯下读书的女生"成为我的代号。经过老师的教导和自己艰苦的努力，我的学习成绩始终保持在年级的前茅。同时党支部工作也搞得有声有色，非常活跃，每周星期六的下午同学们带着小凳子围坐一起政治学习。记得让我们最振奋的是集体学习了著名作者徐迟写的《哥德巴赫猜想》，讲述了中国著名数学家陈景润向世界难题发起冲击，并取得优异成果的奋斗经历。陈景润的事迹感动了我，更激励着我，一定要努力努力再努力，让自己成为国家有用之才。

1978年，国家恢复了硕士研究生的培养制度，四川医学院的第一批研究生与我们76级学生同住在校西楼。每每看到风华正茂的他们，我感觉到了身边的榜样，坚定了奋斗的目标。1979年底，我报考了研究生，专业牙周病学，导师王顺靖教授。因为临床实习时的仝月华老师多次讲到牙周病学的魅力，鼓励我报考这个专业。备考期间，我得到了辅导员彭崇森老师的鼎力支持。他把校西楼学生活动室的钥匙给我，让我晚上可以安静地复习应考。功夫不负用功人，拿到成绩的那一天，真的太开心了。后来的复试、面试、临床测试都相当地顺利，感觉自己考上了，终于要圆梦了。

清楚地记得有一天，我正在口腔内科临床实习时，接到通知让我去学校研究生处。接待我的是王崇善和鲁齐桂二位老师，他们先是表扬我考得好，接着就说四川医学院作出新规定，凡是报考临床专业的研究生必须要具有2年以上临床工作经验，否则只能转读基础医学专业或转学校，建议我转学口腔病理学。听到此消息，真是当头一棒，因为我进入四川医学院之前工作有4年多，但都不是口腔临床。人太年轻，心里不悦，不理解为什么考试前、复试时都没有告知这项新规定，直到流程走完了才出此新政。其实作为学生，那个时候无论说什么都是没有用的。这也是后来我有能力帮助每一位考生时，我都会不遗余力，哪怕的确无法考上的学生，我都会与他们面谈，并送上我签名的《华西口腔百年史话》，鼓励他们信心在，成功就会在。

谈话后的第二天，口腔病理科主任刘臣恒老师到诊断室找到我。他拉着我的手，希望我成为他的研究生。当时我年轻气盛，还没有从谈话情绪中缓解过来，也就婉拒了老人家，也拒绝了转学校的建议。每每想到这，说实话心里非常懊悔，刘老师是中国非常著名的病理学家，如果能成为他的学生，也会在他的培养下成为口腔病理科医生。

1980年春节前，学院在阶梯教室举行了毕业典礼，我们毕业了。按照当时"社来社去"的原则，我回攀枝花钢铁公司职工医院口腔科。毕业典礼结束，岳老师把我叫到口腔内科教研室，让我继续加油，2年后报考他的研究生，攻读龋病学。

岳老师是国内外著名的龋病学专家，在龋病早期破坏途径、牙菌斑发病机制研究领域具有深厚的学术造诣。岳老师爱学习、肯钻研，紧跟国际前沿科技，讲课是一口标准的成都话，洪亮而生动，深得学生欢迎。这样一位德高望重的老师让我报考他的学生，不得不说我有点心动。毕业后，我回到渡口市(现为攀枝花市)，在攀钢公司职工医院口腔科工作，主任是华西口腔毕业的余光琼老师。她听说了我的事，也经常鼓励我。我边工作边备考。

1981年3月的一天，我突然接到岳老师发来的电报，说来攀枝花有点事，让我到火车站接他。看到一年多没有见到的岳老师，我非常兴奋。尤其得知岳老师是坐了一夜的火车，专门来看望我、了解我的复习情况，而当

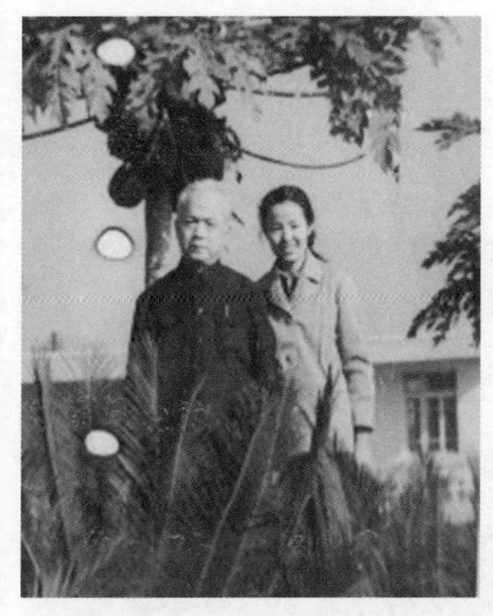

年从成都到攀枝花需要坐十多个小时的火车，这让我感动得不得了。岳老师还给我带了《医学微生物学》新版教材，这是口腔内科学研究生的考试科目。短短两天时间，我陪岳老师去了攀钢炼钢厂，也去了当时攀枝花市唯一的公园——斑竹园，在公园的木瓜树下拍下我们师生的第一张合影。岳老师攀枝花之行，让我心动变行动，确定了自己今后的学术目标：龋病学。

中国著名的口腔医学大家岳松龄教授，为了一个学生专程坐了十几个小时的火车来鼓励，这是何等的师德，这是立德树人之典范！岳老师为人师表的精神一直激励着我，鞭策着我。在我做研究生导师的几十年里，我严格要求每一位学生，尽心尽力助他们成长成才，不求任何回报。在我做院长的20多年里，每年都有校内外来华西考研圆梦但没有成功的考生，我都会与他们沟通交流，倾听他们的心声，鼓励他们在追梦路上永不言弃。

1982年2月，我怀着万分激动的心情又回到心心念念的华西坝，成为岳老师的硕士研究生，研究变异链球菌的致病机制，实验工作主要在华西基础医学部微生物实验室进行，由口腔医学系毕业并留在基础医学部从事微生物教学科研的高贤坤、张传斌2位老师具体指导我。在实验室中，我们发现牙菌斑和唾液中有螺杆菌，但是这个菌消失很快。由于知识储备不够和当时的实验条件，没有继续追踪。结果几年后几乎与我们同期开展螺杆菌研究的2位澳大利亚科学家却发现在幽门定植，成为胃里唯一定植的微生物，取名幽门螺杆菌，与胃炎、胃癌的发生发展关系密切，并因此获得诺贝尔生理学或医学奖。为此，岳老师和我们非常遗憾，深深地感到学习和知识的储备有多么的重要啊！1985年，我通过了硕士研究生毕业答辩，同年又考取博士研究生，主攻人工牙菌斑的模型研究。

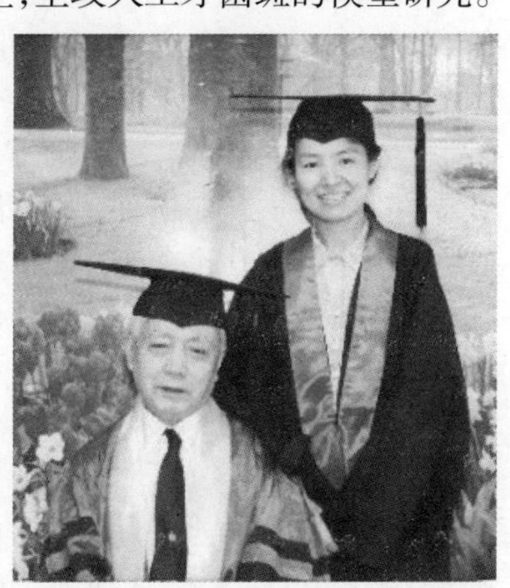

1987年12月26日，我通过了博士论文答辩，成为岳老师为中国培养的第一位龋病学博士。博士答辩后的第三天，我就去北京拿签证赴丹麦奥尔胡斯皇家牙学院留学。1988年底，我乘坐东方列车回国，途经丹麦—西德—东德—捷克—波兰—苏联—蒙古国。在莫斯科停留期间，我专门为岳老师买了一顶苏联男士狐狸帽，包装非常精美。到了北京再转成都，火车行程两天一夜，我一路几乎抱着礼品盒，生怕有一点点损坏，因为对老师的尊重必须是完美无缺的。回到成都的第一件事情就是看望岳老师，呈上小礼物。岳老师非常喜欢这顶俄罗斯帽子，一直戴着，直到离世。

因事业发展的需要，学校于1992年任命我担任华西口腔医院的副院长。岳老师专门找我谈话，让我必须专心做学术，学术路还长。1994年，我担任院长。1995年，上级组织部门找我谈话，希望我从政。岳老师不知从哪里得到消息，在一个星期天的早上6点过就来找我。我当时住在5楼，听到一阵阵敲门声，老妈一开门就看到气喘吁吁、手持拐杖的岳老师站在门口，连忙将老人家请进家里。刚一坐下,他便大声地训斥我:“听说你要去省上去当官,不准去!如果你要去,我要登报,断绝我们的师生关系。”他接着说道:“我的人生追求目标是把龋病研究做好,弄清楚,有机会成为一名医学学部委员(当时还没有两院院士,学部委员就是医学领域的最高学术荣誉),无法实现了,但是你只要努力,是有可能的,不准去当官。”岳老师的教诲和真情深深触动了我,我心里顿时明亮了许多,学术高大山、仕途淡如水。

导师的话无时无刻不鞭策着我,点亮着我。在日后的岁月中,我担任华西口腔医院院长(1994—2017年)、四川大学党委副书记(2005—2017年),无论工作再累再忙,我始终坚守对导师的承诺,工作上、学术上、人才培养上高标准、严要求,铭记初心,永不懈怠。值得欣慰的是,在岳老师主编出版的全国第一本《龋病学》(1983年)和《现代龋病学》(1994年)专著的基础上,我们师徒二人合作主编出版了《实用龋病学》《实用牙体牙髓病治疗学》《岳松龄现代龋病学》等学术专著,导师的学术思想得以传承,事业得以发展。

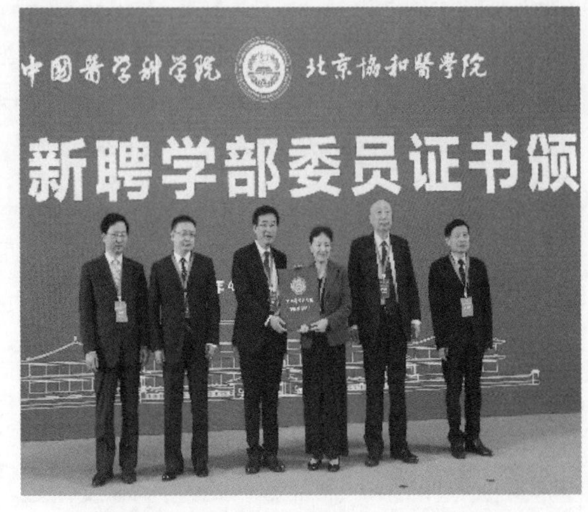

2020年,我当选中国医学科学院学部委员,圆了导师的梦,实现人生小目标,开启人生新目标。

寻梦的记忆——岳松龄先生的学术思想

弟子 毛渝

1982级硕士研究生、1985级博士研究生

20世纪80年代,自就读本科后期,我听岳松龄先生讲《龋病学》,接着拜先生为师,读研究生。到后来,我在口腔内科系与先生共事,接受其教育与指导,时跨9年。30多年过去了,现在回想起来,许多往事都已非常模糊。我是一个平时只埋头眼下琐事,而且健忘并很少回望过去的人。所以,要写点什么过往的故事,还真有点迷糊。

我把此为难之事与妻子吴敏说了说,因为她当年在成都市第七中学就读,数学老师正是岳老师的夫人谭师母(成都七中有名的谭几何)。吴敏说白天想不起的事,就晚上去托梦,或许能在不同的维度、不同的时空,追寻到老师的足迹,与先生面对面。我带着期许入梦,意识在混沌中游荡,除偶遇几位同门来插科打诨外,终不见先生。时过凌晨,在浅睡状态中,一个术语突然毫无征兆地出现在脑域中:岳松龄学术思想。这一闪即逝的术语,就那样触动了我。我问自己,什么是先生的学术思想?辗转反侧,理不出头绪。慢慢地,在晃荡迷糊中,想起了几件现在看来还蛮有意思的小事,按时间顺序列如下。

第一件事,本科上口腔内科学课时,先生讲大课。他投放了一张从国外资料上翻拍下

来的牙菌斑生物膜里菌群的谷穗状结构的扫描电镜图。他说,生活中许多人喜欢旅游,饱览锦绣山河,但我却喜欢观察这种显微结构下的万千丘壑。先生可以对肉眼能见的龋损熟视无睹,却对牙面上以牙菌斑生物膜为主体的微生态体系充满兴趣和专注。他认为,通过对这一微生态体系的细微更细微、深入更深入的观察,能够帮助认识这一微生态体系的多层次功能,能有助探索龋病预防和康复的新途径。

第二件事,我考取了先生的研究生,进入研究生学习前,我去请教他有什么特别的要求需遵从。他笑着说,除了学校对研究生学习的要求外,他这里没有任何特别要求。他说,你可以随兴而为,学术自由。就因他的这句话,研究生学习的头两年,他完全放任我自由安排。随着时间的流逝,他的这种"无为而教"的方式,逐渐使我从本科填鸭式学习过程中走了出来,认识了专业,认识了自己。

第三件事,我在准备做论文课题前,向他请示汇报了自己打算做的课题方向和实验设计。老人家说,行。那时没有计算器,他给了我几本大号绿皮实验记录本,并说道,做好实验详细记录。如记录有误,在旁注明即可,不得涂改。把记录本保存在办公室的壁橱里,我会不时查证。后来,他非常高兴地看到了我在四川大学测试中心电镜室里用扫描电镜拍摄到的人牙菌斑的菌群谷穗状结构,高倍光镜下拍摄的菌斑从牙釉质面至菌斑表层的纵向有序排列结构图,以及在中国科学院成都分院用离子流喷射制作的牙釉质透射电镜标本观察到的牙冠不同位置釉质晶体结构排列差异的现象。他详细地了解了标本的制作过程,扫描电镜的使用要求和指标,以及照片生成的流程。他要求我把它们全部记录在实验记录本中。再后来,论文完成后,先生要我与他一起,在老口院大楼南侧二楼西端那间小小的办公室内,就论文的实验内容,与实验记录本上的内容逐一进行对照查证。记得绿皮本记了有4大本,他不厌其烦地逐页翻看点评。他那种专注细节,一丝不苟的治学精神,真让我对自己汗颜。

第四件事,毕业工作后,周围全是德高望重的老师、学术泰斗,以及智商、经历和能力都远在我之上的同学、同门,关系与格局都错综复杂,要想做好工作,面面俱到,真有很大压力。我不得不向已经半隐的先生——口腔内科系的老主任请教,应该如何做好科室的工作。他还是用那种轻松淡然的语调点拨我。他说,读研究生的时候,我告诉你随兴而为。现在,工作了,就学着无局而为吧。什么意思?慢慢体会。后来,随着在工作中,遇见了种种矛盾和问题的起起落落后,才开始对这个"无局而为"有了点懵懵懂懂的认知。

日月如梭,一晃就几十年过去了。回望来路,先生的身影仿佛还是在时光隧道的那一头。在对他学术思想的认识中,使我想起了苏轼的诗句:

庐山烟雨浙江潮,未至千般恨不消。

到得还来别无事,庐山烟雨浙江潮。

松龄无局,专注细微。返璞归真,随兴而为。

或许,这就是我对他学术思想的认识吧。

我在岳松龄教授团队工作的日子

刘豫蓉
岳松龄教授专职科研秘书

1979年，我被分配到四川医学院附属口腔医院工作。那个时候，为了支持教授团队做好科研、培养好学生，华西口腔医院为每位知名教授配备一位专职科研秘书，主要工作是协助教授管理实验室、抄写书稿、财务处报账、协助研究生培养等。我被安排为岳松龄教授的专职科研秘书。回忆起那段丰富而深刻的经历，我深刻地感受到了岳教授的执着与奉献精神，每一个细节都在我心中刻下深深的烙印。

除门诊以外的时间，岳教授都是在图书馆和实验室度过的。实验室工作，岳教授也亲力亲为。他在实验室亲自磨制牙片和分析标本样品，不仅是为了提高实验质量，也是为了更好地理解龋病的微观机制。这样的实验参与不仅强化了我的实验技能，还激发了我对科学的深刻理解。岳教授不辞辛劳，多次到外单位电镜室观察龋病的微观变化。他每次出行都是步行或者选择搭乘公共汽车，他美好的品格和珍惜生活的态度在平日的工作与生活中都有所体现。岳教授对科研的执着还体现在他对科学研究前沿的追逐中。他常常亲自前往图书馆，翻阅最新文献，将卡片摘录文献的方式传授给我，以确保始终站在科学研究的最前沿。在摘抄过程中，我有很多不懂的地方，岳教授都耐心地教我。这样的学术追求不仅影响了我的工作态度，也在整个团队中形成了共鸣。

在科研合作中，岳教授促进了跨学科合作与技术学习。他时常步行至中国科学院成都分院（简称：科分院）去做气相色谱分析，分析低级脂肪酸的含量。他与科分院老师的合作不仅加深了对实验结果的理解，也提高了整个团队的技术水平。这种开放合作的氛围使得不同学科的知识在团队中得以融合，为解决复杂问题提供了全方位的视角。放射线实验是科研中的一大挑战，而岳教授展现的勇气和决心让我深感敬佩。他亲自在办公室进行实验，不畏放射线的伤害，以求解龋病的破坏途径。这种置生命于度外的科研精神不仅让我深感科学的探索是一项需要毅力和奉献的事业，更激发了我对科学事业的责任感。

岳教授不仅在学术领域表现出色，更在生活中展现出对他人的深厚关切。有一次，他的一位同事因病住院，岳教授没有犹豫，前往医院探望。他组织团队共同协作，轮流帮助、照顾同事，确保他能够全身心地专注于康复。这种无私的付出不仅展现了岳教授对他人的深深关切，也彰显了他在团队中的领导地位和凝聚力。

岳教授对我的关怀与指导贯穿了整个职业生涯。他身为口腔内科学的学科带头人，在专业知识方面给予了我极大的指导。他支持我参加口腔医学79级和80级的基础学习与考试、观摩学习研究生答辩、参与口腔临床教研工作等，这对我的职业生涯产生了深远的影响。他不仅鼓励我深入理论学习，还亲自指导我实际操作，我的技能在操作中得以提升。他亲自带我去牙槽外科取离体牙的标本，还送我到基础医学微生物教研室参加为期2年的微生物相关技术学习和操作实践。这种综合性的培养使我更好地将理论知识与实际操作相结合，为开展口腔基础医学的技术操作打下了坚实的基础。

迄今，每每回味与岳教授一起工作的经历，我深刻地领会到岳教授不仅传授了我丰富的知识，更塑造了我对口腔医学事业的态度，让我在他的团队里成长。非常感激他对我的严格要求，让我一辈子都想在口腔医学实验室岗位上兢兢业业，甘为人梯，为临床老师和研究生们在实验室做科研做好服务。他的奉献精神、对真理的追求和对他人的关爱，将影响我的一生。

追忆恩师岳松龄

弟子　刘鲁川
1995—1997年博士后

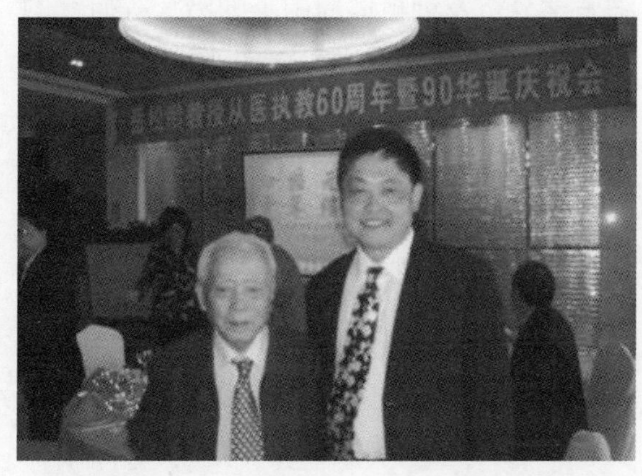

1995年，我有幸成为岳松龄教授的关门弟子，在他老人家的谆谆教诲和精心指导下，顺利完成了在华西博士后流动站两年多的博士后研究工作，使自己的能力在博士研究生的基础上有了进一步提升。那是我的人生和之后从医、任教、科研、行政管理等方面有所成就不可或缺的重要经历。

恩师博学多才、治学严谨且慈祥随和，对学生严格认真又关怀备至，让人感动和感激。惊闻恩师仙逝后，我即从外地赴蓉悼念，恩师音容笑貌宛在，却已与我们阴阳相隔，只能在万分悲痛中挥泪惜别。

恩师德高望重，在业界极负盛誉。恩师的教诲和精神，如春雨润物，早已铭记于学生心中。师恩浩荡，当没齿难忘，学生将永怀虔诚感恩之心！敬爱的恩师，我们永远爱戴和怀念您！

严师慈父　恩深似海

弟子　詹斌
1987级硕士研究生

尽管在本科学习阶段，我聆听过岳松龄老师的课，但是真正领略他的大家风范是在1986年初夏的广州。我当时在中山医科大学口腔医学系工作，系里安排我接待来自母校的岳松龄教授和张举之教授。接待过程中，岳老师的风趣幽默和博学睿智深深地吸引了我。我向他表达了想考他的研究生的愿望，得到了他的鼓励。1987年，在岳松龄老师和张举之老师的鼓励和帮助下，我如愿拜在岳老师门下，有幸成为他的弟子。

我的研究生课题实验是在华西基础医学院微生物实验室进行，指导老师是中国微生物领域著名专家蔡美英教授。由于岳老师给我定的题目前沿，加上当时自己的知识和实验技能储备不够，实验进行得很不顺利，我时不时抱怨岳老师给我的选题太难了，蹲守层析柱和电泳的工作太辛苦。岳老师得知情况后，亲自到微生物实验室指导我和师妹李梅，帮我们分析实验中遇到困难的各种可能性，

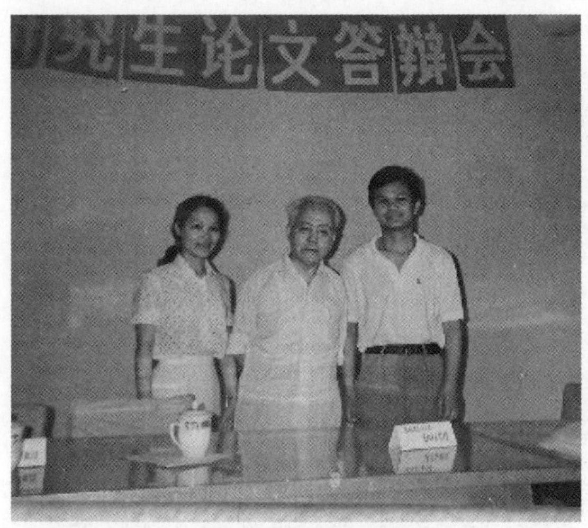

并感慨道，我是让他最操心的弟子，我若能像大师姐周学东和毛渝师哥那样让他省心就好了，让我好好向师姐师哥学习，珍惜人生，踏实做好实验工作。将岳老师送出实验室，望着他70多岁的背影，我突然想起读过的朱自清先生的《背影》，暗下决心不能辜负老师的期望。在老师们的指导下，加上师姐师哥榜样的力量，也得到了师妹李梅的帮助，我如期完成了实验及论文并顺利毕业。在研究生学习期间，我提出结婚生子的要求，原本担心岳老师会反对，他却表示了理解和同意，并叮嘱我处理好学习和生活。他的通情达理，让从小就失去父亲的我，感受到了如父亲一般的温暖。

我毕业后到四川省人民医院工作，每逢春节、教师节、中秋节等佳节都去拜望恩师，一如既往地希望得到他的教诲。他总是鼓励我不断学习和成长，还特别举例说，周师姐在管理工作繁忙的同时，一直坚持科研，让我一定要向她学习，在完成临床工作的同时也要坚持搞科研。得知我开展牙种植的动物实验和临床研究，他很高兴并亲自把我引见给陈安玉教授和王模堂教授二位学术大师，让我向口腔界的前辈大师虚心请教。在开展牙种植前后免疫学指标的调查、种植体周龈沟液细菌学分析及种植体周围炎的治疗等研究的过程中，我十分幸运地得到了恩师和前辈们的鼓励和指导。每次去拜望恩师，总是看到他在看书学习。记得有一次，我看到他拿着放大镜在看《结构化学》，我用玩笑的语气对他说，老爷子你已功成名就德高望重，还这么努力学习啊?！他非常严肃地对我说，人就是要活到老学到老，不断提高自己的认知。确实如此，岳老师年近90岁时，在反复修订他于1983年在四川人民出版社出版的第一本《龋病学》专著基础上，于2009年在科学文献出版社出版了《岳松龄现代龋病学》。我作为弟子，有幸得到了他的签名赠书。

2012年教师节，我去拜望恩师，已经92岁的他还坚持每天上网学习新知识，了解国际科技前沿，令我由衷的敬佩。就在这年初冬的一个清晨，我突然接到周师姐的电话，告诉我岳老师在家出意外了，让我赶快去恩师家，她出差在外地无法及时返回。当我赶到时，恩师躺在床上已驾鹤西去，我跪在他的床前，眼泪止不住地流了下来，脑海里浮现着他严师慈父的身影和对我的谆谆教诲，决心永远铭记恩师终身学习严谨治学的精神。

师恩深似海，精神永相传！

怀念岳老师

弟子　李梅
1987级硕士研究生

1987年，我在华西口腔医学院本科毕业报考研究生时，对专业选择还是懵懵懂懂的。在老师们的指导下，考取华西口腔医学院并师从我国龋病学泰斗岳松龄教授攻读硕士学位，实我人生之幸运！

考研复试时，岳老师亲自对我们进行面试。看见他圆圆的大眼睛，闪烁着睿智的光芒，又透露出儿童的纯真，就感觉这是一位可敬又可爱的老师。但当时毕竟是考研复试，我非常紧张，加上临床基本功还不够扎实，操作表现差强人意。但是老师非常宽容，还安慰我说不要紧，以后多练习，很快就能掌握得更好。

进入研究生学习后，我和同届师兄詹斌的课题方向是龋病微生物学，实验主要在华西基础医学院微生物和生化教研室、实验室进行，指导老师是全国著名的微生物学专家蔡美英老师。但是，岳老师对我们的培养和教学也是非常重视，每周最少一次查阅文献、一次专业英语学习、一次课题进展讨论、一次检查实验记录，另外还安排了相应的口腔内科临床实习。我们的课题实验涉及培养口腔细菌、提取细菌蛋白质、跑电泳、做黏附实验等，有洗涮瓶瓶罐罐的枯燥，也有电镜下观察细菌的惊喜，学习生活非常充实，也非常有趣。3年学习，在岳老师的精心指导下，我们不仅取得了相应的实验结果，更加切实地掌握了医学研究的基本方法，学习了分析问题和解决问题的方法，也体会到岳老师严谨的治学作风。他对我们的严格要求，对我们悉心的培养和教导，恰如春风化雨，滋养人心，一直是对我工作和生活的启迪、鞭策与激励。

读研究生那段时间，正值单克隆抗体研究热，岳老师给我们定的目标也是研究致龋细菌变形链球菌的单克隆抗体。虽然硕士学习时间短，毕业时我们尚未达到目标，但前期基础工作都完成了。岳老师很希望我们继续攻读博士学位，深入研究单克隆抗体。我和师兄都因为自身原因，唯一一次没有听取恩师指导，没有珍惜。回顾往事，深感辜负了老师的期望，错过这么好的读博的机会也是自己今生最大的憾事了！

毕业后我来到广州工作，每次回成都我都会去看望老师。岳老师虽然年事已高，但仍然坚持学习，关注专业和时事，关心口腔医学发展。他还自学使用电脑的各种工具，阅读《时间简史》等书籍，练书法、学画画，一直保持着年轻和进取的心态。

岁月蹉跎，研究生毕业已经30多年，岳老师也已离开我们多年。老师讲课时的字字珠玑，聊天时的音容笑貌，时时会在我的眼前浮现。老师那明亮的眼神、慈祥的笑容，像夜空中的明灯，照亮着我，温暖着我。先生之风，山高水长！永远怀念敬爱的岳老师，怀念跟随老师学习的那段时光。

您是一座丰碑
——纪念岳松龄教授

弟子　尹仕海
1982级硕士研究生

40多年前,我有幸师从岳松龄教授,无论做人还是做学问都受益匪浅。虽然恩师离开我们已经多年了,可他的谆谆教诲至今记忆犹新,他的音容笑貌时刻浮现在我的脑海里。岳老师是我国龋病学的创始人,在学术上树立了一座丰碑。在弟子心中,他是严师,更像慈父。

刚毕业留校时,我被分配到华西口腔医院颌面外科做住院医师。1980年,我打算考研,选谁作为我的研究生导师呢?在华西口腔学术殿堂里声望高而又慈祥的岳松龄教授早已是我心中的偶像,报考他的研究生自然成为我的不二选择。由于是从口腔外科到内科的跨科考研,首先还得征询岳老师的意见。岳老师亲切地告诉我:"跨科考研不是问题,只要你成绩过关,我就收你这个徒弟。"于是我在工作之余着手,积极进行考研准备。当时我阅读了他发表的所有文章,抽空甚至换班跨科聆听他的每堂讲课,终于以优良的成绩通过考试,被岳老师收为弟子。

导师的栽培费尽心血。记得开学前,岳老师谆谆教导我们:"为了拓宽你们的知识面,提升科研能力,一定要增加一些学习课程,比如口腔专业外甚至医学外的课程。"于是他亲自出面与四川大学物理、化学教研室联系,让我们旁听他们其中一些大课。读研第一年,我们除了完成学校各项课程,每周都要去四川大学上课。

岳老师是我国龋病学研究鼻祖和泰斗,他严谨的科研精神永远值得我们学习。在查阅文献时,老师送给我一叠小卡片,并说"查阅中外文献时,有价值的内容简短摘录在卡片上,并分类编号存放,使用起来很方便",在没有电脑的年代用这方法收集文献确实有很大好处。

岳老师的点滴教诲使我受益良多。在我毕业课题进行实验之初,老人家一再叮咛我:"科研工作要一丝不苟,实验数据一定准确,要经得起查重和检验,每一个实验步骤和数据要有详细记录,要完整保存好所有实验资料。"受到他老人家的教诲,我不仅在读研期间,而且在后来的科研实验中都养成了详细准确记录的习惯。

岳老师做事的认真程度令我印象十分深刻。记得一次去他家里请教问题,看到他书桌上即将投出去的一叠厚厚的书稿,竟然是他老人家一个字一个字亲自爬格子抄写出来,每个字写得十分工整,每一页都要反复修改,每个段落、每个字和标点符号都修改得那么认真。其实那时岳老师发表的所有文稿几乎都是这样抄写投稿的,这使我非常感动。后来有了电脑,他自己学会打字,八九十岁时还经常伏案敲击键盘写稿呢。

岳老师做任何一件事都极为认真,"岳松龄龋病学"奠定了岳老师在国内的学术地位。1985年2月,我们硕士研究生毕业答辩。岳老师请来了国内龋病学界几乎所有大咖,由北医大王满恩教授、上二医刘正教授、武大樊明文教授和本院刘大维教授作为答辩委员。岳老师能为一个硕士答辩请来这些大咖,一是老人家的学术地位所在,二是他对学生高度重视。

我作为岳老师的弟子，专业和学术得到他的引领，工作生活中他像一个长者关心着我们的成长。他总是那么平易近人，总是那么和蔼可亲，总是那么豁达，可能他的长寿也与此有关。在他九十大寿时我写过一首小诗，当时发表在四川大学校报，后来收录在由四川大学出版社出版的《华西琐谈》，现摘录其中部分内容附在后面，以再次表达弟子的缅怀之心。

你是一位老师，

教过的学生带出的弟子不计其数，如今已是桃李满园；

你是一位楷模，

一生辛勤耕耘在教学考研领域，学识学风备受世人称赞；

你是一位学术大师，

引领着我国龋病专业研究的方向，著书立说彰显出大家风范；

你是一位学界泰斗，

学术成就显赫研究却从未停步，耄耋之年还在伏案挥笔敲击键盘；

你是一位德高望重的老人，

退休之后并未只享清福颐养天年，却时刻关注着医院的建设和学科的发展；

你是一位平易近人的长者，

对学生对晚辈总是那样慈祥和蔼，使我们领略到父辈一般的关怀。

（本文编辑　吴婷）

纪念陈安玉教授诞辰一百周年

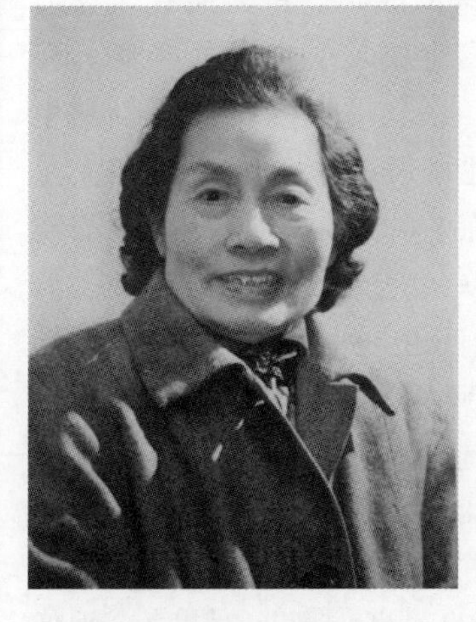

陈安玉教授（1923—1993），四川开江人，中国共产党党员，中国著名的口腔医学教育家和口腔种植学奠基人。1949年毕业于华西协合大学，获牙医学博士学位和美国纽约州立大学博士学位，毕业留校任教。历任四川医学院口腔医学系主任、附属口腔医院院长、口腔医学研究所所长、华西医科大学口腔医学院院长，是华西口腔第六任院长。

陈安玉教授为促进我国口腔医学事业的进步与发展呕心沥血，奉献了毕生精力。陈安玉教授主编全国规划教材《口腔修复学》，合著《口腔医学新篇》《口腔矫形应用解剖生理学》等教学参考书；率先在国内开展了种植牙的基础与临床应用研究；创建了华西口腔种植中心及卫生部口腔种植科技中心；主编了国内第一本《口腔种植学》专著；开启了医工结合新模式，研发了我国第一代种植体及人工骨材料，为推动我国口腔种植学科的进步与蓬勃发展作出了杰出贡献。陈安玉教授的“人工种植牙研究”项目，先后获得卫生部“十年百项新技术推广计划”、国家“火炬计划”和国家“八五”攻关计划等立项资助。

陈安玉教授曾担任国务院学位委员会学科评议组成员，获得国家科技进步奖三等奖、中国科学院科技进步奖一等奖、卫生部科技进步奖三等奖、国家科学技术委员会二等奖和四川省科技进步奖三等奖等；两次荣获“全国三八红旗手”。

2023年，是陈安玉教授诞辰100周年和逝世30周年。她的弟子们谨作纪念文，以缅怀他们敬爱的恩师——陈安玉教授。

传承·实干·创新

弟子 宫苹
1983级硕士研究生、1986级博士研究生

时光荏苒，一转眼2023年，我的人生导师——中国口腔种植学奠基人陈安玉教授诞辰100周年。虽然她离开我们已经30年了，但“严师”“慈母”“优雅知性”“大师巨匠”的陈老师却无时无刻不闪现在我的脑海里。华西口腔医学院口腔种植学的理论研究及临床的创新与发展，自己个人的进步和所拥有的一切无不渗透着她老人家的心血。传承、实干、创新的华西精神，鼓舞着一代又一代的华西口腔人。陈安玉老师永远活在我们的心中！

20世纪80年代初，陈安玉教授组织并率领多个口腔学科的专家，成立了全国第一个人工牙种植科研组，提出口腔种植研究的3个重点：最佳种植材料、种植体-骨界面和临床应用。陈老师与四川大学材料科学技术研究所、中国科学院光电技术研究所等单位合作，经过大量的材料理化性能测试、生物安全性检测、动物实验及临床应用试验，研制出各种类型的人工骨材料和我国第一代牙种植体，为我国口腔种植学学科的发展作出了杰出的贡献。

我有幸在恩师身边学习和工作了10年。陈安玉老师强烈的事业心与责任感一直鼓舞着我，成为我学习与工作的榜样，以及我职业生涯努力的方向与目标。1983年，我从四川医学院口腔医学系毕业后，考取了口腔修复学专业硕士研究生。怀着好奇和敬畏的心情，我选择了陈安玉教授的口腔种植学研究方向。记得拿到面试通知书时，除了激动，更多的还是紧张。陈安玉教授亲自参加了对我的面试。她很和蔼地问我：“知道什么是种植牙吗？”我当时回答说：“只是觉得种植牙是个新事物，但并不知道它究竟是什么东西。”她接着问我：“那你为什么选择口腔种植学呢？”我回答道：“就是因为不知道才想学习。”陈老师严肃而认真地对我说：“作为一个未知的新事物，除了有好奇心外，还必须要热爱，更要有勇气去探索、研究！”跟随陈老师10年，直至现在，陈老师语重心长的话，一直让我深深地感受到了学习、探索专业和边缘知识是永无止境的，这是我们不断探索与进取的根本动力。

硕士入学面试第一次与导师近距离地面对面的无数情景画面，迄今仍记忆犹新，历历在目。在陈老师的教导、鼓励、督促下，自己在政治思想上也逐渐成熟。进入研究生学习的第二年，我光荣地加入了中国共产党。在研究生学习期间，陈老师根据我们每个学生的特点，针对性地激发大家的潜力。在大量查阅资料方面，陈老师总是耐心细致地与我们讨论课题的相关问题及研究方向、方法，分析实验研究中的问题与难点。在她的引导下，我认识到了牙种植这门从20世纪80年代逐渐发展起来的新事物，将是口腔医学中最有潜力的学科。回顾自己的职业生涯，每一点知识的获取和进步，每走过的一步，无不渗透着她无微不至的关怀、帮助和鼓励。她像慈母一样关心我们的学习和生活，指导我顺利完成了硕士学位、博士学位课题研究和论文答辩，使我成为国内最早从事口腔种植学研究并留校任教的博士研究生之一。在专业理论学习、临床实习、论文选题、查资料、开题、课题实验观察、论文撰写修改与论文答辩过程中，我深深地感受到了陈老师的“严”，包括立题的科学依据、创新性，实验观察中的实

事求是、一丝不苟，以及论文撰写中的文法与逻辑性的严格要求。1991年，我有幸参加了由陈老师主编的我国第一部《口腔种植学》专著部分内容的撰写与编著。这部专著填补了国内口腔种植医学教材的空白。陈老师的一生，处处展现出她老人家的睿智而豁达的人格魅力。

2011年，华西口腔种植专业团队主编出版了《陈安玉口腔种植学》，这是1991年陈安玉教授主编出版的我国第一部《口腔种植学》专著的再版，是我们作为学生对陈安玉老师永久的怀念。

2013年，华西口腔种植获批为卫生计生委国家临床重点专科。近年来，华西口腔种植团队的成员们因为热爱而执着，因为梦想而坚守，锐意进取，在专科建设与服务、人才队伍建设、专业影响力和重大技术突破等各方面深耕钻研，取得了可喜的成绩。

严师·严格·严教

弟子　梁星

1983级硕士研究生、1986级博士研究生

陈安玉教授是影响我一生的老师，我敬仰她，怀念她。陈安玉教授是德高望重的口腔医学教育家和科学家。20世纪80年代初，陈安玉教授作为学科带头人，组建了由口腔医学多专业学科的研究队伍，与校外科研机构合作，旨在对口腔种植材料、骨整合理论基础和种植义齿的临床应用进行研究，从而在我国建立完善而成熟的口腔种植学科。为了推动口腔种植知识在国内的普及，陈安玉教授带领研究组成员，将掌握到的新知识和研究成果等，以举办学习交流会或学习班等形式，面向全国推广。除了每年在成都举办口腔种植学习班外，还在北京和深圳等城市组织推广口腔种植知识和技术。从此，陈安玉教授开创了中国口腔种植领域新纪元。作为中国口腔种植学的奠基人，陈安玉教授主编了中国第一本口腔种植专著，拍摄了北京科学教育影片制片厂出品的中华人民共和国成立后的第一部种植牙科普电影，为推动中国口腔种植学的发展作出了巨大贡献。

1983年，我非常荣幸地考上了她的研究生。在学生眼里，她是一位著名的教授和口腔医学大专家，因此我对她还有一种敬畏的心理。回想起那6年时间里，在陈老师的鼓励和精心指导下，我攻读并顺利获得了硕士和博士学位。那6年是充满浓厚师生情谊，也是让我不断茁壮成长的6年。以后的留校工作中，陈老师仍然给予了我无微不至的关怀、帮助和鼓励，许多点点滴滴经常使我感动，让我受用一生。

记得我在攻读硕士学位期间，查阅资料并写出综述后，请老师审阅修改。除了从专业的角度得到了老师的点拨，更为让我感动的是，老师逐字逐句地修改，就连语言文法也不放过，这使得我在以后的教学工作中受益匪浅。当时，在读期间发表综述或者论文几乎是不可能的，但是在陈老师的鼓励和指导下，我在《国外医学·口腔医学分册》上发表了有关骨整合的综述，这极大地增强了我对口腔种植学的浓厚的研究兴趣。在攻读博士学位期间，陈老师更是从理论学习，课题的立题、设计、实验方案及步骤，以及论文书写等方面，对我全部精心指导和严格要求。在此期间，我有幸跟随她参加了在北京举办的全

国口腔材料学学术大会。大会期间，她对我无微不至，像慈母般的照顾让我终身难忘；她还特意邀请《中华口腔医学杂志》责任编辑为我的硕士论文提出了很多宝贵意见，使自己的硕士论文在攻读博士学位期间能够发表于该杂志。我在就读期间的每一点滴的收获都离不开她无微不至的关怀，她的教导也为我留校后进一步成长奠定了坚实的基础。

留校任教后，我有幸继续在陈老师身边学习和工作。除了常规的临床工作外，从1990年开始，我还参与了陈老师创建和领导的“卫生部口腔种植中心”的工作。在她和王模堂教授的指导和带领下，我开始接触到临床种植义齿。在日常工作中，她严格要求每一位医生，对我们新入职的年轻人灌输一切以病人为中心和精益求精的理念，这使我深深地感受到恩师作为口腔医学专家的救死扶伤精神。

在纪念陈安玉教授诞辰100周年之际，受陈老师恩惠一生的我将永远纪念恩师，是您的关爱和精神让我们茁壮成长。我将会永远继承您的遗志和精神，不断前进。

心中的那盏长明灯

弟子　李彦

1985级硕士研究生

2023年是陈安玉老师诞辰100周年，也是她离开30周年的日子。可我感觉她老人家的音容笑貌一直都在，从未离开！打开尘封在心底的记忆，学生的思绪万千……

1985年，我在华西口腔本科毕业。我非常喜欢口腔修复学专业，也十分仰慕陈安玉教授，因此在考研成绩通过后，毫不犹豫地填报了陈老师，读研后就立即加入了她领导的种植牙研究团队。自己还清晰记得面试时的场景，由于平时耳闻的都是陈院长如何的严厉，也没有近距离见过陈老师，所以我当时异常的紧张。在陈老师办公室门口踱步徘徊了许久之后，我才鼓足勇气敲门进去。陈老师面带微笑，和颜悦色，就像和我拉家常一样，让我逐渐地放松了心情，把注意力集中到了回答问题上。非常荣幸，我最终成为陈安玉老师的弟子之一！我的研究方向是种植牙，还参与了生物活性玻璃陶瓷种植材料的研究。虽然在课题组仅3年，但导师严谨的治学风范、雷厉风行的行事风格和严于律己宽以待人的作风，给我留下深刻的印象。记得有一次，陈老师带先生王模堂教授来修复科的研究生诊室，做个别牙缺失的简单“活动桥”修复，她也亲自去收费处缴费！陈老师可能没想到，这样的小事对学生却有着潜移默化的作用，为我的人生观和价值观的形成树立了榜样。

毕业后，我来到广州的中山大学附属口腔医院。当时它还只是一个仅有两层楼的口腔门诊，修复科只有2名医生，4台油泵牙椅，体量还远不如另一家口腔专科医院。加上住房条件等因素，我曾一度犹豫是否要留下来。在这关键时刻，陈老师刚好来到广州参加“口腔医学重点学科”的评审会。我去看望她老人家，汇报了自己的思想状况。陈老师耐心地教导我：作为一名华西口腔修复学专业毕业的研究生，要牢固树立专业第一的思想；应该留在大学里，在临床、教学和科研工作方面，应该担起自己的责任，充分发挥自己的作用，等等。陈老师语重心长的话语，顿时让我醍醐灌顶！我明确了自己走出校门后，代表的不仅仅是自己个人，更是代表着华西口腔陈安玉教授团队的一脉！我当即坚定了信念，无怨无悔地坚守了下来，不知不觉地已经35年！我见证和参与了中山大学光华口腔医学院·附属口腔医院的飞速发展历程。期间，我始终牢记恩师的谆谆教诲，踏实做事，正直做人，认真工作，不断进取。遇到困难时，心中常会想着不能辜负恩师的期望，一定要为恩师和华西增光添彩。1991年11月，华西口腔种植中心成立时，我回到母校，又见恩师。陈老师见到我说："嗯，李彦长大了！"呃，原来在陈老师眼里，我一直是个没长大的小女孩！

后来，我一步一个脚印地走了过来。1995—2019年，我连续担任口腔修复科主任24年。我带领科室与时俱进，开展了各种口腔修复新技术新项目，也是国内最早开展牙种植、瓷贴面和颌面赝复体的单位之一；其中天然牙与种植体同期咬合重建修复、颌面缺损序列赝复体修复在国内具有一定影响力；2011年，口腔修复科获评"国家临床重点专科"建设项目，在全国43个参评单位中排名第五；先后担任口腔材料学和口腔修复学课程负责人；2020年，获首批"国家一流本科线下金课"，是当年获批的两项口腔修复学课程之一。我也慢慢地成长为教授、主任医师、博导；先后担任中华口腔医学会口腔修复学专业委员会常委、副主任委员，口腔颌面修复专业委员会副主任委员、主任委员，广东省口腔医学会口腔修复学专业委员会第一、二任主任委员，颞下颌关节病学与殆学专业委员会主任委员等学术职务；多次被评为院级和校级优秀共产党员，并获得"南粤优秀教师""岭南名医"等荣誉称号。追根溯源，这一切都离不开恩师这盏指路明灯在冥冥之中的指引！

1993年12月7日是一个令人心碎的日子。惊闻恩师病故，我怀着沉痛的心情飞回母校参加葬礼。记得那天成都的天空乌云密布，我走在长长的吊唁队伍中，慢慢地移步与恩师告别，看着她老人家安详地躺在鲜花翠柏丛中，我心里念叨着："陈老师，您老人家走得太早了，学生多么地想再听听您的声音呀……"

敬爱的陈老师，您是我心中那盏永远闪耀着的长明灯，做您的弟子是我毕生的骄傲和荣耀，谢谢您！有您的指路，我内心敞亮，遇事不慌；谨记了您的谆谆教诲，传承一直在路上！愿您老人家在另一个世界里没有病痛与烦恼，享受平和与安详！

传承是最好的纪念

弟子　王国平

1990级硕士研究生

岁岁冬至节，年年思恩人。每年冬至这天，我都会深切缅怀恩师陈安玉教授，遥寄哀思，在追忆中汲取力量，坚定前行，就是为了使恩师开创的事业和她宝贵的品质与精神，能够继往开来，薪火相传。

1990年，我非常荣幸考取了华西口腔医学院陈安玉教授的研究生。那一年，她老人家已是67岁高龄了，但依然奋斗在口腔医学和种植研究的最前线。陈老师创建了中国第一个口腔种植中心——华西口腔种植中心；主编了中国第一本《口腔种植学》专著；拍摄了北京科学教育电影制片厂的中华人民共和国成立后的第一部种植牙电影——《人工种植牙》,且在全国公映。陈老师为了中国口腔医学事业的进步,为了口腔种植学科的发展,殚精竭虑,鞠躬尽瘁。作为学生的我们,在敬佩陈老师的同时,深深地感受到她老人家辛勤的奉献、严谨的治学态度和对学术孜孜不倦追求的崇高精神。

陈安玉教授对口腔医学教育事业的勤勉精神,也体现在对学生日常的教学指导中。在三年的研究生学习期间,除了带我们在华西口腔医学院完成日常的临床学习外,她还亲自带着我参加卫生部口腔种植科技中心开展的种植临床研究工作。研究过程中的所有课题及实施方案,陈老师都会亲自严格把关;研究过程中遇到设备、仪器不足等问题,她都会亲自联系相关单位,帮助我们解决实际困难。

在毕业论文方面,陈老师也同样注入了大量心血。对每一篇论文,陈老师都会认真地反复修改,对于发现的错误从来不留情面,要求学生始终保持严谨的科学态度。在日常生活中,她老人家又如同慈母般地关爱我们这些学生,关心我们的家庭和生活,还鼓励我们在研习之余,多锻炼身体,练就健康的体魄。在百忙之中,陈老师有时还抽出时间,带着我们去郊游,让我毕生难忘!

何其有幸,我能成为陈安玉教授的学生之一。跟随陈老师三载余,是我人生中无比珍贵的一段学习经历。无论是陈安玉教授求真务实的治学精神,还是虚怀若谷的人生态度,都是我们一生学习的榜样。在成为一名教师后,我也一直是这样严格要求自己,并以陈老师为榜样,教导和培养我自己的学生们。

恩师已逝,精神长存,深切缅怀,是为了更好地再出发。

高山仰止,传承不息。学生谨以此文纪念敬爱的陈安玉教授。

生命中的那束光

弟子　欧国敏

1991级硕士研究生、1996级博士研究生

作为陈安玉教授的关门弟子,虽然我和恩师的接触时间只有短短的几个月,但毫不夸张地说,是陈老师改变了我的人生轨迹,至今仍然让我感恩于心!

记得还是30年前,由于其他原因,这段时间我迷失自我,处于人们常说的人生低谷。当时正值转博时期,在其他师兄的推荐下,我找到了恩师陈安玉教授。初次见到陈老师,她说话很温和,和蔼可亲,给我一种莫名的亲近感,顿时消除了我心里的畏惧。在向陈老师表达了我渴望读博的愿望后,她到学生工作部门,详细地了解我的成绩和表现等情况,认为我的成绩和表现都比较优异,达到了提前转博的条件和要求。陈老师便亲自到研究生处招生办,为我争取了一个提前攻博的名额,引领我踏上了口腔种植这条求学之路。这让我非常感动,同时也让我能够鼓起勇气,决心要很好地完成自己的学业,不辜负陈安玉教授的期望。

在跟随恩师的3个月时间里,有许多点点滴滴让我感动。记得第一次导师自己出资给我复印一本很厚的种植学资料;作为刚入学的研究生,第一次让我到北京参加全国性的口腔种植国际会议;第一次让我进入当时的卫生部口腔种植中心进行临床学习。这一切让我感受到了她对学生的关爱,就像对待

自己的孩子一样，这也让我在以后的岁月中，像陈老师那样对待自己指导的研究生们。

有的人在你的生命中，虽然只是短暂地出现，但却永远留在了你的心里，就像一位天使一样，把最珍贵的东西留在了你的灵魂里，能够温暖你的一生。陈老师的恩惠将永远铭记在我的心里！

善良·感恩·律己

弟子　夏荣

1989级硕士研究生、1992级博士研究生

2023年是恩师陈安玉教授诞辰100周年。在她老人家仙逝30周年之际，我深切地缅怀恩师陈安玉老师。她高尚的品德、严谨的治学态度和博大的胸怀，将始终激励着我努力工作，不断进取。

1989年春，我心怀仰慕，并带着胆怯的心情来到华西口腔医学院参加研究生复试。由于我没有本科教育的经历，唯恐难以通过此次面试，失去难得的求学机会。在面试时，我首先汇报了我的学习和工作经历，陈老师给予了我莫大的鼓励。她表示重要的是考试成绩、发展潜力和表现，而不全是考虑个人的经历。本着公平、公正、公开、透明的录取原则和规定，她会考虑给予同等学力中的优异者均等的机会。在面试中，陈老师渊博的学识、严谨的逻辑思维、儒雅的气质与和蔼可亲的态度，打消了我的畏难情绪，增强了我争取宝贵学习机会的勇气。在得知我顺利通过面试，并将师从陈安玉教授学习这一喜讯，我万分兴奋。这是我人生中的最大幸运，从此改变了我的命运，也将使我进入一个即将蓬勃发展的新领域——口腔种植学。面试结束后不久，陈老师还委托学术界同行，不远千里从华西给我带来第一届成都国际口腔种植材料学术会议的论文汇编，希望我早日对该领域有所了解。陈老师的引领，更加激发了我对口腔种植学科的浓厚兴趣。

秋季入学后，陈老师悉心指导我选课，制订详细的学习计划，并嘱咐我必须要付出更多的精力，努力学习，弥补专业知识结构中的不足。虽然陈老师的工作很忙，但是她总会挤时间指导我查阅文献、选题、课题设计及完成开题。陈老师强调，论文中的观点必须有实验依据或文献的支持。她对论文的审核一丝不苟，对句子结构、标点符号及参考文献的格式等一并予以修改。

1992年，我进入了博士阶段的学习，陈老师严谨的治学态度、精益求精的工作作风和诲人不倦的高尚师德，令我终生难忘。每当陈老师得到新的口腔种植学专著，她总是第一时间供我们复印学习。研究生学习期间，临床工作中有失误之处，陈老师知道后毫不留情面，严厉地批评我，同时也给予我心理上的疏导，教导我要认真面对问题，努力学习，不断提高，争取做到精益求精。陈老师对待临床工作一丝不苟的精神，对我的职业生涯影响深远，使我也成长为一名优秀的医生，受到患者们的喜爱。

陈老师虽然对我的学业要求严格，但对我的学生生活也很关心。1991年，我因阑尾炎手术，恰逢华西口腔种植中心成立及举行学术活动，陈老师百忙之中准备了营养品，委托石虹师姐到病房看望我，令我深感慈母般的关爱。在物质匮乏和经济不宽裕的年代

里，陈老师安排研究生参加每期的种植牙新技术推广培训，并发给课酬，极大地改善了我求学生涯的生活状况。

陈老师病危期间，我有幸参与照顾。每当她老人家清醒时，总是关心口腔种植事业的发展，还时常挂念海外的学子，期盼他（她）们能够早日学成归来，堪当大任，报效祖国。在交谈中，陈老师教导我要拥有善良和感恩的心态，严于律己，宽以待人，淡忘分歧，永远感恩。陈老师乐于奉献和忘我的工作精神永远激励着我。遵从导师的遗愿，两年后我留校工作。

陈老师生前最大的愿望，是国人的缺牙患者都能享受到性能优良和价廉物美的国产种植牙。为此，她付出了毕生的精力，领衔华西种植的医疗、教学、研究及产业化团队，初步实现了国产种植牙成功地应用于临床，并连续多年进行技术推广，造福于我国广大的缺牙患者。

陈老师虽然已经离开我们30年，但她老人家的音容笑貌却时常浮现在我的眼前。我将永远铭记她的谆谆教诲。她严以律己、宽以待人的高尚品德与严谨的治学态度，将永远激励我继续努力学习，不断进取，做一名好医生、好老师。我坚信，陈安玉教授的师德风范将代代相传。

我国口腔美学的引路人

孙少宣
安徽医科大学口腔医学美学研究所

2021年7月16日，第十二次全国口腔种植学术大会在厦门召开。大会主席台大屏幕上有一张陈安玉教授面带微笑的巨幅照片，旁边书写有“中国口腔种植医学的奠基人，华西口腔医学院陈安玉教授”，表达了全体参会同仁对陈教授的致敬与缅怀，也表达了对中国口腔种植学历史的尊重。陈安玉教授在我国口腔医学事业中享有很高的威望。

1984年，安徽医科大学成立口腔系。我作为师资，于1986年春前往被誉为“中国现代口腔医学发源地和摇篮”的华西医科大学口腔医学院，进修口腔修复学教学和临床。由于多年业余书画爱好的缘故，我看了不少绘画美学书籍，接触到一些美学基本原理及其应用理念，而口腔医学本身的艺术性和牙齿的审美特征尤为突出，使我逐渐发现口腔医学与美学之间有许多相通之处和交叉点，启发了将两者结合起来进行研究的灵感。我从形式美和数学美的角度撰写的《关于全口义齿的美》《殆曲度及其表示方法的研究》两篇口腔美学论文，进修时带到华西请陈安玉教授审阅。

陈教授身为华西口腔医学院院长和业界权威专家，德高望重。而我，只是一名普通的进修医生，拿着文稿直接去请教，似乎有些冒昧。我怀着忐忑的心情走进她的办公室，并说明来意。而她，却没有一点架子，热情的态度让我深受感动。她看过文章后，对从美学角度撰写的口腔医学论文，颇感意外，但是明确表态表示支持，并说她会亲自推荐给相关杂志，希望尽快发表以产生影响。

回顾当年，陈安玉教授说，国内还没有人提出“口腔医学美学”的概念，更没有人对此进行专门研究，但是社会发展的趋势促使口腔医学面临两个新的挑战：①口齿和颌面部是容貌的敏感点，也是视觉和表情的重点，口腔医学中客观存在着大量的美学现象及其规律，总要有人去挖掘、整理，进而上升到容貌审美的高度去研究，再去指导口腔临床应用；②中国改革开放形势乐观，人们对口腔审美行为的需求客观存在，社会需要永远是新学科提出和发展的动力，口腔科医生应为之努力，责无旁贷。陈教授建议我回去后大胆地尝试组建学术团队，尽管这种操作方式有悖于“先发展学科，后成立学会”的常规程序，但美学指导医学并提升医疗水平的前景毋庸置疑，时代的进步也容不得我们保持沉默和等待。陈教授同时指出，零起步好比双刃剑，既有意义深远的光环，又有风险，路很长，要经得起风雨磨难，对挫折要有思想准备。

1987年春，我从华西进修完返回学校，为口腔系师生举办了“美学与口腔医学”“容貌美学初探”“口腔修复临床中的审美问题”和“全口义齿形式美规律”系列讲座。讲座场场爆满，这极大地增强了我对医学美学深入研究的信心，因此开始酝酿发起成立安徽省医学美学学会。

美学界的联络一帆风顺，几位美学家以其敏锐的眼光表示支持并参与，然而做医学界的工作就没有那么容易了。当时大环境下“谈美色变”的余温尚存，由于长期受传统思维束缚，大多数医生认为医学和美学是两个截然不同的领域，两者的结合是不可能的，因此招来诸多冷语和“歪门邪道”“异想天开”的非议。每当我心灰意冷的时候，我会写信给陈教授倾诉，她总是及时回函安慰。回想起那段岁月，一边是身处压力环境下的冰冷，深感口腔美学开创之艰难和风险；另一边则是来自华西陈教授的鼓励，让我倍觉温暖、感动与佩服，也是我坚持下去的精神支柱。

1988年夏，刚从华西毕业的王光护、王海林、周学军和从上海第二医科大学毕业的陈德松，在安徽医科大学口腔系主任李培智教授的安排下，成为我的得力助手，我不再“单枪匹马”。我们各备一辆旧自行车，踏上了辛苦奔波的游说路。有时候五车一起出发，车子发出哗啦啦的响声，成为当年安徽医科大学校园内一道特别的风景线，知道内情的人大呼：“一老带四少，五车闯天下”。其实当时我也不算老，45岁，主要是他们太年轻，个个青春飞扬。如今他们已经成长为业内精英：安徽医科大学口腔医学院副院长王海林教授，安徽医科大学第一附属医院口腔正畸科周学军教授，广东微笑牙科联盟董事长王光护教授，定居于加拿大的著名牙医陈德松。历史不会忘记他们。

1989年4月16日，经过一年的筹备，我国首个（安徽）医学美学学会成立暨第一次学术大会召开，来自全国20多个省（自治区、直辖市）的200多位专家学者出席。会议期间，中华医学会医学美学学会发起人签名仪式在合肥举行，陈安玉教授委托我代为签名，表达对组建全国医学美学学术组织的支持。

后来，经陈安玉教授引荐的两篇口腔美学论文，分别刊登在《中华口腔医学杂志》1988年第5期和《华西口腔医学杂志》1989年第1期。我写信告诉她这件事，她回信说：“你的论文相继发表，给传统的口腔医学吹进了一缕美学的春风，相信这门学科的未来前景广阔。”

1990年11月14日，中华医学会医学美学与美容学分会在武汉成立，同时组建了第一届全国委员会及其四个专业学组，推选安徽医科大学孙少宣为常务委员兼口腔美学学组组长，第四军医大学郭天文和上海第二医科大学潘可风为常务委员兼副组长。自此，我国的口腔美学研究步入有组织有规划的发展轨道。1993年5月4—7日，中华医学会全国第一次中青年医学美学与美容学术大会在成都召开。我去看望陈安玉教授，她身体欠佳，在家休养，还时时关心着口腔美学的发展。

如今这个星星之火，已经成燎原之势。我国的口腔美学经过近40年的匠心沉淀和积累，从青涩到成熟，走上了欣欣向荣、健康发展的道路，与临床应用的紧密结合，提升了口腔医学的审美高度，并与国际接轨。可以说，陈安玉教授当年以战略的眼光和大智慧，支持并引领了这门学科从零起步。

陈安玉教授壮丽人生，永耀千秋！

（本文编辑　吴婷）

医管榜样|王松灵：人民口腔健康的守护者

王松灵，中国科学院院士，中国医学科学院学部委员，全国政协委员优秀履职奖获奖者，国家督学，教授、主任医师。首都医科大学健康医疗大数据国家研究院院长、口腔健康北京实验室主任。中华口腔医学会副会长，北京医学会副会长。国务院学位委员会第八届口腔医学学科评议组召集人，第六届全国口腔教材评审委员会主任委员，《中华口腔医学杂志》总编辑、*Current Medicine*主编、《医学教育管理》主编、《今日口腔》主编。发表论文249篇，其中以主要作者发表英文论文167篇。以第一完成人获2003年及2010年国家科技进步奖二等奖两项；获威廉盖茨（William J. Gies）奖、吴阶平医药创新奖、何梁何利科学技术奖。

作为口腔医学领域唯一的中国科学院院士，王松灵无疑是口腔医学领域最有影响力的学术"大咖"之一。他长期致力于唾液腺疾病诊治及基础研究、牙发育和再生研究，是国家临床重点专科——口腔颌面外科学科带头人。

王松灵作出过许多足以写进医学教材的创新贡献。他曾制定全国通用腮腺慢性炎性疾病新分类及诊疗方法，该成果获2003年国家科技进步奖二等奖。他首次发现人的细胞膜硝酸盐转运通道，并阐明硝酸盐对胃肠、肝脏、唾液腺等器官具有重要保护作用。瑞典生理药理专家Lundberg教授述评指出，该通道是转运硝酸盐进入细胞的关键第一步，该成果获2018年北京科学技术一等奖。他创建小型猪牙发育研究平台，发现牙发育新机制；提出并成功实现"生物牙根再生"新理念，该成果获2010年国家科技进步奖二等奖；研发"牙髓间充质干细胞注射液"新药，成为首个被国家受理的干细胞新药，获得国家卫生健康委员会（简称国家卫生健康委）注册并开展临床研究，2019年获"干细胞成果转化奖"。

一、20载卧薪尝胆　创新普惠大众

在他的多项研究成果中，最能直接改善人民群众健康的要数"牙齿干细胞再生生物牙根"这项研究了。2021年，王松灵团队的研究取得重要进展，"牙髓间充质干细胞"新药开展第一期临床试验，试验参与者的牙槽骨成功再生，原本因松动将被拔掉的牙齿得以保住。全国无数的牙周炎患者翘首以待这项研究的临床普及，届时，松动的牙齿有望因为牙床的再生得以稳固避免被拔除，拔牙后种植的新牙也可因牙床的再生受益而更加健康稳固。

有人这样形容牙周炎——它是对人类健康施出的温柔一刀，虽不致命，却让很多人的生活质量遭遇滑铁卢。王松灵的研究，就是要在这场"温柔的滑铁卢"中力挽狂澜。

其实，"牙齿干细胞再生生物牙根"这项研究，王松灵已经为此努力了近20年，这几乎贯穿了他整个青壮年的研究生涯。

"重度牙周炎常导致牙齿脱落，传统假牙修复并非生理性修复，功能不能媲美真牙，而再生生物牙根可实现生物修复"，王松灵说。生物牙根再生就好比盖房子的地基，区别于现在的种植牙以螺纹钉为根基，生物牙根是利用干细胞再生出和自己牙齿接近的一种组织来支撑牙冠。

再生医学在国际的医药研究中非常热门，王松灵相信，在不久的将来，更多基于干细胞、组织工程和其他的一些新材料的再生技术，可能进入广泛应用服务大众的阶段。

二、矢志追求真理　专注不言放弃

王松灵和团队通过近10年的不懈努力发现硝酸盐转运通道。以往人们认为，硝酸盐及亚硝酸盐对人体有害，而人在正常生理状态下，唾液中的硝酸盐浓度是血液中的10倍；王松灵院士坚持“生理的就应该是正常的，不是有害的”理念，在接下来的10年中，专注于研究硝酸盐的重要生理作用及机制。虽然在过程中遇到了很多困难，但是他和团队成员始终没有放弃。终于在2012年，王松灵首次发现人的细胞膜硝酸盐转运通道，该发现对于阐明硝酸盐如何转运进入细胞具有重要意义。之后通过一系列研究阐明了硝酸盐对胃肠、肝脏、唾液腺等器官具有重要保护作用，该成果也获得2018年北京科学技术一等奖。

三、坚持人民至上　担当践行初心

口腔健康是全身健康的重要组成部分，越来越多的研究表明，包括牙周炎等口腔疾病会对全身很多疾病的发展有一定影响。王松灵院士充分利用自身的专业知识和社会影响力，为人民群众获得更好的治疗条件而不断建言献策。

2021年3月，在全国政协科技界联席会议上，王松灵作了题为“将口腔健康与全身重大慢病防控纳入国家重大科技计划”的发言，提议系统开展口腔疾病与全身重大慢病发生发展研究，服务全身健康；研发前沿诊疗新技术防控口腔疾病与全身重大慢病；发展适宜技术，提升基层口腔疾病防控能力。

2021年5月，在全国政协协商会上，王松灵又作了题为“积极发挥重大专项对人民健康的支撑作用”的发言，建议在已有基础上，将慢病防控纳入重大专项并加快推进，系统开展慢病发生发展机制和诊疗方法研究，构建新的慢病防控体系，如干细胞新药研发、通过口腔健康管理预防全身慢病等。

为了满足人民群众对高质量医疗的需求，2023年9月，王松灵院士主动领衔的唾液腺专科门诊，在北京口腔医院全面开诊。成立于1994年的北京口腔医院口腔涎腺疾病中心，为我国第一个唾液腺疾病中心，集唾液腺非肿瘤和肿瘤疾病检查、诊断和治疗为一体的专科医教研平台，在全面开诊之后，得到了社会的广泛关注，为不少疑难的唾液腺疾病患者带来了治愈的福音。

初心如磐，笃行致远。他说：“我们不仅把科研当成一份工作，我们更把它视为我们的生活，能够有机会穷尽一生去探索人类知识的前沿，那是一种上天的赏赐。”王松灵将科研视为毕生使命，神圣不可辜负；视为生命不可分割的一部分，如醉如痴，深深眷恋。在勇攀科研高峰的漫漫征途中，他坚毅前行，探求真谛；在守护人民健康的使命中，他不负嘱托、实干担当，以闪光的科学家精神，人民公仆的笃定意志，谱写着口腔卫生健康事业发展的高亢赞歌！

（本文转载自北京市医院管理中心官方公众号《北京医管》）

“创新驱动发展　科技领航未来”专栏

在国家卫生健康委国际交流与合作中心的指导下，《中国医学论坛报·今日口腔》在Sino-Dental 2023北京国际口腔展期间特别策划了“创新驱动发展 科技领航未来”大型直播访谈活动，邀请口腔医学领域的知名专家和学者做客直播间，畅聊我国口腔医学领域的创新发展，从研究方向、产品技术、临床模式、教育教学等不同角度，讲述了我国口腔医学领域的创新科技杰出成果以及为广大口腔医师的临床诊疗所带来的便利，体现了我国口腔医疗卫生健康事业的辉煌成就。本版块收录了部分访谈录（其中图、表、参考文献等略）。

口腔医学的科学研究与临床转化

周学东

四川大学华西口腔医院　中华口腔医学会名誉会长

自1907年建院以来，四川大学华西口腔医院始终致力于口腔医学的研究与教育。1936年初建了华西协合大学医牙研究室，1958年成立了口腔医学研究所，1983年发展成为口腔医学中心实验室，1989年获准成为卫生部重点实验室。2002年，实验室获批了教育部和四川省的重点实验室，2007年，科技部批准建设口腔疾病研究国家重点实验室。2023年完成实验室重组建设，更名为口腔疾病防治全国重点实验室。

一、疾病研究国家重点实验室的现状以及重点方向

从历史沿革中可以看出，华西口腔对医学研究的不懈追求和对人才培养的持续投入，展现了一个集医学、教学、科研、社会服务和文化传承多位一体的综合高校体系。国家重点实验室的建设，搭建了一个促进国内外口腔医学研究交流共享的桥梁。这不仅有助于让中国的研究成果走向世界，也能让国际前沿的理念和技术能够在我们这里得到深化和验证，从而解决更多临床难题，推动我国口腔医学事业的高质量发展。

在当前的研究方向上，口腔医学的创新发展也要始终与前沿科学技术的发展同步并进。每年我们都有众多卓越的科研成果转化为临床应用，例如，王松灵院士在牙颌发育与再生医学方面的研究进展、张志愿院士在颌面部肿瘤治疗方面的创新手术模式应用、赵铱民院士研发的口腔种植机器人等，这些都是现代科技与口腔医学研究相结合的典范，它们的研发和应用不仅推动了口腔医学的高速发展，也为人才培养提供了丰富的实践机会。我们将继续关注这些前沿领域，以期培养出更多优秀的口腔医学人才，为提升我国口腔医学的整体水平作出更大的贡献。

二、重要成果与实例分享

医学科学研究的根本目的在于解决实际

问题，提升民众的医疗水平和生活质量。在口腔医学领域，我们致力于通过早期发现、早期诊断和早期治疗，帮助人们获得更好的口腔健康，这也是实现全民健康的重要环节之一。国家重点实验室专注于围绕那些严重威胁中国人民口腔健康及全身健康的疾病，对其进行基础和临床研究，例如龋病、牙周病等口腔感染性疾病，它们不仅影响口腔功能和颜面美观，还可能引发或加重全身系统性疾病。如今，口腔疾病的防治和口腔健康的管理正在受到来自社会各界的越来越广泛的关注。

华西口腔疾病研究国家重点实验室针对全生命周期的口腔健康管理进行了深入研究。一方面，我们率先提出了全生命周期龋病管理的理念，特别是在未婚夫妻结婚前进行口腔健康的检查和管理，以减少口腔疾病对胎儿发育的不良影响，防止不良妊娠结局的发生，如不孕、早产或低体重儿等。这一理念的推广和普及，对提升人民整体健康水平具有重要意义。

另一方面，我们非常重视保留天然牙，这是口腔医师的基本责任。为此我们提出了新的评估体系和标准，以更好地保留患者的天然牙。国家重点实验室进行了大量数据分析，揭示了中国人群特有的根管系统解剖特征，基于这些发现而制定了中国人群根管治疗难度的评估标准。这一标准使得在根管治疗前就能对治疗难度进行评估和分级，并根据难度等级推荐相应的医院或医师进行诊治，显著提高了我国根管治疗的成功率和患牙留存率。此外，现代科学技术如显微根尖外科手术、激光、超声等的应用，也极大地促进了我国天然牙留存率的提升。

以上这些创新成果和临床转化的实例，不仅展示了华西口腔在科学研究和临床技术创新方面的实力，也体现了我们致力于为民众提供更高质量口腔医疗服务的承诺。

三、口腔医师如何应对创新驱动发展的时代

我们生活在一个创新驱动发展的时代，这对于口腔医师来说既是挑战也是机遇。在这个背景下，口腔医师应当积极适应科技发展的趋势，充分利用现代科技手段来提升自己的专业技能和诊疗水平。

现代科学技术，如机器人技术、虚拟仿真技术、远程会诊技术等，正在改变传统的诊疗模式。这些技术的应用不仅能够提高诊疗的精准度和个性化水平，还能够通过数据分析和模式识别，帮助医师更好地理解疾病的发展规律和患者的具体需求。

口腔医师应当积极学习和掌握新兴技术，如3D打印技术和口腔扫描技术。这些技术能够简化临床操作流程，提高工作效率，同时也能够为患者提供更加舒适和高效的治疗体验。通过将部分工作交由现代化辅助工具来完成，口腔医师也可以将更多的精力集中在疾病的诊断和治疗设计上，从而更好地解决复杂的疑难病例。

此外，再生技术的发展，如牙髓再生、骨再生、牙龈再生等，为天然牙的保留提供了新的希望。口腔医师应当关注这些前沿领域的研究进展，并尝试将这些创新技术应用于临床实践，以实现对患者天然牙的更好保护。

无论是在公立医院还是民营口腔医疗机构工作的医师，都应当紧跟科技发展的步伐，具备持续学习和创新的意识，积极引进和应用新技术，以更好地服务于患者，满足他们对高质量口腔医疗服务的需求。

四、华西口腔团队未来的规划和目标

根据《第四次全国口腔健康流行病学调查报告》，我们可以看到我国居民的口腔健康素养水平和健康行为情况虽然有所改善，但口腔疾病的发病率仍然居高不下。作为从事科学研究和临床诊疗的口腔医师，我们深感

肩负的责任重大。

首先，我们将继续深入研究危害国人口腔健康的主要疾病，探索其发病机制，研发新的防治技术，以期降低这些疾病的发病率。我们将重点关注口腔疾病的早期预防和干预，通过科学研究和技术创新，为患者提供更加有效的治疗方案。

其次，我们认识到口腔疾病的影响远不止局限于口腔本身。口腔健康与全身健康密切相关，口腔疾病可能加剧呼吸道疾病、心血管疾病以及骨相关疾病等全身系统性疾病。因此，我们将以口腔健康为切入点，通过有效的口腔疾病防治措施，减少这些全身性疾病的危害，从而提高国人的整体健康水平和生活质量。

在未来的发展规划中，我们还将加强跨学科合作，与呼吸科、心血管科、骨科等相关领域的专家共同研究口腔疾病与全身疾病的关联性，并探索综合性的防治策略。同时，我们也将致力于提升公众的口腔健康意识，通过教育和宣传活动，鼓励大众采取积极的口腔保健行为，从而实现口腔健康促进全民健康的目标。

口腔疾病防治全国重点实验室将继续秉承科学研究与临床实践相结合的理念，不断探索和创新，为提升我国口腔医学水平和全民健康福祉做出更大的贡献。

（本文由《中国医学论坛报·今日口腔》供稿）

数字化技术在口腔领域的创新进展

王勇

北京大学口腔医院　口腔医学数字化研究中心主任

2023年，北京国际口腔展的创新展区较往年更具特色，不仅有北京大学口腔医学院的科研成果，还有众多兄弟院校的积极参与和联合展示。

一、我国口腔领域近年的创新科技发展情况

近年来，我国口腔数字化领域取得了显著进步。一方面，进口的成熟产品已在临床上得到普及；另一方面，国内自主研发的数字化新技术也在迅速崛起，并且达到了国际先进水平。比如口内扫描仪，其国内技术的市场占有率已有相当比例，在模型扫描、面部扫描、CBCT等领域同样也取得了飞速发展。我们在切削加工和3D打印技术方面也有明显进步，包括金属材料、陶瓷材料、树脂材料等的应用，这些技术进步均能满足口腔临床各专业的当前需求。此外，软件技术是数字化技术的核心，虽然我国从前在这方面存在不足，但近两年已取得显著突破，自主研发出一系列优秀的软件产品，如可摘局部义齿软件、儿童间隙保持器软件、三维头影测量软件和种植导板设计软件等。

值得一提的是，我国的口腔种植机器人技术已在某些方面超越国际水平，尤其是在临床应用方面，使得一些既往难以实施的复杂种植手术得以顺利完成。目前国内已有3款口腔种植机器人产品获得了国家药监局批准的三类医疗器械注册证，并在多家医疗机构投入使用。导航技术的发展也值得关注，继口腔种植导航和颌面外科导航技术之后，我国在牙体牙髓专业领域的导航技术也取得了重大突破，并已进入注册证颁发和临床应用阶段。这些技术的提升不仅增强了手术的

精确性和安全性，也为口腔医学的未来发展创造了新的机遇。

还有在虚拟仿真教学设备方面，我国已经实现了从依赖进口到自主研发的跨越，并逐步走向行业领先地位，目前已广泛用于口腔医学的多个领域，从牙周治疗到其他口腔专业，甚至在麻醉学方面都有相应的应用。这些设备不仅提升了教学效率和质量，也为医学生和专业人士提供了更加丰富的操作体验。

二、如何应对和利用创新技术以服务于患者

面对新技术的涌现，人人都会经历适应和过渡的过程，接受速度因人而异。由于口腔临床工作高度依赖医师经验，数字化技术的应用需要根据具体情况的差异来调整，大家可能会有不同的技术选择。对于经验丰富的老专家，可以选择继续使用传统方法，也可以支持年轻医师使用数字化新技术。对于年轻医师而言，数字化技术可以为他们提供快速成长的机会，帮助他们达到更高的专业水平。对于不同的医疗机构和专业领域，也会呈现出不同的应用模式，那将不仅仅是一个技术问题，更多涉及人员和成本管理，相信全国各地的口腔医疗机构都能运用各自的智慧来解决这些问题。

总体而言，年轻医师应当积极接受和学习数字化新技术，而有经验的专家和领导也应为专业发展创造使用这些新技术的良好条件。同时，我建议高校也能将数字化技术的教学纳入课程体系，确保学生毕业后能够具备数字化技术的基础理论和实践技能，以便他们在临床工作中迅速成长。

三、获取数字化技术新知识的方法和渠道

对于广大基层口腔医师来说，及时获取数字化技术的新知识至关重要。一方面，许多医院和医疗机构都承担了数字化培训教育工作。以北京大学口腔医学院为例，作为一家公立医院和高等院校，我们面向社会各界开放，欢迎全国各地乃至国际友人前来交流访问。我们为本科生和研究生提供专业课程，并在国家教学计划框架内为进修生提供培训机会，定期招收对数字化技术感兴趣的进修生，并举办国家级继续教育学习班，以确保医师们能够接受到优质的培训教学服务。

另一方面，在新媒体时代，也诞生了许多更加高效便捷的信息整理和传播平台。手机成为我们获取信息的主要工具，无论身处何地，医师们都可以通过手机及时获取所需信息。为此，我们的团队创建了一个名为“数字化口腔医学”的公众号，旨在分享那些教科书里尚未涵盖的数字化口腔医学知识，将日常往往通过口头传播、散在但重要的知识点整理汇集，使用口腔医师能够理解的语言进行书面传播，方便大家查阅参考。同时我们也会分享一些新产品和新技术的信息，以便口腔医师们更好地了解和应用这些创新成果。这些方法和途径都可以帮助大家更新和提升自己在口腔数字化技术方面的知识和技能，从而提高临床工作的质量和效率，更加高效优质地服务于患者。

四、推动自主研发

在过去几年中，我国在口腔数字化技术的自主创新方面取得了显著成就，包括口内扫描仪、手术机器人、导板技术等，这些成果充分体现了医师群体的创新能力和潜力。然而，我们也清晰地认识到自身在研发模式上还存在一些不足，例如，固定义齿设计软件的开发仍然依赖于国外技术，还需要进行持续投入和长期研制。面对这一挑战，需要采取综合性的策略来加强自主研发。

首先，我们应继续鼓励企业和临床医师主导的创新研发活动，促进医企合作，充分发挥他们的创新精神和实践能力。其次，我们

要积极寻求国家层面的支持和指导，特别是在关键技术领域需要集中力量进行攻关，才能实现重大科技突破。此外，我们还需相关部门和多方力量的持续投入和协同合作，能够更好地解决口腔数字化技术发展过程中遇到的各种问题。

在未来，我们应当加大对口腔医学科研的重视和投入，培养更多专业人才，加强跨学科合作，推动产学研一体化发展。通过这些措施，我们有望在口腔医学领域实现更多的自主创新成果，提升我国在全球口腔医学领域的竞争力和影响力。

（本文由《中国医学论坛报·今日口腔》供稿）

我国口腔医学领域科研与创新的现状和未来

刘洪臣

解放军总医院口腔医学中心　中华口腔医学会顾问

提到“创新”，我认为不仅包括材料、设备、产品和技术等具体领域，还涵盖了理论、思想、管理、体制等更为广泛的层面。具体来讲有以下几个方面。

一、我国口腔医学领域的创新进展

1. 关于学科拓展

我国将牙科学拓展为口腔医学，这一变革推动了整个学科的发展，使得口腔医师的工作范围从单一的牙齿治疗扩展到了口腔颌面部，乃至于口腔与全身健康的关系，这是非常具有历史意义的。

2. 专业组织的成立

中华口腔医学会的成立及其各学科专业委员会的建立，促进了各学科内部的专业化和细分化，同样在推动学科发展中发挥了指导性作用，更为未来的创新和进步奠定了基础。以上这两个方面都是我国口腔医学领域创新之路上的重要里程碑。

3. 管理模式创新

我国的口腔医疗服务机构展现了独特的管理模式，与国际通行的做法存在差异，这种管理模式的创新有效地推动了口腔健康与全身健康的有机结合。

4. 教育体系特色

我国的口腔医学教育体系也与西方国家有所不同，培养出的学生不仅视野广阔，而且知识面和技能更为全面，为口腔医学领域源源不断地输送了大量高素质的专业人才。

5. 产品和技术创新

例如在瓷材料的研发和应用上，许多国内企业生产的瓷产品不仅满足了国内市场的需求，更在国际市场上展现出了强劲的竞争力；再如我国在显微镜技术领域也取得了显著成就，相关产品在国际市场上确立了稳固地位，市场占有率正逐步扩大。

6. 种植牙集采

大家都在关注的种植牙集采，其实也是一种创新。虽然公众首先关注到的是医疗成本的降低，但从长远来看，这一政策的实施预示着未来种植量的增长，可以满足庞大的社会需求，也将促进整个相关行业的快速发展。

最后，当前我们正在共同见证国家职业口腔卫生师的认证过程，这也是一次创新，标志着一个全新的国家职业的诞生。国家教育相关部门已正式批准设立口腔卫生保健专业，这不仅是对现有医疗技术和护理专业的重要补充，更是教育创新和体制创新的体现。

二、口腔卫生保健专业培养方向

口腔卫生保健专业的教育主要分为两个部分:基础医学教育和口腔医学专业教育。在基础医学教育方面,学生将学习与口腔医学生相同的基础课程,包括解剖学、生理学、病理学、组织学、生物化学等专业课程。在口腔医学专业教育方面,所有口腔临床课程也是必修内容,重点在于培养学生口腔卫生保健的专业知识和技能。

口腔卫生保健专业毕业生的主要职业方向是口腔卫生照护,这一领域与常规的护理工作有所区别,更侧重于:①口腔健康宣教,需要提高公众对口腔健康的认识和重视;②口腔卫生产品使用指导,需要教给公众如何正确使用口腔卫生产品,如牙刷、牙膏、牙线等;③进行预防性的口腔保健措施,例如实施窝沟封闭等;④进行治疗后的口腔保健措施,例如指导患者如何维护种植牙、如何正确清洁和维护正畸矫治器等。这些工作内容丰富,临床需求量大。需要说明的是,该专业的职业范围与口腔医师和技师的职业范围并不重叠。口腔医师主要负责疾病的诊断与治疗,技师专注于修复体的制作,而口腔卫生保健专业人员则专注于口腔卫生的维护与促进,其职业分类有明确区分,并逐渐被纳入国家医疗技术专业体系。

目前,国家教育相关部门已经设立了口腔卫生保健专业,并计划逐步提升至本科乃至研究生教育水平。这一举措也将建立和完善我国的口腔公共卫生体系,培养高层次的口腔公共卫生人才,进一步推动口腔医学领域的发展与创新。

三、参与创新产品技术的研发

口腔医师在科研和产品转化中扮演着重要角色,他们的临床经验、在日常工作中遇到的挑战和对患者需求的深刻理解是推动技术创新的关键因素。我们应该鼓励跨学科合作,由口腔医师与工程学、材料学、化学、物理、计算机科学和人工智能等其他领域的专家共同研发,可以促使创新活动更加活跃。由口腔医师洞察临床问题、指导科研方向,确保研发的产品能够解决实际问题。口腔医师不仅可以参与基础科研,还要更积极地参与应用科研和产品转化。他们可以参与技术研发,提供新材料、新设备、新治疗方法的创新思路;可以参与临床试验,验证新技术、新产品的安全性和有效性;还可以与企业合作,将科研成果转化为实际产品,并提供专业建议,帮助改进产品设计,提高产品性能,使其能够更好地满足临床需求。

在2023年北京国际口腔展创新展区的众多展台中,我对数字化相关应用的快速发展印象深刻。数字化是智慧医疗和智慧医院建设的基础要求,更是关键的发展方向。以下是几个特别引起我注意的领域。

1. 建立手机医疗

通过手机来建立医师与患者之间的联络,进行疾病的诊断和治疗方案的设计,将极大地提高医疗服务的便捷性。

2. 发展机器人技术

尽管目前口腔医疗领域的机器人技术尚未广泛应用,但其发展潜力巨大,可以预见未来的口腔医疗机器人在外科手术中的应用必将达到新的高度;目前的机器人多为辅助型,以后也将朝着更加智能化的方向发展。

3. 人工智能应用

人工智能应用预示着未来的临床诊断、影像诊断、病历书写、治疗方案制定等工作可能会由人工智能来辅助完成,将极大提高诊断的准确性和效率,但人工智能给出的诊断还不能作为最终诊断,必须由医师审核签字。

可以看见,数字化和人工智能的发展正在以惊人的速度推动口腔医学的发展进步,我们都要紧跟时代的步伐,不断适应和采纳新技术,提高医疗服务的质量和效率,更好地满足患者的需求。

四、国家重视和认可的口腔医学领域研究方向

国家对各学科的奖项评比主要分为三大类:发明奖、自然科学奖和科技进步奖。目前,口腔领域获得的主要是科技进步奖,这一奖项强调技术的实际应用和进步。以我们五年前的获奖项目为例,其中一个案例是对患者进行了50多年的随访观察,并在这个过程中不断采用最新的材料和技术为其进行口腔修复,从最初的修复到后来的种植技术应用,这一系列的治疗进展充分展示了口腔医学领域的科技进步。科技进步奖着重将临床需求与基础研究紧密结合,以解决实际的临床问题,这也是口腔领域研究的重点和特色。

如果我们在口腔领域想要获得自然科学奖或发明奖,需要在基础研究方面取得重大突破。我认为与全身相关的自然科学和生命科学紧密相关的口腔基础研究仍需加强,这也是我们未来努力的方向。作为口腔医学界的一员,我们有责任不断提高研究水平,加强基础研究和临床应用的结合,紧跟国际口腔医学研究的前沿,为提高中国国民口腔健康水平作出更大的贡献。

总体来说,我国口腔医学领域正处于快速发展的阶段。随着人们对口腔健康重视程度的提高以及科学技术的不断进步,相信未来我国口腔医学将在技术创新、产品开发、教育培养以及服务模式上取得更多突破。同时,我也期待我国口腔医学能够在国际舞台上发挥更大的影响力,与全球同行共同推动口腔医学的发展。

(本文由《中国医学论坛报·今日口腔》供稿)

口腔科技创新在正畸领域的前沿应用

王军

四川大学华西口腔医院

诊断是口腔正畸的精髓,头影测量是正畸诊断的重要手段。近年来,数字化和人工智能技术在正畸领域的应用有许多新进展。人工智能辅助头影测量技术方面也有了令人瞩目的成果。

一、人工智能辅助头影测量技术的研发现状以及未来方向

自2015年底,我们团队开始了正畸头影测量软件的研发工作。这一研发项目旨在解决两个主要的临床需求:其一,简化头影测量流程,提高工作效率,开发一个稳定、准确、可靠的辅助工具,以便更加快捷地评估患者牙齿矫治前后的效果,并能在治疗过程中进行及时的监控和策略调整。其二,我们注意到许多基层口腔医师在头影测量方面存在一些困难,他们常采用耗时且费力的手工描绘方法,而高效的头影测量软件在临床上尚未普及,基层口腔医疗群体对此的需求非常迫切。

经过两年多的努力,我们在2018年2月推出了Uceph头影测量系统。研发团队里有许多一线正畸医师,他们在设计时充分考虑到了在临床和教学中的实际需求,并对既往遇到的问题进行了整合和改进。自其推出以来,其受欢迎程度超出了我们的预期。许多正畸医师反馈,这款头影测量系统显著提高了他们的工作效率,将原本需要较长时间完成的测量工作缩短到了几分钟。现阶段,我

们团队正专注于如何更有效地利用头影测量系统来收集数据，为进一步研发打好基础。

对于未来的发展方向，我们团队正在继续探索如何利用人工智能和数字化技术进行辅助诊断分析，以进一步提高诊断的准确性和效率。我们计划整合包括模型数据、锥形束CT（CBCT）在内的多种数据，协助正畸医师进行全面的诊断分析，尤其是在处理复杂病例时，综合各种因素制定最佳治疗方案。

此外，我们的工作重点也不止于开发辅助工具，还更注重于教育和培训。我们希望通过指导医师深入理解和应用这些数据，帮助他们利用辅助工具制定更优的治疗方案，而非简单地替代医师的工作。我们已在国内举办许多头影测量学习班，推动数字化正畸分析工具的普及。未来我们也将继续推动人工智能和数字化技术在正畸领域的深入应用，为提高诊疗质量和效率贡献力量。

二、Uceph头影测量系统的推广和使用

自这款头影测量系统推出以来，主要依靠医师之间的自然传播和推荐进行推广。我们也收到了业内同行提供的许多宝贵建议和意见，这些反馈可以帮助我们的系统不断优化成熟，改进软件功能和用户体验，使其更加贴合正畸医师的实际需求。

我们特别注重用户体验和专业需求的结合，在这个过程中我也深刻体会到，由医师主导研发的软件与由工程师主导研发的软件，在思维逻辑和使用习惯上存在显著差异。一线医师在使用时能够明显感受到这种差异，尤其是在用户友好性和专业度方面。因此，我非常感激那些提出宝贵意见的医师，他们的反馈对我们的未来工作至关重要。同时，我也对各位同行们的参与支持表示感谢，感谢他们对我们工作的尊重和认可。我们也将继续努力，不断完善和提升系统功能，以更好地服务于广大口腔医师和患者。

三、人工智能头影测量相关研究方向

数字化技术是正畸学科发展的一个重要趋势，还有许多值得深入研究的问题。我们正在努力拓展研究范围，不仅局限于二维技术，同时也在积极探索三维技术的应用潜力。尽管目前二维技术仍然是评估正畸疗效和进行监控的重要工具，但我们相信，三维数字化技术无疑将为未来正畸领域带来新的变革。

近几年来，国内正畸矫治器的创新设计和制造工艺取得了显著进步，许多新产品和新技术不仅在国内市场取得了成功，也在国际舞台上展现出竞争力。我们的团队在舌侧矫治器方面进行了创新研究，并获得了专利，目前正在进行内测。考虑到中国人群面型的特点，需要进行下颌前导的患者较多，我们正在研发新型功能矫治器，旨在通过精准控制下切牙的位置，以缩短疗程并为下颌前导和面型改善创造更多空间。此外，我们正在进行矫治加速器的研究，以应对正畸治疗周期过长的临床问题，并在矫治器材料和正畸生物力学方面进行了深入探索并取得初步成果。数字化技术的应用在解决以上这些问题时都发挥了重要作用，也期待这些新的成果能够尽快应用于临床，为患者带来福音。

四、年轻口腔医师如何选择最适合自身的科研方向

科技创新，特别是数字化和人工智能，正在成为正畸学科发展的重要推动力。对于年轻医师而言，最重要的仍是打好基础，特别是培养扎实的正畸专业思维，这比掌握某一项具体技术更为根本。随着技术的发展和临床需求的变化，新工具和新技术层出不穷，但医师更应主动理解它们背后的基本原理，从而更好地掌握它们并应用于最适当的临床场景。究其本质，工具和技术只是实现目的手段，而真正的医学规则需要人类智慧来制定和完善。

养成良好的工作和学习习惯对于年轻医师的专业成长极为重要。通过系统地收集和整理临床资料，以及对既往病例的深入反思和总结，可以有效地提升自身专业技能。此外，与同行的交流研讨也是不可或缺的，但在此过程中更应保持独立思考的能力，不要盲目跟从，而是要审慎地评估各种观点，形成自己独到的见解。最后，面对新事物时，我们应保持开放的态度，积极学习和接触，同时运用批判性思维去分析和吸纳有益的内容。这是我多年以来的从业经验，也是给年轻医师的建议。希望通过这样的思维方式，我们可以更好地适应科技创新的步伐，为患者提供更优质的医疗服务。

（本文由《中国医学论坛报·今日口腔》供稿）

新型口腔外科器械的研发与应用

胡开进
空军军医大学第三附属医院

在我从业之初，使用的拔牙器械主要为国产品牌。随着改革开放，我们开始接触并使用国外的器械，虽然它们的性能优越，但价格也相对昂贵。因此我一直希望能与国内外的制造商合作，开发出适合我们中国人群的新型拔牙器械。

一、拔牙器械的产生与发展

现有的拔牙器械大多基于1840年左右英国医生托马斯的设计。由于当时缺乏X线、麻醉和消毒技术，拔牙主要针对那些已经松动或者疼痛难忍的牙齿，拔牙时主要采用快速夹住牙冠并摇动拔出的方法，这可能会损伤牙槽骨，且拔牙时间过长，给患者带来极大痛苦。即便牙齿断裂留下残根，通常也不作进一步处理。在此后的近200年时间里，口腔医师的拔牙理念、操作方式和效果一直受到当时技术条件的限制。

然而，现代拔牙技术已经发生了显著变化。我们现在需要拔掉的牙齿大多为残根、残冠或者经过牙体牙髓科治疗后无法治愈的死髓牙。得益于X线、无菌操作和麻醉技术的发展，我们现在可以进行更长时间的拔牙操作，关键是确保拔牙过程干净、微创，以保护牙槽骨，为后续牙齿种植创造条件。

基于中国人群牙齿特点的深入研究、现代拔牙理念和临床需求，我们研发了新型拔牙器械。使用这套拔牙器械时，我们不再需要摇动牙齿，而是通过旋转来拔除；我们也无须夹住牙冠，而是可以夹住牙根，以避免牙齿在受力过程中碎裂；我们还针对拔除残根，改进了拔牙钳的夹持部位和力度，以适应不同情况。我们希望这套新型拔牙器械能够满足现代口腔医疗的需求，为患者提供更加安全、有效的治疗。

二、新型拔牙器械的创新和特点

新型拔牙器械拥有多项创新设计。传统上，人们认为只有前牙适合旋转拔除，而后牙则不适合。由于牙槽骨是具有弹性的，过度的旋转角度会导致断根，给拔牙增加困难。因此，我们设计了可控的拔牙角度，通过精确控制旋转角度、拔牙时间和扭转力度，可以实现后牙的高效旋转拔除。我们还设计了特殊的夹持部位，直接夹持牙根而非牙冠，以减少旋转时的断根风险。即便牙齿在拔除过程中碎裂，也能实现有效分根的目的。

配合这套器械的使用，我们还研发了一种新型牙挺，其刃部较薄且具有特定角度，能够深入牙槽窝中，避免颊侧牙槽骨损伤，最大限度地保护牙槽骨，有利于术后恢复和后续牙齿种植。为了实现微创拔牙，我们还进一步研发了专用的切割工具，包括气动式切割牙钻和切割针，可以有效减少创伤。目前我们正在致力于继续研发气动式拔牙工具，它将提供更多旋转角度调节选项，使口腔医师能够更精准地掌握拔牙技术。我也始终认为，面对临床工作中的困难，医师不应仅归咎于技巧不足，而应发挥创造力，敢于发明和改进器械，以更好地解决临床问题和手术难点。

这套拔牙器械以我的名字命名，这在中国拔牙器械领域尚属首次。这不仅是个人荣誉的体现，也承载着我们推动中国制造走向世界的梦想。我们希望能向全球展示中国生产的拔牙工具同样出色，能够在全球范围内得到应用。

三、口腔外科领域值得关注的研发方向

我们的研发团队在口腔外科领域取得了多项成果。首先，我们与合作伙伴共同研发的国产人工植骨材料，包括骨粉和骨膜，已经成功上市。这些产品在性能上与国际知名品牌相媲美，并且已经在市场上取得了显著的占有率。这是中国企业和临床医师共同努力的成果，填补了国内市场的空白，也打破了西方对我们的技术垄断。

此外，我们研发了多种与伤口护理相关的产品，如胶原贴、胶原塞和膏剂，旨在为拔牙后的伤口提供护理和保护，降低并发症风险，防止牙槽骨吸收。我们还推出了一系列口腔护理产品，包括牙刷和牙膏，可以根据患者的不同年龄段、不同细菌谱以及手术后的不同恢复效果，提供个性化的护理方案。

在拔牙方面，除了前面说到的拔牙器械，我们还在进一步创新研发新型拔牙装置，该装置通过与牙齿接触后产生震动使牙齿碎裂，然后通过水冲洗去除牙齿，实现高效和微创的拔牙过程。我们还成功研发了具有多角度旋转驱动功能的牙科手机，并在进一步改进，以实现更加多样化的操作方式。

未来，我们也还将继续致力于口腔医疗领域的创新和发展，为口腔医师提供最先进的口腔外科工具，用最简便的方法减轻患者的痛苦，为患者提供更优质的治疗方案。

（本文由《中国医学论坛报·今日口腔》供稿）

强化云南省口腔医疗服务能力建设
助力口腔医学乡村振兴

刘娟　许彪

云南省口腔医学会　云南省口腔疾病医疗质量控制中心　昆明医科大学附属口腔医院

为深入实施健康中国战略，把握新发展阶段，贯彻新发展理念，构建新发展格局，推进云南省口腔卫生与健康事业高质量发展，满足人民群众日益增长的口腔卫生服务需求，提升全省民众口腔健康水平，助力健康云南建设，由云南省口腔疾病医疗质量控制中

心和云南省口腔医学会牵头，针对全省口腔专科情况开展调查，制定《云南省"十四五"口腔卫生健康发展规划》，强化全省口腔医疗服务能力建设，助推口腔医学乡村振兴。

一、完成云南省"十三五"口腔专科情况调查

"十三五"时期，全省口腔卫生与健康工作以人民健康为中心，以加强省口腔临床医学中心和口腔临床重点专科建设为抓手，全面贯彻党的卫生方针政策，口腔卫生与健康事业取得了较好的成绩，为"十四五"口腔卫生与健康事业高质量发展奠定了坚实的基础。

2020年7—12月，由云南省口腔疾病诊疗质量控制中心和云南省口腔医学会组织完成了"十三五"末期云南省"口腔专科情况调查"。通过对云南省内在卫生行政部门登记注册的各级各类口腔医疗机构进行调查，截至2020年1月1日，全省共有2 712家口腔医疗机构，昆明市占43.03%、怒江州占0.77%、迪庆州占0.70%（表1–1）[1]。全省平均每个口腔医疗机构服务人数为1.79万人、服务面积为141.29平方千米。全省共有32家三级综合医院开设口腔科，129个县的县人民医院全部都已开设口腔诊疗服务，其中125家县人民医院口腔科独立建科，46家县中医医院、17家县妇幼保健院开设口腔科，1 361个乡镇设有卫生院，其中仅273个（占20.05%）乡镇卫生院设有口腔科，包括261家公立乡镇卫生院和12家非公立乡镇卫生院。

表1–1 云南省口腔医疗机构分布情况

州（市）	口腔医疗机构		每个口腔医疗机构服务人数（万人）	每个口腔医疗机构服务面积（平方千米）
	（N）	（%）		
昆明市	1 167	43.03	0.60	18.01
曲靖市	241	8.89	2.56	120.06
红河州	185	6.82	2.58	173.90
大理州	176	6.49	2.06	160.79
玉溪市	168	6.19	1.42	88.94
文山州	118	4.35	3.11	266.16
楚雄州	114	4.20	2.42	249.46
昭通市	91	3.36	6.20	246.59
临沧市	86	3.17	2.95	274.65
丽江市	79	2.91	1.65	260.18
西双版纳州	67	2.47	1.79	285.02
德宏州	61	2.25	2.17	183.15
普洱市	61	2.25	4.35	725.67
保山市	58	2.14	4.53	328.66
怒江州	21	0.77	2.65	694.50
迪庆州	19	0.70	2.11	1 220.31
全省	2 712	100	1.79	141.29

云南省共有口腔医护人员人数14 250名，其中非公立口腔医疗机构10 779名，公立口腔医疗机构3 471名（表1–2）。包括口腔医生7 344名，口腔护士6 906名，平均口腔医护比（口腔医生总人数/口腔护士总人数）为1∶0.94。全省公立口腔医疗机构平均医护比为1∶0.44，全省非公立口腔医疗机构平均医护比为1∶1.19[2]。

表1–2　云南省全省及16个州（市）不同性质口腔医疗机构口腔医护比情况

州（市）	公立口腔医疗机构			非公立口腔医疗机构		
	口腔医生总数	口腔护士总数	口腔医护比	口腔医生总数	口腔护士总数	口腔医护比
昆明市	762	465	1∶0.61	2 282	2 581	1∶1.13
曲靖市	209	89	1∶0.43	435	515	1∶1.18
红河州	199	84	1∶0.42	363	504	1∶1.39
玉溪市	136	48	1∶0.35	348	522	1∶1.50
大理州	159	59	1∶0.37	329	389	1∶1.18
楚雄州	120	23	1∶0.19	205	239	1∶1.17
文山州	147	52	1∶0.35	142	189	1∶1.33
临沧市	101	56	1∶0.55	116	143	1∶1.23
保山市	81	19	1∶0.23	145	168	1∶1.16
昭通市	123	48	1∶0.39	115	109	1∶0.95
普洱市	108	21	1∶0.19	93	129	1∶1.39
德宏州	108	46	1∶0.43	92	100	1∶1.09
丽江市	58	13	1∶0.22	103	115	1∶1.12
西双版纳州	58	15	1∶0.26	96	93	1∶0.97
怒江州	30	4	1∶0.13	31	31	1∶1.00
迪庆州	19	11	1∶0.58	31	26	1∶0.84
全　省	2 418	1 053	1∶0.44	4 926	5 853	1∶1.19

调查发现存在以下主要问题[1-4]：①口腔医疗机构服务体系尚不健全和完善；②口腔医疗服务资源总量不足、配比不合理、分布不均衡；③专业医疗服务能力尚有不足；④政策、经费等保障措施不到位。本次调查结果编撰入《云南省口腔医疗服务能力调查报告》一书，将于2024年由云南科技出版社出版。基于本次调查结果，云南省卫生健康委员会（简称云南省卫生健康委）把口腔科纳入云南省“十四五”重点专科规划建设发展目标之一，委托云南省口腔医疗质量控制中心牵头编写云南省口腔卫生健康“十四五”发展规划，调查结果为制定“十四五”口腔卫生健康发展规划提供了数据支撑，并为政府、卫生行政管理部门制定口腔卫生健康政策、规划提供理论依据。

二、编制云南省口腔卫生健康“十四五”发展规划

2022年8月12日，云南省卫生健康委下

发《云南省卫生健康委关于印发云南省口腔卫生健康"十四五"发展规划的通知》(云卫医发〔2022〕19号)。通知指出,提升口腔医疗服务能力是云南省口腔卫生健康"十四五"发展的重点任务。从省、州(市)、县级层面支持口腔科临床重点专科建设,以提升口腔科医疗服务能力为核心,改善口腔科软硬件条件,持续推进口腔专科建设,增强疑难危重患者的诊疗能力;融入国家组团式对口帮扶政策,发挥省级口腔专科医院和省级综合医院口腔中心(口腔科)引领帮扶作用,不断强化县级综合医院、乡镇卫生院口腔科设置与建设,逐步带动民营和基层医疗机构诊疗能力的提升,助力乡村振兴;加强口腔感控内涵和能力建设,提升感控水平,构建安全医疗环境;加强口腔颌面外科、儿童口腔科等口腔薄弱亚专科建设与发展,推动三级综合医院和县人民医院口腔科开设住院部或者提供口腔诊疗服务的住院区域,提升口腔科整体医疗服务能力,促进全省口腔医疗卫生事业的发展。根据"十三五"末云南省口腔专科情况调查结果,云南省卫生健康委组织专家经多次研讨分析后,在《云南省口腔卫生健康"十四五"发展规划》中提出了云南省"十四五"主要发展指标及预期目标,主要内容包括口腔执业医师人口比、公立综合医疗机构口腔科医护比、各级口腔医疗机构配置要求、儿童龋患率及儿童窝沟封闭服务县级覆盖率,力争2025年实现以下主要发展指标的预期性目标(表1-3)。

表1-3 云南省"十四五"主要发展指标及预期目标

主要指标	"十三五"末云南省状况	2025年预期
口腔执业医师人口比	1:9110	1:7000
公立综合医疗机构口腔科医护比	1:0.38	1:0.60
三级综合医院中设口腔科住院部或者提供口腔诊疗服务的住院区域占比	65.60%	70.00%
县人民医院中设口腔科住院部或者提供口腔诊疗服务的住院区域的占比	17.80%	30.00%
乡镇卫生院口腔科	20.05%	30.00%以上
5岁儿童龋患率	70.68%	≤70.00%
12岁儿童龋患率	44.10%	≤30.00%
儿童窝沟封闭服务县级覆盖率	34.00%	40.00%

三、助力口腔医疗卫生服务体系和服务能力建设

(一)加强全省口腔疾病诊疗防治体系建设,优化口腔医疗资源布局

1. 加强州(市)口腔临床医学分中心建设,引领基层口腔专科发展

昆明医科大学附属口腔医院于2021年获批云南省口腔疾病临床医学中心(简称中心)。该中心由云南省卫生健康委认定为2021年新增云南省临床医学中心(临床重点学科)建设单位及协作单位。该中心是云南省口腔疾病临床诊疗和科研的制高点,是促进科技成果转化、推动学科建设发展、培养集聚创新人才、开展国际合作交流的重要基地,领衔曲靖市、大理州、玉溪市、红河州和文山州的5家三甲医院口腔医学中心/口腔科共同助力健康云南建设。

2. 加强国家级、省级口腔临床重点专科建设

根据云南省口腔专科发展情况，云南省口腔质控中心联合云南省口腔医学会根据省卫生健康委下发的《云南省卫生健康委办公室关于组织开展“十四五”国家级、省级临床重点专科建设项目的通知》精神，基于全省口腔专科情况分析，测算、分析、汇报口腔科、儿童口腔科、口腔颌面外科支持的数量，经过全省公开竞争，昆明医科大学附属口腔医院儿童口腔科获批云南省“十四五”期间国家级临床重点专科建设项目；曲靖市第一人民医院儿童口腔科，云南大学附属医院、云南省肿瘤医院、昆明医科大学附属口腔医院口腔颌面外科，昆明医科大学附属口腔医院、红河州第一人民医院口腔科等6个项目获批云南省“十四五”省级临床重点专科建设项目名单，省级口腔科及亚专科临床重点专科建设项目覆盖面广，辐射滇南、滇东北地区，对推动地州基层口腔专科发展起到积极促进作用。

(二)进一步加强口腔专科质控体系和能力建设，提升基层医疗质量和安全水平

根据国家卫生健康委、云南省卫生健康委《关于开展全面提升医疗质量行动(2023—2025年)》工作方案要求，积极推进国家卫生健康委五大专项行动之——“织网”行动在云南的开展，通过加强云南省口腔医疗质控网络体系建设，提升了口腔医疗质量。截至2023年12月，全省16个州(市)全部成立了口腔质控中心，9个县成立了质控中心(工作站)。

四、强化优质医疗下沉，精准出力出策助推乡村振兴

(一)通过纳入省“十四五”临床专科建设规划，推动口腔优质医疗均衡布局和下沉

《云南省“十四五”临床专科能力建设规划》中将口腔专科纳入专科资源短板补齐方向，主要涉及口腔科、口腔颌面外科、儿童口腔科领域。为进一步加强全省口腔医疗服务能力体系建设，推动口腔优质医疗资源扩容并下延，切实提高基层口腔医疗服务能力提供可能。2022年4月，《云南省卫生健康委办公室关于做好2022年县级公立综合医院薄弱专科建设项目的通知》将口腔科作为“十四五”期间五个专科建设项目之一。

(二)通过纳入县级公立综合医院薄弱专科建设，助力基层口腔专科发展

2022年，云南省薄弱专科口腔科建设项目新建14个(60万元/个)、能力提升项目14个(40万元/个)，全省近四分之一的县级公立医院得到支持，共计投入1 400万元。力争到“十四五”末期，实现全省129个县市区公立医院都开设有口腔科。

(三)大力推进县域医共体试点，打造上下联动的口腔分级诊疗格局

以云县典型案例为例。云县是云南省临沧市辖县，位于云南省西南地区，大理、普洱和临沧3个州(市)交界处。由云县人民医院牵头的云县医共体，开展口腔业务机构共20个，其中12个乡镇卫生院口腔科由医共体总医院进行垂直管理，统一装修风格、统一设备配备、统一管理模式。云县医共体规范执行双向转诊制度，主要特点为乡镇卫生院提前预约病人，通过全科医学中心进行远程会诊，由医共体总医院口腔科派相关专业人员到乡镇卫生院进行指导或完成手术，主要涉及口腔修复科复杂义齿修复，口腔颌面外科一、二级手术。医共体的建设推进医疗资源纵向整合、完善城乡医疗服务体系、同步提高县乡两级医疗服务能力。促进优质医疗资源下沉，满足群众就医需求，提升基层医疗服务水平。

(四)“对口帮扶”助力乡村振兴，“以点带面”引领区域发展

1. 响应号召做好三级医院对口帮扶县级医院工作

2022年1月，云南省卫生健康委和云南省乡村振兴局联合发文，即《云南省“十四五”时期三级医院对口帮扶县级医院工作方案的通知》，要求各州(市)卫生健康委、乡村振兴局，云南省卫生健康委所属和联系有关单位，

昆明医科大学附属口腔医院、云南省第一人民医院、云南大学附属医院等三级医院以提升县级医院综合能力为重点，以满足县域基本医疗服务需求为导向，促进优质医疗资源扩容和区域均衡发展，推进县级医院综合能力提升。建立"组团式"医疗帮扶关系引导优质医疗资源向基层下沉，推进卫生人才向医疗力量薄弱地区和基层一线流动。

2. 开展优质医疗资源"省管县用"对口帮扶工作

统计2016—2022年期间，全省14家三级公立医院对口帮扶工作数据，共派出151名口腔医护人员，其中36人深入偏远乡村（表1-4）。

表1-4 云南省14家三级医院口腔医师对口帮扶派出人数统计（2016—2022年）

单 位	到州市县（人）	到乡村（人）	单 位	到州市县（人）	到乡村（人）
昆明医科大学附属口腔医院	31	–	临沧市人民医院	8	–
联勤保障部队第九二〇医院	8	–	昭通市第一人民医院	3	–
玉溪市人民医院	5	1	文山州人民医院	–	13
昆明市第一人民医院	14	–	云南省妇幼保健院	3	1
曲靖市第一人民医院	7	2	昆明市延安医院	25	–
开远市人民医院	3	3	红河州第三人民医院	–	12
大理州人民医院	8	4	总计	115	36

3. 协助成立口腔科，帮出实际，扶出成果

结合云南省卫生健康委薄弱专科（口腔科、康复科、精神科、眼科、老年病科）建设项目，以对口帮扶工作为依托，促进怒江州福贡县人民医院和贡山县人民医院独立建制口腔科，实现怒江州县域公立医疗机构口腔科设置率100%。同时按照《县医院医疗服务能力基本标准》和《县医院医疗服务能力推荐标准》口腔科建设标准，加强基层口腔医务人员培训，按照《昆明医科大学附属口腔医院对口帮扶"一对一导师制"培养手册》，帮扶人员根据受援医院情况有针对性地制定"一对一"人才培养计划，通过适宜技术推广，提升口腔常见病诊疗能力。

在怒江州福贡县对口帮扶座谈会上，云南省口腔质控中心主任针对怒江州交通不便、口腔帮扶各市县专业不同等问题，提出在本州帮扶专家能否实现州内流动，最终在口腔专科实现，并推广到所有在怒江州一市三县帮扶70多名专家州内流动，打通了区域壁垒，实现州内帮扶专家资源共享。通过患者不动医生动的上门会诊帮扶机制，保证边疆地区群众在家门口解决口腔基本问题，享受省级优质口腔医疗资源。

4. 任命多个县人民医院帮扶队员为科主任

积极开展帮扶工作，建立健全科室管理制度，改革科室绩效分配方案、规范病历书写、加强科室宣传、提升科研能力等，在龙陵县、贡山县、福贡县等多个县医院任命帮扶队员为科主任，借助担任科室负责人之时机来规范科室管理，全面推进科室发展（表1-5）。

表1-5　昆明医科大学附属口腔医院开展基层帮扶医师(2022—2023年)

姓名	性别	派出时间	帮扶地点	帮扶医院
彭灿邦	男	2022.10—2023.10	怒江州	贡山县人民医院
陈静雯	女	2022.10—2023.10	德宏州	陇川县人民医院
陈怡帆	女	2022.10—2023.10	丽江市	兰坪县人民医院
梁宏润	女	2022.10—2023.10	怒江州	福贡县人民医院
王志娅	女	2022.10—2023.10	丽江市	永胜县人民医院
王　琨	男	2023.03—2024.02	保山市	龙陵县人民医院
曹　程	男	2023.03—2024.02	玉溪市	元江县人民医院
聂　焱	女	2023.03—2024.02	玉溪市	新平县人民医院
史　珂	女	2023.03—2024.02	曲靖市	会泽县人民医院
王　燕	女	2023.03—2024.02	玉溪市	元江县人民医院
王伊婷	女	2023.03—2024.02	迪庆州	迪庆州人民医院
姜　莹	女	2023.03—2024.02	迪庆州	迪庆州人民医院
李　春	女	2023.09—2024.02	迪庆州	迪庆州人民医院
谢吉晔	女	2023.02—2023.08	迪庆州	迪庆州人民医院
苏琨妍	女	2023.09—2024.02	怒江州	怒江州人民医院
陈亚莉	女	2023.02—2023.08	怒江州	怒江州人民医院

5. 帮助受援医院进行科室改造、增添设备设施，为口腔科的发展提供硬件支撑

多年的对口帮扶，在帮扶医院科室扩建、流程再造、积极向当地医院领导反映增添设备设施等多方进行，迪庆州人民医院、怒江州人民医院、福贡县人民医院、贡山县人民医院、龙陵县人民医院、会泽县人民医院均对原有口腔科进行扩建改造，这些医院均对原有口腔诊疗设备进行了更新，特别是添置了CBCT获三合一CT。

6. 以师带徒重点培养

推进导师带徒弟制度的落实，他们通过实行“手把手”带教儿童牙科导师制学员；实行“3+1”学习制度(即：每周一次对口支援专家及护士长授课、一次科室职工授课、一次随机确定，包括进修成果汇报、实习生讲课等)，提升医生业务能力，每年为受援医院培养至少3名临床骨干医师或医技人员。

7. 医教研定向带教全面发展

从“输血”向“造血”转变，推进受援医院医务人员进修学习，开阔眼界，提升综合能力。龙陵县人民医院组织了首届口腔青年医师授课比赛，帮扶队员深知“授人以鱼不如授人以渔”，他们充分发挥传帮带作用，全力打造一支“带不走的队伍”，组织首届口腔青年医师授课比赛；带领科室人员申报省教育厅科研课题1项、院级科研课题1项，迈出科室科研工作第一步。

8. 对口帮扶工作、质控中心工作、学术会议和质控培训有机融合

在怒江州、迪庆州口腔医疗质量控制中心成立挂牌之际，省口腔质控中心和省口腔

医学会组织专家开展口腔质控培训、口腔医学发展基层行活动，全面助推、规范当地口腔医学的发展，通过帮扶一个州市县的一家医院带动区域口腔医学的发展。

9. 建立专家工作站

2023年，昆明医科大学附属口腔医院在“三区三州”怒江州人民医院建立了李艳红教授、刘彦教授专家工作站；在迪庆州人民医院建立了彭艺副教授、牛涛副教授专家工作站。建立专家工作站为实现口腔医疗同质化发展提供技术支持，为基层提供持续下沉的优质口腔医疗资源，以多种方式加强口腔健康教育和促进工作，以智力扶贫提升民众的口腔健康素养和能力。

道阻且长，行则将至。口腔医学乡村振兴工作必将迎来新的机遇和挑战。云南省口腔医学会和省口腔质控中心始终坚持立足省情谋求科学发展，构建更加完善规范、有序、优质、安全、高效的口腔卫生健康服务体系，推动口腔优质医疗资源扩容并下延，切实提高基层口腔医疗服务能力，全力助推口腔医学乡村振兴。未来，云南省口腔医务工作者将继续以满腔热忱，为祖国的口腔医学事业贡献力量，为人民的口腔健康奋斗始终。

参考文献

[1]鲁文琳, 孙琦, 尹章成, 等. 云南省口腔卫生资源配置现状调查分析[J]. 中华口腔医学杂志, 2023, 58(10):1034-1040.

[2]陆思月, 刘娟, 尹章成, 等. 云南省口腔专科护理队伍发展现状[J]. 昆明医科大学学报, 2023, 44(05):180-184.

[3]陆思月, 刘娟, 尹章成, 等. 云南省口腔护理人力资源配置及公平性分析[J].中国初级卫生保健, 2023, 37(03):20-24.

[4]李刚. 口腔卫生服务现况评价与口腔卫生人力预测研究[D]. 成都:四川大学, 2004.

（本文编辑　吴婷）

县乡村三级牙病防治助力口腔医学乡村振兴

肖希娟

山西省运城市口腔医院

运城市位于山西省最南部，属于传统农业区，经济处于全国中下等水平。运城市辖13个县(市、区)，共149个街道乡镇、231个社区、2 172个行政村，拥有473万人口[1]。运城市口腔医院创建于1982年，40年来始终将建立健全县、乡、村三级牙病防治网络，以实现“人人享有初级口腔卫生保健”作为自己的初心使命。从医院创始人牛东平院长开始，历任院长接续奋斗，不断推进运城口腔卫生健康事业向前发展。

运城市40年来的牙病防治工作大致可分为三个阶段。第一阶段：1982—1989年，计划经济体制下的牙病防治工作，我们称其为敢为人先蹚新路；第二阶段：1990—2015年，社会主义市场经济体制下的牙病防治工作，我们称其为与时俱进拓疆土；第三阶段：2016年至今，新时代下的牙病防治工作，我们称其为精耕细作提质量。

一、第一阶段　敢为人先蹚新路

1976年，牛东平夫妇在运城地区卫生学校开设口腔门诊。直到1980年，运城市仅有5名口腔医生，加上未经正规培训的口腔保健人员共30名，300多万运城农村居民[2]基本处于无牙医的状态，运城口腔卫生事业落后面貌亟须改变。在各级党政领导的大力支持下，运城地区卫生学校于1980年开设了全省第一个口腔医学专业。1982年，山西省第一所口腔医院——运城地区卫生学校附属口腔医院成立。1985年，运城地区口腔疾病防治中心成立。1987年，我国第一所中等口腔卫生学校——山西省运城地区口腔卫生学校成立，时任校长牛东平。

创建农村牙病防治网络的做法和经验可以概括为“四三制”模式。“一三”为培养中、初级和业余三个层次的口腔医疗保健人才；“二三”以县、乡、村三级医疗保健网为依托，建立三级牙病防治机构；“三三”指资金来源通过3个渠道，即国家、集体和个人；“四三”则是面向农村居民，开展三级口腔医疗保健服务。按照这一模式，我们于1985年在闻喜东镇、夏县城关、永济榜栳试点，取得经验后逐渐推广，建起了一批县、乡、村牙病防治网点，开展广大农村社区口腔医疗保健服务，并且取得了较好成效。

这一举措开启了我国基层口腔医疗保健工作的先河，从而受到国家卫生部领导人的重视，进而得到世界卫生组织（World Health Organization，WHO）的肯定。1985年，国家卫生部首次在运城召开了具有里程碑意义的“全国牙病防治工作运城现场会”。1988年，“WHO西太平洋区域口腔卫生规划管理研讨会”在运城召开，18个国家和地区的代表到会。1988年，WHO与我国卫生部协商确定运城为“世界卫生组织口腔卫生合作中心”。1989年，牛东平校长荣获第42届世界卫生大会“笹川卫生奖”，成为我国第一个获得此项殊荣的人。

这一阶段，医院、学校、防治中心3个机构的建立，为运城牙病防治事业的发展奠定了坚实的基础。

二、第二阶段　与时俱进拓疆土

进入20世纪90年代，随着我国社会主义市场经济体制的建立，过去依附农村三级医疗保健网，靠政府投资建立的牙病防治网点出现了一些新情况、新问题。许多县人民医院和乡镇卫生院口腔科面临生存危机，有的停滞、有的萎缩，即使个别有所发展也十分缓慢，预防保健工作更无从开展。针对这一情况，我们进行了新的探索。经过10多年的不懈努力，逐渐摸索出了一条适应社会主义市场经济体制下的可持续发展的牙病防治新路。

（一）开发社会力量，拓展牙病防治机构

这一时期，虽然公立县人民医院和乡镇卫生院口腔科面临生存危机，但社会力量办医却异军突起，个体口腔诊所不断涌现。我们充分发挥口腔疾病防治中心对基层牙病防治网点的组织、指导、培训和督查作用，及时采取鼓励、支持和引导社会力量办医的做法，在县、乡、村建立以非公有制为主体的独立经营的新的牙病防治网络。先在临猗县、绛县进行试点，取得经验之后，于1998年12月由原运城地区卫生局组织召开现场会总结推广。

农村牙病防治机构体制的突破，较好地解决了国家对开展牙病防治工作经费支持不足的矛盾，使运城市牙病防治机构出现了新的繁荣发展的态势。

（二）调整预防战略，实现可持续发展

在缺乏国家经费投入的情况下，如何才能让牙病防治人员愿意开展牙病预防工作呢？我们认为，只有使牙病预防工作在获得社会效益的同时又能取得较好的经济效益，才会使牙病防治人员自觉、自愿、持久地从事牙病预防工作。因此，我们提出“预防为主，防治结合，以防促治，以治补防”的16字工作方针。

（三）牙病防治从教育入手

如何给农村地区培养足够数量的下得去、留得住、干得成的实用型口腔专业人才呢？

运城市口腔卫生学校大胆进行教学改革，实行了“学校—医院—社区”三位一体的

教学体制和“三个并重”“四个加强”的教学计划。“三个并重”指学知识与学技能并重、学治疗与学预防并重、学科学与学服务并重；“四个加强”指加强专业教学、加强技能训练、加强预防保健和加强社区实践。将实施教育的场所从学校、医院扩展到农村社区，组织学生开展社区教育实践，使医学教育与农村初级口腔卫生保健紧密结合起来。

通过教学改革，学生实现了3个转变。由单纯学习转变为一面学习、一面服务；由单纯治疗型转变为防治结合型；由面对个体患者转变为面向群体（包括健康人群）。与此同时，培养学生坚定到基层工作的信念。

为评估30多年牙病防治工作成效，我们于2015年进行了全市口腔卫生资源调查。当时运城市辖13个县（市、区），147个乡（镇），3 338个行政村，530万余人口[3]。调查结果显示：分布在运城市的牙病防治网点共774个，其中地级6个、县级310个、乡镇级327个、村级99个、厂矿32个。

除平陆县以外，运城市的每个县都创建了一个具有一定规模且较为规范的口腔医院或牙病防治中心。这些机构都是自筹资金，自购房舍、自聘人员、自收自支逐渐发展壮大的。它们在各县（市、区）发挥了很好的示范和引领作用。运城市全市147个乡（镇），其中125个乡（镇）都有网点，覆盖率达到85%。盐湖、夏县、稷山、临猗、万荣五个县（市、区）全覆盖。全市3 338个行政村，网点总数仅99个，还很不普遍。运城市全市有口腔医生1 427人，口腔医生（包括未取得资格证）与人口之比为1∶3 714。运城市民营口腔医疗机构数量在全市的占比为89.4%、从业人员占76%、牙椅数占84.7%、诊室面积占75.5%、固定资产投入占59.2%、接诊量占81.5%。数据显示，民营口腔卫生资源处于主体地位。

1998—2004年，运城市先后有永济市、绛县等10个县（市）跨入全国牙病防治先进县行列。实践证明，运城市采取的发展和改革口腔医学教育，为广大农村地区培养“实用型”口腔医疗保健人才；充分发挥社会力量办医的积极性，在广大农村地区建立以非公有制为主体的县、乡、村三级牙病防治网络；坚持“预防为主、防治结合、以防促治、以治补防”的牙病防治工作方针等三大措施，是发展农村口腔医疗保健事业的有效途径。

三、第三阶段　深耕细作提质量

经过20多年的高速发展，运城市口腔卫生健康事业发生了翻天覆地的变化，基层牙病防治网点星罗棋布，县、乡、村三级牙病防治网络基本形成。但是，也存在一些突出问题，集中表现在网点不均衡、诊疗不规范、预防不普遍。网点不均衡表现在县与县之间分布的不均衡；县域内县、乡、村分布的不均衡。诊疗不规范指乡、村两级口腔诊所普遍存在技术落后、操作不规范和消毒不过关等问题。全市774个口腔医疗机构中，主动开展牙病预防工作的仅140个，约占比18.1%，预防工作开展很不普遍。走进新时代，如何补短板、强弱项、扬优势，有效提高基层牙病防治网点的规范化水平和防治能力？我们决定启动实施“基层牙病防治网点扶持项目”。

（一）项目具体内涵

该项目的内涵是在乡、村两级牙病防治网点中，遴选一批有发展潜力的口腔专业人员进行免费的规范化培训，在广大乡村建设一批牙病防治示范点，希望通过竞争，使不规范的牙科诊所要么迎头赶上、要么逐渐失去市场而被淘汰，由此带动整个基层牙病防治网点规范化程度的提高。

示范点的具体标准是“四个有”：①有合法手续，有医疗机构执业许可证；②有合格医生，诊所至少有一名口腔执业医师或口腔执业助理医师；③有规范诊疗，包括对诊室面积和牙椅数量、诊疗设备、消毒灭菌、门诊病历等方面的要求；④有积极预防，每个网点都能因地制宜，积极开展本服务区居民的口腔预防保健工作。

(二)项目实施情况

1. 拟订方案、明确目标

具体目标是在全市13个县(市、区)各创建一所口腔专科医院或牙病防治中心;在全市每个乡(镇)分别创建一个或两个牙病防治示范点;在全市每3 000人口以上的行政村各创建一个牙病防治示范点。

2. 编写讲义、统一教材

针对基层牙病防治网点需求,运城市口腔医院专业骨干于2015年编写了包括《牙体预备》《根管治疗》《一般牙拔除术》《职业防护及器械消毒灭菌》《口腔预防保健基础》5本规范化培训讲义。

2018年开始,在郭传瑸院长的大力支持下,运城市口腔医院柔性引进北京大学口腔医学院郑树国教授专家团队,借助专家力量又编写完成了《牙周基础治疗》《牙体缺损修复术》《固定义齿设计及临床操作》《可摘局部义齿设计及临床操作》《全口义齿设计及临床操作》5本规范化培训讲义。

3. 高标规范、搭建平台

搭建实体平台,投资120万元购置了15具仿头颅,在运城市口腔医院创建了"口腔规范化操作实训评估基地"。搭建信息平台,免费为示范点安装了电子病历信息化网络平台,便于运城市口腔疾病防治中心指导和监管。

4. 持之以恒、免费培训

在全市的基层遴选出86个有发展潜力的牙病防治网点,免费为每个网点规范化培训一名口腔医生。2016年,我们投入50万余元,免费培训了牙体预备、根管治疗、一般牙拔除术、职业防护及器械消毒灭菌和口腔预防保健基础5个模块的内容。2019年,我们投入40余万元,免费培训了牙周基础治疗、牙体缺损修复术和固定义齿设计及临床操作3个模块的内容。2020年,我们投入30万元,免费培训了可摘局部义齿设计及临床操作和全口义齿设计及临床操作2个模块的内容。至此,10个模块内容培训全部完成。

2023年,在全市尚未建立牙病防治示范点的乡村遴选出有发展潜力的牙病防治网点22个,为每个网点免费培训1名口腔医生。截至2023年12月,已投入80余万元,免费培训了牙体预备、根管治疗、一般牙拔除术、职业防护及器械消毒灭菌、口腔预防保健基础、牙周基础治疗、牙体缺损修复、固定义齿设计及临床操作、可摘局部义齿设计及临床操作9个模块的内容。

我们将基层示范点的牙病防治人员全部吸收为运城市口腔医学会会员,每年让他们免费参加市口腔医学会组织的各项学术活动。2023年3月3日,中华口腔医学会在运城举办了"名师讲堂"继续教育培训班,为基层牙病防治人员进行规范化理论培训。授课期间,全市13个县(市、区)的基层牙病防治人员全体积极参会,现场座无虚席。

5. 观摩交流、共同提高

2018年12月25—26日,运城市基层牙病防治工作交流会召开,10个县(市)口腔医院和8个乡村牙病防治示范点代表进行了大会发言,介绍经验。交流会会务组组织大家现场参观了稷山县、临猗县和永济市的优秀牙病防治网点。

(三)项目主要成果

项目在8年时间内取得了阶段性成果。运城市共创建了乡村牙病防治示范点41个,在建乡村示范点22个,基层牙病防治网点规范化水平和防治能力得到有效提高。目前,正有计划开展口腔医疗技术规范化操作培训,2024年初完成10个模块的培训任务。另外,曾经全市唯一没有牙病防治中心的平陆县创建了牙病防治中心;永济市口腔医院投资6 000余万元新建了一所面积4 800平方米的现代化口腔医院;闻喜县牙病防治所扩大业务用房1 500平方米。

(四)项目取得经验

2019年12月15日,运城市基层牙病防治工作研讨会在运城市口腔医院召开。这次会议邀请到北京大学口腔医学院郭传瑸院长、山西省卫生健康委员会冯立忠副主任出席,共同进行项目总结,提炼工作经验。我们的经验可概括为“一二三四模式”,即一个中心、两种体制、三级网络、四有标准。

一个中心指在一个地区应依托一所权威口腔医疗机构成立一个口腔疾病防治中心,让其承担对基层牙病防治工作的组织、指导、培训和督查职能。两种体制指创建牙病防治网络应依靠公立和民营两种体制的口腔医疗机构。三级网络指在农村地区建立健全县、乡、村三级牙病防治网络。四有标准指各级牙病防治网点都应达到手续合法、医生合格、诊疗规范、预防积极四项共同标准。

40年来,一代一代的运城口腔人,筚路蓝缕、薪火相传,飞逝的是年轮,不改的是初心。站在全面建设社会主义现代化国家新的历史征程上,我们将继续坚持“以人民为中心”的发展思想,牢记初心使命,再接再厉、抢抓机遇,用不折不扣的实干和锲而不舍的奋斗,不断推动口腔卫生健康事业高质量发展,助力乡村振兴,为健康中国建设作出新的贡献。

参考文献

[1]运城市统计局, 国家统计局运城调查队. 运城统计年鉴(2023)[M]. 北京:中国统计出版社, 2023.

[2]《河东五十年》编委会. 河东五十年(1949—1999)[M]. 北京:中国统计出版社, 1999.

[3]运城市统计局, 国家统计局运城调查队. 运城统计年鉴(2016)[M]. 北京:中国统计出版社, 2016.

(本文编辑 吴婷)

中国老年口腔医学的发展

吴红崑

中华口腔医学会老年口腔医学专业委员会　四川大学华西口腔医学院

老年口腔医学是以促进老年人口腔健康及提升老年人生活质量为目的,研究老年口腔组织结构衰老发生、发展规律,探索老年人口腔常见疾病的病因、发展、分布规律、发生机制、防治措施和对策的学科。经过几代老年口腔专业医生的砥砺奋进,我国老年口腔医学专业已经得到了快速长足的发展,建立起了涵盖本科、研究生教育和继续医学教育等各阶段的专科人才培养体系,产出了大量的科研成果,提升了老年口腔医学的临床诊疗水平,是口腔医学中的一个重要分支。本文将从医学、教育、科研对中国老年口腔医学发展历程进行全面回顾,并对未来发展做出展望。

一、中国老年口腔医学的发展历程

20世纪70年代,随着婴儿潮时代出生的人群逐渐进入老龄化,国际社会开始关注老年人群的口腔健康。1979年,美国建立了针对老年口腔医学课程和临床培训项目的专项资助基金。1982年,美国牙科院校协会(American Association of Dental Schools, AADS),即现在的美国牙科教育项目(American Dental Education Program, ADEA),首次制定了老年口腔医学课程纲要。随后美国特护牙科协会(Special Care Dentistry Association, SCDA)建立了老年口腔医学专科医师培训计划,并于2010年在芝加哥SCDA年度会议期间举行了第一届专科医师考试。2001

年，巴西牙科协会建立了老年口腔医学专业，成为第一个将老年口腔医学作为一个专业的国家。

20世纪80年代，在韩宗琦等口腔医学专家们的积极推动和倡议下，经中华医学会的支持，中华医学会口腔科学会第一届全国老年口腔病专题讨论会于1986年12月1—4日在武汉市召开，并成立了中华医学会口腔医学专业委员会老年口腔医学学组，由韩宗琦担任组长，张仁担任副组长，洪民、柳步清、郑麟蕃、朱希涛担任顾问，时任组员有陈慧美、蒋长春、姜国城、栾文民、孙廉、史俊南、许国祺、周继林、郑际烈。这是中国首次举办全国性老年口腔专业相关会议，是我国老年口腔医学发展的里程碑。1990年，召开了第二届老年口腔病学术交流会。1999年，中华口腔医学会老年口腔医学专业委员会正式成立，并召开了第三次全国老年口腔专业学术会议，会议上来自全国30个省、自治区、直辖市的165名代表出席了会议，以不同形式交流学术论文196篇，日本九州大学齿学研究院竹之下康治教授一行四人应邀出席会议并作专题报告[1-2]。

2008年，中华口腔医学会老年口腔医学专业委员会在北京换届，刘洪臣任第二届老年口腔专业委员会主任委员，吴补领为候任主任委员，常务委员共7人，委员共30人。2012年，吴补领任第三届老年口腔专业委员会主任委员，范兵为候任主任委员，副主任委员有戴永雨、张成飞、张亚庆和范兵4人，常务委员有15人，委员有50人，青年委员有9人。2012年6月，首届亚洲老年口腔医学学术研讨会暨第七次老年口腔医学年会于北京召开。2015年，范兵任第四届老年口腔专业委员会主任委员，张亚庆为候任主任委员。2018年，张亚庆任第五届老年口腔专业委员会主任委员，吴红崑为候任主任委员。2022年6月29日，经中华口腔医学会老年口腔医学专业委员会换届改选大会，第六届老年口腔专业委员会由吴红崑担任主任委员，陆支越担任候任主任委员，副主任委员由吴补领、张忠提、翁维民、黄晓晶、范兵、周崇阳、沙鑫家担任，吕海鹏担任学术秘书，冯瑾和程兴群担任工作秘书。中华口腔医学会老年口腔医学专业委员会自建立以来切实增强老年口腔工作的责任感和使命感，加强多学科交流合作及国际交流合作。截至2023年末，中华口腔医学会老年口腔医学专业委员会已经举办了十七次学术年会，提升了我国老年口腔医学的临床诊疗及科研水平，极大地推动了我国老年口腔医学的发展。

二、我国老年口腔医学的临床发展

随着老年口腔医学学科的发展，以及人口老龄化带来的社会需求，越来越多的医院开始重视老年口腔的临床发展，增设了老年口腔科，以全科门诊、综合门诊或者特需门诊的形式服务于老年患者，为广大老年人群针对性地提供口腔医疗服务。以四川大学华西口腔医院为代表，四川大学华西口腔医院老年口腔科始建于20世纪50年代初，1996年，老年口腔科成为四川大学华西口腔医院的独立学科。现已成为集医、教、研于一体，为老年患者、特约患者提供个性化口腔医疗保健服务的综合性科室。

老年口腔科主要诊疗范围包括老年人龋病、非龋性牙体硬组织病，老年人牙髓及根尖周病、老年牙周病、老年口腔黏膜病，老年人颞下颌关节疾病、老年口腔颌面感染、老年口腔颌面损伤、老年口腔颌面肿瘤等的诊治，老年人牙列缺损（失）的修复，以及老年口腔疾病预防、卫生保健、健康科普等。随着年龄增加，老年人机体和口腔组织功能均出现一系列增龄性变化，导致老年人口腔诊疗比较特殊，需要根据具体情况制定个性化诊疗方案，老年口腔疾病的分级诊疗和多学科综合诊疗受到重视。同时，许多新技术也在老年口腔常见疾病诊疗中应用。例如，显微放大技术在龋病、牙髓根尖周病、牙周病、牙列缺损(失)等疾病诊疗中的应用,为医生提供了良好的视野,提升诊疗效率及治疗成功率。使用激光、内窥镜等手段进行微创牙周治疗,以及微创拔牙手术;以光学为基础的数字化印模、椅旁CAD/CAM等数字化诊疗技术则为老年口腔修复的操作减少了椅旁及复诊时间;而种植牙、精密附着体则为缺失牙的老年人带来了福音。舒适化/安全化诊疗技术、数字化技术、智能机器人等也逐步应用于老年人口腔常见病的诊治过程中。此外,各院校坚持"预防为主、防治结合、早诊早治"的理念,注重口腔健康知识普及和口腔健康行为促进,通过线下手把手教学、科普和线上公众号推文、视频等多种形式进行口腔健康教育,强化自身是口腔健康第一责任人的理念,增强老年人口腔保健意识并提升相关技能。

各院校专家注重老年口腔常见疾病适宜技术的推广和诊疗技术的同质化、规范化。吴补领等中华口腔医学会老年口腔医学专业委员会专家于2016年提出了《老年根面龋诊疗指南(讨论稿)》,对根面龋的病因、临床表现、诊断方法、诊断标准、治疗等相关技术问题提出了建议。老年口腔医学领域相关专家于2019年提出了我国老年人口腔健康十项标准。2020年,经中国人民解放军总医院(301医院)刘洪臣教授牵头制定了《老年口腔修复指南》团体标准。2022年,四川大学华西口腔医院吴红崑教授牵头,由四川大学华西口腔医院、北京大学口腔医学院·口腔医院、上海交通大学医学院附属第九人民医院等11所院校及口腔医院的老年口腔医学、牙体牙髓病学和预防医学专家共同制订了《根面龋诊疗和预防专家共识》(待发表)。

目前国内从事老年口腔医学相关诊疗的临床医生中,以口腔全科医生为主,其次是牙体牙髓病学专业和修复学专业医生,这与老年口腔医学的学科特点密切相关。老年口腔科平均每天接诊的60岁以上老年患者数量较为有限。这种情况一是由于老年口腔科的体量大多较小,接诊患者数量有限,二是由于老年口腔医学的具有多学科交叉学科特点,易造成老年患者被其他科室分流。由于老年人基础疾病的患病率高,机体衰弱随年龄增长逐渐增加,存在多病共存、多药共用的特点,老年人诊疗前全身情况系统评估和老年人心电监护下门诊治疗意义重大。在国内各大口腔医院中,针对老年人就诊特点的专项服务仍需进一步加强和推广,为老年人就诊绿色挂号通道并开设老年人舒适化口腔诊疗中心,满足广大老年人口的口腔保健需求。

三、我国老年口腔医学的学科建设发展

2001年,四川大学华西口腔医院陈惠美和周学东主编《老年口腔医学》,这是我国第一本关于老年口腔医学的学术专著。2002年,邱蔚六院士主编的《老年口腔医学》出版。2015年吴补领主编普通高等教育"十二五"国家级规划教材《老年口腔医学》(第二版)出版。《老年口腔医学》教材综合老年人的生理病理变化,从老年口腔疾病流行病学,老年人龋病、牙体、牙髓、根尖周病、牙列缺损(失)、颌面创伤、肿瘤等方面介绍了老年口腔医学。《老年口腔医学》相关教材的出版发行为老年口腔医学的教学工作提供了参考,极大促进了老年口腔专业的发展。

四川大学华西口腔医学院是中国最早开始招收老年口腔医学专业硕士、博士的院校之一。2006年,华西口腔医学院开始招收老年牙病学研究生,周学东担任博士研究生导师,郭斌担任硕士研究生导师。随后,由吴红崑教授接任博士、硕士研究生指导教师,招收、培养老年口腔医学专业博士、硕士研究生,探讨老年口腔病学的教学规律及研究生培养规律;立足于老年人群生理、心理等方面的特殊性,培养具有老年口腔医学基本理论、专业知识,掌握老年口腔相关疾病的临床诊治方法和临床技能,深入了解本学科的发展

方向及研究动态，具有较强综合分析和处理能力的高级专业人才。目前，四川大学华西口腔医学院老年口腔医学教研室是国家级重点学科和国家精品课程口腔内科学系下属的重要学科之一。2009年，由刘洪臣负责的“老年口腔医学学科的建立与人才培养模式”项目获军队级教学成果三等奖，为我国老年口腔医学学科的建立与人才培养提供了新思路。近年来，国内各大医院高校已相继成立老年口腔医学教研室并开始招收老年口腔医学专业硕士、博士研究生，老年口腔医学的学科建设体系不断完善，为社会培养了优秀的老年口腔病专业相关的专业医师。

我国老年口腔医学专业的硕士、博士授位点数量仍处于较低水平，专业的老年口腔医师人数不足，无法满足在我国老龄化的大背景下综合干预老年人口腔疾病、降低老年人群口腔疾病发病率、保留老年人天然牙、提高老年人群的口腔健康水平的需求。国务院办公厅发布的《中国防治慢性病中长期规划（2017—2025年）》中，将老年人龋病、牙周病等口腔疾病的综合干预列为我国慢性病防治的重要内容。《“健康中国2030”规划纲要》和《健康口腔行动方案》提出加强老年人口腔健康管理，倡导老年人关注口腔健康与全身健康的关系。因此，相关领域的人才培养和学科建设亟待加强，以满足老年人群日益增长的口腔保健需求并应对不断加快的老龄化社会问题。

四、我国老年口腔医学科研发展

我国关于老年口腔专业方面的研究涉及基础研究、临床研究、应用研究等。基础研究包括老年口腔解剖生理、口腔生物力学、老年常见口腔疾病的发病机理和防治、口腔疾病与全身系统性疾病的关联等；临床研究包括老年人龋病、非龋性牙体硬组织病，老年人牙髓及根尖周病、老年牙周病、老年口腔黏膜病，老年人颞下颌关节疾病、老年口腔颌面感染、老年口腔颌面损伤、老年口腔颌面肿瘤等的诊疗等；应用研究包括老年口腔新材料的开发和应用研究、老年口腔疾病新诊疗方法、新治疗技术等方面的研究。

我国国内第一本关于老年口腔医学的专业学术期刊《中华老年口腔医学杂志》由中国人民解放军总医院（301医院）主办并于2003年首发出版，由张震康、周继林、栾文民教授担任名誉主编，刘洪臣担任主编。杂志现已发行20余年，于2005年被科技部列入中国科技论文统计源期刊（中国科技核心期刊），并成为中文科技期刊数据库（SWIS）源期刊、中国学术期刊综合评价数据库源期刊、中国核心期刊（遴选）数据库源期刊[3]。《中华老年口腔医学杂志》自发刊以来，截至2023年来累计出版文献2 775篇，涉及基础研究、临床研究、应用研究等多个方面，涉及牙体牙髓病学、牙周病学、口腔黏膜病学、口腔外科学、口腔种植修复学等多个领域，为我国致力于老年口腔医学的各位同仁提供了学习交流平台。

目前，国内各大院校的老年口腔医学的研究团队着眼于老年人根面龋发病的机理研究和防治的新材料研发，牙龈卟啉单胞菌、齿垢密螺旋体等牙周致病菌与阿尔兹海默病发生发展的关联研究，牙本质敏感的发病机制和防治材料研发，口腔修复种植领域新材料、新技术研发，颞下颌关节疾病的治疗新技术探索，老年人银屑病与牙周炎之间的关联研究，基因多态性与老年人头颈癌易感性的遗传关联等。如：通过现代的分子生物技术筛查老年人唾液中的致病微生物种类，从而实现个性化治疗；采用基因芯片技术筛查老年人口腔疾病易感基因，进行相关疾病的重点预防等。相关研究成果发表于*Advanced Materials*、*ISME J*、*Journal of Dental Research*、*Dental Materials*、*Environmental Microbiology*、*Journal of Molecular Neuroscience*、*Pathogen*、*International Journal of Antimicrobial Agents*、

Diseases Markers、*Oral Diseases*、《中华口腔医学杂志》《华西口腔医学杂志》等国内外学术期刊，促进了老年口腔医学相关技术的更新迭代与产业升级。

此外，国内各大院校老年口腔医学研究团队的相关研究成果获得了诸多奖项。2001年，刘洪臣教授"老年人牙列缺损与缺失咬合重建方法的改进与应用"成果获军队医疗成果二等奖。2003年，储冰峰教授"老年根龋的基础和临床防治研究"成果获军队医疗成果二等奖。同时，老年口腔医学专业快速发展的过程中，也涌现出来了一批优秀的中青年杰出人才，第六届中华口腔医学会老年口腔医学专业委员会常务委员、北京大学口腔医院卫彦获评国家杰出青年。

五、总结及展望

2023年6月9日，《中国口腔健康发展报告(2022)——老年人口腔健康状况》医疗卫生蓝皮书发布会在北京国家会议中心举行。报告明确提出口腔健康是全身健康的基础，是国民身心健康、文明水平的重要标志。做好老年人的口腔卫生保健，使国民整体口腔健康状况得到质的提升，对全身疾病的预防至关重要，对提高老年人的生活、生命质量，对健康中国的全面建设具有重要的意义[4]。

在过去近40年中，我国老年口腔医学得到了快速发展。但我国老年人口基数大，老龄化程度高，老年人口腔健康状况不容乐观，国内老年口腔医学的发展尚存在一些不足。近年来，各大口腔院校、医院逐渐重视老年口腔专业，但针对于老年人群的专业口腔诊疗科室开设仍较为不足，仅少量医院为老年人群专门开设了针对性门诊科室。同时，国内从事老年口腔专业的医师大多由全科专业医师担任，这与国内各高校老年口腔专业硕士、博士点设立不足相关，每年向社会输送培养的老年口腔医学专业的高层次专业人才不足，无法满足国内老年人口腔治疗的需求。在未来，我们要加强老年口腔医学专业化教育，建立老年口腔医学专业医生的培养体系，培养高层次专业化的老年口腔专业医生，为国内广大的老年人提供优质的诊疗服务。

我国在老年口腔专业领域缺乏相应的技术创新，在科研领域针对老年人群的专业化研究较少，缺乏足够的自主创新。未来老年口腔医学的主要研究目标是针对老年人群的特点，不断明确老年口腔疾病的病因，促进口腔医学与其他专业的新技术的结合，推动数字化口腔的发展，采用新技术进行个性化治疗，加强针对老年口腔专业新技术的开发，增强国内老年口腔专业领域内的创新能力。

建设中国特色的老年口腔医学学科、老年口腔医学发展模式以及老年口腔专科医疗，完善老年口腔专业医师的培养模式，加大临床技术创新，为老年口腔专业科学研究大力培养人才，是中国老年口腔医学未来的发展目标，也是所有老年口腔医学同仁共同奋斗的目标。老年口腔医学发展面临较大的机遇和挑战需要各位同道携手共进，共同提升老年人口腔健康水平，为老年口腔医学的发展作出更多创新型、引领性的贡献。

参考文献

[1]栾文民. 中国老年口腔医学的发展历程[J]. 中国实用口腔科杂志, 2021, 14(6):641-644.

[2]刘洪臣. 老年口腔医学进展[J]. 中华老年口腔医学杂志, 2003, 1(1):7-9.

[3]刘洪臣. 见证我国老年口腔医学发展二十年[J]. 中华老年口腔医学杂志, 2022, 20(1):1-2.

[4]《中华老年口腔医学杂志》编辑部.《中国口腔健康发展报告(2022)-老年人口腔健康状况》医疗卫生蓝皮书发布[J].中华老年口腔医学杂志, 2023, 21(4):222.

(本文编辑 吴婷)

中国牙病防治事业的奠基

——回顾1985年全国牙病防治工作运城现场会

李刚

空军军医大学口腔医学院

国家卫生部(现国家卫生健康委员会)于1985年11月11—13日在山西省运城市举行了全国牙病防治工作运城现场会。时任卫生部副部长顾英奇主持了会议,各省、自治区、直辖市卫生厅有关负责同志及全国口腔专业的专家教授以及山西省委、省政府,运城地区市县有关负责同志共130人出席了会议。会议代表除了听取顾英奇副部长的报告和山西运城的经验介绍以外,还深入试点县农村、学校和防治网参观学习。从历史的视角评价,1985年国家卫生部在运城召开的这场全国牙病防治工作现场会是中国牙病防治事业发展的重要奠基。

一、会议召开背景

口腔疾病是人类的常见病、多发病,世界卫生组织已把龋病排在心血管病和癌症之后,列为世界重点防治疾病的第三位。口腔医学和口腔专科技术的发展以及口腔专科医疗机构的设置和社区防治的开展愈来愈受到世界各国的重视,许多发达国家已遥遥领先,一些发展中国家也在积极研究发展本国的口腔保健事业。我国的口腔医学基本上是中华人民共和国成立以后发展起来的,无论是口腔医学教育,还是专科建设和技术水平与中华人民共和国成立以前相比都发生了根本变化。但是,40年前的中国由于种种原因,以及经济上和认识上的原因,在口腔医疗保健人才的培养和防治机构的建设上发展是比较缓慢的,尤其是广大农民群众的口腔保健基本上还是空白。这种状况与经济的发展,人民生活水平的逐步提高很不匹配,口腔疾病的防治仍然是亟待加强的短板。如何加强这个短板,加快我国口腔保健事业尤其是基层口腔保健事业的发展,山西省运城地区遵照卫生部原部长崔月犁在全国卫生厅局长会议上的讲话精神,做了许多工作,在改革中探索出了一条路子,在中国运城地区找到了一个农村牙病防治事业的模式。

二、推广运城模式

全国牙病防治工作运城现场会向全国推广了运城牙病防治模式。20世纪70年代末,牛东平医师在党的十一届三中全会精神指引下,以“人人享有初级口腔卫生保健”为目标,为了解除广大牙病患者的疾苦,发展农村口腔保健事业,他以勇往直前的闯劲、坚韧不拔的毅力和无私奉献的精神,在各级党政领导和卫生主管部门的大力支持下,和他的同事们致力于发展中等口腔医学教育事业和农村牙病防治事业,为解决群众“治牙难”“镶牙难”,指导群众口腔卫生,为降低牙病发病率辟出了一条新路。他们的做法和经验对全国有指导意义。运城牙病防治模式的成功经验可以归纳为以下四个方面:

第一,依靠一批锐意改革、大胆创新的知识分子和卫生干部,开拓口腔保健事业迅速发展的新路子。运城地委、行署领导的高度重视和深切关怀是发展当地口腔保健事业的根本保证。

第二，从举办中、初级口腔专业教育入手，主要依靠自己的力量培养口腔人才，在运城创办了口腔医士专业班、口腔职业学校，并在此基础上，经山西省政府批准，创立了我国第一所中等口腔专业学校——山西省运城地区口腔卫生学校，专门为县及县以下农村培养“实用型”口腔保健人才，创造性地实行了“学校—医院—社区”三位一体的教学体制和“三个并重”“四个加强”的教学计划，直接为实施初级口腔卫生保健服务培养出700余位中、初级口腔卫生专业人才，建立为本地区服务的土生土长的口腔防治队伍。

第三，积极筹划创建了一所设有61套椅位、装备较为先进的口腔医院，成立了地区口腔疾病防治中心。实行医疗、预防、教育三结合，把口腔医疗机构办成全地区的牙病防治中心，面向广大农村居民开展三级口腔保健服务，指导全区以县、乡、村三级医疗卫生网为依托，建立了248个农村牙病防治网点，其中县级网点13个，乡（镇）级66个，村级169个，特别是在130多所学校和幼儿园的29 000名学生和幼儿中进行了定点口腔卫生知识教育和牙病普查普治，在30所学校试行中、小学生口腔健康保险，在地区幼儿师范学校开设了口腔保健课，使全区享受初级口腔卫生保健覆盖面达80万人，占总人口的80.5%，取得成效。

第四，在调查研究的基础上，从本地区地理、经济、人口、牙病流行特点等实际情况出发，积极探索农村牙病防治工作新途径，多次参加国际国内学术会议，先后在各种会议和刊物上发表了十多篇农村牙病防治工作研究学术论文。

三、产生的五大社会影响

运城牙病防治模式开启了我国基层口腔保健工作的先河，受到原卫生部和世界卫生组织的肯定。全国牙病防治工作运城现场会对我国今后如何开展牙病防治产生了以下五大社会影响。

1. 加强领导，统筹规划

学习运城经验，首先是一定要加强对牙病防治工作的领导。运城牙病防治体系的形成，前后用了不足五年的时间，在这样短的时间里做了这么多工作，确实是很不平常的。相信山西省和全国的其他地区，特别是条件优于运城的地区也是同样可以做到的。运城地区开展牙病防治的一条最重要的经验就是：领导重视，目标明确，起用能人，奋力开拓。各级卫生部门都要像运城地区那样主动争取当地党政领导的支持，高度重视牙病防治工作，不仅要切实规划防治目标，组织力量，部署工作，而且要尽可能地为发展口腔保健事业提供必要的物质条件，合理安排专项经费，组织生产供应质量良好的牙科器材，有组织有计划地把本地区的工作迅速地开展起来。1992年，全国牙病防治指导组制定《2000年我国口腔卫生保健规划目标》；2007年至今，原卫生部和现国家卫生健康委支持中华口腔医学会主办“口腔健康促进与口腔医学发展西部行”活动；2008年至今，中央财政设立中西部地区儿童口腔疾病综合干预试点项目专项经费；2016年，中共中央、国务院发布《“健康中国2030”规划纲要》，其中提出健康口腔专项行动。

2. 重视人才培养

为解决口腔专业人才奇缺的问题，必须以现有的高中等医学院校、口腔医院以及综合医院口腔科的师资和技术力量为基础，多渠道、多层次、多形式地培养口腔人才，特别是中、初级口腔保健人才。各省、自治区、直辖市要给医学院校的口腔系以足够的投资，使他们能在提高教学质量的前提下，扩大招生规模，培养更多的高质量的口腔专业人才和各种专门化的口腔人才。推动已有的29所卫生学校的口腔专业要继续办好，各地要增加投资，创造办学条件，力争有更多的中等卫生学校设置口腔专业。有条件的省、自治区、直辖市可以试办一两所口腔专科学校。地市医院、县卫校要积极开展口腔职业教育，培养初级口腔保健人员，使高、中、初的教育结构日趋合理，逐步满足口腔保健事业发展的需要。我国现在大约有近200所综合大学、医科大学、技术学院等高等院校设有口腔医学院、口腔医学系、口腔医学专业等，为我国培养口腔医学专业人才。

3. 建设牙病防治网

采取多渠道集资和国家办、集体办、群众办相结合的办法，加强口腔医院、牙病防治所、地市以上综合医院口腔科和城乡基层牙病防治网的建设，加速口腔保健事业的发展。口腔医院、牙病防治所、地市以上医院口腔科要担当起医疗、预防、培训三重任务，成为本地区牙病防治中心和技术培训基地。基层防治网点的建设要从实际出发，合理布局，坚持搞试点，由点到面，发展一批巩固一批，扎扎实实地稳步前进。这方面的工作可以效仿运城的办法，也可以采取适合本地情况的其他办法。可以建立单独的牙病防治网，在农村也可以以原来的医疗预防三级网为基础，培养充实中、初级口腔保健人员，实行一网多用。我国现在有近10万个口腔医院、口腔门诊部、口腔诊所和各级综合医院、乡镇医院口腔科，为社会大众提供高质量的口腔医疗服务。

4. 进行口腔卫生宣传教育

动员各级医疗卫生机构的力量，争取教育、宣传、文化部门的协同，在城乡群众中利用各种形式广泛深入地进行口腔卫生的宣传教育，使人人懂得口腔卫生的重要，掌握预防牙病的方法，提倡人人刷牙，正确刷牙，早晚刷牙。要特别重视儿童少年牙病的预防，把口腔卫生知识纳入学前教育和学校教育。从学校开始进行牙病的普查普治工作，逐步扩展到城乡居民。普查普治工作应以12岁为达标年龄组，使龋齿、牙龈炎发病率不再有上升的趋势，并应逐年下降。使牙病防治的效果既见之于这一代，更见之于即将成长起来的下一代，达到世界卫生组织提出的口腔保健的目标。1989年，原卫生部、全国爱卫会、国家教委、文化部、广电部、全国总工会、共青团中央、全国妇联和全国老龄委等9个部委联合确定每年9月20日为“全国爱牙日”；2009年，原卫生部公布《中国居民口腔健康指南》；2019年，中华口腔医学推广“口腔健康教育规范化研究”项目成果。

5. 开展牙病防治技术研究

扩大口腔预防适宜技术的试点，继续开展牙病防治技术的研究。窝沟封闭、牙周洁治、氟素防龋等各地已做过多种实验观察，应该在总结现有资料的基础上，进一步扩大试点并进行预防方法和预防效果的论证，以求尽快地将研究成果应用于预防工作，扩大预防覆盖面。牙病的形成源于多种因素，还应重视开辟其他预防途径的研究，努力提供综合性的有效预防措施。1995—2015年开展3次全国口腔健康流行病学调查，2021年国家卫生健康委设置国家口腔医学中心，加强口腔预防适宜技术的研究和应用。

四、中国牙病防治事业大事记

1985年，卫生部在运城召开全国牙病防治工作现场会

1988年，卫生部成立全国牙病防治指导组

1989年，卫生部、全国爱卫会、国家教委、文化部、广电部、全国总工会、共青团中央、全国妇联和全国老龄委等9个部委联合下发通知确定每年9月20日为“全国爱牙日”

1992年，全国牙病防治指导组制定《2000年我国口腔卫生保健规划目标》

1994年，中国牙病防治基金会成立

1995年，开展第二次全国口腔健康流行病学调查

1996年，中华口腔医学会成立

1997年，成立中华口腔医学会第一届预

防口腔医学专业委员会

1997—1998年，卫生部举办全国“牙防新长征”活动

2005年，开展第三次全国口腔健康流行病学调查

2007年，卫生部成立口腔卫生处

2007年，卫生部发布《关于加强口腔卫生工作的通知》

2007年起，卫生部支持中华口腔医学会主办“口腔健康促进与口腔医学发展西部行”活动

2008年至今，中央财政设立中西部地区儿童口腔疾病综合干预试点项目专项经费

2009年，卫生部公布《中国居民口腔健康指南》

2015年，开展第四次全国口腔健康流行病学调查

2016年，中共中央、国务院发布《“健康中国2030”规划纲要》，其中提出健康口腔专项行动

2019年，中华口腔医学会推广“口腔健康教育规范化研究”项目成果

2021年，国家卫生健康委设置国家口腔医学中心

（本文由《中国医学论坛报·今日口腔》供稿）

中国老年口腔医学的发展历程

栾文民
北京医院口腔科

老年口腔医学是一门新兴的学科，随着世界人口老龄化，许多国家都逐渐步入老龄化社会。2005年，我国60岁及以上的老年人已占总人口的11%，达到1.2亿人，成为老年型国家。人口老龄化已引起广泛的关注，老年人的口腔保健也越来越受到重视。老年人口腔疾病是常见病和多发病，严重影响老年人的身体健康。老年人的口腔组织，特别是牙体、牙周组织经过增龄性改变，其组织结构和年轻人不同，因此老年人的口腔治疗具有特殊性。同一种口腔疾病，对老年人的治疗设计、治疗方法与年轻人不同，加上老年人的身体及心理状况不同，故要求医生必须具有老年医学和老年口腔医学的知识和经验。

一、笔者与老年口腔医学的机缘

我的工作单位是卫生部北京医院，卫生部老年医学研究所就设在北京医院。为完成保健任务，各科室都开展老年医学研究。20世纪70年代，我在书店看到了英国伯明翰牙科学院弗兰克斯教授主编的专著——《老年牙科学》（*Geriatric Dentistry*），这是国际首部有关老年口腔医学的专著，也使我了解到国外有专门的老年牙科，该学科称为Geriatric Dentistry或Oral Gerontology，在我国称为“老年口腔医学”。

20世纪80年代初，我到丹麦奥胡斯市皇家牙科学院进修，在牙体牙髓科、牙周科和修复科系统学习了有关老年牙科的内容。经牙周科彼德森教授的介绍，我于1985年参加了在新加坡举办的第二届老年牙科学术研讨会（国际老年牙科学会成立暨第一届老年牙科学术研讨会举办于1982年），并做了大会学术报告。1989年，应英国文化委员会邀请，我有幸到英国纽卡斯尔大学牙科学院、邓迪大学牙科学院和伦敦大学盖斯和托马斯医院牙

科学院，讲授中国老年口腔医学相关内容；并参加了在曼彻斯特召开的英国北方老年牙科学组成立大会和在切斯特召开的英国牙齿保守治疗科（Con- servative Dentistry）教师年会。在丹麦进修期间，我学习到很多前沿的知识，认识了许多国际老年口腔医学专家，还拜访了弗兰克斯教授。这些为我深入研究老年口腔医学奠定了基础。

从丹麦进修学习回国后，经丹麦政府和我国卫生部批准，成立了“中丹老年口腔医学研究中心”，首次对一个口腔卫生条件较差的自然村分别进行了长达5年和10年的纵向研究，分析口腔常见病自然发生、发展的规律及与年龄的关系。研究口腔健康状况的增龄性改变是老年口腔医学的一个重要组成部分，对了解老年口腔疾病谱的改变、探索病因，以及提供有效的预防措施有重要意义。10年纵向研究结果表明，牙齿缺失和龋病的发病率都是随年龄的增长而增加的；但是，牙周炎发病率与年龄无关，而且与西方口腔卫生良好的人群相比无明显差异；提示牙周炎的发病除受到牙菌斑和牙石的局部因素影响外，全身因素也应引起重视。该研究结果在国际口腔杂志发表论文12篇，研究内容被多部专著及教科书引用，誉为“经典的纵向研究”。

二、我国老年口腔医学专业委员会的成立与发展

卫生部北京医院原副院长韩宗琦教授，是我国著名的口腔医学专家，与其他老一代口腔医学专家一起积极推动我国老年口腔医学的发展。在他们的倡议下，经中华医学会的支持，中华医学会口腔科学会第一届全国老年口腔病专题讨论会于1986年12月在武汉市召开。这次会议共收到论文140篇，会上交流了98篇，内容包括老年人口腔疾病的流行病学调查、口腔颌面部肿瘤、牙体牙髓病、牙周病和黏膜病的防治，以及老年人的口腔修复与保健等方面，内容丰富，具有一定的学术水平。本次会议的成功召开对推动我国老年口腔医学的发展起到积极作用，并成立了老年口腔病学组。1987年，笔者邀请5位丹麦专家在卫生部北京医院举办了“老年口腔医学学习班”，全国各地有100多名代表积极参加。

1996年，中华口腔医学会成立，各专业委员会也相继成立。2000年，中华口腔医学会第一届老年口腔医学专业委员会成立，由笔者担任主任委员，韩宗琦任名誉主任委员，马绪臣、刘洪臣、吴补领任副主任委员。随后，全国老年口腔医学学术研讨会、全国老年口腔医学暨全军无痛治疗技术学习班相继举办，国内外同行共聚一堂，交流经验、互相学习、取长补短，为我国老年口腔医学的进步发展奠定了良好基础。在国际交流方面，2000年6月，笔者参加了在美国查尔斯顿召开的“农村老龄化——世界性挑战”大会，介绍了中国农村老年人的口腔健康状况和对策，发言内容被推荐在*International Dental Journal*发表。2003 年，笔者分别应邀参加了日本和韩国的老年牙科年会，并在会议上介绍了中国老年口腔医学的概况；2004年笔者参加了在中国香港举办的第26届亚太地区牙科年会，并应邀主持老年牙科专题讨论会，进一步增进了国际同行对中国老年口腔医学的了解。

从1986年中华医学会口腔科学会第一届全国老年口腔病学组成立，到2021年第六届中华口腔医学会老年口腔医学专业委员会换届，经过了30余年。我国老年口腔医学取得了很大进展，对老年人牙体牙髓病、牙周病、修复方面从基础研究到临床实践都取得了很大成绩，提高了对老年人口腔疾病的治疗水平；同时，对口腔医学的发展也作出了贡献，在国际上也有一定影响力。

三、老年口腔医学的发展方向

目前，我们对老年人口腔疾病的治疗水

平有了很大提高，但老年口腔医学的特点或特殊性还没有发挥出来。口腔医院各科室都可以治疗老年患者，治疗方法及治疗效果与老年口腔专科区别不大。老年口腔专科可能会对患者全身状况的判断更全面、治疗更安全，但在具体治疗方法的特殊性还没有显现出来。

1. 重视自然牙的保存

老年人口腔健康的标准：终生保持一副健康、自然、有功能的牙列，包括与生活有关的社交和生物学功能，如美观、咀嚼、味觉、言谈等。

世界卫生组织认为，牙齿健康并不意味着保留所有的32颗牙，而是要保留牙列中有用的部分。65岁以上老年人口腔健康的标准：缺失牙在10颗以内，龋齿和充填牙在12颗以内，存在20颗有功能的牙。卫生部制定的《中国口腔卫生保健工作规划（2004—2010年）》中规定：65岁以上的老年人保持20颗功能牙的人数百分率在农村要达到60%，城市要达到80%。最大限度地保存自然牙是从事老年口腔医学的医生要放在首位的重要任务。牙齿保存在国际上非常受到重视，许多国家都有牙齿保守治疗科（Conservative Dentistry），致力于自然牙的保存，有关牙齿保存的专著也不少，而我国在这方面还不够重视。目前，口腔种植学发展很快，对恢复口腔功能也起到了很好的作用。但是，其价格昂贵，大多数的老年人还承担不起，保存自然牙仍需要高度重视。

2. 高龄多病患者的治疗理念

高龄多病患者常不能耐受长时间的治疗，多次来医院就诊也比较困难。例如，在根管治疗时，因老年人根管狭窄，有时需要牙科显微镜辅助，治疗时间长，患者常不能耐受。这种情况下，可以使用传统的干髓治疗，该方法虽已被临床淘汰，但对高龄患者可以考虑使用。只要合理选择适应证，操作规范，干髓治疗效果也会很好。若是能对干髓剂进行改进，使其无害，将会简化牙髓炎的治疗方法，并降低医疗费用。

随着老年人年龄增加，口腔治疗的复杂性和难度也增加。高龄患者行动不便，来医院就诊本身就很困难，而且一般都患有多种全身性疾病，身体虚弱，健康状况较差。这都会使医生在用药、麻醉、手术等操作时产生顾忌，甚至会有一定的治疗风险。为了解决高龄患者口腔治疗问题，国外提出了预防性牙科学的概念，即在老年人65岁或70岁以前，身体状况较好的时期，进行全面的口腔检查；对可保留的患牙进行彻底治疗，对不能保留或暂时可保留但以后会出现问题的患牙，一律拔除；然后制作一副合适的义齿，同时教会患者自我口腔保健的方法，使患者在以后处于高龄期，免于或减少做复杂的口腔治疗。

3. 卧床、行动不便人群及在养老院和老年病院人群的口腔治疗与保健

卧床、行动不便的老年人所占比例不高，为65岁及以上老年人的10%~12%，但实际人数并不少。根据2020年第七次全国人口普查数据显示，我国65岁及以上人口为1.9亿人，按该比例测算，卧床、行动不便的老年人已超过2 000万人。这部分老年人因行动不便，口腔卫生情况极差，易患各种口腔疾病。患病后到医院就诊本身就非常困难，导致患者常得不到及时的治疗，从而影响了他们的生活质量和寿命。除了老年人以外，还有一部分人群虽不属老年人，但因各种疾病而长期卧床，也得不到良好的口腔医疗服务。

目前，我国各种形式的养老院有增加的趋势，大多数养老院并不具有口腔科的设备和口腔专业医生，对老年人的口腔卫生保健不够重视。国外对这部分人群非常重视，从社会学、心理学到具体实施方案等各方面都进行了比较深入的研究，而我国才刚刚起步，需要一批专门从事这项工作的专业人员。在国外许多大医院都有专人或小组走出医院大门，到患者家中及养老院为患者提供口腔医

疗服务。艾奥瓦大学牙科学院盖挺杰教授是卧床及行动不便老年人牙科治疗的专家和发起者之一。我有幸于2000年9月拜访了盖挺杰教授,学习其为卧床老年人进行口腔治疗的操作过程,很受启发。目前开发的手提设备、简易的治疗台多种多样,也有专门为口腔医疗服务设计的便携式牙科治疗设备。

由于我国的医疗体制与国外不同,这样的治疗方式很难开展。随着医疗体制的改革,国家对医院加大支持,相信会逐渐开展相关治疗,为卧床、行动不便人群及在养老院和老年病院人群的口腔治疗提供便利条件。

四、结语

老年口腔医学从1986年成立中华医学会口腔科学会第一届全国老年口腔病学组到现在已经发展30余年,虽然取得了很好的成绩,但仍是一个年轻的学科,有许多待开发的领域。相信经过同道的努力,一定会超越国际先进水平,为我国老年人提供更加优质的口腔医疗服务。

[本文转载自《中国实用口腔科杂志》,2021,14(06):641-644.DOI:10.19538/j.kq.2021.06.001.]

推进口腔医学人文教育的专家共识

口腔医学人文教育现状、问题及改革策略研究课题组

随着医学模式的转变和健康中国战略的实施,提升医学生的医学人文素养势在必行。2020年9月23日国务院办公厅发布的《关于加快医学教育创新发展的指导意见》中提出:“加强救死扶伤的道术、心中有爱的仁术、知识扎实的学术、本领过硬的技术、方法科学的艺术的教育,培养医德高尚、医术精湛的人民健康守护者,仁心仁术的医学人才”。此外,2018年12月29日中共中央办公厅印发的《关于加强公立医院党的建设工作的意见》中要求医务工作人员拥有“弘扬和践行敬佑生命、救死扶伤、甘于奉献、大爱无疆的崇高职业精神,塑造医术精湛、医德高尚、医风严谨的行业风范”。这些都对医学生的人文素养提出了更高的要求,国内也于2017年开始举办中国医学人文大会,探讨医生的人文素养。然而,目前医学人文教育在课程设置、师资培养、教学方法、效果评价等方面仍存在一些问题。在此背景下,为了贯彻和落实政策文件中关于医学人文素养的要求,推进口腔医学教育的创新发展,在教育部立项课题开展研究的基础上,由口腔医学人文教育现状、问题及改革策略研究课题组牵头,调查分析了国内20所口腔医学院校开展医学人文教育的现状,课题组撰写了专家共识初稿,邀请口腔医学教育领域内的专家和参与调研的20所院校相关领导,召开口腔医学教育领域专家关于医学人文教育的研讨会,对共识初稿进行讨论和修订,并对修订版进行书面意见评审,汇总意见后再修订,最终形成《推进口腔医学人文教育的专家共识》(下称《共识》)。

一、口腔医学人文教育的内涵与目标

(一)口腔医学人文教育的内涵

《口腔医学人文》一书中提出:“医学人文是一门自然科学与人文科学相结合的交叉学科,由于涉及多个社会学体系,目前它还是一个综合学科群,尚未形成一个单一的学科体系。”根据邱蔚六、张大庆、王一方等学者对医学人文属性的阐述,结合口腔健康教育和口

腔健康促进中所体现的人文素养,《共识》将口腔医学人文教育定义为:口腔医学人文是一门自然科学(主要是生命科学)与人文学科相结合的交叉学科,旨在通过教授人文学科的知识和传递“真”“善”“美”等人文精神,培养口腔医学生“共情、关怀、沟通、利他、叙事、反思、艺术、阅读、写作”等临床人文胜任力,塑造口腔医学生尊重患者、敬畏生命、关怀患者等生命至上、以人为本的职业道德、职业精神和价值观。

(二)口腔医学人文教育的目标

根据《口腔医学类教学质量国家标准》对口腔医学生思想道德与职业素质的要求和专家意见,口腔医学人文教育的目标如下:口腔医学生应掌握基本的口腔医学人文、口腔医学领域的法律规范、口腔医学伦理等知识;应掌握基本的临床沟通交流能力、团队合作能力、批判思维能力、共情能力、审美能力等医学人文胜任力;应具备诚实守信、人文关怀、尊重他人、与人为善、求真务实等医学人文精神。

二、中国口腔医学人文教育存在的问题

通过对我国20所口腔医学院校进行师生调研和访谈,并对结果进行分析归纳,我国口腔医学人文教育存在以下问题。

(一)医学人文课程不能满足需求

在课程开设上,20所医学院校共开设9大类,共计92门医学人文课程,包括医学伦理、医学心理学、医患沟通、卫生法学、生涯规划与创新创业、医学史、口腔美学、医院管理学、医学人文概论等。其中,开设最多的课程门类分别是医学伦理学、医学心理学、卫生法学、医患沟通、职业生涯规划与创新创业。执业医师考试中规定的三门课,医学伦理、医学心理学、卫生法学,仍然有50%(10/20)的学校没有全部开设。在师生需求上,学生最希望开设的医学人文课程分别为口腔美学、医患沟通、医学心理学、口腔医疗服务管理、职业生涯规划、医学社会学、医学伦理学及叙事医学等;教师最希望开设的医学人文课程分别为医患沟通、医学心理学、口腔美学、口腔医疗服务管理、医学伦理、生涯规划及社会医学等。这些都反映出各个院校的医学人文教育课程数量和种类较少,学生可供选择的课程和教师可以开设的课程有限。

(二)医学人文教育师资力量薄弱

口腔医学院校开展医学人文教育主要依托人文教研室或人文学院。调研发现,在20所医学院校中,大学(口腔医学院)设有人文相关学院或教研室的占35%(7/20);大学设有人文相关学院或教研室但口腔医学院无设置的占35%(7/20);所属大学和口腔医学院均无人文相关教学机构的院校占30%(6/20)。所调查的学校中,有医学人文专职教师的学校占25%(5/20)。上述结果表明口腔医学院校医学人文教育的组织机构尚不健全,且相关领域的师资比较薄弱。

(三)课程教学方法较为单一

课程教学方法直接影响到学生的学习效果。本次调研发现,对于医学人文教育评价中,“医学人文教育形式”的得分最低,学生评价仅为2.09分(满分5分)。对于教学形式,学生最希望的是体验式教学和情境教学。说明目前医学人文类课程的教学方法较单一,仅以理论授课为主,不能有效吸引学生的兴趣及增加学生的学习投入度。

(四)缺乏覆盖本科医学教育全程的课程

本次调查发现,在本科医学教育阶段,现有的医学人文课程总体集中在理论课程学习阶段,即临床实践课程前的低年级学习阶段。特别是最后一年的实习教学中,对于医学人文的教学较薄弱,仅有25%(5/20)的学校仍有相关必修课教学计划。对于医学人文课程的学时,目前也发展不均衡。

三、口腔医学院校医学人文教育的共识

(一)设立医学人文相关的教研室

强化医学人文教育,培养医学生的人文

精神，是目前医学院校面临的重要任务。口腔医学院校应给予医学人文教育更多的关注，可以设立专门的医学人文教研室，完善组织架构。在人员配置、专项资金支持、研究课题设置、国内外学术交流等方面予以专项支持。教研室可以组织老师实施教学计划、编写教材和教学参考资料、完善院校的医学人文课程体系；还可以组织教师开展学术研究、探索培养医学人文精神的途径与方法、促进学科建设。

（二）建立多学科、专兼职结合的师资队伍

医学人文教育应始终贯穿于口腔专业课程教学中，为此必须加强培养口腔医学专业教师的人文素质，挖掘和培养对医学人文教学与研究具有浓厚兴趣的优秀口腔医学专业教师作为人文教学的骨干老师。医学人文教育涉及多个学科，因此各医学院校应充分利用高校资源，整合全校的师资资源，让学生可以选修类似人文学院、心理学院等开设的与医学人文教育相关的课程。根据学生、课程和课时的具体安排，可以聘请不同学院、不同专业背景的老师进行授课和指导。如：可以聘请临床医学院、公共卫生学院、护理学院等具有精湛医术和崇高职业道德的老师担任专职老师并开设相关课程，聘请医院的社会工作者为学生讲解社工使命与职责，让学生接受医学人文教育的熏陶，促进医学人文精神的培育。

（三）设置贯穿医学本科教学全程的医学人文课程

医学人文课程应按照医学本科生成长规律与医学教育的阶段性递进原则，贯穿于基础学习、临床实践培养全过程。在课程类型上，应设立必修课程和选修课程，增加学生的选择权。在课程目标上，这些课程旨在培养口腔医学生拥有医学伦理学、医学心理学以及医学社会学等知识，提升口腔医学生的聆听与沟通技能、叙事能力，塑造口腔医学生的同理心及高尚医德。在课程安排方面，各培养阶段的课程安排应合理衔接，同时结合时代需求与院校风格。医学人文课程安排建议低年级以培养口腔医学生基本的医学人文知识和态度，比如开设医学史、医学社会学、医学心理学、医学哲学、医学伦理学、职业生涯规划、医学文学等课程门类。对于本科高年级学生，以培养具备临床人文胜任力、职业价值追求、共情、利他、人道、自律的职业精神为主，开设医患沟通、医院管理学、卫生法学、口腔美学等。在课程教材方面，《口腔医学人文》一书内容丰富，涵盖人文学科中艺术、美学、教育、哲学、医学史、心理、伦理、法律法规、医学写作等各分支学科，可作为医学人文课程的基本教材，各院校可在此基础上进行课程拓展。

（四）实施以学生为中心的多种形式教学模式

课程应该实施以学生为中心的教学方法，如：以问题为基础的教学方法、案例教学、团队学习、情景教学等，加强学生的课程参与程度。就显性课程而言，可以依托医教协同平台，采用影视、叙事、案例等方式，在教学中讲授医学人文议题、医学伦理道德困境、社会关注热点等，促使抽象的医学人文教学形象化、具体化，加深学生对“以人为本”医学模式的认知与体会。在临床教育阶段，可以邀请临床医生中具有较高品德修养的老师开设关于手术人文、急诊人文、重症人文等专题讲座，或邀请人文社科的教师开设历史、伦理、哲学等人文类讲座。就隐性课程而言，口腔医学院校还可以利用校园设施和院校文化对学生进行潜移默化的培育。具体而言，学院可以设置“医学人文艺术空间”“医学人文博物馆”；可以举办“医学人文艺术节”，举办“医学人文主题电影周、戏剧节”等各类演出；可以利用入学教育、毕业典礼、医师节、护士节、教师节、爱牙日等活动和节日，对其融入医学人文元素，强化职业信仰的感召；还可以建立与医学人文有关的社团并配备医学人文导师，加强对该类社团的支持。

（五）开展科学有效的教学评价和动态反馈

对口腔医学人文教育开展科学有效的评价具有重要意义，医学人文教学宜采用必修课与选修课相结合的方式，在课程考核方面采用考试和考核相结合的方式。对于院校的医学人文教育宜采用短期效果评价和长期效果评价相结合的方式，并根据评价情况对医学人文教育教学进行持续改进。短期评价方面，首先对教学内容进行动态评估，定期对教师进行调研以获取他们对于教学内容调整的反馈；其次对评估指标进行科学构建，在咨询管理人员、任课教师、学生的基础上，构建关于口腔医学生医学人文素养的评估指标；最后对学生的学习成效进行评估，采用管理人员打分、教师打分、学生自评以及在实习中让患者评价等方法全面评估学生的人文素养情况。长期评价方面，可以进行毕业生随访调研，了解用人单位对于毕业生的医学人文素养的评价，并提供相关反馈，为改进工作提供意见和建议。

各口腔医学院校应高度重视医学人文教育，加大医学人文教育资源的配置与经费投入，加强医学人文教育的交流与合作，丰富医学人文教育的理论和实践研究，以切实推进口腔医学院校医学人文教育。医学人文教育的推进，任重道远，需要政策制定者、教学管理者、临床医生、医学教育研究者以及全体师生的通力合作。

执笔专家：张丽莉、邱蔚六、郭莲（单位均为上海交通大学医学院附属第九人民医院）

专家组名单（按姓氏笔画排序）：王佐林（同济大学口腔医学院·附属口腔医院）、王松灵（首都医科大学口腔医学院）、王培军（哈尔滨医科大学口腔医院）、牛卫东（大连医科大学口腔医学院）、尹章成（昆明医科大学附属口腔医院）、卢友光（福建医科大学口腔医学院）、田伟（中国医科大学口腔医学院）、白玉兴（首都医科大学口腔医学院）、边专（武汉大学口腔医学院）、任秀云（山西医科大学口腔医学院）、刘斌（兰州大学口腔医院）、李长义（天津医科大学口腔医学院）、李昂（西安交通大学口腔医院）、何家才（安徽医科大学口腔医学院）、沈曙铭（北京大学口腔医学院·口腔医院）、邱蔚六（上海交通大学医学院附属第九人民医院）、张志愿（上海交通大学医学院附属第九人民医院）、张丽莉（上海交通大学医学院附属第九人民医院）、张铭（第四军医大学口腔医学院）、陈谦明（浙江大学医学院附属口腔医院·浙江大学口腔医学院）、罗萍（广西医科大学口腔医学院·附属口腔医院）、周学东（四川大学华西口腔医院）、周曾同（上海交通大学医学院附属第九人民医院）、赵铱民（第四军医大学口腔医学院）、胡敏（吉林大学口腔医院）、俞光岩（北京大学口腔医学院·口腔医院）、徐艳（南京医科大学附属口腔医院）、郭传瑸（北京大学口腔医学院·口腔医院）、郭莲（上海交通大学医学院附属第九人民医院）、唐瞻贵（中南大学口腔医学院）、葛少华（山东大学口腔医学院）、程斌（中山大学光华口腔医学院·附属口腔医院）、谭静（四川大学华西口腔医院）、樊明文（江汉大学医学院）

指导单位：中华口腔医学会口腔医学教育专业委员会

［本文部分转载自《中华口腔医学杂志》，2021，56（11）：1054-1058. DOI: 10.3760/cma.j.cn112144-20210804-00354.］

医疗工作

第六届国之名医盛典

国之名医盛典始于2017年，是由人民日报健康客户端主办的年度“医生学术活动”，以“权威、客观、公正”为原则，已成功举办5届。活动以“推举医者榜样，引领尊医舆论，促进人民健康”为主题，通过活动载体，形成促进我国名医成长的政策、机制、舆论、学术、社会环境，激发医生做名医的内生动力与职业尊崇感。国之名医系列榜单设“特别致敬”“卓越建树”“优秀风范”“青年新锐”4大类别。第六届国之名医榜单继续实行学术委员推举制：“卓越建树”“优秀风范”由大会学术委员会委员进行初步推举；“特别致敬”“青年新锐”依照推举标准，向各学科主席团成员及学术委员会委员征集候选人名单，经组委会讨论产生候选名单。4个类别榜单经大会学术委员会主席团审议，报学术委员会轮值主席及主席团联合主席最终审定，授权第六届国之名医盛典发布。

第六届国之名医盛典在此前推举程序上，广泛吸收了医药卫生健康管理部门、国家级学术团体、医院管理专家的意见，进一步优化设置本年度的推举程序。推举程序首先由126名学术委员会委员与60名学术委员会主席团成员推举候选人，然后在人民日报健康客户端社会公示，接着向候选人所在医院意见征询，60名主席团成员评议，最后由5位联合主席审定并授权第六届国之名医盛典发布。本届榜单中推举环节中，增设了向入选榜单所在医院的直接上级医卫管理机关发函报备环节。由来自130个学科的（含单一疾病亚科）126位国之名医学术委员会委员及学术委员会主席团成员60名，按照各自专业领域，依照参评标准、推选名额要求，在各自学科内进行初步推选。2023年9月26日，由人民日报健康客户端主办，第六届国之名医盛典在人民日报社举行，来自全国130个学科（含亚学科或重大疾病组）的305名优秀医生代表入选第六届国之名医系列榜单。榜单中，“特别致敬奖”获得者20位，“卓越建树奖”获得者144位，“优秀风范奖”获得者117位，“青年新锐奖”获得者24位。口腔医学类的获奖名医有15名，其中“特别致敬国之名医”1名，“卓越建树国之名医”10名、“优秀风范国之名医”3名、“青年新锐国之名医”1名。详见表1。

表1　第六届国之名医（口腔医学）

姓　名	简　介	称　号
王　兴	北京大学口腔医学院教授、主任医师	国之名医·特别致敬
王佐林	同济大学附属口腔医院院长	国之名医·卓越建树
郭传瑸	中华口腔医学会会长、北京大学口腔医院主任医师	国之名医·卓越建树
高学军	北京大学口腔医院牙体牙髓病学教授、主任医师	国之名医·卓越建树
凌均棨	中山大学光华口腔医学院附属口腔医院牙体牙髓病科二级教授、学科带头人	国之名医·卓越建树

续表

姓名	简介	称号
王勤涛	空军军医大学口腔医院主任医师、教授	国之名医·卓越建树
葛立宏	北京大学口腔医院儿童口腔科教授、主任医师	国之名医·卓越建树
陈谦明	浙江大学医学院附属口腔医院党委书记	国之名医·卓越建树
台保军	武汉大学口腔医院教授、主任医师	国之名医·卓越建树
张富强	上海交通大学医学院附属第九人民医院终身教授	国之名医·卓越建树
许天民	北京大学口腔医院正畸科主任医师、教授	国之名医·卓越建树
钟来平	北京大学口腔医院正畸科主任医师、教授	国之名医·优秀风范
白玉兴	中华口腔医学会副会长、首都医科大学附属北京口腔医院院长	国之名医·优秀风范
李德华	空军军医大学口腔医院种植科主任、主任医师	国之名医·优秀风范
袁　泉	四川大学华西口腔医院教授、修复系主任	国之名医·青年新锐

国之名医·特别致敬

王兴，北京大学口腔医学院教授、主任医师。1945年8月出生，北京大学口腔医学院教授、主任医师，中华口腔医学会名誉会长、中华医学会、中国医师协会名誉理事。长期工作在口腔颌面外科以及口腔种植科临床第一线，累计完成牙颌面畸形正颌外科矫治病例3 000余例，其中颌骨牵引成骨角质病例400余例，在我国最先开展上颌骨的牵引成骨矫治。2003年获北京市非典防治先进个人，2017年获“全国卫计委系统先进工作者”称号。以第一完成人获得首届中华医学科技一等奖。

国之名医·卓越建树

王佐林，同济大学附属口腔医院院长。1963年4月生，中华口腔医学会副会长、中华口腔医学会口腔种植专委会主任委员，同济大学附属口腔医院院长。发展了上颌窦底提升术临床新技术和理念，提高种植牙成功率，降低诊疗费用，在全国广泛推广应用。从业38年，深受患者爱戴和尊敬，获首届“上海市仁心医师奖”提名奖。以第一完成人获上海市自然科学一等奖、上海市科技进步二等奖；发表SCI论文75篇，被引2 077次。

郭传瑸，北京大学口腔医院主任医师。1964年2月生，中华口腔医学会会长，北京大学口腔医院教授。在国内率先开展头颈癌患者的临床营养学研究课题，填补了国内这方面的空白；他主持的“颅颌面外科精确治疗机器人系统”研发项目，属本专业领域首创。被评为“国家卫生健康委有突出贡献中青年专家”，第四届“白求恩式好医生”，十大卓越贡献院管专家。承担国家及省部级科研项目16项，共发表论著235篇，SCI收录95篇；主编书3本；获各种科技奖励10余次。

高学军，北京大学口腔医院牙体牙髓病

学教授、主任医师。1950年10月生，中国牙病防治基金会第五届理事长。研究成果发表论文近200篇，获3项国家部委和北京市科技奖并被写入3部专著。坚守临床一线近50年，曾获“全国医药卫生系统先进个人”“全国第二届白求恩式好医师”等荣誉称号。率先引进多项先进技术，系统提高牙体牙髓病的诊疗水平，使科室成为首批国家重点专科建设单位。主持制定4个全国性的行业技术规范和专家共识。

凌均棨，中山大学光华口腔医学院附属口腔医院牙体牙髓病学科带头人。1953年5月生，任中华口腔医学会副会长，中山大学光华口腔医学院附属口腔医院牙体牙髓病科二级教授。从事口腔医疗工作40余年，建立牙体牙髓诊疗新模式，主编《显微牙髓治疗学》及其他专著17本，制定《根管治疗技术规范与评价标准》等行业标准。获中国医师协会“杰出医师奖”等荣誉。发表论文440篇，SCI收录110篇。连续7年入选爱思唯尔“中国高被引学者”榜单，获中华口腔医学会、教育部等成果奖10余项。

王勤涛，空军军医大学口腔医院主任医师。1963年8月生，中华口腔医学会牙周病学专业委员会前任主委，空军军医大学口腔医院教授、博士研究生导师。临床诊疗口腔病患7万余人，手术治疗过万例；制定口腔行业标准2项；参编口腔临床诊疗指南与临床技术操作规范；主编口腔专科医师规培教材、研究生规范化教材。从业38年没有过医疗纠纷，注重医疗和预防有机结合。发表SCI论文45篇，获陕西省科技进步一等奖（第二），军队科技进步二、三等奖（第一）。

葛立宏，北京大学口腔医院儿童口腔科教授、主任医师。1952年9月生，第三、四届中华口腔医学会儿童口腔医学专业委员会主任委员，中国牙病防治基金会理事长。率先在国内开展全麻镇静下儿童牙齿治疗等多项治疗技术。从业45年无医疗纠纷，曾获第三届“白求恩式好医生”称号和北大优秀共产党员标兵。在国内外核心杂志发表学术论文116篇，其中SCI收录杂志45篇，以第一完成人获北京市科学技术奖和中华医学科技进步奖各一次。

陈谦明，浙江大学医学院附属口腔医院党委书记。1963年6月生，中华口腔医学会第六届副会长、口腔黏膜专业委员会第五届主任委员。领导口腔黏膜癌前病变光动力治疗等多项临床新业务。牵头制定口腔白斑病、口腔扁平苔藓等多项疾病诊疗指南和行业标准，打造口腔黏膜病诊疗“中国标准”。从业40余年没有医疗纠纷，仁心仁术，深受患者信任。发表SCI论文180余篇，入选爱思唯尔“中国高被引学者” 榜单、“领域高价值论文TOP 100”榜首，获科技奖5项。

台保军，武汉大学口腔医院教授、主任医师。1959年4月生，中华口腔医学会口腔预防医学专业委员会前任主任委员。40年坚守口腔疾病防治一线，建立了中国特色的龋病预防综合干预模式。积极从事口腔健康科普传播，开创性探索数字科普IP赋能口腔健康。发表论文100余篇，获首届中华口腔医学会科技进步奖二等奖1项、湖北省科技进步奖二等奖2项。获“全国三八红旗手”、中国科协“科普贡献者”等称号。

张富强，上海交通大学医学院附属第九人民医院终身教授。1951年12月生，上海市口腔医学会理事长，亚洲口腔修复学会主席。在口腔修复学领域开展了大量开创性工作，将套筒冠义齿用于治疗牙周病患者，推动了中国口腔修复临床技术的发展。获卫生部“有突出贡献中青年专家”“中央保健工作先进工作者”称号。主持完成20余项课题，科研成果多次获省部级科学技术进步奖，发表学术论文250余篇，出版专著42部。

许天民，北京大学口腔医院正畸科主任医师、教授。1963年6月生，专精临床技术，自主研发了四维生理性支抗矫治技术，并应邀撰写了英文专著；长期致力于“建立中国口腔正畸疗效评价标准”的研究，获卫生部公益性行业基金等资助，并牵头该标准的学会团标建设。网评口碑好，吸引了来自各地的错合畸形患者寻诊。以第一完成人获北京市科学技术进步奖等4项科技成果；在国内外专业杂志上发表论文200多篇；获中国及美国发明专利10余项。

国之名医·优秀风范

钟来平，复旦大学附属华山医院口腔科/口腔颌面头颈外科主任。1977年9月生，复旦大学附属华山医院口腔科/口腔颌面头颈外科主任。擅长口腔头颈肿瘤外科治疗，包括口腔颅颌颈联合根治和修复重建手术。完成三、四级手术5 200余台，皮瓣修复重建手术1 600余台。推动口腔癌新辅助治疗的前瞻性临床研究。从业17年，以高度的责任心和良好的医德医风服务患者。曾获上海市杰出青年岗位能手、树兰医学青年奖等荣誉。发表 *J Clin Oncol*、*Ann Oncol* 等SCI论文75篇。以第一完成人获教育部高校自然科学奖二等奖。

白玉兴，首都医科大学附属北京口腔医院院长。1967年2月生，中华口腔医学会副会长，首都医科大学附属北京口腔医院院长。为国家人力资源和社会保障部、国家卫生健康委和北京市有突出贡献中青年专家。入选国家百千万人才工程。先后承担8项国家自然科学基金及多项其他国家级、省部级课题，获省部级科技奖6项，发表SCI论文91篇。主持开发拥有国内自主知识产权的无托槽隐形矫治技术，完成我国口腔正畸学界第一部技术指南——《口腔正畸无托槽隐形矫治技术指南》。

李德华，空军军医大学口腔医院种植科主任、主任医师。1966年4月生，任中华口腔医学会口腔种植专业委员会第四届主任委员、第六届中央保健会诊专家，空军军医大学口腔医院种植科教授。累计完成口腔种植治疗超万例，成功率达99.5%，其中复杂骨增量手术5 000余例，牵头制定国家技术指南与规范3项，推广至日本等10余个发达国家。从业28年无一起医疗纠纷，获“白求恩式好医生”荣誉称号。发表SCI论文31篇，获国际专利2项，以第一完成人获陕西省科技进步一等奖1项。

国之名医·青年新锐

袁泉，四川大学华西口腔医院教授、修复系主任。1980年10月出生，中国医师协会口腔医师分会口腔种植工作委员会副主任委员、国际牙科研究会种植研究分会前任主席。完成口腔种植治疗4 000例，提高全身疾病患者的口腔种植治疗效果，建立数字化辅助的口腔种植治疗新方法。从业15年无医疗纠纷，荣获“援黔医疗卫生对口帮扶优秀帮扶个人”等荣誉，发表论文100余篇，获教育部科技进步一等奖、中华口腔医学科技二等奖和树兰医学青年奖等。

2023年中国好医生、中国好护士评议活动

“中国好医生、中国好护士”网上推荐评议活动自2017年6月开始，由中央精神文明建设办公室和国家卫生健康委共同组织和开展，经过群众推荐、集中展示、点赞评议等环节。该评议活动旨在进一步拓宽优秀医护人员的发现渠道，持续深入宣传卫生健康系统好的典型和经验，营造尊医重卫的良好氛围，带动涌现更多的好医生、好护士，使其成为人民群众信任的健康守护神，更好地为人民健康保驾护航。

2023年6月，四川大学华西口腔医院牙体牙髓病科黄定明入选该活动6月月度人物。2023年12月，江苏省常州市第一人民医院口腔科主任医师刘华联入选该活动12月月度人物。

黄定明，男，汉族，1966年1月生，中国共产党党员，四川大学华西口腔医院牙体牙髓病科主任。黄定明利用最新的知识、精湛的诊疗技术诊治疑难病例，解除病人疾苦，致力于打好“天然牙保存战役”。在国内较早地开展现代根管治疗技术、显微根管外科等牙髓根尖周病现代诊治技术研究、应用及推广，成果先后获四川省科技进步一等奖、国家科技进步奖二等奖等。获评第三届四川省“健康四川—大美医者”称号。

刘华联，中国共产党党员，常州市第一人民医院口腔科党支部书记、口腔科主任，主任医师，质量管理处处长；江苏省口腔医学会口腔颌面外科专业委员会委员、江苏省口腔医学会镇痛与镇静专业委员会委员；中国（江苏）第25期援桑给巴尔医疗队队员。刘华联坚持守正创新，主动担当作为，积极推进医院精细化管理，提高医院管理水平。曾荣获“江苏好青年”等多项荣誉。

国家级医疗质量控制中心专家委员会委员名单

2023年3月29日，国家卫生健康委医政司发布文件，即《国家卫生健康委医政司关于印发国家级医疗质量控制中心及其专家委员会委员名单的函》（国卫医政质量便函〔2023〕44号）。文件指出，为进一步规范医疗质量控制中心（以下简称“质控中心”）的建设与管理，根据《医疗质量控制中心管理规定》（国卫办医政发〔2023〕1号），结合既往工作情况和2022年度国家级质控中心考核评估情况，对已成立的部分国家级质控中心的名称和质控工作范围进行了调整，并重新确定了各国家级质控中心专家委员会名单，予以公布。本次公布的国家级质控中心及专家委员会任期自发文之日起至2025年12月31日结束，其中口腔医学专业国家级医疗质量控制中心挂靠单位为北京大学口腔医院。国家口腔医学专业医疗质量控制中心专家委员会名单如下（按照姓氏笔画排序）。

主任委员：郭传瑸（北京大学口腔医院）

副主任委员：张伟（北京大学口腔医院）、周曾同（上海交通大学医学院附属第九人民医院）

委员：白玉兴（首都医科大学附属北京口腔医院）、刘娟（昆明医科大学附属口腔医院）、杨健（南昌大学附属口腔医院）、何巍（郑州大学第一附属医院）、邹静（四川大学华西

口腔医院)、张洪杰(天津市口腔医院)、陈江(福建医科大学附属口腔医院)、陈谦明(浙江大学医学院附属口腔医院)、岳林(北京大学口腔医院)、周永胜(北京大学口腔医院)、周青(中国医科大学附属口腔医院)、赵今(新疆医科大学附属口腔医院)、胡敏(吉林大学口腔医院)、祝颂松(四川大学华西口腔医院)、徐艳(南京医科大学附属口腔医院)、屠军波(西安交通大学口腔医院)、葛少华(山东大学口腔医院)、葛颂(遵义医科大学附属口腔医院)、董福生(河北医科大学口腔医院)、程勇(武汉大学口腔医院)、程斌(中山大学附属口腔医院)、戴红卫(重庆医科大学附属口腔医院)

秘书:江久汇(北京大学口腔医院)

2023年“全国爱牙日”宣传活动

2023年9月20日是第35个“全国爱牙日”。为贯彻落实《健康中国行动(2019—2030年)》《健康口腔行动方案(2019—2025年)》有关要求,进一步提升人民群众的口腔健康素养水平,促进形成良好的口腔健康行为,国家卫生健康委办公厅于2023年8月24日发布《关于开展2023年“全国爱牙日”宣传活动的通知》(国卫办医急函〔2023〕321号),做好2023年“全国爱牙日”宣传活动作相关通知。

2023年“全国爱牙日”的宣传主题是“口腔健康全身健康”,副主题是“关爱老年口腔乐享健康生活”,通过爱牙日活动,加大口腔防治知识宣传教育,增强口腔健康观念和口腔保健知识,建立口腔保健行为,重点关注老年人口腔健康,营造有利于口腔健康的良好社会氛围。

宣传活动内容及要求包括:积极谋划,加强组织领导;创新形式,注重宣传实效;突出重点,强化宣传力度。各地要突出宣传重点,围绕当前我国老年人口腔健康中存在的主要问题,加大宣传科普力度,结合实际情况走进社区、基层机构、养老机构开展贴近人民生活、群众喜闻乐见的宣传活动,提升老年人口腔健康保护意识,促进老年人口腔健康行为养成,提高老年人口腔健康水平和生活质量。国家卫生健康委委托中华口腔医学会、中国牙病防治基金会等机构及专家共同编制宣传海报、老年人口腔健康核心信息及知识要点,为宣传活动提供技术支持。该通知中的附件包括2023年“全国爱牙日”宣传海报(略)和老年人口腔健康核心信息。

老年人口腔健康核心信息

一、维护口腔健康,促进全身健康

口腔健康与全身健康息息相关。口腔健康是全身健康的重要组成部分,龋病和牙周疾病是细菌感染性疾病,可危害全身健康,影响生命质量。

全身疾病对口腔健康的影响也不容忽视,一些全身疾病可在口腔出现相应表征。例如,糖尿病与牙周疾病密切相关、相互影响。

因此,要做好口腔健康护理,积极治疗全身性疾病。

二、坚持早晚刷牙，选用牙间隙清洁工具

人老掉牙不是必然规律。老年人只要口内还有牙齿，就应每天早晚刷牙，晚上睡前刷牙更重要。刷牙时不可大力横刷，以免损伤牙齿和牙龈。

老年人需根据牙缝大小选用邻面清洁工具。牙龈萎缩不明显者，可选用牙线。牙龈萎缩、有明显牙缝者，可选用牙间隙刷，并根据牙缝大小选择不同型号，使用时不要勉强进入，以免损伤牙龈。

三、假牙也需要每天彻底清洁

无论种植牙、固定假牙、活动假牙，都和天然牙一样每天需要清洁维护。种植牙和固定假牙不可摘戴，周围可能存留食物残渣及细菌，需刷牙并配合使用牙间隙刷和冲牙器等。

活动假牙需在每餐后摘下清洁，用软毛刷清洗干净。睡前应摘下活动假牙浸泡在冷水中，或用假牙清洁剂浸泡，第二天晨起后清水冲洗干净后再戴上。

四、局部用氟，合理膳食，预防根面龋

老年人多有牙龈萎缩、牙根暴露，由于唾液减少、清洁不到位，牙根处容易发生龋病，即根面龋，是老年人常见口腔疾病之一。

预防根面龋可采取局部用氟方法，如使用含氟牙膏刷牙，定期到医院接受牙齿涂氟等；合理膳食，控制甜食摄入总量和频率，多吃新鲜蔬菜与水果。出现根面龋时应及时治疗。

五、关注牙龈出血和牙齿松动，预防牙周疾病

牙周疾病是导致牙齿缺失的主要原因。如果牙齿清洁不到位，会有牙菌斑堆积，久而久之，牙龈发炎，牙槽骨吸收，牙齿松动，最终脱落。

如果老年人有牙龈红肿出血、口腔异味、牙齿松动与移位等问题，需要警惕，应及时就诊，积极治疗牙周疾病，尽量保留天然牙。

六、拔除无法保留的牙齿，及时修复缺失牙

老年人如果有无法保留的牙齿应及时拔除，如残留的牙冠、牙根，或特别松动的牙齿，否则轻者影响口腔功能，重者引起全身感染，影响生活质量。

老年人牙齿缺失后要及时修复，以维持牙列完整，恢复口腔基本功能，一般在拔牙2~3个月后进行修复。修复缺失牙的方法有活动修复、固定修复、种植修复。

七、关注口腔黏膜变化，防止发生口腔癌

老年是口腔黏膜疾病高发年龄，老年人应关注口腔黏膜变化，发现口腔内有两周以上没有愈合的溃疡，口腔黏膜有硬结、白色或红色斑块等异常表现后要及时就医。如果口腔黏膜长期受到不良刺激或有烟酒嗜好，容易发生口腔白斑甚至口腔癌。因此，应早期预防，戒除烟酒嗜好，不嚼槟榔。

八、每年进行口腔健康检查，至少洁牙一次

老年人口腔疾病的患病率高、发展速度快、自我修复能力弱。因此，老年人需每年至少进行一次口腔健康检查，提倡每年洁牙一次，有利于早发现、早治疗口腔疾病。医生还会根据情况，采取适当的预防措施，防止口腔疾病发生、控制口腔疾病发展。

关于进一步推进口腔医疗服务和保障管理工作的通知

国卫办医政发〔2023〕11号

各省、自治区、直辖市及新疆生产建设兵团卫生健康委、医保局、药监局,金融监管总局各监管局:

为进一步规范口腔诊疗行为,提升口腔医疗保障水平,促进口腔医疗服务健康发展,现就有关工作通知如下:

一、深刻认识做好口腔医疗服务和保障工作的重要意义

口腔健康是反映公众健康水平的重要标志。口腔疾病不仅影响咀嚼、发音等生理功能,还与多种全身系统疾病有着密切关系。随着我国经济社会发展和人口老龄化进程加快,口腔健康日益受到人民群众的广泛关注,提高口腔健康水平对于提高人民群众总体健康水平,促进健康老龄化具有重要的意义。近年来,我国口腔医疗服务体系得到快速发展,但有关支持政策不完善不健全的问题仍然较为突出,与人民群众需求还有较大差距。各地有关部门要站在维护人民群众身体健康,满足人民群众多样化健康服务需求,推进健康中国建设的高度,进一步提升口腔诊疗服务能力和保障水平。

二、加大口腔医疗服务供给能力,提升服务规范化水平

(一)加强口腔医疗机构建设

地方各级卫生健康行政部门要将口腔医疗服务纳入当地医疗资源总体规划布局中统筹考虑,着力推进综合医院口腔科及口腔专科医疗机构(以下简称口腔医疗机构)建设。口腔医疗机构要积极推进电子病历和医疗机构信息化建设,提高临床诊疗决策支持水平。

(二)严格落实医疗制度规范

实施口腔医疗服务要严格遵守有关法律法规,严格落实医疗质量安全核心制度,执行有关诊疗指南、技术操作规范以及强制性行业标准。各地卫生健康行政部门和医疗机构要强化培训宣贯,提高医务人员对相关诊疗技术适应证的掌握水平,确保规范开展诊疗服务。

(三)发挥行业示范作用

发挥国家口腔医学中心、国家临床重点专科建设项目单位的示范作用,加强对口腔种植手术量、术间存留率、持续存留率等指标监测,引导医疗机构提升服务质量,加强对口腔医疗服务的行为监管。

三、加强口腔科耗材供应保障管理

(一)规范口腔科耗材挂网采购

各地要规范落实口腔修复、种植、正畸等耗材省级平台挂网采购,以省(区、市)为单位,或跨省份联盟形式积极开展口腔科耗材集中采购,促进口腔耗材价格公开透明,挤出价格水分。

(二)加强公立医院耗材采购使用管理

公立医疗机构要严格落实《医疗机构医用耗材管理办法(试行)》规定,加强耗材采购、储存、使用、监测、评价、监督等全流程规范管理,按照合法、安全、有效、适宜、经济的原则,遴选口腔科耗材,纳入医疗机构耗材供应目录统一管理。按要求从省级平台采购所需耗材,提高网上采购率。在临床合理使用基础上,优先采购、使用集中带量采购中选的耗材,并将中选耗材使用情况与奖惩制度挂钩;对建议或决定采购高价非中选产品的,要

求相关人员作出说明。要积极推进安全、环保材料采购使用,减少或避免使用银汞合金材料。

(三)规范耗材购销行为

公立医疗机构口腔科耗材采购工作应当由医疗机构统一管理,严格按照程序公开公止选择耗材供应企业。口腔科及有关医务人员不得自行从事医用耗材采购活动,不得使用非医用耗材管理部门采购供应的医用耗材。要严格落实《医疗机构工作人员廉洁从业九项准则》,规范耗材购销、使用行为,控制耗材采购成本,促进规范合理使用。

(四)提升供应保障水平

加大口腔科耗材研发、生产支持力度,促进研究成果转化,进一步提高口腔科耗材供应保障水平。积极推进医工结合,鼓励医疗机构配备相关技术人员,探索自主研发、加工,或与第三方机构开展规范合作,加强定制式口腔科耗材供应保障。

四、优化医疗服务价格及医保政策

(一)优化服务价格,降低群众诊疗负担

各地医保部门按照有关规定,全面落实口腔医疗服务价格全流程调控目标,对公立医疗机构种植体植入费、牙冠置入费、植骨手术等价格进行专项治理。发挥公立医疗机构公益性价格对市场的参照和锚定作用,引导民营医疗机构符合竞争规律和群众预期,制定合理价格。对全牙弓修复种植等技术难度大、风险程度高的项目,允许与常规种植牙手术拉开适当差距,后续纳入各地动态调整机制中统筹管理。

(二)优化保障政策,引导及早控制口腔健康问题

在基金可承受的基础上,将符合条件的治疗性医疗服务项目和医用耗材按程序纳入基本医保支付范围。支持鼓励商业保险积极发挥作用,减轻群众经济负担。

五、加大监管工作力度

(一)加强医疗质量管理

各级卫生健康行政部门要将口腔医疗服务作为医疗服务管理的重要内容,推动建立符合口腔医疗服务特点的评价标准和指标体系,充分发挥医疗质量控制体系的作用,开展质控和持续改进工作。重点对口腔医疗机构诊疗行为规范性、诊疗项目选择适宜性等进行监督检查和评估评价,严肃查处过度诊疗行为。

(二)加大监督执法工作力度

开展依法执业监督执法,对于未依法取得医疗机构执业许可证或诊所备案凭证、超出诊疗科目登记范围、使用未依法注册的医疗器械、聘用非卫生技术人员开展口腔诊疗服务等行为,依法依规予以严厉惩处。

(三)强化行业监管

卫生健康、医保部门要依职责加强对口腔耗材购销行为的监督管理,加大对“开单提成”等违法违规行为的查处打击力度,必要时组织开展多部门联合检查。各级各类医疗机构要将口腔类医疗服务价格项目内容纳入院务公开范围,主动在明显区域公示本机构各项口腔医疗服务、医用耗材等信息,并向公众提供查询服务,接受社会监督。

六、加强宣传引导

各级卫生健康行政部门和各级各类口腔医疗服务机构要开展多种形式的宣传教育和科普,提高公众对口腔健康重要性的认识和口腔健康知识的知晓率,推广实施有效防治措施,提高口腔疾病就诊率、治疗及时性和治疗效果。有关医疗机构、医务人员在诊疗活动过程中,要客观宣传口腔诊疗项目治疗效果,充分告知医疗风险、替代治疗方案、医疗服务价格、保障政策等,引导合理预期和理性选择。

各级卫生健康、医保、药监,金融监管总局及其派出机构等要加强组织领导和沟通协调,落实好推进口腔医疗服务和保障管理工

作的各项要求。要加大政策宣传力度，提高公众知晓率。各省份有关部门要及时总结、推广适宜经验做法，及时调整完善相关政策，确保工作取得实效。

国家卫生健康委办公厅　国家医保局办公室
金融监管总局办公厅　国家药监局综合司
2023年8月25日

中华口腔医学会发布团体标准公告

2023年5月19日，中华口腔医学会发布《口腔门（急）诊病案首页项目设置及填写规范》等24项团体标准的公告（口医会字〔2023〕3号）文件。文件指出，按照《中华口腔医学会团体标准管理办法》（试行），中华口腔医学会批准《口腔门（急）诊病案首页项目设置及填写规范》（标准编号：TICHSA 01-2023）等24项团体标准。自2023年6月1日起正式实施。标准编号与标准名称如下。

T/CHSA 001-2023 口腔门（急）诊病案首页项目设置及填写规范

T/CHSA 002-2023 数字化技术在颌面缺损修复重建中应用的专家共识

T/CHSA 003-2023 非麻醉医师实施口腔诊疗适度镇静／镇痛专家共识

T/CHSA 004-2023 腮腺恶性肿瘤诊疗专家共识

T/CHSA 005-2023 颌骨骨肉瘤临床诊疗专家共识

T/CHSA 006-2023 口腔颌面头颈手术围术期气道管理指南

T/CHSA 007-2023 口腔颌面头颈手术全身麻醉指南

T/CHSA 008-2023 全瓷冠牙体预备操作规范

T/CHSA 009-2023 种植义齿维护指南

T/CHSA 010-2023 恒牙拔除术临床操作规范

T/CHSA 011-2023 成人髁突骨折诊疗专家共识

T/CHSA 012-2023 儿童口腔疾病治疗中静脉镇静技术规范

T/CHSA 013-2023 牙周病患者正畸治疗指南

T/CHSA 014-2023 口腔红斑病临床诊疗专家共识

T/CHSA 015-2023 口腔扁平苔藓活检指征和时机的专家共识

T/CHSA 016-2023 口腔正畸数字化个性化舌侧固定矫治技术规范

T/CHSA 017-2023 颧种植技术专家共识

T/CHSA 018-2023 全身麻醉、镇静下儿童牙病诊疗规范

T/CHSA 019-2023 口腔印模清洗消毒技术规范

T/CHSA 020-2023 上颌骨缺损功能手术修复重建的专家共识

T/CHSA 021-2023 口腔局部麻醉操作规范

T/CHSA 022-2023 增材制造（3D打印）正颌外科手术殆板与导板设计制造流程的专家共识

T/CHSA 023-2023 口腔综合治疗台水路污染控制与管理指南

T/CHSA 024-2023 数字化无牙颌种植修复技术专家共识

医学教育

教育部关于批准2022年国家级教学成果奖获奖项目的决定

教师〔2023〕4号

国家级教学成果奖评审委员会评审确定的2022年国家级教学成果奖项目，已经公示并完成异议处理，共计1 998项成果获得国家级教学成果奖。

经国家级教学成果奖评审委员会评审确定，依据《教学成果奖励条例》规定，报经国务院批准，上海市黄浦区卢湾一中心小学吴蓉瑾等申报的《数智技术与情感教育双驱动的小学育人模式实践探索》、江苏省南京市浦口区行知小学杨瑞清等申报的《大情怀育人：扎根乡村40年的行知教育实验》、天津职业技术师范大学戴裕崴等申报的《模式创立、标准研制、资源开发、师资培养——鲁班工坊的创新实践》、江苏联合职业技术学院刘克勇等申报的《五年贯通"一体化"人才培养体系构建的江苏实践》、清华大学邱勇等申报的《践行"三位一体"教育理念，培养肩负使命、追求卓越的创新人才》、天津大学金东寒等申报的《新工科教育》、中国农业大学张福锁等申报的《面向农业绿色发展的知农爱农新型人才培养体系构建与实践》等7项成果被评为国家级教学成果特等奖。

经教育部批准，北京市东城区史家胡同小学洪伟等申报的《"服务中成长"：协同育人的创新实践》、北京市昌平职业学校段福生等申报的《区办中职学校"大地课堂"育人创新实践》、北京大学田刚等申报的《建设世界一流数学人才培养高地——北京大学基础数学拔尖人才培养创新与实践》、北京师范大学乔志宏等申报的《高质量应用心理专业硕士培养模式创新与实践》等245项成果被评为国家级教学成果一等奖；北京市广渠门中学李志伟等申报的《宏志育人：办人人出彩的高质量教育》、北京市丰台区职业教育中心学校赵爱芹等申报的《纵横贯通 立体多元：区域职成教育"一体四化"发展模式研究与实践》、首都师范大学孟繁华等申报的《构建教师教育"双链循环"机制，培养高素质专业化创新型教师》、吉林大学王庆丰等申报的《哲学博士核心课〈当代哲学前沿问题研究〉"三导向"课程设计与教学实践》等1 746项成果被评为国家级教学成果二等奖。

在全国开展教学成果奖励活动是加快建设教育强国、落实立德树人根本任务的重要举措，是对学校人才培养工作和教育教学改革成果的检阅和展示。本次获奖项目，是广大教育工作者坚守三尺讲台、潜心教书育人取得的创新性成果，充分体现了近年来广大教育工作者在立德树人、教书育人、严谨笃学、教学改革方面所取得的进展和成绩。希望获奖集体和个人珍惜荣誉，牢记为党育人、为国育才的初心使命，坚定理想信念、陶冶道德情操、涵养扎实学识、勤修仁爱之心，积极探索新时代教育教学方法，不断提升教书育人本领，为培养德智体美劳全面发展的社会主义建设者和接班人作出新的更大贡献。

各地教育部门和各级各类学校要以习近平新时代中国特色社会主义思想为指导，深入贯彻党的二十大精神，主动超前布局、有力应对变局、奋力开拓新局，结合实际情况认真学习和应用好获奖成果，全面提高人才自主培养质量，加快建设高质量教育体系，更好发挥教育在社会主义现代化建设中的基础性、先导性、全局性作用。

附件：2022年国家级教学成果奖获奖项目名单（略）

教育部

2023年7月21日

2022年国家级教学成果奖口腔医学相关获奖名单见表1。

表1 2022年国家级教学成果奖获奖项目名单（口腔医学）*

原序号	成果名称	完成人	完成单位	奖项
28	基于“四个合作”的天津卫生职教集团发展模式创新与实践	马菲菲 张彦文 刘 浩 戴艳梅 王 庆 王 慧 薛 梅 许有华 张秀丽 刘 芳 等	天津医学高等专科学校，天津市口腔医院，天津市鹤童老年公益基金会，等	2022年职业教育国家级教学成果奖二等奖
158	“名师引领，四位一体”培养卓越口腔医学创新人才的探索与实践	蒋欣泉 邱蔚六 杨 驰 唐子圣 王丽珍 周曾同 张丽莉 冯希平 曹 霞 张志愿 等	上海交通大学	2022年高等教育（本科）国家级教学成果奖二等奖
391	新医科引领，“口腔医学+”卓越人才培养模式的创新与实践	叶 玲 张凌琳 赵志河 何 苗 王 了 岳 莉 袁 泉 罗 恩 林云锋 于海洋	四川大学	2022年高等教育（本科）国家级教学成果奖二等奖
394	多元浸润 精准培育 大学生创新创业能力培养体系探索与实践	张 林 兰利琼 叶 玲 梁伟波 吴 迪 严斌宇 邓富民 冉桂琼 李 华 李 卡 等	四川大学	2022年高等教育（本科）国家级教学成果奖二等奖
167	以思政教育为魂、学科交叉为导、数字技术为线，培养新时代口腔医学创新人才	周永胜 郭传瑸 李铁军 刘云松 王 勇 侯建霞 董美丽 王 晃 刘 杰 颉慧菲 等	北京大学	2022年高等教育（研究生）国家级教学成果奖二等奖

*：摘自教育部教师〔2023〕4号文件之附件。

教育部关于公布第二批国家级一流本科课程认定结果的通知

教高函〔2023〕7号

各省、自治区、直辖市教育厅（教委），新疆生产建设兵团教育局，有关部门（单位）教育司（局），中央军委训练管理部军事教育局，部属各高等学校、部省合建各高等学校，有关课程平台单位：

根据《教育部关于一流本科课程建设的实施意见》（教高〔2019〕8号）精神和《教育部办公厅关于开展第二批国家级一流本科课程认定工作的通知》（教高厅函〔2021〕13号）的有关要求，经省级教育行政部门、有关部门（单位）教育司（局）、中央军委训练管理部军事教育局、部属高等学校申报推荐，并经专家评议与公示，认定5 750门课程为第二批国家级一流本科课程。其中，线上课程1 095门，虚拟仿真实验教学课程472门，线上线下混合式课程1 800门，线下课程2 076门，社会实践课程307门。现予以公布。

各省级教育行政部门、有关部门(单位)、高等学校要认真做好党的二十大精神及时、全面、准确进课程和进课堂工作,将党中央的决策部署落实到本科课程建设中,紧密结合基础学科拔尖创新人才培养和“四新”建设,推动教育数字化深度融入人才培养、教育教学、教育管理,深化本科课程体系、课程内容与教学模式改革与创新,注重一流本科课程建设与应用优秀案例的推广,推进一流本科课程示范引领作用取得更大成效。积极推动更多优质在线开放课程和虚拟仿真实验课程上线开放共享,与有关课程平台单位共同做好在线课程教学服务,切实推进课程内容与时俱进、更新完善,提升课程资源和共享服务质量,为国家高等教育智慧教育平台提供支持。

中央部门所属高校要在中央高校教育教学改革专项中支持国家级一流本科课程建设与共享,省级教育行政部门和地方有关高校也应制定相应支持政策和措施。

教育部将通过使用评价、定期检查等方式,对国家级一流本科课程建设和使用情况进行跟踪监督和管理。自公布之日起5年内,未能按照各类课程要求开放共享或持续建设的课程,将取消国家级一流本科课程资格。

附件:第二批国家级一流本科课程名单

教育部

2023年5月30日

附件略。

第二批国家级一流本科课程名单

2023年5月30日,教育部发布教高函〔2023〕7号文件,即《教育部关于公布第二批国家级一流本科课程认定结果的通知》(以下简称《通知》)。《通知》指出,根据《教育部关于一流本科课程建设的实施意见》(教高〔2019〕8号)精神和《教育部办公厅关于开展第二批国家级一流本科课程认定工作的通知》(教高厅函〔2021〕13号)的有关要求,经省级教育行政部门、有关部门(单位)教育司(局)、中央军委训练管理部军事教育局、部属高等学校申报推荐,并经专家评议与公示,认定5 750门课程为第二批国家级一流本科课程。其中,线上课程1 095门,虚拟仿真实验教学课程472门,线上线下混合式课程1 800门,线下课程2 076门,社会实践课程307门。

现摘录该文件附件中的第二批国家级一流本科课程口腔医学名单,包括线上一流课程、线上线下混合式一流课程、线下一流课程和社会实践一流课程(表2~5)。

表2　第二批国家级一流本科课程名单(线上一流课程　口腔医学)*

原序号	课程名称	课程负责人	课程团队其他主要成员	主要建设单位	主要开课平台
404	口腔预防医学	冯希平	郑树国　胡　涛　陶丹英	上海交通大学	人卫慕课
921	口腔种植学	袁　泉	姚　洋　王佐林　邱　萍　李德华	四川大学	人卫慕课
1077	口腔遗传病学	段小红	宋亚玲　范志朋　郑黎薇　黄永清	空军军医大学	人卫慕课

*:摘自教育部教高函〔2023〕7号文件之附件。

表3　第二批国家级一流本科课程名单(线上线下混合式一流课程　口腔医学)*

原序号	课程名称	课程负责人	课程团队其他主要成员	主要建设单位
213	牙周病学	任秀云	高晋华　石学雪　王翔宇　续彩霞	山西医科大学
330	口腔组织病理学	史　册	孙宏晨　乔春燕　张泽兵　倪世磊	吉林大学
705	牙体牙髓病学整合课程	潘乙怀	赵　瑜　余　杰　孙　瑜　杜　雨	温州医科大学
962	口腔正畸学	刘东旭	刘　毅　魏福兰　吕　涛　张　凡	山东大学
1015	口腔组织病理学A	王　霞	孙维克　蔡建娜	滨州医学院
1361	儿童口腔医学	赵　玮	林家成　高志雄　黄　芳　卢佳璇	中山大学
1392	牙体牙髓病学	江千舟	杨雪超　杨　莉　孔媛媛　王一舟	广州医科大学
1443	儿童口腔医学	徐稳安	许　良　吴补领　吕晓琳　钟　慧	南方医科大学
1559	一生受用的口腔卫生知识课	孙建勋	廖　文　李春洁　周　瑜　黄睿洁	四川大学

*:摘自教育部教高函〔2023〕7号文件之附件。

表4　第二批国家级一流本科课程名单(线下一流课程　口腔医学)*

序号	课程名称	课程负责人	课程团队其他主要成员	主要建设单位
376	口腔颌面外科学	董　伟	冯晓洁　毕文娟　戚孟春　李金源	华北理工大学
688	口腔修复学	苏俭生	吴珺华　刘伟才　张　磊　陶建祥	同济大学
709	口腔修复学	蒋欣泉	胥　春　孙　皎　焦　婷　黄　慧	上海交通大学
884	口腔解剖生理学	刘来奎	孙　雯　周薇娜　顾卫平　王琰玲	南京医科大学
887	牙周病学	徐　艳	孙　颖　陈　武　李　璐　王晓茜	南京医科大学
1142	口腔解剖生理学	纪　晴	郑晓丹　潘夏薇　赵　炜　罗淑芳	厦门医学院
1492	口腔黏膜病学	程　斌	夏　娟　王　智　陶小安　洪　筠	中山大学
1494	牙体牙髓病学	林正梅	韦　曦　麦　穗　彭志翔　古丽莎	中山大学
1729	口腔修复学(Ⅱ)	于海洋	高姗姗　沈颉飞　朱卓立　甘雪琦	四川大学
1800	口腔预防医学	吴家媛	刘建国　李　杨　张绍伟　钟雯怡	遵义医科大学
1849	口腔颌面外科学	许　彪	吴　勇　黎　明　朱　瑾　彭灿邦	昆明医科大学
2033	牙体牙髓病学	赵　今	连冰洁　林　静　玛丽亚木古丽·帕塔尔　牛巧丽	新疆医科大学
2068	口腔修复学	牛丽娜	赵铱民　陈吉华　张玉梅　王　富	空军军医大学

*:摘自教育部教高函〔2023〕7号文件之附件。

表5　第二批国家级一流本科课程名单(社会实践一流课程　口腔医学)*

序号	课程名称	课程负责人	课程团队其他主要成员	主要建设单位
236	口腔专业本科生社会实践活动教学课程	曾晓娟	刘秋林　马　飞　邱荣敏　于雪婷	广西医科大学

*:摘自教育部教高函〔2023〕7号文件之附件。

第八届中国国际“互联网+”大学生创新创业大赛

2022年4月6日，教育部发布《关于举办第八届中国国际“互联网+”大学生创新创业大赛的通知》(教高函〔2022〕2号)，定于2022年4—10月举办第八届中国国际“互联网+”大学生创新创业大赛。此次比赛共有来自100多个国家和地区、4 554所院校的340万个项目、1 450万余人次报名参赛。

2023年4月9日，教育部等部门与重庆市人民政府共同举办第八届中国国际“互联网+”大学生创新创业大赛冠军争夺赛(以下简称大赛)。大赛获奖结果中，高教主赛道冠军1名、亚军1名、季军4名，单项奖项目6个，金奖项目224个、银奖项目460个、铜奖项目1 394个、入围总决赛项目77个；青年红色筑梦之旅赛道单项奖项目2个、金奖项目55个、银奖项目105个、铜奖项目349个、入围总决赛项目41个；职教赛道金奖项目55个、银奖项目105个、铜奖项目345个、入围总决赛项目40个；产业命题赛道金奖项目30个、银奖项目60个、铜奖项目210个；萌芽赛道创新潜力奖项目20个，入围总决赛项目198个；组织奖、集体奖：省市优秀组织奖10个，高校集体奖20个，国际项目优秀组织奖10个。口腔类获奖项目明细详见表6。

表6　第八届中国国际“互联网+”大学生创新创业大赛总决赛获奖名单(口腔类)

原序号	参赛项目	学校	负责人	参赛队员	指导教师	获奖
129	光影慧齿-增材制造陶瓷义齿领航者	华南理工大学	陈永琪	罗嘉雯　钟泽阳　温健威　伍昱晓　唐　乾　李相龙　龙晟充　伍盼兮　关舒文　周岳鸣	宋长辉　周育红	高教主赛道金奖
915	护牙卫士-纳米羟基磷灰石牙膏的研发与推广	哈尔滨医科大学	苏敬蔚	谭芝晗　孙俊杰	庚天琦　孙建平　李　霞　谢良军　李　勇　吴　疆	高教主赛道铜奖
969	Smile同学智慧口腔-口腔医疗AI人工智能先驱者	上海外国语大学	王建清	黄晓龙　王云龙　马婉莹　冯　彤　彭诗欣　沈文娟　杨宇豪　GUOMAN　李乾坤　张瀚元　等	汪　丽　徐四华　徐　永　张　静　王小东	高教主赛道铜奖
1124	速智易扫——国内自主化数字齿科辅助诊断先行者	闽江学院	刘斯奇	宋晓彬　曾睿灵　何君烨　张志豪　欧巧钦　林巾眉　童菲菲　陈世恩　黄　亮	林晓斌　肖宇薇	高教主赛道铜奖
1164	齿之以恒——3D打印牙槽骨制备技术的全球引领者	江西理工大学	高秀文	帅　扬　陈　程　位　倩　贺崇贤　温天赐　陈小松　王志慧　王　威　昝　君　李　浪　等	帅词俊　刘　磊　戚方伟　杨柳依梅　史　超　冯　佩　高成德　等	高教主赛道铜奖

续表

原序号	参赛项目	学校	负责人	参赛队员	指导教师	获奖
1424	长臂托槽——能控制牙根移动的矫治器	桂林医学院	朱志丹	朱莹莹 农佳怡 陈雅秋 杨浩波 余 洋 侯明煜 刘杰夫 雷 思	蒋 骞 陈毅飞 孙晓婧 蒋 喆 曾 榛 叶 瑞 李赫伟 等	高教主赛道铜奖
2115	ToothNow——个性化种植牙革新者	浙江大学	叶 鑫	胡屹杰 吴丰愉 范天依 谢 元 王怡纯 刘秀芬 顾天忆 叶冠琛 陆科杰 李 琦 等	俞梦飞 王心华 祝 毅 张 斌	高教主赛道铜奖
2150	智见未来——中国口腔智慧医疗解决方案	四川大学	程俊鑫	詹美均 吴晓悦 朱钰洁 孙士博 李佳慧 廖文睿 廖心怡 舒敬恒 张峻葳 谭清青 等	廖 文 赵启军 王 军	高教主赛道铜奖
221	易齿通网络云齿科共享平台	辽宁医药职业学院	韩渤岩	杨金程 李奉烨 李东轩 李嘉博 韩雨婷 于靓靓 吴艳莹 吴 楠 徐菲阳 贺 宁 等	武竞业 高 雁 马丽红 张春晖 刘学佳 姜 琦 姚 健	职教赛道铜奖
285	数字化智慧口腔—基层口腔赋能者	安徽医学高等专科学校	王 恒	李静怡 常俊哲 蒋文杰 秦 静 于 跃 陈嘉骏 李 琳 胡明月 王 勇 陈欣然 等	倪成励 张 晨 周紫薇 陈 谨 丁仁普 李 华 陈国庆	职教赛道铜奖
483	得心"义齿"——科学排牙，让患者佩戴更舒适	武威职业学院	崔浩宇	王鑫山 邓 童 王 怡 白 航 杨好堃 胡万龙 张鹏辉 秦 璐 褚旭胜 王 芳 等	周贝贝 颜鲁薪 王继林 黄文源 杨如松 陈佰旺	职教赛道铜奖
90	饮料中的糖摄入监管及过量致青少年龋齿风险预警小程序	上海市南洋模范中学	赵海然	孟意然	荆 芳	萌芽赛道入围总决赛

中华口腔医学会Ⅰ类学分继续医学教育项目

2023年1月6日，全国继续医学教育委员会办公室根据《继续医学教育学分授予与管理办法》(全继委发〔2006〕11号)的有关规定，发布《关于公布2023年中华医学会等第一批Ⅰ类学分继续医学教育项目的通知》(全继委办发〔2023〕1号)，文件公布2023年中华医学会等六个学会、协会第一批Ⅰ类学分继续医学教育项目，共计146项，其中中华口腔医学会41项；2023年7月26日，全国继续医学教育委员会办公室发布《关于公布2023年中华医学会等第二批Ⅰ类学分继续医学教育项目的通知》(全继委办发〔2023〕8号),文件公布2023年中华医学会等六学(协)会第二批Ⅰ类学分继续医学教育项目,共计163项,其中中华口腔医学会23项。口腔医学项目见表7。

表7　中华口腔医学会Ⅰ类学分继续医学教育项目*

项目编号	项目名称	主办单位	项目负责人	批次
口继教字2023-001	口腔临床实用新技术新进展培训班	中华口腔医学会继续教育部	侯本祥	第一批
口继教字2023-002	放射性粒子治疗口腔颌面头颈部肿瘤系列学习班	中华口腔医学会继续教育部	张建国	第一批
口继教字2023-003	中华口腔医学会华人口腔医学继续教育项目	中华口腔医学会继续教育部	谭建国	第一批
口继教字2023-004	西部行——口腔正畸专委会公益大讲堂	中华口腔医学会口腔正畸专业委员会	房　兵	第一批
口继教字2023-005	中部崛起——口腔正畸新技术规范化培训班	中华口腔医学会口腔正畸专业委员会	白玉兴	第一批
口继教字2023-006	基层口腔正畸继教公益培训班	中华口腔医学会口腔正畸专业委员会	金作林	第一批
口继教字2023-007	无托槽隐形矫治的风险、并发症与防控培训班	中华口腔医学会口腔正畸专业委员会	曹　猛	第一批
口继教字2023-008	西部行——儿童口腔健康管理学习班	中华口腔医学会儿童口腔医学专业委员会	邹　静	第一批
口继教字2023-009	全生命周期儿童口腔健康管理培训班	中华口腔医学会儿童口腔医学专业委员会	宋光泰	第一批
口继教字2023-010	儿童口腔医学新技术培训班	中华口腔医学会儿童口腔医学专业委员会	梅予锋	第一批
口继教字2023-011	儿童口腔疾病诊疗培训班	中华口腔医学会儿童口腔医学专业委员会	刘　波	第一批
口继教字2023-012	口腔医疗机构的可持续经营管理培训班	中华口腔医学会民营口腔医疗分会	陈雪峰	第一批
口继教字2023-013	口腔种植临床技术培训班	中华口腔医学会民营口腔医疗分会	何宝杰	第一批
口继教字2023-014	Pre-Tweed矫治技术理论与操作培训班	中华口腔医学会民营口腔医疗分会	卢海平	第一批
口继教字2023-015	中华口腔医学会民营口腔医疗分会西部继续教育培训班	中华口腔医学会民营口腔医疗分会	甘宝霞	第一批
口继教字2023-016	星路髓行——牙体牙髓临床技术规范化公益巡讲	中华口腔医学会牙体牙髓病学专业委员会	余　擎	第一批

续表

项目编号	项目名称	主办单位	项目负责人	批次
口继教字2023-017	冠根一体化治疗培训班	中华口腔医学会牙体牙髓病学专业委员会	杜　毅	第一批
口继教字2023-018	牙体牙髓保存治疗的临床实践与技术培训班	中华口腔医学会牙体牙髓病学专业委员会	何文喜	第一批
口继教字2023-019	西部行——口腔专科护理技能培训班	中华口腔医学会口腔护理专业委员会	刘东玲	第一批
口继教字2023-020	口腔护理管理与种植修复护理技术培训班	中华口腔医学会口腔护理专业委员会	高玉琴	第一批
口继教字2023-021	口腔护理四手操作技术与院感防控培训班	中华口腔医学会口腔护理专业委员会	王春丽	第一批
口继教字2023-022	西部行——规范化牙周基础治疗培训班	中华口腔医学会牙周病学专业委员会	栾庆先	第一批
口继教字2023-023	数字化引导下的牙周一体化精准治疗培训班	中华口腔医学会牙周病学专业委员会	杜　毅	第一批
口继教字2023-024	牙周与种植技术规范化诊疗培训班	中华口腔医学会牙周病学专业委员会	陈发明	第一批
口继教字2023-025	西部行——阻生牙的微创化拔除技术培训班	中华口腔医学会牙及牙槽外科专业委员会	赵吉宏	第一批
口继教字2023-026	中部崛起——功能性牙槽外科技术培训班	中华口腔医学会牙及牙槽外科专业委员会	赵吉宏	第一批
口继教字2023-027	牙槽外科新进展培训班	中华口腔医学会牙及牙槽外科专业委员会	崔念晖	第一批
口继教字2023-028	西部行——口腔激光临床应用安全与规范化培训班	中华口腔医学会口腔激光医学专业委员会	宋应亮	第一批
口继教字2023-029	口腔激光医学新进展与临床规范培训班	中华口腔医学会口腔激光医学专业委员会	赵继志	第一批
口继教字2023-030	西部行——精准功能美学修复实战公益继续教育培训班	中华口腔医学会口腔修复学专业委员会	于海洋	第一批
口继教字2023-031	前牙区美学修复设计与规范解读培训班	中华口腔医学会口腔修复学专业委员会	牛丽娜	第一批
口继教字2023-032	西部行——舒适化口腔治疗培训班	中华口腔医学会镇静镇痛专业委员会	张　伟	第一批
口继教字2023-033	口腔舒适化诊疗培训班	中华口腔医学会镇静镇痛专业委员会	万　阔	第一批
口继教字2023-034	成人髁突骨折新分类和治疗指南培训班	中华口腔医学会口腔颌面创伤及正颌专业委员会	张　益	第一批

续表

项目编号	项目名称	主办单位	项目负责人	批次
口继教字2023-035	颌面创伤正颌医工交叉研究进展培训班	中华口腔医学会口腔颌面创伤及正颌专业委员会	张　益	第一批
口继教字2023-036	基于数字化影像的口腔多学科协作诊疗(MDT)公益继续教育培训班	中华口腔医学会口腔颌面放射专业委员会	王铁梅	第一批
口继教字2023-037	西部行——口腔种植规范化治疗继续教育培训班	中华口腔医学会口腔种植专业委员会	赖红昌	第一批
口继教字2023-038	西部行——口腔急诊诊疗能力提升培训班	中华口腔医学会口腔急诊专业委员会	余东升	第一批
口继教字2023-039	中部崛起——颞下颌关节病学及殆学新进展培训班	中华口腔医学会颞下颌关节病学及殆学专业委员会	傅开元	第一批
口继教字2023-040	Ⅱ类洞与嵌体精确预备与数字化评估培训班	中华口腔医学会全科口腔医学专业委员会	刘洪臣	第一批
口继教字2023-041	全国社区口腔医师临床技术培训班	中华口腔医学会社区口腔医疗分会	牛光良	第一批
口继教字2023-042	住院医师规范化培训结业技能考试考官培训	中华口腔医学会口腔医疗事业部	刘宏伟	第二批
口继教字2023-043	中华口腔医学会团体标准解读与推广	中华口腔医学会口腔医疗事业部	刘宏伟	第二批
口继教字2023-044	舒适化诊疗技术在口腔门诊的临床应用系列讲座培训班	中华口腔医学会镇静镇痛专业委员会	袁荣涛	第二批
口继教字2023-045	舒适化儿童口腔诊疗新技术培训班	中华口腔医学会镇静镇痛专业委员会	王小竞	第二批
口继教字2023-046	口腔颌面-头颈肿瘤优化治疗培训班	中华口腔医学会口腔颌面-头颈肿瘤专业委员会	李龙江	第二批
口继教字2023-047	生命早期口腔疾病综合防治技术培训班	中华口腔医学会口腔遗传病与罕见病专业委员会	郑黎薇	第二批
口继教字2023-048	口腔癌的多学科联合治疗培训班	中华口腔医学会社区口腔医疗分会	杨宏宇	第二批
口继教字2023-049	前牙间隙管理培训班	中华口腔医学会口腔美学专业委员会	陈　江	第二批
口继教字2023-050	数字化口腔美学种植培训班	中华口腔医学会口腔美学专业委员会	陈　江	第二批
口继教字2023-051	2023年唇隐裂治疗技术培训班	中华口腔医学会唇腭裂专业委员会	尹宁北	第二批
口继教字2023-052	头颈癌MDT诊治新进展学习班	中华口腔医学会口腔颌面-头颈肿瘤专业委员会	任国欣	第二批
口继教字2023-053	中部崛起——口腔专科护理技能培训班	中华口腔医学会口腔护理专业委员会	王春丽	第二批

续表

项目编号	项目名称	主办单位	项目负责人	批次
口继教字2023-054	口腔种植机器人临床应用继续教育培训班	中华口腔医学会口腔颌面修复专业委员会	赵铱民	第二批
口继教字2023-055	西部行——口腔专科护理技能培训班	中华口腔医学会口腔护理专业委员会	李秀娥	第二批
口继教字2023-056	理智弄槽——阻生牙微创化拔除技术培训班	中华口腔医学会牙及牙槽外科专业委员会	蔡　育	第二批
口继教字2023-057	儿童牙齿萌出管理培训班	中华口腔医学会儿童口腔医学专业委员会	郭青玉	第二批
口继教字2023-058	儿童口腔医学新技术培训班	中华口腔医学会儿童口腔医学专业委员会	黄　洋	第二批
口继教字2023-059	错𬌗畸形早期矫治技术培训班	中华口腔医学会口腔正畸专业委员会	侯玉霞	第二批
口继教字2023-060	民营口腔医疗质量管控推进培训班	中华口腔医学会民营口腔医疗分会	陈雪峰	第二批
口继教字2023-061	目标化舌侧矫治技术理念及临床应用培训班	中华口腔医学会民营口腔医疗分会	卢卫华	第二批
口继教字2023-062	光影寻踪——数字化口腔影像技术多学科诊疗公益巡讲	中华口腔医学会口腔颌面放射专业委员会	王铁梅	第二批
口继教字2023-063	西部行——口腔种植规范化治疗继续教育培训班	中华口腔医学会口腔种植专业委员会	赖红昌	第二批
口继教字2023-064	牙髓根尖周疾病精准微创诊疗技术学习班	中华口腔医学会牙体牙髓病学专业委员会	张　敬	第二批

*:摘自全国继续医学教育委员会办公室发布的全继委办发〔2023〕1号文件和全继委办发〔2023〕8号文件之附件。

全国优秀科普作品

2023年3月13,科技部成文《科技部关于公布2022年度全国优秀科普作品名单的通知》(国科发才〔2023〕37号),以下简称《通知》。《通知》指出,2022年全国优秀科普作品推荐工作得到了各地方各部门的高度重视和积极响应,共收到推荐作品484部(套)。经形式审查、专家评审,评选出《“共和国脊梁”科学家绘本丛书》等100部(套)优秀科普作品,并将2022年全国优秀科普作品向全社会推荐阅读。

《幼儿爱牙护齿绘本》(4册)获评2022年度全国优秀科普作品。该书由四川大学华西口腔医学院郑黎薇教授著,四川人民出版社出版,教育部科学技术与信息化司推荐。此前,口腔疾病研究国家重点实验室周学东总主编的《口腔科常见及多发病就医指南系列》

获得2020年度全国优秀科普作品；蒋楚剑、台保军的作品《牙牙精灵战队之神秘的牙齿大峡谷》获得2019年全国优秀科普微视频作品三等奖；许俊卿主编的《小牙医漫谈》，由广东科技出版社出版，教育部推荐，获得2019年全国优秀科普作品名单。

新时代健康科普作品

2023年12月27日，国家卫生健康委办公厅、科技部办公厅、国家中医药局综合司、国家疾控局综合司和中国科协办公厅联合发布国卫办宣传函〔2023〕484号文件，即《关于公布健康知识普及行动——2023年新时代健康科普作品征集大赛优秀及入围作品名单的通知》，以下简称《通知》。《通知》数据显示，大赛共计收到卫生健康、宣传、科技、科协等部门以及学校、社会组织、相关单位及专业人员推荐的作品24 424件。经过省级初审、推荐，各类别专家组复审、终审，大赛共评选出表演类优秀作品32件、入围作品68件；视频类优秀作品299件、入围作品678件；音频类优秀作品14件、入围作品31件；图文类优秀作品133件、入围作品302件；网络账号类优秀作品25件、入围作品40件。同时，根据组织参与、作品报送和入围情况，大赛评出优秀组织单位42家及特别贡献单位16家。其中口腔类获奖作品名单摘录见表8，排名不分先后。

表8　2023年新时代健康科普作品征集大赛优秀及入围作品名单（口腔类）*

原序号	作品名单	制作者（单位）	报送单位	类别
5	《牙牙的烦恼！》	林美玲	浙江省杭州市临安区卫生健康局、杭州市临安区第二人民医院	演讲类优秀作品
13	《康康侠之健康口腔》	武　岩　贺　琪　唐文静	宁夏回族自治区健康教育所	公益广告类入围作品
12	《口腔保卫战》	安徽省合肥市疾病预防控制中心	安徽省合肥市疾病预防控制中心	微视频类优秀作品
60	《“洗牙机”的辟谣之路》	北京大学口腔医院	北京大学口腔医院	微视频类优秀作品
102	《全口缺牙的修复方式》	山东大学齐鲁医院（青岛）	山东大学齐鲁医院（青岛）	微视频类优秀作品
138	《牙齿隐形杀手——游离糖》	四川省成都市锦江区疾病预防控制中心	四川省成都市锦江区疾病预防控制中心	微视频类优秀作品
154	《小熊猫拔牙记》	徐雅妮　岳　薇　邓铭思	湖南省长沙市口腔医院	微视频类优秀作品
156	科普歌曲 MV《小宝贝爱刷牙》	姚西勇　柯艺涵	重庆医药高等专科学校	微视频类优秀作品

续表

原序号	作品名单	制作者(单位)	报送单位	类别
162	《小朋友 刷牙啦》	四川省成都市双流区妇幼保健院	四川省成都市双流区妇幼保健院	微视频类优秀作品
6	《智齿的前世今生》	许彩云	安徽医科大学附属口腔医院	微视频类入围作品
39	《如何正确刷牙》	重庆医科大学附属口腔医院特诊科	重庆医科大学附属口腔医院	微视频类入围作品
83	《隐形矫治宝典》	中山大学附属口腔医院正畸科护理团队	中山大学附属口腔医院	微视频类入围作品
122	《"保"持微笑》	谢施裕　彭丹铃　江静薇　陈悦娜	中山大学附属口腔医院	微视频类入围作品
211	《如何正确刷牙》	曹继月　杜钦霞	青岛大学附属医院(平度)	微视频类入围作品
242	《活动假牙使用注意事项》	翟伟伶	山西白求恩医院(山西医学科学院)	微视频类入围作品
298	《有"氟"有福——儿童护牙小妙招》	张馨戈　魏　雨　邱新毓　关玲霞	空军军医大学第三附属医院	微视频类入围作品
303	《关爱儿童口腔健康,增进全身健康》	汤　婷	安徽省黄山市疾病预防控制中心	微视频类入围作品
305	《乳牙龋的危害》	侯　玮	首都医科大学附属北京口腔医院	微视频类入围作品
306	《爱牙护牙 从小做起》	唐杨思思	中南大学湘雅三医院	微视频类入围作品
307	《预防龋齿三兄弟》	纪　莹	辽宁省大连市口腔医院	微视频类入围作品
312	《危害多多的口腔不良习惯》	侯莹月　杨芳红　刘玉婷	山东省潍坊市人民医院	微视频类入围作品
314	《巴氏刷牙法》	浙江大学医学院附属儿童医院口腔团队	浙江大学医学院附属儿童医院	微视频类入围作品
321	《小孩牙齿磕断如何处理》	江苏省如皋市人民医院耳鼻咽喉科	江苏省如皋市人民医院	微视频类入围作品
326	《恒牙外伤的紧急处理》	浙江大学医学院附属儿童医院口腔团队	浙江大学医学院附属儿童医院	微视频类入围作品
337	《送给宝宝的口腔健康礼物》	上海市口腔医院	上海市口腔医院	微视频类入围作品
360	《牙齿能增加智慧》	刘　敏	首都医科大学附属北京口腔医院	微视频类入围作品

续表

原序号	作品名单	制作者(单位)	报送单位	类别
375	《儿童牙线的使用》	浙江大学医学院附属儿童医院口腔团队	浙江大学医学院附属儿童医院	微视频类入围作品
377	《如何正确刷牙》	单雅琴	浙江大学医学院附属儿童医院	微视频类入围作品
389	《儿童口腔健康知识四大误区》	陕西省安康市妇幼保健院	陕西省安康市妇幼保健院	微视频类入围作品
16	《口呼吸·儿童成长道路上的绊脚石》	上海市口腔医院	上海市口腔医院	长视频类优秀作品
3	《正畸期间的口腔保健》	刘　敏　赵　梅	首都医科大学附属北京口腔医院	长视频类入围作品
37	《健康好牙从小时候做起》	陆　晔	浙江省杭州口腔医院湖州分院	长视频类入围作品
1	《口腔健康　全身健康》	邱晨阳　吴　疆 许韦楠　王琼珂 何书磊　安　冉	中国健康教育中心	电视栏目类优秀作品
21	《全员科普,健康同行——关爱健康之远离龋齿》	江苏省人民医院口腔科	江苏省人民医院	音频类入围作品
56	《常见传染病校园防控手册》	杨　博	中山大学附属口腔医院	科普图书类入围作品
8	《镶牙那些事儿》	金建秋	北京医院	科普文章类优秀作品
17	《年轻人需每年洗牙定期口腔检查》	天津市口腔医院、天津日报	天津市口腔医院、天津日报	科普文章类入围作品
11	《牙宝日记》	卢　平　徐雅妮	湖南省长沙市口腔医院	手册类优秀及入围作品
13	《牙周保健手册》	天津市口腔医院宣传科团队	天津市口腔医院	手册类入围作品
26	《学龄儿童口腔健康手册》	黄　恬　严新凤 余晓萱	广东省深圳市龙华区慢性病防治中心	手册类入围作品
1	《爱护牙齿的十个冷知识,数数你知道几个》	张晓婷　尹媛媛	山西省卫生健康委发展研究中心	一图读懂类入围作品
49	《0~3岁宝宝口腔保健说明书》	张心怡	同济大学附属口腔医院	一图读懂类入围作品

*:摘自国卫办宣传函〔2023〕484号文件之附件。

第九届“全国大学生基础医学创新研究暨实验设计论坛”总决赛

由高等学校国家级实验教学示范中心联席会基础医学组主办，中国人民解放军陆军军医大学承办的“第九届全国大学生基础医学创新研究暨实验设计论坛”本科院校组总决赛，哈尔滨医科大学、上海交通大学医学院、重庆医科大学联合承办的高职高专组及2023“一带一路”国际大学生医学基础创新实验设计论坛决赛于2023年8月在重庆结束。本次论坛分为本科院校组基础临床赛道、法医学赛道、口腔医学赛道、预防医学赛道、中医药学赛道以及高职高专组赛道、2023“一带一路”国际大学生医学基础创新实验设计论坛决赛，共计671队伍进入总决赛，产生金奖136项、银奖202项、铜奖333项。经公示后的第九届“全国大学生基础医学创新研究暨实验设计论坛”本科院校总决赛中口腔医学赛道获奖名单见表9(同一奖项排名不分先后)。

表9 第九届“全国大学生基础医学创新研究暨实验设计论坛”本科院校总决赛口腔医学赛道获奖名单

类别	学校	团队成员	指导教师	作品名称	获奖	单项奖
实验设计	广州医科大学	麦家俊 卢罗拉 赵泽文 李铭哲 苏梓铟	吴丽红 杨祎明	拟柱孢藻毒素通过调控HIF-1a/PLOD2轴抑制口腔鳞癌Warburg效应的机制研究	金奖	
实验设计	中山大学	郑 颖 林维倩 黄路斯 江颖忻	洪 筠 夏 娟	慢性睡眠剥夺诱发口腔黏膜免疫失衡促进口腔黏膜癌变的研究	金奖	最佳团队合作奖
实验设计	重庆医科大学	曹景禹 严宸辉 王孟娇	高 翔 钟雯婕	智能化MMP-2响应性ASPB-FP-1缓释纳米纤维系统的构建及其引导骨组织再生作用的研究	金奖	最佳团队合作奖
实验设计	首都医科大学	刘洛言 孙嘉伟 张宇擎 张 桐	谢贤聚 张 宁	基于深度学习的人机交互正畸科普系统构建研究	金奖	
实验设计	首都医科大学	武冰清 梁晟朝 徐梦娜 张海童 夏劲轩	徐骏疾 胡 磊	体温节律通过TRPM2调节T细胞能量代谢对牙周炎影响的研究	金奖	
实验设计	四川大学	黄鸿潇 叶诗洋 吴昕瑞 黄心悦 温镇维	高邵静雅 孙 强	基于四面体框架核酸的线粒体能量守卫对面神经的治疗作用及机制研究	金奖	最佳学术奖

续表

类别	学校	团队成员	指导教师	作品名称	获奖	单项奖
实验设计	空军军医大学	焦 晨 韩政元 刘旭芳 李好迪	李 璇 高 源	炎症微环境中钼离子对牙周膜干细胞成骨分化潜能的影响及其机制研究	金奖	最佳风采奖
创新研究	南京医科大学	蒋骋昊 王丹蕾 高可及 陈诗韵	严 斌 江 飞	负载姜黄素的双膦酸修饰锰掺杂中空介孔二氧化硅纳米颗粒促牙周骨缺损修复的实验研究	金奖	最佳学术奖
创新研究	中山大学	关杰中 王 丹 曾子祥 冯梓隽 肖 牛	杨 博 陶小安	代谢风险METArisk分型关键基因PYGL促进头颈鳞癌发展的机制研究	金奖	最佳风采奖
创新研究	陆军军医大学	李子瞻 奚 茜 俞小茹 叶菁菁 谢 恬	陶 杰 刘 锐	快速3D打印原位成孔水凝胶支架调控牙髓干细胞生物学特性及诱导重建牙髓组织的研究	金奖	_
实验设计	湖南中医药大学	邹 红 张馨月 孙宇婕 赵晨曦 祁 硕	唐 群 文礼湘	三七总皂苷通过ZEB1调控EMT抑制铁死亡缓解口腔黏膜下纤维化的研究	银奖	_
实验设计	暨南大学	沈欣然 黄 颖 马文涵 田 甜 杨曦瑞	石海山	智能响应型水凝胶诊治体系构建及促进糖尿病牙周骨再生研究	银奖	_
实验设计	南京医科大学	蔡晨婕 何雯祺 周鹏程 王心妤 王晓莹	孙 雯 王 华	牙周炎周细胞经CXCR4-RAC1信号轴迁移成骨的作用机制研究	银奖	_
实验设计	宁夏医科大学	鲁奕男 冯怡娜 白 新 杨 坤 杨 楠	赵 琳 刘思佳	骨髓间充质干细胞来源的凋亡囊泡对成釉细胞矿化功能的影响	银奖	_
实验设计	青岛大学	袁志宇 薛俊苗 姜 昊 张天翼 贾鹏飞	袁昌青 周祺惠	巨噬细胞膜伪装的上转换纳米粒子用于深牙周袋内的抗菌抗炎一体化	银奖	_
实验设计	山西医科大学	穆世强 曹育康 赵茹慧 李俊琦 樊芮含	王 兴	乳酸杆菌细胞外囊泡经c-di-AMP调控STING-IFN-β影响牙槽骨巨噬细胞破骨向分化的机制研究	银奖	_
实验设计	西南医科大学	张 昊 柳文焱 张淳风 陈 沁	郭 玲 张 博	N-乙酰半胱氨酸对炎性微环境下骨髓间充质干细胞成骨分化的影响及机制研究	银奖	_
实验设计	徐州医科大学	吴云逸 王雪凝 宋奕翰 王艺儒	岳明辉	Msx1、2调控麦克尔软骨远端发育的作用机制研究	银奖	_

续表

类别	学校	团队成员	指导教师	作品名称	获奖	单项奖
实验设计	徐州医科大学	陈启予 徐子棠 徐雅雯	袁长永 王雯	3D生物打印EphrinB2工程化细胞外囊泡在骨组织原位再生中的作用与机制研究	银奖	_
实验设计	浙江大学	谢元 丁夏迎 詹哲远	俞梦飞 石磊	人工智能在上前牙区即刻种植的适应证辅助诊断与导板设计应用	银奖	_
创新研究	华中科技大学	周易 韩晓晴 李佳 谢可欣 张雅萱	陈莉莉 苏彬	新一代磁电式正畸保持器的研发与应用	银奖	_
创新研究	南方医科大学	于泓文 谢秋燕 刘子宁	邱伟 房付春	人牙龈组织单细胞图谱解析中性粒细胞NETs亚群在牙周炎中的作用机制	银奖	_
创新研究	四川大学	李家赫 何弦 黄天宇	邓怡 梁坤能	葡萄糖门控的聚醚醚酮骨植入体用于“酶促气体疗法”,促进糖尿病感染的骨结合	银奖	_
创新研究	遵义医科大学	张书涵 杨静轩 曾以荣 帅幸子	王倩 胡欢	基于网络药理学研究烟酸及其衍生物在头颈部鳞状细胞癌中作用机制	铜奖	_
创新研究	遵义医科大学	侯苏芸 袁小康 姜宜秀	吴明松	大鼠下颌下腺类器官衰老模型的构建及其转录组学变化	铜奖	_
创新研究	上海交通大学医学院	巫智涵 孙嘉诚 林绩腾 周宏润 施瑞祺	朱凌	基于头颈部CT影像的鳞癌转移淋巴结人工智能诊断辅助系统的研究	铜奖	_
实验设计	成都大学	闵未苒 黄超 龚晓玲 杨佳琪 孙宇行	郑赛男	茶多酚还原氧化石墨烯负载纳米银的制备及成骨和抗菌作用研究	铜奖	_
实验设计	广东医科大学	杨跃 栾琦斐 陈美怡 赖彦霖 黄一刚	张静莹	双季铵化壳聚糖胶原海绵负载SDF-1及I-PRF用于骨缺损修复的实验设计	铜奖	_
实验设计	河北医科大学	邱桐 梁欣怡 吴昊俣 霍嘉慧	刘晓琳 冯晓伟	胎兔唇部无瘢痕愈合的相关分子机制研究	铜奖	_
实验设计	河南大学	李欣宇 韩佳洋 连莹莹 陈家浩 王万里	翟远坤	组织工程牙周膜修复炎性牙周缺失的实验研究	铜奖	_
实验设计	吉林大学	朱龙裕 王翌彤 张旭臻 樊子桢 沙永康	史册 姜文华	骨细胞介导的生物力学在颌骨改建和损伤修复中的作用及机理研究	铜奖	_

续表

类别	学校	团队成员	指导教师	作品名称	获奖	单项奖
实验设计	济宁医学院	李晓珂 李琰鑫 赵淑慧 王春磊 李子涵	刘 雪	低强度脉冲超声与冰硼散填充的口腔黏膜敷药器单独及联合使用时对复发性口腔溃疡的疗效对比	铜奖	_
实验设计	南方科技大学	杨晓荣 闫旭阳 戴骏飞 刘金阳 闫艺琼	王 林	H型血管内皮细胞氧化应激损伤在糖尿病致牙种植体松动中的作用机制研究	铜奖	_
实验设计	南方科技大学	彭译漫 李尚儒 周芷玥 张宇晴 金雨宣	魏兰兰 姜佑荣	TCR联合磁化巨噬细胞的载药模型构建及其治疗HPV阳性口咽癌的实验研究	铜奖	_
实验设计	南方医科大学	张 雨 张雪飞 江馨纯 邹美燕 曾国锋	胡 琛 张艳丽	氧化石墨烯抑制变形链球菌生物膜形成的作用及机制研究	铜奖	_
实验设计	青岛大学	薄佳仪 孙 玥 孔晓雯 袁露函	周祺惠 邓 婧	“一拍即合”——热响应自收缩的水凝胶微针贴片用于口腔软组织伤口闭合作用研究	铜奖	_
实验设计	山东第一医科大学	郭昶辰 张胜昊 张子昱	赵英会	牙龈卟啉单胞菌诱导巨噬细胞M2极化促进结直肠癌进展探究	铜奖	_
实验设计	深圳大学	易欣彤 刘怡然 卢美好 曾裕浩 吴逸婷	沙 鸥 陈献雄	CCDC86在头颈鳞癌中对c-MYC与EMT的作用机制研究	铜奖	_
实验设计	深圳大学	赵元豪 贺俊凯 罗凯文 刘俊雄 余镕非	冯先玲	金属有机骨架材料包载辛伐他汀在拔牙位点保存中成骨效能研究	铜奖	_
实验设计	西安医学院	史悦莹 戈倩雯 贠 萌 王雅茹 刘 璇	张 典 翟莎菲	溃溃GO-酵母β-葡聚糖壳聚糖口腔溃疡膜的研发	铜奖	_
实验设计	郑州大学	任晓辉 石景楠 林若楠 郭潇潇 司球瑶	张善锋 李 沛	牙龈卟啉单胞菌调控巨噬细胞极化诱发结肠炎机制及干预研究	铜奖	_
实验设计	陆军军医大学	程晶晶 蔡欣妤 覃柯铭 魏 嘉 宋建业	曾 浩 孙红武	自组装仿生茶树精油纳米纤维的设计及其对难治性口腔溃疡的增效作用机制研究	铜奖	_
实验设计	中南大学	洪梦铌 徐顺子 惠暄城 俞晨旸 焦 点	燕 飞 易 桥	牙髓干细胞通过NF-k B-NRF2-IL-33信号轴治疗舍格伦综合征的免疫学机制研究	铜奖	_

第六届全国高校青年教师教学竞赛决赛

2023年4月20—24日，由中华全国总工会、教育部联合主办的第六届全国高校青年教师教学竞赛决赛在清华大学举办。经过激烈角逐，四川大学华西口腔医学院青年教师朱桂全讲授《口腔颌面外科学》获得医科组一等奖第一名。

本次竞赛设置文科、理科、工科、医科、思想政治课专项5个组别，要求每名选手在赛前提交参赛课程的教学大纲、16个学时的教学设计方案和对应的课堂教学节段PPT。决赛阶段，由选手现场随机抽取一个教学节段，进行模拟课堂教学并撰写教学反思。7名评委对教学设计、课堂教学和教学反思分别打分。

本次竞赛分初赛和决赛两个阶段。1 800多所高校的近50万名青年教师参加了校(院)、市、省等多层级比拼，高校参赛率达到60%。1 501所学校的8 550名选手参加了省级选拔赛，来自31个省(区、市)和新疆生产建设兵团121所学校的158名选手参加决赛并获奖。

教育部关于公布2022年度普通高等学校本科专业备案和审批结果的通知

教高函〔2023〕3号

各省、自治区、直辖市教育厅(教委)，新疆生产建设兵团教育局，有关部门(单位)教育司(局)，部属各高等学校、部省合建各高等学校：

根据《普通高等学校本科专业设置管理规定》(教高〔2012〕9号)，我部组织开展了2022年度普通高等学校本科专业设置和调整工作。经申报、公示、审核等程序，对各地各高校向我部申请备案的专业予以备案；并根据高等学校专业设置与教学指导委员会评议结果，确定了同意设置的国家控制布点专业和尚未列入专业目录的新专业名单，并在工学门类下增设交叉工程专业类。现将备案和审批结果予以公布(见附件1)。同时，在《普通高等学校本科专业目录(2012年)》基础上，增补了近年来批准增设、列入目录的新专业，形成了最新的《普通高等学校本科专业目录》(见附件2)，一并予以公布。请你们加强对新设专业的建设和管理，不断提高人才培养质量。

附件：

1. 2022年度普通高等学校本科专业备案和审批结果

2. 普通高等学校本科专业目录

教育部

2023年4月4日

附件略。

口腔医学相关名单见表10。

表10 2022年度普通高等学校本科专业备案和审批结果(口腔医学)*

原序号	学校名称	专业代码	专业名称	修业年限(年)	学位授予门类	备注
243	北京中医药大学东方学院	101006	口腔医学技术	4	理学	备案
268	山西大同大学	101006	口腔医学技术	4	理学	备案
895	青岛黄海学院	101006	口腔医学技术	4	理学	备案
1263	深圳技术大学	101006	口腔医学技术	4	理学	备案
1529	西安培华学院	101006	口腔医学技术	4	理学	备案
81	宁波大学	100301K	口腔医学	5	医学	审批
94	青岛滨海学院	100301K	口腔医学	5	医学	审批
126	湘南学院	100301K	口腔医学	5	医学	审批
167	延安大学	100301K	口腔医学	5	医学	审批

*:摘自教育部教高函〔2023〕3号文件之附件。

教育部关于公布2023年高等职业教育专科专业设置备案和审批结果的通知

教职成函〔2023〕4号

各省、自治区、直辖市教育厅(教委),新疆生产建设兵团教育局:

根据《普通高等学校高等职业教育(专科)专业设置管理办法》(教职成〔2015〕10号)要求,我部组织完成了2023年高等职业教育专科专业设置备案和审批相关工作,现将结果予以公布。

经省级教育行政部门备案并在我部汇总的2023年拟招生专业点共65 808个,备案结果可在全国职业院校专业设置管理与公共信息服务平台(网址:http://zyyxzy.moe.edu.cn)查询,专业名称、代码及修业年限以平台公布的为准。

我部共受理2023年拟新设国控专业点申请328个,经会同公安部、司法部、国家卫生健康委、国家中医药管理局等行业主管部门审核,同意设置专业点153个,不同意设置专业点173个,需实地评估专业点2个(评估结果另行通知,合格后方可招生),审批结果可在教育部政务服务管理平台(网址:http://gz.moe.gov.cn)查询。审批同意设置的国控专业将导入全国职业院校专业设置管理与公共信息服务平台,自2023年起可以招生。

专业设置备案和审批结果已与全国普通高校招生来源计划网上管理系统相衔接,各地不得将未经备案或审批的专业点添加到招生来源计划管理系统并安排招生。各地要加强对专业办学的监督和指导,规范工作程序,加强工作协同,严格按照本通知公布的结果开展招生录取等相关工作。

附件:2023年新设高职专科国控专业审批结果

教育部

2023年3月9日

附件略。

口腔医学相关名单见表11。

表11 2023年新设高职专科国控专业审批不同意的专业点(口腔医学)*

原序号	省份	学校名称	专业名称	修业年限(年)
1	安徽	皖北卫生职业学院	口腔医学	3
2	安徽	皖西卫生职业学院	口腔医学	3
3	安徽	安徽卫生健康职业学院	口腔医学	3
4	安徽	安庆医药高等专科学校	口腔医学	3
5	安徽	淮南联合大学	口腔医学	3
9	甘肃	兰州科技职业学院	口腔医学	3
10	甘肃	临夏现代职业学院	口腔医学	3
11	吉林	吉林职业技术学院	口腔医学	3

*:摘自教育部教职成函〔2023〕4号文件之附件。

中国高等学校口腔医学专业招生和培养简况

资料由我国高等学校口腔医学院系提供(尚有部分院系未提供),中国香港、澳门特别行政区和台湾省口腔医学专业招生培养简况未统计在内。统计时限从2023年1月至2023年12月。详情见表12~16。

表12 2023年度中国口腔医学本科生招生培养简况

单位	在校生人数(人)			招生人数(人)			毕业人数(人)		
	8年制	"5+3"一体	5年制	8年制	"5+3"一体	5年制	8年制	"5+3"一体	5年制
四川大学华西口腔医学院	239	119	820	30	40	143	21	–	185
北京大学口腔医学院	324	–	215	42	–	40	28	–	41
上海交通大学口腔医学院	283	140	114	27	47	7	–	–	23
空军军医大学口腔医学院	146	–	209	20	–	40	20	–	34
武汉大学口腔医学院	173	182	172	27	36	39	15	12	45
首都医科大学口腔医学院	30	151	72	10	30	2	–	28	24
南开大学口腔医学院	–	–	159	–	–	29	–	–	33
天津医科大学口腔医学院	–	397	–	–	50	–	–	45	–
河北医科大学口腔医学院	–	–	335	–	–	60	–	–	70
华北理工大学口腔医学院	–	–	453	–	–	75	–	–	72
河北北方学院	–	–	379	–	–	78	–	–	59
山西医科大学口腔医学院	–	–	645	–	–	132	–	–	100
内蒙古科技大学包头医学院	–	–	217	–	–	40	–	–	52
赤峰学院	–	–	319	–	–	60	–	–	77

续表

单位	在校生人数(人)			招生人数(人)			毕业人数(人)		
	8年制	"5+3"一体	5年制	8年制	"5+3"一体	5年制	8年制	"5+3"一体	5年制
中国医科大学口腔医学院	–	–	349	–	–	60	–	–	71
大连医科大学口腔医学院	–	–	353	–	–	62	–	–	81
大连大学口腔医学院	–	–	360	–	–	60	–	–	61
吉林大学白求恩口腔医学院	–	196	226	–	39	40	–	40	46
北华大学口腔医学院	–	–	665	–	–	140	–	–	228
佳木斯大学口腔医学院	–	–	299	–	–	60	–	–	58
哈尔滨医科大学口腔医学院	–	–	241	–	–	48	–	–	46
牡丹江医学院口腔医学院	–	–	295	–	–	75	–	–	91
同济大学口腔医学院	–	20	192	–	20	33	–	–	43
复旦大学口腔医学院	–	–	31	–	–	122	–	–	–
南京大学医学院口腔医学院	–	12	142	–	–	21	–	10	20
南京医科大学口腔医学院	–	239	447	–	49	92	–	32	80
浙江大学口腔医学院	–	247	100	–	50	30	–	46	–
浙江中医药大学口腔医学院	–	–	549	–	–	100	–	–	96
温州医科大学口腔医学院	–	–	293	–	–	56	–	–	60
湖州师范学院医学院	–	–	325	–	–	72	–	–	46
安徽医科大学口腔医学院	–	–	484	–	–	120	–	–	67
皖南医学院	–	–	749	–	–	130	–	–	155
福建医科大学口腔医学院	–	–	635	–	–	136	–	–	114
厦门医学院	–	–	324	–	–	60	–	–	70
南昌大学口腔医学院	–	–	365	–	–	97	–	–	51
井冈山大学临床医学院	–	–	371	–	–	99	–	–	66
山东大学口腔医学院	–	223	272	–	50	51	–	30	55
青岛大学口腔医学院	–	–	204	–	–	40	–	–	45
山东第一医科大学口腔医学院	–	–	792	–	–	150	–	–	158
山东第二医科大学口腔医学院	–	–	597	–	–	100	–	–	113
滨州医学院口腔医学院	–	–	519	–	–	93	–	–	158
郑州大学口腔医学院	–	–	475	–	–	95	–	–	84
华中科技大学同济医学院口腔医学院	–	–	166	–	–	32	–	–	31
湖北科技学院口腔与眼视光医学院	–	–	543	–	–	81	–	–	96

续表

单位	在校生人数(人)			招生人数(人)			毕业人数(人)		
	8年制	“5+3”一体	5年制	8年制	“5+3”一体	5年制	8年制	“5+3”一体	5年制
中南大学湘雅口腔医学院	–	251	143	–	50	27	–	48	20
湖南中医药大学第一临床医学院	–	–	526	–	–	118	–	–	123
中山大学光华口腔医学院	–	190	353	–	28	69	–	45	60
暨南大学口腔医学院	–	–	637	–	–	145	–	–	65
南方医科大学口腔医学院	–	–	515	–	–	120	–	–	67
深圳大学口腔医学院	–	–	189	–	–	60	–	–	30
汕头大学医学院口腔医学系	–	–	227	–	–	67	–	–	30
佛山科学技术学院口腔医学院	–	–	515	–	–	57	–	–	105
广西医科大学口腔医学院	–	–	418	–	–	95	–	–	42
桂林医学院口腔医学院	–	–	408	–	–	79	–	–	80
右江民族医学院	–	–	266	–	–	50	–	–	47
海南医学院	–	–	506	–	–	90	–	–	89
重庆医科大学口腔医学院	–	–	402	–	–	80	–	–	79
江汉大学医学部	–	–	467	–	–	82	–	–	77
西南医科大学口腔医学院	–	–	503	–	–	120	–	–	87
川北医学院口腔医学院	–	–	787	–	–	150	–	–	173
贵州医科大学口腔医学院	–	–	773	–	–	120	–	–	170
遵义医科大学口腔医学院	–	–	1204	–	–	282	–	–	169
昆明医科大学口腔医学院	–	–	593	–	–	121	–	–	593
西安交通大学口腔医学院	–	–	309	–	–	54	–	–	61
西安医学院口腔医学院	–	–	525	–	–	101	–	–	108
西北大学医学院	–	–	93	–	–	29	–	–	–
兰州大学口腔医学院	–	–	459	–	–	89	–	–	81
西北民族大学口腔医学院	–	–	386	–	–	60	–	–	70
宁夏医科大学口腔医学院	–	30	397	–	30	60	–	–	63
石河子大学医学院	–	–	326	–	–	64	–	–	64
新疆医科大学口腔医学院	–	–	579	–	–	118	–	–	72

表13 2023年度中国口腔医学硕士研究生招生培养简况(不含"5+3"一体)

硕士学位授予单位	学科专业	指导教师人数(人)	在读硕士生人数(人)	招生人数(人)	毕业人数(人)
四川大学					
	口腔基础医学	15	85	30	13
	口腔临床医学	74	578	188	200
北京大学					
	口腔基础医学	2	4	1	–
	口腔临床医学	101	220	78	34
上海交通大学					
	口腔基础医学	4	21	7	6
	口腔临床医学	66	165	57	70
空军军医大学					
	口腔基础医学	17	5	2	2
	口腔临床医学	82	35	12	4
	口腔医学	95	65	16	22
武汉大学					
	口腔医学	88	351	112	104
首都医科大学					
	口腔基础医学	8	13	4	8
	口腔临床医学	68	63	40	29
解放军医学院					
	口腔临床医学	25	27	13	14
北京协和医院					
	口腔临床医学	6	9	3	2
南开大学					
	口腔临床医学	20	3	–	1
	口腔医学	29	60	20	27
天津医科大学					
	口腔医学(学术学位)	29	44	14	14
	口腔医学	36	13	3	14
河北医科大学					
	口腔基础医学	1	1	–	1
	口腔临床医学	9	10	–	6
	口腔医学	33	151	52	40
华北理工大学					
	口腔临床医学	36	55	20	33

续表

硕士学位授予单位	学科专业	指导教师人数(人)	在读硕士生人数(人)	招生人数(人)	毕业人数(人)
山西医科大学					
	口腔基础医学	6	11	2	5
	口腔临床医学	22	60	19	20
	口腔医学	35	127	40	64
中国医科大学					
	口腔基础医学	7	15	4	11
	口腔临床医学	55	347	124	54
大连医科大学					
	口腔基础医学	6	20	8	8
	口腔临床医学	12	54	21	18
大连大学					
	口腔临床医学	20	46	11	10
吉林大学					
	口腔基础医学	3	3	3	-
	口腔临床医学	36	48	10	21
佳木斯大学					
	口腔医学(学术学位)	45	90	26	28
	口腔医学	26	30	30	-
哈尔滨医科大学					
	口腔基础医学	11	17	11	3
	口腔临床医学	22	99	27	29
哈尔滨医科大学附四院					
	口腔临床医学	4	8	3	4
同济大学					
	口腔基础医学	1	8	3	5
	口腔临床医学	15	68	21	25
	口腔医学	12	25	17	8
复旦大学					
	口腔临床医学	21	1	-	1
	口腔医学	26	30	7	6
南京大学					
	口腔临床医学	44	128	51	33
南京医科大学					
	口腔基础医学	2	8	3	1
	口腔临床医学	68	201	68	70

续表

硕士学位授予单位	学科专业	指导教师人数(人)	在读硕士生人数(人)	招生人数(人)	毕业人数(人)
浙江大学					
	口腔基础医学	9	5	2	–
	口腔临床医学	46	25	8	1
	口腔医学	49	209	74	66
浙江中医药大学					
	口腔医学	30	93	32	27
温州医科大学					
	口腔医学	28	160	43	58
安徽医科大学					
	口腔基础医学	7	16	5	3
	口腔临床医学	36	104	34	26
	口腔医学	46	157	61	45
皖南医学院					
	口腔医学	23	50	19	21
福建医科大学					
	口腔基础医学	3	4	1	2
	口腔临床医学	41	62	20	22
	口腔医学	56	131	49	39
南昌大学					
	口腔基础医学	15	21	9	6
	口腔临床医学	40	174	61	42
山东大学					
	口腔基础医学	6	15	6	4
	口腔临床医学	25	34	9	7
	口腔医学	20	197	62	64
青岛大学					
	口腔基础医学	2	–	–	–
	口腔临床医学	29	128	41	46
山东第一医科大学					
	口腔临床医学	28	21	21	–
山东第二医科大学					
	口腔基础医学	6	8	4	1
	口腔临床医学	25	29	14	9
	口腔医学	57	61	27	18

续表

硕士学位授予单位	学科专业	指导教师人数（人）	在读硕士生人数（人）	招生人数（人）	毕业人数（人）
滨州医学院					
	口腔临床医学	63	168	62	48
郑州大学					
	口腔临床医学	12	13	4	1
	口腔医学	41	117	34	48
华中科技大学					
	口腔临床医学	26	22	21	–
中南大学					
	口腔临床医学	69	44	13	7
	口腔医学	67	244	71	47
湖南中医药大学					
	口腔临床医学	25	78	45	12
中山大学					
	口腔基础医学	12	14	8	3
	口腔临床医学	175	291	95	92
暨南大学					
	口腔医学	44	192	64	51
南方医科大学					
	口腔临床医学	12	47	23	4
广西医科大学					
	口腔基础医学	3	10	6	3
	口腔临床医学	17	88	27	31
	口腔医学	22	77	34	21
桂林医学院					
	口腔临床医学	20	70	19	–
右江民族医学院					
	口腔临床医学	14	72	23	21
海南医学院					
	口腔医学	16	49	20	10
重庆医科大学					
	口腔基础医学	40	11	4	3
	口腔临床医学	40	52	20	17
	口腔医学	53	217	82	67
电子科技大学					
	口腔医学	14	16	5	4

续表

硕士学位授予单位	学科专业	指导教师人数(人)	在读硕士生人数(人)	招生人数(人)	毕业人数(人)
西南医科大学					
	口腔基础医学	4	1	1	-
	口腔临床医学	23	93	32	23
	口腔医学	26	93	28	24
川北医学院					
	临床口腔医学	6	6	2	2
	口腔医学	8	64	23	24
贵州医科大学					
	口腔临床医学	13	28	10	8
	口腔医学	34	97	38	18
遵义医科大学					
	口腔基础医学	23	57	24	16
	口腔临床医学	46	168	56	55
昆明医科大学					
	口腔基础医学	2	4	1	2
	口腔临床医学	22	44	18	15
	口腔医学	32	142	54	37
西安交通大学					
	口腔基础医学	2	1	1	3
	口腔临床医学	4	7	3	-
	口腔生物医学	6	3	-	2
	口腔医学	20	114	38	41
兰州大学					
	口腔医学	44	357	98	81
宁夏医科大学					
	口腔基础医学	2	1	1	-
	口腔临床医学	14	10	4	3
	口腔医学	36	99	42	28
石河子大学医学院					
	口腔临床医学	15	42	15	13
新疆医科大学					
	口腔临床医学	11	12	4	4
	口腔医学	21	153	48	50

表14　2023年度中国口腔医学博士研究生招生培养简况

博士学位授予单位	学科专业	指导教师人数(人)	在读博士生人数(人)	招生人数(人)	毕业人数(人)
四川大学					
	口腔基础医学	12	57	22	11
	口腔临床医学	64	240	72	81
北京大学					
	口腔基础医学	3	10	2	1
	口腔临床医学	66	239	69	44
上海交通大学					
	口腔基础医学	10	22	7	3
	口腔临床医学	56	153	37	29
空军军医大学					
	口腔基础医学	8	6	1	1
	口腔临床医学	33	24	10	3
	口腔医学	24	24	8	9
武汉大学					
	口腔医学	33	142	41	33
首都医科大学					
	口腔基础医学	7	19	6	10
	口腔临床医学	30	42	24	15
解放军医学院					
	口腔临床医学	10	9	4	2
中国医学科学院北京协和医院					
	口腔临床医学	3	–	–	–
天津医科大学					
	口腔医学(学术学位)	6	9	4	2
	口腔医学	12	24	9	6
河北医科大学					
	临床口腔医学	2	5	3	–
山西医科大学					
	口腔临床全科医学	2	4	–	–
	口腔医学	10	11	9	–
中国医科大学					
	口腔基础医学	2	6	1	4
	口腔临床医学	17	97	27	14

续表

博士学位授予单位	学科专业	指导教师人数(人)	在读博士生人数(人)	招生人数(人)	毕业人数(人)
吉林大学					
	口腔基础医学	3	4	4	–
	口腔临床医学	2	19	3	4
哈尔滨医科大学					
	口腔基础医学	–	–	–	2
	口腔临床医学	7	23	5	2
哈尔滨医科大学附属第四医院					
	口腔临床医学	1	–	1	2
同济大学					
	口腔基础医学	1	7	–	3
	口腔临床医学	10	41	7	7
	口腔医学	5	5	3	–
复旦大学					
	临床口腔医学	9	17	6	4
	口腔医学	5	8	8	–
	生物与医药*	9	6	–	3
南京大学					
	口腔临床医学	10	42	10	7
南京医科大学					
	口腔基础医学	2	3	–	–
	口腔临床医学	18	51	17	13
浙江大学					
	口腔基础医学	6	11	3	2
	口腔临床医学	20	39	10	4
	口腔医学	21	45	17	14
温州医科大学					
	口腔颌面修复与整形	8	5	4	–
	外科学*	9	8	3	2
	基础医学*	1	1	–	–
安徽医科大学					
	临床口腔医学	1	2	–	–
	流行病与卫生统计学*	1	–	–	1
	外科学(整形)*	1	–	–	1
	外科学(骨科)*	1	6	1	1

续表

博士学位授予单位	学科专业	指导教师人数（人）	在读博士生人数（人）	招生人数（人）	毕业人数（人）
福建医科大学					
	口腔基础医学	3	4	1	2
	口腔临床医学	10	16	5	7
	口腔医学	26	80	35	13
南昌大学					
	口腔临床医学	10	30	15	–
山东大学					
	口腔基础医学	5	8	2	2
	口腔临床医学	7	7	3	2
	口腔医学	8	22	6	4
青岛大学					
	口腔临床医学	9	31	9	7
山东第一医科大学					
	口腔基础医学	1	1	1	–
郑州大学					
	临床口腔医学	5	4	3	–
华中科技大学					
	口腔临床医学	4	6	7	–
中南大学					
	口腔医学	15	36	11	–
	口腔整形美容学	18	67	5	3
湖南中医药大学					
	中西医结合临床*	3	6	3	1
	中医五官科学*	3	3	–	–
中山大学					
	口腔基础医学	7	13	5	3
	口腔临床医学	36	129	42	40
南方医科大学					
	口腔基础医学	5	12	5	4
	口腔临床医学	10	17	8	–
广西医科大学					
	口腔基础医学	2	6	2	1
	口腔临床医学	8	12	2	3
	口腔医学	12	32	11	11
重庆医科大学					
	口腔基础医学	13	–	–	–
	口腔临床医学	13	23	12	5
	口腔医学	13	54	20	20

续表

博士学位授予单位	学科专业	指导教师人数（人）	在读博士生人数	招生人数	毕业人数
遵义医科大学					
	老年病学*	1	1	–	–
	外科学*	2	4	1	
	内科学*	1	5	1	–
	耳鼻喉*	1	1	1	–
	生物医学*	1	1	–	–
昆明医科大学					
	口腔临床医学	8	12	7	–
	口腔医学	10	11	7	–
	耳鼻咽喉科学*	8	13	–	5
西安交通大学					
	口腔医学	6	21	6	2
	口腔生物医学	15	17	4	2
新疆医科大学					
	外科学*	2	18	2	3
	肿瘤学*	1	3	2	–

*:均为口腔医学专业教师挂靠有关博士学科的招生。

表15　2023年度中国口腔医学博士研究生毕业生一览表

博士学位授予单位	姓名	性别	出生年月	获学位年月	所授学位专业	指导教师	毕业论文题目
四川大学	李政毅	男	1996.10	2023.06	口腔基础医学	周学东	蛋白质乳酸化修饰调控变异链球菌糖代谢的机制研究
	吕晶露	女	1989.01	2023.06	口腔基础医学	李　燕	牙周炎状态下肺炎克雷伯菌调控肠道ILC3/IL-22促进糖尿病进展的机制研究
	卫　韡	女	1994.08	2023.06	口腔基础医学	李　燕	牙周炎微生物组通过γδT促进口腔鳞癌进展的免疫机制研究
	郭黛墨	女	1993.07	2023.06	口腔基础医学	谢　静	IL-10调控软骨细胞间交流的机制研究
	张雨欣	女	1995.04	2023.06	生物学	林云锋	ATP响应的功能化框架核酸用于肿瘤协同放射-免疫治疗的作用研究
	阚诗怡	女	1994.03	2023.06	生物学	谢　静	FGF19对软骨细胞线粒体动力学的机制研究

续表

博士学位授予单位	姓名	性别	出生年月	获学位年月	所授学位专业	指导教师	毕业论文题目
	蔡林奕	女	1994.12	2023.06	牙体牙髓病学	周学东	微环境硬度对根尖牙乳头干细胞软骨向分化的影响和机制研究
	孙一民	男	1994.11	2023.06	牙体牙髓病学	叶 玲	钌配位仿酶材料对hMSCs氧化损伤的保护效应和机制研究
	姚 琳	女	1993.06	2023.06	牙体牙髓病学	叶 玲	PDGFR-α+CD51+牙髓干细胞衰老的机制探究
	张一丁	女	1991.02	2023.06	牙体牙髓病学	吴红崑	硅酸镁锂/透明质酸微球的制备、表征及促成骨分化作用研究
	吴林芮	女	1993.12	2023.06	牙体牙髓病学	吴红崑	牙龈卟啉单胞菌感染损伤血脑屏障致AD病变的机制研究
	甄 理	女	1992.12	2023.06	牙体牙髓病学	李继遥	牙本质仿生湿粘附再矿化水凝胶的构建及机制研究
	苏志飞	男	1992.11	2023.06	牙体牙髓病学	李继遥	健康牙周菌群再建立的时空特征研究
	刘林逸	男	1992.04	2023.06	牙体牙髓病学	黄定明	能量限制通过骨-脂平衡失调影响骨代谢及其机制的初步探究
	冷 沙	女	1992.03	2023.06	牙体牙髓病学	黄定明	NLRP3通过调控Treg/Th17细胞平衡促进根尖周组织炎症反应的机制研究
	万凌云	女	1991.11	2023.06	牙体牙髓病学	胡 涛	mTOR依赖性细胞自噬调控小鼠颅骨矢状缝牵张复发的机制研究
	何金凤	女	1992.02	2023.12	牙体牙髓病学	胡 涛	核心蛋白ATG7调控自噬与焦亡交互作用影响牙周炎发展的机制研究
	任世睿	女	1995.09	2023.12	牙体牙髓病学	胡 涛	smc基因微调控变异链球菌影响单/双菌种生物膜致龋性机制研究
	李忠成	男	1993.11	2023.06	牙体牙髓病学	张凌琳	硫酸软骨素A/I型胶原矿化支架构建及其骨缺损修复作用研究
	廖 敏	女	1994.07	2023.06	牙体牙髓病学	程 磊	海参皂苷 Holotoxin A 1 抗白色念珠菌的作用机制研究
	郭 笑	女	1994.01	2023.06	牙体牙髓病学	程 磊	PAMAM- Fe_3O_4促进骨组织缺损修复的作用研究
	旷心怡	女	1994.01	2023.06	牙体牙髓病学	徐 欣	溃疡性结肠炎影响骨髓祖细胞髓系分化促进牙周炎的机制研究
	马 瑞	女	1993.11	2023.06	牙周病学	吴亚菲	LXA4对炎症微环境下牙周膜干细胞的调控作用及机制研究
	魏修群	女	1995.11	2023.06	牙周病学	吴亚菲	Periostin在DFSCs促进牙周组织再生中的作用机制及其应用

续表

博士学位授予单位	姓名	性别	出生年月	获学位年月	所授学位专业	指导教师	毕业论文题目
	刘　倩	女	1994.12	2023.06	牙周病学	吴亚菲	炎症状态下TRPA1对牙周膜细胞氧化应激和凋亡的调控机制及其临床意义
	何林林	男	1990.11	2023.06	牙周病学	丁　一	高糖炎症状态下hsa_circ_0084054对牙周膜细胞功能的影响和调控机制研究
	黄晓君	女	1994.08	2023.06	儿童口腔医学	邹　静	炎症介导FoxO1及糖酵解抑制牙周膜干细胞成骨能力的机制研究
	黄一冰	女	1993.06	2023.09	儿童口腔医学	郭维华	利用低温沉积3D打印技术基于TDM构建生物牙根的相关研究
	韩　雪	女	1992.11	2023.06	儿童口腔医学	郭维华	Notch信号通路介导巨噬细胞重构调控异种生物牙根再生的相关研究
	李宏宇	女	1991.06	2023.06	儿童口腔医学	郑黎薇	Hdac4/Mef2c信号轴调控牙髓细胞成牙本质向分化的机制研究
	孙思露	女	1994.08	2023.06	口腔黏膜病学	陈谦明	口腔鳞状细胞癌中PA28γ-T23位点磷酸化修饰的促生长作用及其机制研究
	李再晔	男	1993.03	2023.06	口腔黏膜病学	陈谦明	PA28γ+CAFs旁分泌IGF2重塑免疫微环境促进OSCC恶性进展的功能及机制研究
	王　晔	女	1993.07	2023.06	口腔黏膜病学	周红梅	口腔白斑相关成纤维细胞关键lncRNA抵御白念珠菌功能及其机制研究
	李琼华	女	1984.11	2023.06	口腔黏膜病学	曾　昕	单细胞转录组联合免疫组库测序探究口腔扁平苔藓的免疫特征
	杜玉琦	女	1994.09	2023.06	口腔黏膜病学	曾　昕	兼具黏附性与亲脂性PVA-DOPG水凝胶搭载雷帕霉素抑制OLK癌变的应用初探
	孟　阳	女	1990.01	2023.06	口腔黏膜病学	江　潞	靶向FAK及其下游YAP/TAZ信号治疗头颈部鳞癌的疗效和机制研究
	董云梅	女	1994.04	2023.06	口腔黏膜病学	周　瑜	PD1单抗联合光动力治疗在口腔黏膜癌变过程中的疗效观察及机制研究
	杨雪婷	女	1993.08	2023.06	口腔颌面外科学	田卫东	3D生物打印仿生功能模块用于牙周再生的相关研究
	洪鹏宇	男	1994.06	2023.06	口腔颌面外科学	田卫东	细胞外囊泡lncRNA AK029592调控白色脂肪棕色化的研究

续表

博士学位授予单位	姓名	性别	出生年月	获学位年月	所授学位专业	指导教师	毕业论文题目
	马世星	男	1993.08	2023.06	口腔颌面外科学	田卫东	肌源性细胞外囊泡转运糖酵解酶介导肌肉-骨交互作用的研究
	杨成位	男	1994.07	2023.06	口腔颌面外科学	石　冰	基于PAX和IRF6基因的唇腭裂遗传学研究
	KARIM HMED AHMED SAKRAN	男	1988.12	2023.12	口腔颌面外科学	石　冰	Sommerlad-Furlow改良技术修复腭裂的手术效果评价研究
	王　韵	女	1990.01	2023.06	口腔颌面外科学	陈　宇	四面体框架核酸对自身免疫性疾病治疗作用研究
	刘云坤	男	1992.02	2023.09	口腔颌面外科学	李龙江	PGC1α对异常口腔角质形成细胞的能量代谢重组的调控机制的研究
	王　苗	女	1995.08	2023.12	口腔颌面外科学	李龙江	胱氨酸-谷氨酸逆向转运体抑制HNSCC代谢灵活性的机制探究
	石从郁	男	1989.11	2023.06	口腔颌面外科学	王晓毅	结合单细胞转录组和传统转录组解析头颈部鳞癌肿瘤微环境的研究
	丁张帆	男	1993.10	2023.06	口腔颌面外科学	王晓毅	新型组织透明成像技术揭示骨淋巴管系统及其在骨再生中的作用
	殷　斌	男	1992.05	2023.06	口腔颌面外科学	郑　谦	非综合征型唇腭裂环境因素相关易感基因筛查及功能分析
	马文娟	女	1996.09	2023.06	口腔颌面外科学	林云锋	红细胞膜包裹HApt-DNA四面体-美登素偶联药物对HER2阳性乳腺癌抑制作用的探究
	战雨汐	女	1994.09	2023.06	口腔颌面外科学	林云锋	基于框架核酸的细菌仿生纳米药物用于增效口腔鳞癌化疗
	毛陈晨	女	1991.10	2023.06	口腔颌面外科学	林云锋	DNA四面体通过调控CX3CR1阳性巨噬细胞抑制LIP炎性骨吸收的免疫机制研究
	庞　欣	女	1994.09	2023.06	口腔颌面外科学	梁新华	IRF2BP2介导脂肪酸氧化促进口腔鳞癌淋巴结转移的机制
	李倩琍	女	1992.08	2023.06	口腔颌面外科学	祝颂松	单侧颞下颌关节盘移位对青春期小鼠下颌骨发育的影响
	苏　展	男	1993.10	2023.06	口腔颌面外科学	祝颂松	髁突软骨的高清解析与力学机制研究

续表

博士学位授予单位	姓名	性别	出生年月	获学位年月	所授学位专业	指导教师	毕业论文题目
	李克寒	男	1992.12	2023.06	口腔颌面外科学	罗 恩	LATS1/2-YAP1信号轴激活Wnt信号通路促进老龄骨质疏松小鼠骨缺损修复的研究
	刘士博	男	1994.07	2023.06	口腔颌面外科学	罗 恩	SIRT1/Wnt调控H型血管-骨形成偶联促进骨质疏松骨再生的实验研究
	伍 月	男	1992.09	2023.09	口腔颌面外科学	刘 磊	抽脂废液来源的无细胞浓缩制剂的研发及其用于治疗烧伤创面的实验研究
	刘晓静	女	1990.05	2023.06	口腔颌面外科学	汤 炜	细胞牵引力参与和调控骨髓间充质干细胞衰老的过程与机制
	MOHAMMED QASEM HEZAM AL-WATARY	男	1980.01	2023.09	口腔颌面外科学	李继华	颧骨颧弓缩窄整形术坚固内固定的临床及生物力学研究
	郭泽佑	男	1992.08	2023.06	口腔颌面外科学	龙 洁	环状RNA circTTC3对大鼠脂肪间充质干细胞骨向分化的影响及机制研究
	张锐涛	男	1994.03	2023.06	口腔颌面外科学	龙 洁	PDMS/CPO-TiO_2-x产氧生物材料促进牙髓组织再生的实验研究
	余祥华	男	1994.08	2023.06	口腔颌面外科学	汤亚玲	基于阿替卡因骨架新型局麻药合成、生物评价及电生理机制研究
	刘曹杰	男	1995.10	2023.06	口腔修复学	宫 苹	染色质解旋酶DNA结合蛋白7(CHD7)调控骨髓间充质干细胞分化的研究
	罗 天	男	1992.01	2023.06	口腔修复学	于海洋	全瓷冠预备体边缘预备质量的多因素影响机制研究
	王中熠	女	1994.08	2023.06	口腔修复学	于海洋	与皮质骨力学-生物性能适配的仿生牙种植体材料的研究
	付 钰	女	1993.08	2023.06	口腔修复学	莫安春	双响应型MXene/PVDF纳米纤维膜的构建及其引导骨再生的实验研究
	赵 斌	男	1991.11	2023.06	口腔修复学	袁 泉	GD-N1901通过PI3K/AKT信号通路促进口腔黏膜伤口愈合的研究

续表

博士学位授予单位	姓名	性别	出生年月	获学位年月	所授学位专业	指导教师	毕业论文题目
	李奇文	男	1994.11	2023.06	口腔修复学	袁　泉	METTL1/WDR4介导的tRNA m7G修饰调控骨骼发育的研究
	蒋少康	男	1993.10	2023.06	口腔修复学	万乾炳	生物友好型金属-有机框架-1的合成与生物安全性评价
	刘艳华	女	1994.08	2023.06	口腔修复学	万乾炳	MOFs桥接的丝蛋白基水凝胶用于多场景下皮损的快速保护和修复
	林　赳	男	1994.11	2023.06	口腔修复学	沈颉飞	Kir4.1调控三叉神经损伤后口腔颌面部疼痛的外周和中枢机制
	朱宸佑	男	1994.04	2023.09	口腔修复学	满　毅	EGCG改性胶原膜理化性能评估及其引导骨再生应用的实验研究
	王　斌	男	1993.07	2023.06	口腔修复学	满　毅	HMGB1-YAP级联信号调控种植术后疼痛及骨结合作用的机制研究
	柳叶语	女	1994.07	2023.06	口腔修复学	满　毅	应用完整骨膜行种植同期水平骨增量的研究
	李松航	男	1994.06	2023.06	口腔修复学	蔡潇潇	基于框架核酸的microRNA2861及microRNA31抑制剂传递体系的研究
	张天旭	男	1995.09	2023.06	口腔修复学	蔡潇潇	成骨生长肽-DNA四面体框架核酸递药系统对骨髓抑制的缓解作用研究
	张晓琳	女	1992.11	2023.06	口腔修复学	蔡潇潇	四面体框架核酸携带siRNA靶向下调TLR2的表达对炎症治疗的研究
	张　舒	女	1994.09	2023.09	口腔修复学	王　剑	可用于活动部位的高延展性多功能创口敷料的构建、表征及其应用
	罗悠然	女	1993.02	2023.09	口腔修复学	王　航	SP600125增强温控重复热刺激诱导PC12-P1F1细胞神经突起生长的作用和机制研究
	郑　铮	女	1994.06	2023.06	口腔修复学	王　航	低温等离子体改性钛表面成骨效应及其骨免疫调节机制研究
	YUNHO JEONG	男	1985.02	2023.06	口腔正畸学	赵志河	计算机图形学在无托槽隐形矫治中的应用
	朱冠印	男	1995.10	2023.06	口腔正畸学	赵志河	免疫协同应力刺激激发颌骨定向骨膜下成骨及骨改建的机制探究
	张城浩	男	1994.06	2023.06	口腔正畸学	赵志河	CXCL14基因对牙周膜细胞成骨分化的调控作用及其机制

续表

博士学位授予单位	姓名	性别	出生年月	获学位年月	所授学位专业	指导教师	毕业论文题目
	肖雪玲	女	1991.12	2023.06	口腔正畸学	白　丁	HA/PLCL骨移植物修复牙槽骨的应用基础研究
	王沛棋	女	1994.06	2023.06	口腔正畸学	白　丁	应力微环境下YAP介导下颌髁突软骨内成骨的机制研究
	董晓梦	女	1993.11	2023.06	口腔正畸学	白　丁	IL-33/SOD3 在正畸牙移动过程中调控牙骨质改建和牙槽骨重建的机制
	单　迪	女	1991.12	2023.06	口腔正畸学	赖文莉	CGRP介导招募的BMSCs促进正畸牙移动成骨的机制研究
	吴周强	男	1994.12	2023.06	口腔正畸学	赖文莉	机械应力通过Piezo1受体调控牙周膜干细胞成骨分化的机制研究
	袁文秀	女	1992.09	2023.06	口腔正畸学	王　军	锶预处理SDMSCs外泌体对颞下颌关节骨关节炎的治疗作用及机制研究
	张　杰	女	1994.05	2023.12	口腔正畸学	王　军	SHP2在IL-6介导的力学信号转导中对衰老骨改建的作用及机制研究
	余丽媛	女	1994.07	2023.06	口腔正畸学	邹淑娟	CircRNA_0003204在人脂肪干细胞成骨分化中的机制研究
	徐静晨	女	1995.02	2023.06	口腔正畸学	陈　嵩	负载再生硅的非交联壳聚糖水凝胶对软组织缺损的修复作用探究
	林　瑶	女	1991.08	2023.09	口腔正畸学	陈　嵩	壳聚糖/透明质酸混合水凝胶在感染性软组织缺损修复中的应用
	谢冰洁	女	1993.11	2023.06	口腔正畸学	李　娟	钌纳米团簇酶对干细胞氧化应激及牙周炎的干预作用研究
北京大学	石伟华	女	1988.09	2023.06	儿童口腔医学	秦　满	重度低龄儿童龋微生物群落碳源利用特征及其对三种单一碳源反应的研究
	卢金金	女	1992.11	2023.12	儿童口腔医学	秦　满	葡萄糖对人脱落乳牙牙髓干细胞生物学行为的影响及其机制的研究
	骆池怡	女	1994.07	2023.06	儿童口腔医学	秦　满	miR-181b-2-3p抑制剂促进EI1对牙髓损伤修复的作用机制初探
	董　仙	女	1996.02	2023.06	口腔颌面外科学	张　益	脂肪间充质干细胞预防药物相关性颌骨坏死的机制研究

续表

博士学位授予单位	姓名	性别	出生年月	获学位年月	所授学位专业	指导教师	毕业论文题目
	李　潇	女	1992.06	2023.06	口腔颌面外科学	俞光岩	131I相关唾液腺炎的临床、影像、病理学特点及内镜治疗
	沈力航	女	1992.12	2023.06	口腔颌面外科学	张　益	pthrp在纤维结构不良bmscs的增殖与成骨分化中的作用及机制研究
	毛茜潆	女	1993.04	2023.06	口腔颌面外科学	蔡志刚	紧密连接蛋白claudin-1在A型肉毒毒素抑制下颌下腺分泌中的作用及机制研究
	董丽莹	女	1993.06	2023.06	口腔颌面外科学	王衣祥	构建TDO疾病特异性iPS细胞研究DLX3调控成骨/成肌分化的分子机制
	马亦心	女	1994.03	2023.06	口腔颌面外科学	蔡志刚	近红外光谱系统监测埋藏骨组织瓣重建下颌骨术后血运的临床和实验研究
	杨旭岚	女	1994.08	2023.06	口腔颌面外科学	邸　萍	数字化制造技术用于优化All-on-4印模制取和即刻修复方案的临床研究
	侯　磊	男	1994.10	2023.06	口腔颌面外科学	李自力	深度学习辅助骨性Ⅲ类牙颌面畸形患者正颌手术软硬组织预测的算法开发及临床初步验证
	李振宇	男	1993.01	2023.06	口腔颌面外科学	张　杰	图像融合及深度学习在腮腺癌近距离放射治疗靶区及危及器官勾画中的应用研究
	李志政	男	1993.10	2023.06	口腔颌面外科学	俞光岩	牙髓干细胞对小唾液腺移植治疗重度干眼症增效作用的实验研究
	李睿柳	女	1994.12	2023.06	口腔颌面外科学	张　益	角化黏膜移植在颌骨缺损种植修复中的临床应用及相关实验研究
	王　硕	男	1994.08	2023.06	口腔颌面医学影像学	李　刚	颌面部CT引起的外周血淋巴细胞DNA双链断裂及全基因组甲基化变化研究
	李玉冰	女	1994.12	2023.06	口腔颌面医学影像学	李　刚	腮腺CT与超声影像报告与数据系统的初步研究
	陶安琪	女	1995.04	2023.06	口腔基础医学	李翠英	编码基因TMEM5在口腔鳞状细胞癌发展及与大麻二酚在治疗中的作用研究

续表

博士学位授予单位	姓名	性别	出生年月	获学位年月	所授学位专业	指导教师	毕业论文题目
	何汶秀	女	1995.04	2023.06	口腔黏膜病学	华　红	口腔脱落细胞直接免疫荧光及micro RNAs在寻常型天疱疮中诊断价值及miR-125b-5p作用机制研究
	赵　菡	女	1995.06	2023.08	口腔修复学	邓旭亮	生物响应性磁电微环境促进骨缺损修复及机制研究
	顾冉丽	女	1992.02	2023.06	口腔修复学	刘云松	D-甘露糖在骨质疏松治疗中的作用及机制研究
	宋丹阳	女	1993.01	2023.06	口腔修复学	刘云松	牙源性成釉相关蛋白ODAM在釉质矿化和结合上皮形成中的作用及调控机制
	王飞龙	男	1993.06	2023.06	口腔修复学	刘云松	光固化Col/PCL/Mg复合引导骨再生膜的制备及性能研究
	李文锦	女	1993.12	2023.06	口腔修复学	张　磊	飞秒激光表面处理对氧化锆疲劳强度的影响及其机制研究
	高　远	女	1993.04	2023.06	口腔修复学	张　磊	氧化锆微纳结构多孔表面调控骨髓间充质干细胞生物学行为的作用及机制研究
	郑静蕾	女	1992.10	2023.06	口腔修复学	韩　冬	先天缺牙患者BMPR2基因突变筛查及BMPR2在牙髓干细胞分化中的作用机制研究
	乔艳春	女	1993.10	2023.06	口腔预防医学	郑树国	m6A RNA甲基化修饰通过调控破骨细胞分化参与牙齿萌出及骨代谢的机制研究
	黄　昕	女	1995.07	2023.06	口腔正畸学	高雪梅	腺样体扁桃体肥大儿童的颅面表型和唾液菌群及蛋白研究
	庄紫瑶	女	1995.02	2023.06	口腔正畸学	李巍然	环状RNA circHIPK3通过调控人骨髓间充质干细胞自噬影响其成骨分化的作用和机制研究
	周宜坤	女	1996.08	2023.06	口腔正畸学	周彦恒	己糖激酶2介导糖酵解在骨关节炎中的作用及机制研究
	肖卓行	男	1993.09	2023.06	口腔正畸学	谷　岩	三维牙面图像在微笑美学评价及三维形态分析中的初步研究
	孙倩男	女	1994.02	2023.06	口腔正畸学	韩　冰	KDM3A和G9A在牙髓干细胞成软骨分化中的作用及机制研究

续表

博士学位授予单位	姓名	性别	出生年月	获学位年月	所授学位专业	指导教师	毕业论文题目
	俞歆蕾	女	1994.08	2023.06	口腔正畸学	李巍然	唇腭裂患者牙槽突裂植骨疗效及影响因素的研究
	李紫昕	女	1994.07	2023.06	口腔正畸学	周彦恒	基于颌面部微环境调控的电活性仿生支架修复骨缺损的研究
	张婧琳	女	1992.05	2023.06	牙体牙髓病学	王晓燕	宏基因组学与微流控技术在根尖周炎微生物研究中的应用
	陈潇童	女	1993.08	2023.06	牙体牙髓病学	梁宇红	基于深度学习的牙体牙髓疾病影像辅助诊断研究
	于　洋	女	1994.04	2023.06	牙体牙髓病学	王晓燕	杜仲胶根管封闭材料制备和性能研究
	蒋文婷	女	1995.02	2023.06	牙周病学	胡文杰	CCL2-CCR2信号轴在牙周炎中的作用、机制及靶向治疗研究
	康　妮	女	1994.08	2023.06	牙周病学	栾庆先	内皮发育调节基因-1和苏木酮A在牙龈卟啉单胞菌导致糖代谢异常中的作用与机制研究
	孙　菲	女	1993.03	2023.06	牙周病学	胡文杰	种植体周病手工黏膜下刮治联合喷砂的临床效果及微生物变化的初步探索
	李诗艺	女	1994.02	2023.06	牙周病学	栾庆先	IL-35诱导的调节性B细胞在实验性牙周炎中的作用
	袁　乔	女	1990.12	2023.06	牙周病学	栾庆先	新型超声工作尖结合氯己定对慢性牙周炎的治疗及其对根面的影响
	刘　蓓	女	1993.12	2023.06	牙周病学	欧阳翔英	微创手术治疗牙周骨下袋的临床试验及早期愈合组织蛋白组学初步研究
	董沁媛	女	1991.10	暂未获	口腔修复学	周永胜	药物按需序列递送3D打印骨修复支架在骨再生中的应用
	李华智	男	1995.03	暂未获	口腔正畸学	江久汇	LncRNA H19通过吸附miR-29-c-3p增加CTSK表达促进破骨分化的研究
	诸葛睿申	男	1989.12	暂未获	牙周病学	欧阳翔英	野马追内酯B对小鼠牙周炎的抑制作用及机制
上海交通大学	王妙辰	女	1993.11	2023.06	口腔基础医学	陈万涛	二硫键修饰的光敏纳米颗粒治疗口腔癌的实验研究
	徐　烁	男	1993.11	2023.06	口腔临床医学	段胜仲	牙周炎及其致病菌在高血压中的作用及干预研究

续表

博士学位授予单位	姓名	性别	出生年月	获学位年月	所授学位专业	指导教师	毕业论文题目
	张　誉	男	1994.11	2023.06	口腔临床医学	季　彤	肿瘤细胞—伤害性感觉神经串扰调控肿瘤发展的机制研究
	徐弘远	女	1994.09	2023.06	口腔临床医学	沈国芳	基于单细胞测序解析人牙源性成纤维细胞异质性
	田卓炜	男	1989.07	2023.06	口腔临床医学	王延安	NF1-/- 施万细胞源性PTN调控成纤维细胞促进丛状神经纤维瘤胶原沉积的机制研究
	魏建绪	男	1994.09	2023.06	口腔临床医学	赖红昌	半导体材料的合成及其在口腔颌面部感染中的应用
	郑　奥	女	1992.06	2023.06	口腔临床医学	蒋欣泉	丝素蛋白/介孔生物玻璃/海藻酸钠可注射水凝胶促进颌骨再生的研究
	姚一琳	女	1993.12	2023.06	口腔临床医学	唐国瑶	口腔扁平苔藓中TRIM21通过NF-κB通路促炎的机制研究
	郑重阳	男	1985.10	2023.06	口腔临床医学	张志愿	响应型钴基生物材料在口腔癌诊断与辅助治疗中的应用研究
	郭伟明	男	1994.02	2023.06	口腔临床医学	房　兵	斑马鱼GIOP发展进程中的分子机制及骨修复研究
	郭陟永	男	1992.11	2023.06	口腔临床医学	张陈平	枸杞来源碳点通过抑制细胞衰老减轻放射性骨损伤作用及机制的研究
	罗嘉欣	女	1996.06	2023.09	口腔临床医学	蒋欣泉	可注射CGRP/PLGA微球负载BMSCs促牙周骨组织再生的研究
	张洪铭	男	1995.03	2023.12	口腔临床医学	黄　慧	微孔载药种植体调控免疫代谢抑制种植体周围炎的研究
	白雪冰	女	1993.10	2023.12	口腔临床医学	朱亚琴	牙周致病菌对帕金森病的作用和机制研究
	白　果	男	1989.06	2023.06	口腔临床医学	张志愿	颞下颌关节盘移位和颌面畸形的影像表型研究与跨模态AI分析
	魏　翔	男	1993.07	2023.06	口腔临床医学	杨　驰	介孔硅负载机械生长因子涂层在多孔钛合金中的肌肉修复应用及机制研究
	张楚茜	女	1994.02	2023.09	口腔临床医学	张诗雷	基于AI的自动规划及表面改性多孔钽用于颅颌面骨缺损修复的实验研究
	王　笑	女	1989.10	2023.06	口腔临床医学	蒋欣泉	碳纤维增强聚醚醚酮植体表面纳米功能化构建及骨结合性能研究

续表

博士学位授予单位	姓名	性别	出生年月	获学位年月	所授学位专业	指导教师	毕业论文题目
	金　钰	女	1993.12	2023.06	口腔临床医学	房　兵	组蛋白去甲基化酶JMJD3对异常剪切力诱导的软骨退变的调控及机制研究
	王晓宁	女	1991.05	2023.06	口腔临床医学	李　江	低氧影响头颈鳞癌进展及 促进细胞外囊泡释放的机制研究
	潘　蕾	女	1991.06	2023.06	口腔临床医学	唐国瑶	口腔扁平苔藓中树突状细胞经TLR9/IFN-α诱导T细胞分化的研究
	李　洁	女	1990.11	2023.06	口腔临床医学	吴轶群	头颈部放疗对种植体骨结合的影响及其机制初探
	黄莹莹	女	1990.11	2023.06	口腔临床医学	钟来平	新辅助免疫化疗在局晚口腔鳞癌中的疗效和生物标志物探索
	牛晨光	男	1989.02	2023.06	口腔临床医学	黄正蔚	牙龈卟啉单胞菌影响宿主胰岛素抵抗的作用和机制研究
	朱雪琴	女	1990.11	2023.12	口腔临床医学	汪　俊	牙源性上皮中ASH2L缺失导致釉质发育异常的研究
	吴亚平	男	1992.11	2023.09	口腔临床医学	孙树洋	新型多肽PROTAC与免疫佐剂纳米复合水凝胶治疗口腔鳞癌的研究
	王　晴	女	1995.07	2023.06	口腔临床医学	潘劲松	骨植入物的表面修饰策略及骨缺损修复的研究
	李雨霖	男	1995.07	暂未获	口腔基础医学	段胜仲	口腔及肠道微生物在心肌梗死中的作用及机制研究
	陆　川	男	1989.11	暂未获	口腔临床医学	俞创奇	影响颞下颌关节盘复位术稳定性的因素分析及骨改建相关lncRNA的筛选
	唐　晓	男	1990.09	暂未获	口腔临床医学	何　悦	CXCR3在口腔鳞癌发生发展中的作用和临床意义
	柴　盈	女	1988.03	暂未获	口腔临床医学	杨　驰	hDPSCs外泌体源性miR-122-5p通过P53调控施万细胞自噬促进周围神经损伤修复的机制研究
	周林曦	女	1990.02	暂未获	口腔临床医学	房　兵	B10细胞通过PD-1/PD-L1通路诱导巨噬细胞极化调控牙周组织炎症的机制研究
空军军医大学	何奕德	男	1993.12	2023.06	口腔临床医学	张玉梅	材料表面仿生修饰对巨噬/破骨细胞的调控及机制研究
	况慧娟	女	1991.10	2023.06	再生医学	金　岩	外泌体通过体液途径调控铁代谢控制细菌感染的机制研究

续表

博士学位授予单位	姓名	性别	出生年月	获学位年月	所授学位专业	指导教师	毕业论文题目
	孙丽娟	女	1994.09	2023.06	口腔临床医学	陈发明	焦亡巨噬细胞对牙周膜干细胞成骨分化潜能的影响和机制研究
	姜雨然	女	1992.07	2023.06	口腔医学	王小竞	多组学联合分析尼古丁对牙周膜干细胞再生功能的作用及机制研究
	曲红蕾	女	1992.02	2023.06	口腔医学	陈发明	高脂环境中lncRNA AC018926.2对牙周膜干细胞成骨分化调控作用的研究
	刘向东	男	1990.04	2023.06	口腔医学	宋应亮	阿格列汀通过Wnt/β-catenin和ERK/MEK信号通路促进糖尿病骨结合的研究
	王婉蓉	女	1992.06	2023.06	口腔医学	牛丽娜	淀粉样乳铁蛋白抗菌涂层改性钛基台促软组织封闭的效果评价与机制研究
	马　振	男	1992.08	2023.06	口腔医学	胡开进	M1型巨噬细胞通过PI3K/AKT介导软骨细胞肥大化加剧大鼠创伤性颞下颌关节强直
	许浩坤	男	1989.06	2023.06	口腔医学	陈永进	应激条件下交感神经活化对H型血管损伤和骨丢失的调控作用和细胞外囊泡治疗研究
	刘　鑫	男	1991.10	2023.06	口腔医学	王美青	异常咬合所致动物焦虑样行为神经通路调控机制研究
	周　明	男	1990.02	2023.06	口腔医学	牛丽娜	氧化锆表面梯度结构构建及饰瓷热匹配性调控提高双层瓷结构稳定性的研究
	王艺蓉	女	1989.10	2023.06	口腔临床医学	牛丽娜	淀粉样乳铁蛋白抗菌涂层改性钛基台促软组织封闭的效果评价与机制研究
	桂林源	女	1988.03	2023.12	口腔医学	金　岩	具有骨靶向和成骨诱导功能的工程化凋亡囊泡的构建及在骨质疏松治疗中的作用研究
武汉大学	杨赪璨	女	1994.05	2023.12	口腔基础医学	边　专	交感神经递质受体ADRA1B在牙髓干细胞和牙髓损伤修复中的作用研究
	易璐瑶	女	1994.05	2023.06	口腔临床医学	黄　翠	阳离子聚电解质介导胶原矿化的动力学机制研究及其生物学应用
	陈柔蓉	女	1996.11	2023.06	口腔临床医学	杜民权	抗牙龈卟啉单胞菌的脂质体-人参皂苷Rh2的制备及其在牙周炎治疗中的研究

续表

博士学位授予单位	姓名	性别	出生年月	获学位年月	所授学位专业	指导教师	毕业论文题目
	武敬文	男	1995.03	2023.06	口腔临床医学	张玉峰	光响应性硫化银基异质结材料的构建及其在抗细菌感染中的应用研究
	张敬伦	男	1990.12	2023.06	口腔临床医学	张玉峰	内质网通过钙-胶原偶联控制生物矿化进程的作用机制研究
	黄　鑫	男	1994.08	2023.06	口腔临床医学	曹正国	酪蛋白激酶2相互作用蛋白-1调控炎症下成牙骨质细胞矿化的机制研究
	左欢颜	女	1994.02	2023.06	牙体牙髓病学	陈　智	ATF2磷酸化激活内源性乙酰转移酶促进成牙本质细胞分化
	闫凌雁	女	1995.11	2023.06	牙体牙髓病学	贾　荣	m6A去甲基化酶FTO在口腔鳞癌中的作用和机制研究
	周　璐	女	1993.11	2023.06	牙体牙髓病学	张　露	具核梭杆菌调控STING加剧牙髓炎炎性损伤的机制研究
	罗欣悦	女	1992.12	2023.06	口腔颌面外科学	尚政军	褪黑素对头颈鳞癌上皮间质转化、细胞干性和抗肿瘤免疫的作用研究
	杨启超	男	1995.12	2023.06	口腔颌面外科学	孙志军	前药纳米胶束抑制PI3K/mTOR和CDKs信号通路增强抗肿瘤免疫的研究
	许　瑞	男	1995.07	2023.06	口腔颌面外科学	陈　刚	基于磁性/荧光纳米标记技术的肿瘤细胞外囊泡异质性研究
	张琳周	男	1993.06	2023.06	口腔颌面外科学	陈　刚	细胞外囊泡PD-1/CD80调控口腔鳞癌侵袭转移及免疫治疗抵抗的机制研究
	刘少鹏	男	1993.09	2023.06	口腔医学	尚政军	PDGFA-TWIST1轴调控口腔鳞癌炎症性肿瘤相关成纤维细胞表型转变和预后模型构建
	陈　洋	男	1992.02	2023.06	口腔医学	尚政军	自噬通过非经典FOXO3/SOX2轴调控头颈鳞癌干细胞表型的机制研究
	艾合买提·木合塔尔	男	1994.02	2023.06	口腔医学	黄　翠	数字化修复技术在我国口腔医生中的应用特征及其影响因素研究&临床病例研究报告
	刘　怡	女	1991.03	2023.06	口腔医学	周　刚	褪黑素在原发性干燥综合征中的作用及机制研究
	罗　萍	女	1994.05	2023.06	口腔医学	贺　红	IL-38在颞下颌关节炎中的抗炎作用及其机制研究&病例报告

续表

博士学位授予单位	姓名	性别	出生年月	获学位年月	所授学位专业	指导教师	毕业论文题目
	王紫君	女	1995.01	2023.06	口腔医学	杜民权	STAT3调控巨噬细胞NLRP3炎性小体活化与炎性骨丢失的作用及机制研究
	魏　焱	男	1994.07	2023.06	口腔医学	张玉峰	血浆基质作为再生支架用于骨组织缺损修复的实验研究&病例报告
	苏　文	男	1993.08	2023.06	口腔医学	孙志军	双响应型纳米前药联合溶瘤病毒协同增强免疫治疗的研究
	胡清云	女	1992.12	2023.06	口腔医学	张　露	大黄酸纳米药物在牙周炎骨丢失中的抗炎作用&病例报告
	顾　帆	男	1994.11	2023.06	口腔医学	边　专	延胡索酸二甲酯对牙髓细胞及牙周膜细胞非经典焦亡的作用&病例报告
	方小林	女	1994.09	2023.12	口腔医学	张　露	负载白藜芦醇的ROS响应型纳米胶束抑制炎性骨吸收的研究&病例报告
	柴纪华	女	1992.10	2023.06	口腔基础医学	张好建	RNA结合蛋白YBX1调控慢性髓系白血病发生发展的作用与机制研究
	王　璨	男	1990.10	2023.06	口腔临床医学	张玉峰	CD301b+巨噬细胞促进牙周骨再生的功能及免疫调控研究
	郑雪晴	女	1994.09	2023.06	牙体牙髓病学	宋亚玲	Fam83h突变影响小鼠牙釉质的发育
	刘苗苗	女	1989.02	2023.06	牙体牙髓病学	贾　荣	SRSF3介导的Ki67外显子7可变剪接通过下调AKR1C2促进口腔鳞癌进展
	刘　杰	男	1991.11	2023.12	口腔颌面外科学	孙志军	VISTA调控口腔癌髓源性抑制细胞功能的研究
	王晓乐	女	1991.06	2023.06	口腔颌面外科学	陈　刚	STAM2调控PD-L1膜稳定及分泌致口腔鳞癌免疫治疗抵抗的作用和机制研究
	刘金元	男	1989.05	2023.08	口腔颌面外科学	陈　刚	PD-L1阳性小细胞外囊泡的异质性及其在口腔鳞癌免疫治疗中的应用研究
	郭成立	男	1987.11	2023.06	口腔基础医学	张好建	EZH2识别DNA 6mA修饰并参与调控头颈鳞状细胞癌存活的分子机制研究

续表

博士学位授予单位	姓名	性别	出生年月	获学位年月	所授学位专业	指导教师	毕业论文题目
首都医科大学	刘　畅	女	1992.12	2023.06	牙体牙髓病学	彭　彬	BACH1在人牙髓干细胞成牙本质向分化过程中的作用及其机制研究
	杨　昊	女	1993.07	2023.06	口腔正畸学	白玉兴	青少年固定矫治口腔微生物组成结构与釉质脱矿关系的临床研究
	于文琪	女	1994.03	2023.06	口腔正畸学	白玉兴	新型TiO_2增强型正畸粘接剂性能及生物相容性的体外研究
	韩文睿	女	1994.04	2023.06	口腔正畸学	厉　松	甜菊糖苷对炎症环境下正畸牙齿移动和牙周组织的影响及其机制研究
	许博文	男	1994.04	2023.06	口腔正畸学	杨　凯	细胞自噬对大鼠正畸牙齿移动增龄性变化的作用研究
	曹　旭	女	1994.03	2023.06	口腔修复学	陈　溯	TiO_2纳米管复合氧化石墨烯对软组织整合及炎症的影响
	袁亚飞	女	1994.06	2023.06	口腔修复学	江青松	包封骨髓间充质干细胞的ACA微囊对磷酸钙骨水泥成骨性能改性的研究
	吴莉莉	女	1994.01	2023.06	口腔内科学	刘　怡	丁酸盐调控树突状细胞功能抑制炎症及其机制研究
	陈颖怡	女	1994.04	2023.06	口腔内科学	刘　怡	甘露糖通过调控巨噬细胞影响伤口愈合的作用及机制研究
	何文胜	男	1993.08	2023.06	口腔内科学	侯本祥	柠檬酸热交联明胶-壳聚糖含钙支架的制备及生物学性能研究
	潘　雯	女	1994.09	2023.06	口腔基础医学	王松灵	不同剂型硝酸盐在防治双膦酸盐相关性颌骨坏死、肺纤维化及唾液腺放射损伤中的作用及机制研究
	李晓钰	女	1994.04	2023.06	口腔颌面外科学	王松灵	硝酸盐-Sialin调控间充质干细胞线粒体功能在衰老性骨稳态维持中的作用及机制研究
	林晓宇	女	1994.10	2023.06	口腔颌面外科学	王松灵	生物应力调控恒磨牙牙板远中延伸及上皮主导牙发育的分子机制研究
	陈　静	女	1992.06	2023.06	口腔基础医学	杜　娟	自噬在小鼠腭突间充质细胞应对环境变化中的作用及机制研究
	王旖嘉	女	1994.08	2023.06	口腔基础医学	杜　娟	Pten-糖酵解在小鼠腭部发育中的功能研究

续表

博士学位授予单位	姓名	性别	出生年月	获学位年月	所授学位专业	指导教师	毕业论文题目
	闫宛昊	女	1995.08	2023.06	口腔基础医学	范志朋	METTL16/WDR5通过线粒体能量代谢影响PDLSCs成骨分化与牙周组织再生的作用及机制研究
	朱梦远	女	1992.05	2023.06	口腔基础医学	范志朋	SFRP2调控Th17/Treg平衡及在牙周炎治疗中的作用及机制研究
	王嘉祺	女	1993.08	2023.06	口腔内科学	关晓兵	改良增生平对口腔鳞状细胞癌抑制及免疫调节作用机制研究
	牛其芳	女	1990.12	2023.06	口腔颌面外科学	韩正学	骨髓间充质干细胞外泌体调控PI3K/Akt/eNOS信号通路减轻皮瓣缺血再灌注损伤的机制研究
	李　博	男	1993.12	2023.06	口腔颌面外科学	韩正学	口腔鳞癌手术入路改良对治疗结局的影响及ACTA2通过Akt通路促进口腔鳞癌上皮间充质转化的机制研究
	王　斌	男	1991.09	2023.06	口腔颌面外科学	秦力铮	副交感神经-巨噬细胞-导管细胞轴促进雌性大鼠下颌下腺导管结扎/去结扎后的腺体再生
	李鸿宇	女	1995.10	2023.06	口腔基础医学	胡　颖	ANO5Cys360Tyr基因突变导致GDD的机制研究
	李玲玉	女	1993.01	2023.06	口腔临床医学	汤晓飞	天然产物嘧菌酯靶向Prx1-CYC1及线粒体复合物Ⅲ Qo位点诱导口腔白斑细胞线粒体途径凋亡的机制研究
	文金林	男	1994.11	2023.06	口腔基础医学	张辛燕	HMGB1在口腔鳞癌细胞及其微环境中作用机制研究及斑马鱼模型在口腔鳞癌细胞研究中的应用
	唐　爽	女	1993.05	2023.06	口腔基础医学	张祖太	氧化锆表面氧化钛涂层的制备及其性能的研究
	张文婧	女	1986.03	2023.06	口腔颌面外科学	陈仁吉	腭裂语音障碍患者构音功能相关脑区结构发育性变化研究
	阳　涛	女	1995.06	2023.06	口腔颌面外科学	单兆臣	鞘氨醇-1-磷酸通过保护内皮细胞和固有巨噬细胞减轻唾液腺放射损伤研究
解放军医学院	何　鑫	男	1982.12	2023.06	口腔临床医学	温　宁	组蛋白HIST1H2BH联合ALA光动力疗法对头颈部鳞癌杀伤作用的研究
	郑　颖	女	1989.05	2023.06	口腔临床医学	刘洪臣	胰岛素通过自噬/P53通路调控糖尿病骨质疏松

续表

博士学位授予单位	姓名	性别	出生年月	获学位年月	所授学位专业	指导教师	毕业论文题目
天津医科大学	黎家君	男	1993.12	2023.06	医学	李长义	miR-126 对伴糖尿病牙周炎中巨噬细胞的作用与调控机制
	张　晔	女	1995.10	2023.06	医学	张　旭	通过糖胺聚糖改性胶原的仿生矿化策略修复相关硬组织的研究
	穆玉竹	女	1993.11	2023.06	口腔医学	邓嘉胤	融合肽改性SIS引导骨组织再生膜的制备及基础性能研究
	于水鹏	男	1994.05	2023.06	口腔医学	李长义	改良多功能短肽抗菌和促进种植体早期骨结合的研究
	郭淑玲	女	1995.04	2023.06	口腔医学	隋　磊	异质性相关基因FAM3C在人牙囊干细胞衰老中的作用及机制研究
	苏玉然	男	1989.12	2023.06	口腔医学	隋　磊	3D培养LPS预处理PDLSCs分泌组调控巨噬细胞极化抑制牙槽骨吸收
	冯　翀	男	1992.10	2023.06	口腔医学	张向宇	Sestrin2调控破骨细胞分化的体内外机制研究
	林　晨	女	1994.04	2023.06	口腔医学	高　辉	PGE2介导牙周膜细胞释放外泌体通过miR-34c-5p/SATB2/ERK
	刘　凡	女	1993.10	2023.12	口腔医学	刘大勇	核小体组装蛋白NAP1L2调控间充质干细胞免疫调节功能及其对牙周炎治疗的影响
中国医科大学	段维轶	男	1980.08	2023.06	口腔临床医学	孙长伏	不同时间点大鼠跨区穿支皮瓣不同choke区血管改建及转录组学分析
	李晓琳	女	1991.05	2023.06	口腔临床医学	Sloan	直流电场通过重塑细胞骨架促进根尖牙乳头干细胞成牙本质向分化的实验研究
	李斯文	女	1989.09	2023.06	口腔临床医学	孙宏晨	机械力通过Piezo1调控巨噬细胞极化对牙槽骨改建的作用及机制研究
	郭　囡	女	1985.07	2023.06	口腔临床医学	孙长伏	肝细胞生长因子通过PI3K/Akt和JNK信号通路对头颈鳞癌侵袭和转移能力影响的研究
	吴传彬	男	1989.03	2023.06	口腔临床医学	周　青	Piezo1通过调节pSmad3磷酸化水平影响颞下颌关节骨关节炎的机制研究
	马　林	女	1986.04	2023.06	口腔临床医学	周　青	Sirt2通过TGFβ/Smad3通路对颞下颌关节骨关节炎炎症反应影响的机制研究

续表

博士学位授予单位	姓名	性别	出生年月	获学位年月	所授学位专业	指导教师	毕业论文题目
	于　月	女	1987.12	2023.06	口腔临床医学	吴　琳	LIPUS通过mcirc_9393-miR-217/326-SIRT1途径调控多孔钛合金支架内成骨效应的机制研究
	安　娜	女	1985.12	2023.06	口腔临床医学	刘　奕	氧化石墨烯量子点通过促进人牙周韧带干细胞成骨向分化修复骨缺损的实验及机制研究
	刘家婧	女	1993.02	2023.06	口腔基础医学	臧光祥	口腔鳞癌中肿瘤相关成纤维细胞的功能异质性鉴定及靶点基因筛选分析
	陈　希	女	1992.11	2023.06	口腔基础医学	孙宏晨	β淀粉样蛋白通过ism1促进阿尔茨海默症小鼠牙周炎进展的机制研究
	周怡君	女	1992.02	2023.06	口腔基础医学	孙宏晨	ACVR1在异位骨化中的作用及调控研究
	王　博	男	1993.11	2023.06	口腔基础医学	臧光祥	常见唾液腺肿瘤类器官库的构建及其转录组学分子特征研究
	李心韵	女	1992.10	2023.06	口腔临床医学	吴　琳	低强度脉冲超声波通过Piezo1激活色氨酸代谢促进钛合金支架材料内MC3T3-E1细胞成骨向分化的机制研究
	尉鹏功	男	1994.02	2023.06	口腔临床医学	仇丽鸿	纳米ZnO修饰对羟基磷灰石晶须成骨诱导性的影响
	李福龙	男	1994.05	2023.06	口腔临床医学	唐晓琳	牙龈蛋白酶通过Ddx3x / Mfsd2a途径增强小鼠血脑屏障通透性及诱导认知障碍的机制研究
	刘苍维	女	1994.12	2023.06	口腔医学	孙宏晨	ACVR1通过ATX/LPA轴促进小鼠切牙牙本质形成的作用研究
	马　吉	男	1987.01	2023.06	口腔医学	孙长伏	前臂游离皮瓣供区功能及美学的系统评价
	高　源	女	1988.07	2023.12	口腔医学	周　青	IL-36Ra通过抑制滑膜成纤维样细胞焦亡缓解颞下颌关节骨关节炎的实验研究
	张思宇	女	1982.06	2023.12	口腔临床医学	吴　琳	低强度脉冲超声波通过lncGm29630 miR-1249-5pWnt2b调控多孔钛合金支架材料内MC3T

续表

博士学位授予单位	姓名	性别	出生年月	获学位年月	所授学位专业	指导教师	毕业论文题目
吉林大学	贺　玺	男	1984.09	2023.06	口腔医学	朱　松	新型聚氨酯抗菌自粘接树脂水门汀的制备及应用研究
	李正强	男	1989.09	2023.06	口腔医学	韩　冰	掺镁生物活性玻璃促进骨软骨缺损修复及相关机制的研究
	李娴静	女	1994.03	2023.06	口腔临床医学	孙宏晨	碳点通过mTOR/MYC信号轴抑制促炎细胞因子表达治疗牙周炎的研究
	李　贺	女	1988.12	2023.06	口腔临床医学	张志民	A型和Y型分子筛强化牙本质粘接稳定性的研究
	宋吉玉	女	1994.04	2023.06	口腔医学	胡　敏	杜仲皮纯化多糖通过ERK/BMP-2/Smad通路促进成骨分化抗骨质疏松作用研究
	汪汉池	女	1994.09	2023.06	口腔医学	周延民	枝状金银/多酚光热纳米复合材料制备及抗菌抗炎性能的研究
	王小萌	女	1993.08	2023.06	口腔医学	李道伟	黑磷纳米片复合水凝胶的构建及其对感染性皮肤烧伤的作用研究
	齐曼霖	女	1992.06	2023.06	口腔临床医学	王　林	集成光动力/光热/气体释放的纳米平台构建及其多模态治疗牙周炎症的机制研究
	程　梁	男	1987.07	2023.09	口腔医学	王　林	集成光动力/气体治疗的改性纯钛表面调控种植体炎症微环境及其机制研究
	刘歆婵	女	1991.03	2023.12	口腔医学	周延民	新型N-乙酰-L-半胱氨酸碳化聚合物点通过Keap1-Nrf2轴调节牙周炎组织稳态的研究
	侯玉帛	女	1989.02	2023.12	口腔医学	于维先	新型NAC碳化聚合物点在小鼠非酒精性脂肪肝合并牙周炎治疗中的作用研究
	黄　蕾	女	1993.12	2023.12	口腔医学	李道伟	二甲双胍碳点治疗非酒精性脂肪肝小鼠牙周炎作用及机制研究
	张洪轶	女	1986.08	2023.12	口腔医学	周延民	蛋清源多肽KPHAEVVLR促进口腔软组织修复及机制的研究
	李尊泰	男	1993.11	2023.12	口腔医学	孟维艳	Nb2C纳米片层通过αTAT-1下调微管乙酰化水平治疗大鼠牙周炎的机制研究
	刘利君	女	1987.03	2023.12	口腔临床医学	周延民	锶掺杂氮化碳纳米片促骨再生作用及机制研究
	庞宇轩	男	1990.09	2023.12	口腔医学	朱　松	聚多巴胺修饰纳米羟基磷灰石复合没食子酸改性壳聚糖抗菌水凝胶促进骨再生的研究

续表

博士学位授予单位	姓名	性别	出生年月	获学位年月	所授学位专业	指导教师	毕业论文题目
	孙世群	女	1981.04	2023.12	口腔医学	刘志辉	TCF8对牙周炎中破骨细胞分化和炎症信号的调控机制研究
哈尔滨医科大学	姜佑荣	女	1992.06	2023.06	口腔基础医学	魏兰兰	人工重编程TCR修饰的巨噬细胞靶向HPV阳性头颈癌的免疫治疗及机制研究
	左　楠	女	1992.05	2023.06	口腔基础医学	魏兰兰	Fanconi anemia通路对HPV相关头颈鳞癌顺铂敏感性的影响及机制研究
	陈　妍	女	1987.04	2023.12	口腔医学	焦晓辉	C5aR拮抗剂W54011通过抑制C5a-C5aR轴治疗牙周炎的机制研究
	李梦迪	女	1995.02	2023.06	口腔医学	牛玉梅	中性粒细胞胞外诱捕网对2型糖尿病牙周炎的影响及促进其高凝状态的机制研究
哈尔滨医科大学附四院	郭晓睿	女	1990.03	2023.06	口腔医学	毕良佳	超活化血小板裂解液对大鼠拔牙创愈合作用的研究
	高丽丽	女	1981.02	2023.12	口腔临床医学	毕良佳	DVDMS-PDT通过miR-139-5p/SLC1A5通路诱导CAL27凋亡的机制研究
同济大学	陶　硕	女	1993.01	2023.06	口腔临床医学	张　旗	2型糖尿病对大鼠修复性牙本质形成影响的实验研究
	胡丹丹	女	1988.09	2023.06	口腔临床医学	苏俭生	负载松果菊苷纳米颗粒的构建及其促进牙周炎骨改建的实验研究
	文　卓	男	1992.09	2023.06	口腔临床医学	苏俭生	钛表面载ZnO NPs介孔TiO_2涂层促成骨、抗菌活性及炎症调控作用的实验研究
	丁允鹏	男	1991.02	2023.06	口腔基础医学	孙　瑶	颌骨骨膜成骨祖细胞鉴定的实验研究
	陶狄坷	女	1993.02	2023.06	口腔基础医学	孙　瑶	纤毛转运蛋白IFT140调控生长板软骨发育的作用研究
	别苗苗	女	1990.10	2023.06	口腔临床医学	康非吾	HIF-1α调控破骨细胞介导小鼠废用性骨质疏松的机制探究
	徐怡馨	女	1989.09	2023.09	口腔临床医学	李永明	细胞焦亡在单侧鼻阻塞缺氧下颌骨代谢异常中的作用及机制研究
	胡安妮	女	1994.08	2023.12	口腔临床医学	苏俭生	LincRNA-EPS调控LPS介导的牙龈成纤维细胞caspase-11/NLRP3炎症小体激活的分子机制研究
	张　璠	女	1991.09	2023.12	口腔基础医学	孙　瑶	酸性寡肽纳米纤维水凝胶调节免疫微环境促骨缺损修复的作用研究

续表

博士学位授予单位	姓名	性别	出生年月	获学位年月	所授学位专业	指导教师	毕业论文题目
	张晓毅	男	1992.05	2023.12	口腔临床医学	张　旗	牙髓基质细胞线粒体转移促进牙髓损伤修复的作用及机制研究
复旦大学	孙良龚	男	1988.12	2023.10	临床口腔医学	刘月华	间充质干细胞源性胞外囊泡复合可注射水凝胶促进骨再生的研究
	罗银月	女	1990.01	2023.08	生物与医药	张　颖	基于丝蛋白的小孔径支架及边缘封闭水凝胶修复软骨缺损的研究
	邓佳佳	女	1992.10	2023.06	生物与医药	刘月华	多功能低氧间充质干细胞囊泡复合可注射生物活性水凝胶促进骨再生
	卢　哲	女	1990.12	2023.06	临床口腔医学	赵守亮	CPNE1在力相关的大鼠切牙生长中的作用研究
	何　旭	女	1993.02	2023.10	临床口腔医学	赵守亮	人牙髓干细胞携带溶瘤腺病毒的抗癌研究
	赵宇骁	男	1990.09	2023.06	临床口腔医学	余优成	骨碎补总黄酮促进颅骨骨再生的作用研究
	张维华	女	1994.03	暂未获	生物与医药	刘月华	基于人神经-肌肉类器官芯片研究慢性间歇性低氧致肌功能障碍的机制及修复策略
南京大学	乔　丹	女	1996.01	2023.06	口腔医学	闫福华	葡甘露聚糖修饰的纳米羟磷灰石调控巨噬细胞M2极化促进骨修复的作用及机制研究
	陈嘉琦	女	1997.08	2023.06	口腔医学	孙卫斌	人牙周膜干细胞昼夜节律的生物学行为研究
	李欣聪	女	1993.10	2023.06	口腔医学	苗雷英	ROS响应Mito@PssL胶束调控牙周炎症微环境促进骨组织再生及其机制研究
	李保超	男	1995.07	2023.06	口腔医学	李　煌	肥胖状态下Ggpps调控脂肪组织外泌体通过miR-3074-5p对颞下颌关节骨关节炎的作用及机制研究
	王　帅	男	1990.08	2023.09	口腔医学	胡勤刚	组织病理学及空间代谢组学评估OSCC深部切缘的研究
	主璧君	女	1996.03	2023.12	口腔医学	苗雷英	类GPx纳米酶MVF调控微环境促进牙周骨再生的研究
	闫　翔	男	1978.11	2023.12	口腔医学	孙卫斌	功能化氯氧化铁纳米材料在化学动力协同治疗中的生物作用研究
南京医科大学	苟惠清	女	1994.07	2023.06	口腔临床医学	徐　艳	NRF2调控人牙周膜细胞氧化应激应答减轻牙周炎组织损伤的机制研究

续表

博士学位授予单位	姓名	性别	出生年月	获学位年月	所授学位专业	指导教师	毕业论文题目
	李　晋	男	1994.05	2023.06	口腔医学	江宏兵	USP7去泛素化修饰TAZ促进头颈鳞癌恶性表型的分子机制研究
	许　腾	男	1988.09	2023.06	口腔医学	吴煜农	TNFAIP2调控KEAP1/NRF2介导的氧化应激保护促进头颈鳞状细胞癌顺铂耐药的研究
	王　佳	女	1994.08	2023.06	口腔医学	范　媛	基于TLR4/NF-κB通路探讨大肠埃希菌对口腔扁平苔藓免疫微环境的作用研究
	范如意	女	1994.03	2023.06	口腔医学	徐　艳	牙龈卟啉单胞菌外膜囊泡通过sRNA45033/CBX5调控人牙周膜细胞凋亡的机制研究
	郭　蓉	女	1993.10	2023.12	口腔医学	于金华	SHED外泌体通过miR-24-3p/IL1R1/p-p38MAPK轴抑制小胶质细胞活化缓解三叉神经痛的机制研究
	褚壮壮	女	1993.10	2023.12	口腔医学	汤春波	肌酸通过AMPK-ULK1轴促进牙周组织再生的作用及机制研究
	周　侨	女	1989.04	2023.06	口腔医学	章非敏	巨噬细胞启发的光磁响应微球的构建及其在牙周骨缺损修复中的抗菌应用
	赵　娜	女	1994.04	2023.06	口腔医学	马俊青	Treacle调控神经嵴细胞凋亡影响颅颌面发育的机制研究
	朱贵荣	女	1993.11	2023.06	口腔医学	王　林	全转录组关联研究鉴定非综合征型唇腭裂相关基因及其功能初探
	刘京京	男	1994.10	2023.09	口腔医学	严　斌	透明矫治器正畸力与上颌前牙移动关系的实验研究
	史学明	男	1986.01	2023.06	口腔医学	严　斌	基于FMECA风险分析法的正畸患者治疗难度预测模型研究
	汝一雯	女	1994.03	暂未获	口腔临床医学	王　林	Yoda1通过线粒体稳态调控人颌骨骨髓间充质干细胞成骨及衰老的机制研究
浙江大学	李子萌	女	1995.04	2023.06	口腔基础医学	李晓东	pH响应纳米粒原位转化水凝胶的构建及在炎症疾病中的应用
	许佳佳	女	1990.09	2023.06	口腔基础医学	李晓东	仿生沉积CaF_2纳米粒子促进牙本质粘接研究
	孙谋远	男	1995.08	2023.06	口腔临床医学	王慧明	仿生动静态拓扑形貌的构建以及在神经组织工程中的应用探索
	李　佳	女	1995.07	2023.06	口腔临床医学	何福明	纯钛掺锶表面抑制中性粒细胞胞外诱捕网形成调节骨免疫微环境促进骨结合的机制研究

续表

博士学位授予单位	姓名	性别	出生年月	获学位年月	所授学位专业	指导教师	毕业论文题目
	周焰焰	女	1995.03	2023.06	口腔临床医学	谢志坚	基于磷酸钙纳米簇构建胶原纤维内矿化体系及其骨修复应用探索
	张亚敏	女	1993.10	2023.06	口腔临床医学	朱慧勇	头颈鳞癌淋巴结转移风险因素的探究及预后风险评分模型的构建
	宋　璐	女	1992.08	2023.06	口腔医学	何福明	基于微生物组学及代谢组学探究种植体周围炎微环境
	卢静一	女	1995.11	2023.06	口腔医学	王慧明	硅基复合纳米粒子的构建及其在软硬组织再生中的应用
	陈艳琪	女	1995.04	2023.06	口腔医学	陈谦明	钛基骨生物材料不同表面特征调控树突状细胞分化的机制研究
	李勇正	男	1994.05	2023.06	口腔医学	杨国利	PI3K-AKT-CREB3L2信号轴在GMSC膜片种植体-上皮界面形成中的作用研究
	赖海燕	女	1995.06	2023.06	口腔医学	顾新华	掺锶仿生矿化胶原膜的构建及其引导骨再生作用研究
	韦应明	男	1993.10	2023.06	口腔医学	陈莉丽	生物陶瓷/水凝胶屏障膜双相支架的构建及性能评估
	罗夏艳	女	1991.05	2023.06	口腔医学	朱慧勇	LncRNA LAMB3-IT在口腔鳞状细胞癌发展中的作用及其机制研究
	沈冬妮	女	1994.01	2023.06	口腔医学	傅柏平	有机无机复合材料介导牙本质仿生矿化研究
温州医科大学	朱　莉	女	1986.02	2023.06	外科学	麻健丰	ZnP功能涂层修饰可降解锌基屏障膜的制备与性能研究
	汪　敏	男	1987.08	2023.06	外科学	潘乙怀	牙周病和龋病关联性研究及微生态多样性分析
安徽医科大学	吴乐平	男	1991.04	2023.06	外科学	李全利	胶原体外矿化机制的研究及胶原矿化模型的构建
	王默涵	男	1990.08	2023.06	流行病与卫生统计学	何家才	基于上颌窦底提升成骨效果的评估构建仿细胞外基质骨替代材料及其动物体内应用研究
	程大为	男	1988.05	2023.06	外科学（骨科）	王元银	锶离子功能化的纳米羟基磷灰石/壳聚糖复合微球的构建及其促进骨再生的研究
福建医科大学	王梅洁	女	1992.01	2023.06	口腔临床医学	骆　凯	CEMP1基因修饰脂肪干细胞膜片对骨质疏松大鼠牙周组织再生的作用研究
	鄢明东	男	1990.07	2023.06	口腔医学	陈　江	磷酸钙骨再生支架材料的改性研究及其生物学性能评价

续表

博士学位授予单位	姓名	性别	出生年月	获学位年月	所授学位专业	指导教师	毕业论文题目
	冯顺航	男	1993.05	2023.06	口腔基础医学	佘菲菲	algC对幽门螺杆菌LPS外膜屏障发挥固有耐药和生物膜形成的影响及机制
	黄　珊	女	1994.05	2023.06	口腔临床医学	黄晓晶	LiaSR双组分信号转导系统调控变异链球菌应激的机制研究
	苏晶晶	女	1986.07	2023.06	口腔临床医学	陈　江	磺化碳纤维增强聚醚醚酮表面载铜复合涂层的制备及性能研究
	邢肖杰	男	1993.07	2023.06	口腔临床医学	程　辉	用于引导组织再生的可见光响应壳聚糖基凝胶膜的制备与性能研究
	郭　琰	男	1991.02	2023.06	口腔基础医学	陈伟辉	舌骨发育的起源探究及Hedgehog信号通路调控舌骨发育的分子机制研究
	王　硕	男	1991.06	2023.06	口腔临床医学	曹代荣	多模态磁共振对颞下颌关节盘前移位中翼外肌的评估及预后预测模型的构建
	吴　玲	女	1992.09	2023.06	口腔医学	陈　江	Sirt1在咬合紊乱促焦虑抑郁样行为中的作用及其机制初步探究
	魏　霞	女	1994.11	2023.06	口腔医学	程　辉	不同制造工艺口腔修复高分子材料的微生物粘附及体内外生物相容性研究
	林秀娇	女	1993.12	2023.06	口腔医学	于　皓	牙酸蚀症中组织蛋白酶K通过调控基质金属蛋白酶介导牙本质胶原降解的机制研究
	蔡北辰	男	1995.05	2023.09	口腔临床医学	王　彪	低表达的甘露糖苷酶MAN1A1在黑色素瘤中的作用与机制研究
	吴　烨	男	1975.12	2023.12	口腔医学	林李嵩	PLGA纳米材料修饰的川楝素治疗口腔鳞状细胞癌的实验研究
	陈　誉	男	1993.06	暂未获	口腔临床医学	卢友光	肿瘤微环境中成纤维细胞分泌MMP1促进口腔鳞癌侵袭和转移的机制研究
	张旭阳	女	1992.07	暂未获	口腔医学	卢友光	WNT3通过激活经典β-catenin信号通路调控口腔鳞癌5-氟尿嘧啶耐药的机制研究
山东大学	寇雨莹	女	1995.09	2023.06	口腔基础医学	李敏启	艾地骨化醇通过调控氧化应激改善绝经后骨质疏松症的机制研究
	沈　松	女	1994.06	2023.06	口腔基础医学	冯　强	具核梭杆菌诱发的牙周炎在动脉粥样硬化发生中的作用及机制研究

续表

博士学位授予单位	姓名	性别	出生年月	获学位年月	所授学位专业	指导教师	毕业论文题目
	张子杰	女	1994.01	2023.06	口腔临床医学	魏福兰	力作用下SNHG8和组蛋白甲基化介导氧化变化调控牙周膜干细胞的成骨分化
	姚 烁	女	1994.10	2023.06	口腔临床医学	吴峻岭	新型纳米抗菌无机填料增强的自修复微胶囊的合成及在牙科树脂中的应用
	王羽裳	女	1993.11	2023.06	口腔医学	徐 欣	具核梭杆菌早期感染牙周膜干细胞的生物学效应及机制研究
	王晓雅	女	1994.07	2023.06	口腔医学	徐 欣	成人OSA与颅面上气道形态结构关系及正颌手术疗效评价的临床研究
	李子轩	女	1992.10	2023.09	口腔医学	刘东旭	微小小单胞菌黏附侵袭牙周膜干细胞在牙周炎进展中的影响和机制研究
	于 晴	女	1991.06	2023.12	口腔医学	葛少华	基于聚2-甲基丙烯酰氧乙基三甲基氯化铵的抗菌水凝胶的构建及其应用研究
青岛大学	张 慧	女	1984.11	2023.06	口腔医学	邓 婧	虾青素静电纺双层贴片的研制及在口腔潜在恶性疾病中的作用探索
	徐泽先	男	1993.03	2023.06	口腔医学	孙 健	联合负载SBA-15/CG和BMP-2温敏控释水凝胶复合支架的构建及性能研究
	董 强	男	1985.09	2023.06	口腔医学	郅克谦	海洋衍生物p-terphenyl-C29通过circ-HMGCS1/PINK1轴调节线粒体自噬抑制口腔鳞癌的机制研究
	赵红梅	女	1983.04	2023.06	口腔医学	杨建军	个性化带翼短种植体的研制及其在上颌磨牙区应用的生物力学分析
	张 倩	女	1983.07	2023.06	口腔医学	刘 杰	LOX-1在牙龈卟啉单胞菌诱导的巨噬细胞炎症反应和骨代谢失衡中的作用
	张 强	男	1987.10	2023.06	口腔医学	袁 晓	Circ-EPT1靶向miR-285调控功能矫形力诱导滑膜间充质干细胞成骨分化的机制研究
	杨小琛	男	1993.03	2023.12	口腔医学	尚 伟	PDGF-BB/PDGFRβ对面神经挤压损伤的康复作用及机制研究
中南大学	燕 飞	男	1985.08	2023.07	口腔整形美容学	唐瞻贵	CD73+ NK细胞免疫抑制功能的探究

续表

博士学位授予单位	姓名	性别	出生年月	获学位年月	所授学位专业	指导教师	毕业论文题目
	陈　珺	女	1989.10	2023.06	口腔整形美容学	谢晓莉	口腔黏膜下纤维性变癌变相关lncRNAs筛选及功能初探
	张　博	男	1985.01	2023.07	口腔整形美容学	陈良建	PDE4A在槟榔碱诱导的口腔黏膜下纤维性变的作用和机制研究
湖南中医药大学	朱可可	男	1987.12	2023.11	中西医结合临床	谭　劲	基于Axin介导Wnt/β-catenin信号通路探讨加味丹玄口康治疗口腔黏膜下纤维性变的机制
中山大学	李思悦	女	1988.12	2023.06	口腔医学	廖贵清	MRI三维多参数列线图预测早期舌缘鳞癌隐匿性颈淋巴结转移风险的临床研究
	李家妍	女	1922.10	2023.06	口腔医学	程　斌	内皮-周细胞间PDGF-BB/PDGFRβ下调在放射性骨损伤进展中的作用及机制研究
	曾　凯	男	1990.12	2023.06	口腔医学	韦　曦	LncRNA FTX介导miR-122-5p/FOXO3轴调控人牙髓干细胞多能性的研究
	曹泽源	女	1994.12	2023.06	口腔医学	寇晓星	干细胞囊泡的自组装和红细胞囊泡与表皮系统的生物性整合
	欧乾民	男	1993.10	2023.06	口腔医学	施松涛	干细胞凋亡囊泡表面带电荷和产硫化氢特性影响其治疗效果
	郭嘉欣	女	1994.08	2023.06	口腔医学	夏　娟	聚对香豆酸纳米粒在颞下颌关节骨关节炎中的作用及机制研究
	潘　雪	女	1995.06	2023.06	口腔医学	程　斌	RIPK3/PPP2R5C（S497）磷酸化/PP2A/p53轴促进口腔鳞癌细胞线粒体损伤诱导程序性坏死的研究
	张思远	男	1994.08	2023.06	口腔医学	程　斌	放射诱导衰老相关分泌表型促进口腔鳞癌恶性进展机制研究
	张　雍	男	1987.07	2023.06	口腔医学	林正梅	牙髓干细胞外泌体恢复牙周免疫稳态并通过“口-肠轴”改善炎症性肠病的机制初探
	郭君怡	女	1996.08	2023.06	口腔医学	王　智	Pik3ip1在急性病毒感染中对CD8+T细胞功能及分化的调控研究
	陈伟洋	男	1994.03	2023.06	口腔医学	韦　曦	低氧预处理牙髓干细胞来源小细胞外囊泡抑制颅骨炎症性骨吸收的机制研究
	蔡鸿仕	男	1993.12	2023.06	口腔医学	侯劲松	KLF7调控超级增强子驱动IGF2BP2过表达促进头颈鳞癌恶性进展的机制研究

续表

博士学位授予单位	姓名	性别	出生年月	获学位年月	所授学位专业	指导教师	毕业论文题目
	李丹枫	女	1994.10	2023.06	口腔医学	谭家莉	巨噬细胞胞外囊泡调控间充质干细胞功能在雌激素缺乏牙周炎加重中作用机制研究
	杨静红	女	1994.09	2023.06	口腔医学	陈泽涛	载Yoda1双层纤维膜的构建及其在骨缺损修复中的作用机制研究
	许洁芸	女	1994.02	2023.06	口腔医学	王　焱	明胶水凝胶强化生物源性羟基磷灰石支架的制备及其调控免疫成骨的研究
	褚衍昊	男	1991.06	2023.06	口腔医学	黄　芳	单细胞测序解析口颌面炎性疼痛三叉神经节卫星胶质细胞的转录组学特征
	梁靖恒	女	1994.08	2023.06	口腔医学	林焕彩	植物乳杆菌上清液中抗变异链球菌生物膜的主要物质探究
	傅海君	男	1977.03	2023.06	口腔医学	林正梅	携牙髓干细胞外泌体微针纳米贴膜重塑黏膜免疫稳态治疗大鼠口腔黏膜溃疡的研究
	邝树鸿	男	1993.07	2023.06	口腔医学	林正梅	牙髓干细胞外泌体温敏缓释体系构建及其恢复牙周免疫稳态的作用及机制研究
	单忠艳	女	1993.08	2023.06	口腔医学	王　智	Pik3ip1抑制牙周炎进展的免疫调控机制及治疗潜能研究
	崔　琳	女	1993.11	2023.06	口腔医学	夏　娟	转录因子Twist1通过调控角质形成细胞再上皮化促进创面愈合的作用和机制研究
	凌子航	女	1994.12	2023.06	口腔医学	夏　娟	靶向CCL2-CCR4信号通路抑制头颈部鳞状细胞癌转移及其机制研究
	张奕文	女	1994.02	2023.06	口腔医学	徐　琼	METTL3调控牙周炎成骨细胞核糖体生物发生的机制研究
	梁建锋	男	1988.07	2023.06	口腔医学	侯劲松	METTL14调控RB1CC1 m6A甲基化修饰抑制口腔鳞癌恶性进展的分子机制
	邓　威	男	1993.09	2023.06	口腔医学	廖贵清	抑郁状态影响吞咽功能的中枢神经机制研究
	王　涛	男	1993.07	2023.06	口腔医学	廖贵清	组织特异性脱细胞基质水凝胶在下颌下腺组织再生中的应用研究
	何　毅	男	1993.06	2023.06	口腔医学	余东升	基于环状RNA circAars探讨磁性氧化石墨烯促进BMSCs成骨向分化的机制研究

续表

博士学位授予单位	姓名	性别	出生年月	获学位年月	所授学位专业	指导教师	毕业论文题目
	黄柱伟	男	1992.06	2023.06	口腔医学	王　焱	种植体穿龈部分材料表面吸附蛋白介导的纤维蛋白网及其对人牙龈成纤维细胞的调控作用研究
	何　莹	女	1994.10	2023.06	口腔医学	赵　克	牙科树脂黏弹性行为对树脂-牙本质粘接强度的影响及其机制研究
	李佳欣	女	1993.08	2023.06	口腔医学	滕　伟	基于动态交联网络水凝胶制备及应用于骨修复的研究
	陈正元	男	1993.08	2023.06	口腔医学	曹　阳	LncRNA HOTAIRM1促进人牙囊干细胞成骨分化及骨缺损修复的应用和机制研究
	吴冬乐	男	1992.10	2023.06	口腔医学	曹　阳	雷奈酸锶通过NF-κB通路调控破骨细胞自噬抑制正畸牙移动的研究
	黄晓琼	女	1993.09	2023.06	口腔医学	邓飞龙	近红外光响应性序列释药水凝胶的构建及其在糖尿病创面修复中的应用
	张正川	男	1993.08	2023.06	口腔医学	邓飞龙	钛修饰间充质干细胞来源小细胞外囊泡的构建及其促进软组织和骨修复的研究
	甘梓淇	女	1994.11	2023.06	口腔医学	曹　阳	ROS敏感水凝胶输送高抗菌活性巨噬细胞用于牙周炎的治疗
	侯世达	男	1991.09	2023.08	口腔医学	曾融生	头颈部鳞状细胞癌m5C调控因子调控RNA甲基化和免疫浸润模式
	孟博文	男	1993.10	2023.08	口腔医学	寇晓星	负压介导的细胞死亡及其囊泡特性的研究
	邱　昱	女	1994.05	2023.08	口腔医学	韦　曦	$SrCuSi_4O_{10}$/GelMA复合水凝胶的性能研究及联合光热治疗用于实验性牙髓炎直接盖髓的疗效评价
	徐多玲	女	1987.03	2023.08	口腔医学	赵　玮	氧化石墨烯量子点修饰仿生支架的制备及其促进血管化骨再生的研究
	刘星辰	男	1993.05	2023.08	口腔医学	陈卓凡	锌离子调控Th17/Treg免疫平衡促进骨缺损修复的体内外研究
南方医科大学	麦兆逸	男	1994.12	2023.06	口腔医学	赵建江	长链非编码RNA KCNMA1-AS1通过激活SMAD9信号通路促进人骨髓间充质干细胞成骨分化的机制研究

续表

博士学位授予单位	姓名	性别	出生年月	获学位年月	所授学位专业	指导教师	毕业论文题目
	殷素菡	女	1994.03	2023.12	口腔医学	邵龙泉	纳米氧化锌经小胶质细胞途径介导神经元损伤的机制研究
	张凯莹	女	1995.07	2023.06	口腔医学	吴补领	RIPK3/MLKL介导的牙龈成纤维细胞坏死性凋亡在牙周炎中作用及机制研究
	戴杏竹	女	1994.11	2023.06	口腔医学	邵龙泉	粪肠球菌诱导巨噬细胞necroptosis促进难治性根尖周炎的作用及机制研究
广西医科大学	郭晋宏	男	1990.03	2023.06	口腔医基础学	卢小玲	CD3-PD1-CD105/Nb-TriTE新型T细胞激动剂抗肿瘤作用及机制研究
	韦小浪	女	1988.10	2023.06	口腔临床医学	陈文霞	SP/NK1R轴调控牙髓干细胞生物学特性及其在牙髓损伤修复中的作用
	韩志琪	男	1993.07	2023.06	口腔临床医学	周　诺	miR-144修饰的四面体框架核酸靶向PTEN促进下颌牵张成骨中成骨成血管的实验研究
	江巧芝	女	1991.09	2023.06	口腔临床医学	陶人川	N6-腺苷酸甲基化RNA修饰在口腔慢性移植物抗宿主病中的作用及机制的初步研究
	袁宗毅	男	1989.10	2023.06	口腔医学	周　诺	基于光学透视的增强现实技术应用于颌骨牵张成骨中确定牵张向量的可行性研究
	覃小凤	女	1982.03	2023.06	口腔医学	曾晓娟	基于GBD数据中国成年人牙列缺失疾病负担研究
	李康婧	女	1987.03	2023.06	口腔医学	陈文霞	光增效金离子抗菌体系的构建及在牙本质龋防治中的应用研究
	谢方方	男	1974.05	2023.06	口腔医学	陈文霞	用于树脂粘接界面脱矿胶原纤维再矿化的新型纳米复合材料研究
	黄玉晓	女	1986.09	2023.07	口腔医学	陶人川	2型糖尿病伴牙周炎小鼠肠道屏障损伤及胰岛素抵抗的机制研究
	王亚茜	女	1990.03	暂未获	口腔医学	周　诺	游离腓骨瓣修复下颌骨缺损后留存颞下颌关节三维改变与生物力学分析
	韦姗妮	女	1985.12	暂未获	口腔医学	陶人川	基于生物信息学和网络药理学预测岩黄连总碱用于治疗口腔鳞状细胞癌的初步研究

续表

博士学位授予单位	姓名	性别	出生年月	获学位年月	所授学位专业	指导教师	毕业论文题目
	向　荣	女	1984.07	暂未获	口腔医学	陈文霞	钛颗粒协同LPS通过miR-9-5p/SIRT1影响巨噬细胞极化在植体周炎中的作用及机制研究
	吴佳璇	女	1987.12	暂未获	口腔医学	陶人川	黏膜相关恒定T细胞对牙龈卟啉单胞菌免疫应答的初步研究
	黄　璀	女	1981.05	暂未获	口腔医学	廖红兵	脂联素受体激动剂AdipoRon对颞下颌关节骨关节炎髁突软骨细胞的保护作用及机制研究
	覃　媛	女	1988.03	暂未获	口腔医学	廖红兵	缺氧微环境下乳酸促进破骨细胞生成和骨吸收活性的作用及机制研究
重庆医科大学	许　媛	女	1991.10	2023.06	口腔医学	杨德琴	CD93在创面血管新生中的作用及机制研究
	黄楠楠	女	1987.06	2023.06	口腔医学	杨　生 宋锦璘	基于整合临床数据的深度影像组学预测牙种植体脱落风险
	张智轶	男	1983.10	2023.06	口腔医学	杨　生 季　平	纳米管修饰对3D打印多孔钽支架成骨作用和骨整合影响的实验研究
	杨正艳	女	1988.10	2023.06	口腔医学	周　智 季　平	氟化物对学龄前儿童乳牙列唾液微生物群落的影响研究
	于　洋	男	1987.06	2023.06	口腔医学	杨德琴	蛇床子素通过Fas/FasL信号通路增强骨髓间充质干细胞治疗骨质疏松症的研究
	苏玲瑜	女	1982.12	2023.06	口腔医学	杨　生 季　平	小分子抗肿瘤候选药物quisinostat和AR-42在鳞状细胞癌治疗中的作用研究
	龙惠青	女	1994.08	2023.06	口腔临床医学	季　平 宋锦璘	慢性应激调控GLUD1—α-KG代谢轴在口腔鳞状细胞癌发生发展中的作用及机制研究
	刘洪宏	女	1994.10	2023.06	口腔临床医学	杨德琴	mTORC1信号在牙胚重度损伤后修复中的功能及机制研究
	刘楠馨	女	1994.02	2023.06	口腔医学	季　平 宋锦璘	纳米风车通过调控胆碱代谢抑制炎症反应的作用及机制研究
	李寒月	女	1993.12	2023.06	口腔医学	戴红卫	脂肪干细胞通过IDO对大鼠牙周炎的治疗作用及机制研究
	何　萍	女	1994.04	2023.06	口腔医学	宋锦璘	纳米钙螯合体通过调控线粒体通透性转换孔减轻牙周炎的研究

续表

博士学位授予单位	姓名	性别	出生年月	获学位年月	所授学位专业	指导教师	毕业论文题目
	赵振兴	男	1993.10	2023.06	口腔医学	郑雷蕾 宋锦璘	巨噬细胞焦亡在伴糖尿病牙周炎中的作用及机制研究
	程倩钰	女	1994.05	2023.06	口腔医学	杨德琴	BMP9在下颌下腺损伤修复过程中的功能及机制研究
	徐心欣	男	1994.03	2023.06	口腔医学	杨　生 季　平	染色质重塑、β-catenin和核骨架协同控制不同刚度的基质中的成骨分化
	付益儒	女	1994.07	2023.06	口腔临床医学	季　平	纳米管拓扑结构介导核骨架Lamin A/C调控巨噬细胞炎症反应的机制研究
	辛良靖	女	1995.08	2023.06	口腔临床医学	宋锦璘	线粒体代谢物4-辛基衣康酸在牙周炎中的治疗作用及其机制探究
	郑佳雯	女	1994.02	2023.06	口腔医学	杨　凯	RORβ在头颈鳞状细胞癌中预后、遗传学改变及生物学意义的综合分析
	聂　利	女	1991.06	2023.09	口腔医学	张红梅 季　平	炎症微环境下BMSCs-GelMA/MS-BMP9的成骨作用及对巨噬细胞生物学行为影响和机制研究
	曹　馨	女	1986.02	2023.09	口腔医学	戴红卫	RIPK1在颞下颌关节炎中的调节机制及其抑制剂治疗作用的探究研究
	卢　森	女	1992.10	2023.09	口腔医学	宋锦璘	干酪乳杆菌减缓糖尿病牙周炎牙槽骨吸收的作用与机制研究
	张亚楠	女	1993.06	2023.09	口腔医学	宋锦璘	酪酸梭菌MIYAIRI 588对糖尿病牙周炎牙槽骨吸收的作用与机制探究
	杨诗瑶	女	1995.11	2023.12	口腔临床医学	杨德琴	Let-7a-Fas/FasL-自噬信号通路调控BMMSCs细胞聚合体修复牙周骨缺损的研究
	张　超	女	1988.10	2023.12	牙医学	宋锦璘	面向儿童口腔健康的全周期智能化管理体系实现的方法研究
	艾冬青	女	1988.02	2023.12	口腔医学	宋锦璘	FSTL1对伴2型糖尿病牙周炎的调控作用及机制研究
	敬　燕	女	1988.08	2023.12	口腔医学	杨　生 季　平	烟草毒素激活铁死亡信号诱发骨质疏松的机制研究

续表

博士学位授予单位	姓名	性别	出生年月	获学位年月	所授学位专业	指导教师	毕业论文题目
	谭　玺	女	1993.10	2023.12	口腔医学	张红梅 季　平	Ce-TA膜对PEEK表面改性以改善种植体周围软组织封闭的作用及机制研究
	张　杨	女	1987.08	暂未获	口腔医学	宋锦璘	抑制IRE1α对糖尿病牙周炎状态下巨噬细胞极化的调节作用
	曾永香	女	1989.12	暂未获	口腔医学	杨德琴 王　璐	大鲵皮肤粘液提取物促牙本质再矿化以封闭牙本质小管的实验研究
	吴　娜	女	1983.01	暂未获	口腔医学	杨德琴	CLEC14A在创伤组织血管新生中的作用及机制研究
	明　叶	女	1993.02	暂未获	口腔医学	郑雷蕾 宋锦璘	负载小檗碱的SF纳米纤维膜调控自噬促进糖尿病骨再生的作用及机制研究
	胡　波	男	1985.03	暂未获	牙医学	宋锦璘	BCL6抑制NF-κB通路缓解牙周炎牙槽骨吸收和炎症因子表达的作用机制研究
	黄文明	男	1985.01	暂未获	口腔医学	杨德琴	C1qrl在斑马鱼面部损伤早期的血管生成中的功能及机制研究
昆明医科大学	马　文	男	1988.10	2023.06	耳鼻咽喉科学	许艳华	钛酸铋钠($Bi_{0.5}Na_{0.5}TiO_3$)纳米材料介导的压电催化治疗口腔鳞癌研究
	王艳春	女	1979.04	2023.12	耳鼻咽喉科学	和红兵	自噬与凋亡保护路径共激活介导hGECs和Pg共生的机制研究
	廖先旻	女	1981.10	2023.12	耳鼻咽喉科学	胡江天	M2极化巨噬细胞来源外泌体miR-6879-5p对牙周膜干细胞成骨分化的影响及机制研究
	毛恩玉	女	1991.01	2023.12	耳鼻咽喉科学	李　松	牙囊间充质干细胞外泌体促进颞下颌关节骨关节炎软骨损伤修复的实验研究
	李羿廷	男	1993.10	2023.12	耳鼻咽喉科学	何永文	PDGF-BB诱导中性粒细胞糖脂代谢转化促进口腔鳞癌生长和转移的研究
西安交通大学	王译婕	女	1991.08	2023.06	口腔生物医学	牛　林	力学诱导基质刚度动态变化调控牙周膜细胞Tenascin-C表达及其机制研究
	贺望虹	女	1933.05	2023.06	口腔医学	李　昂	基于龈沟液生物标志物的新型牙周炎即时检测系统的研发

续表

博士学位授予单位	姓名	性别	出生年月	获学位年月	所授学位专业	指导教师	毕业论文题目
	贺亚妮	女	1993.03	2023.09	口腔医学	侯铁舟	靶向己糖激酶调节糖酵解对牙周炎中巨噬细胞焦亡作用的分子机制研究
	黄　璜	女	1993.01	2023.06	口腔生物医学	吕社民	WDR11-AS1靶向结合PABPC1增强骨关节炎中软骨基质合成
新疆医科大学	吴泽钰	男	1991.12	2023.06	外科学	赵　今	柚皮苷通过Akt/mTOR通路介导自噬促进牙槽骨成骨的作用及机制研究
	吾凡别克·巴合提	男	1988.06	2023.06	外科学	何惠宇	羟基磷灰石-氧化石墨烯纳米涂层促进成骨分化及调节巨噬细胞极化的研究
	邵　博	男	1986.09	2023.06	外科学	龚忠诚	异常应力刺激引导HMGB-1诱发TMJOA作用机制的研究

表16　2023年度中国口腔医学8年制毕业生一览表

博士学位授予单位	姓名	性别	出生年月	获学位年月	所授学位专业	指导教师	毕业论文题目
四川大学	由子樱	女	1997.05	2023.06	牙体牙髓病学	叶　玲	阴离子改性的生物活性水凝胶的构建及骨缺损修复研究
	闫立夏	女	1997.04	2023.06	牙体牙髓病学	黄定明	CGF对根尖周炎显微根尖手术和意向性牙再植疗效影响的回顾研究
	吕晓慧	女	1997.01	2023.06	牙体牙髓病学	张凌琳	咖啡酸苯乙酯对细菌-真菌生物膜致龋力的调控作用研究
	施培磊	男	1997.02	2023.06	牙周病学	吴亚菲	牙本质形成过程中BMP信号对牙髓细胞命运的调控作用研究
	邱　韬	男	1995.12	2023.06	儿童口腔医学	郭维华	DLP3D生物打印的仿生活性牙髓组织模块构建及其应用
	潘　悦	女	1997.08	2023.06	儿童口腔医学	郑黎薇	CPT1A介导的脂肪酸氧化调控牙釉质形成的机制探究
	张　悠	女	1997.10	2023.06	口腔黏膜病学	陈谦明	miR-137通过YAP/TAZ通路促进头颈鳞状细胞癌恶性进展的机制研究
	李　唯	女	1997.06	2023.06	口腔颌面外科学	李龙江	TGF-β1致牙周膜干细胞衰老及其机制研究
	聂张玲	女	1997.09	2023.06	口腔颌面外科学	包崇云	破骨细胞在TCP材料诱导成骨中的作用及其机制探究

续表

博士学位授予单位	姓名	性别	出生年月	获学位年月	所授学位专业	指导教师	毕业论文题目
	王　琪	女	1997.01	2023.06	口腔颌面外科学	祝颂松	3D打印个性化钛板的性能评价及其应用于正颌手术的初步研究
	郃　岳	男	1997.03	2023.06	口腔颌面外科学	罗　恩	基于机器学习的牙颌面畸形三维数字化诊治系统的构建与研究
	冯毓璋	女	1997.10	2023.09	口腔修复学	莫安春	上颌窦提升术中人源同种异体骨胶原材料的体外体内成骨效果研究
	张笑涵	女	1996.08	2023.06	口腔修复学	袁　泉	雪旺细胞在牙槽骨损伤愈合中的作用及机制研究
	漆美瑶	女	1998.05	2023.06	口腔修复学	袁　泉	大麻二酚联合米诺环素对牙周炎的治疗作用及机制探究
	何子涵	男	1997.07	2023.06	口腔修复学	万乾炳	感染/炎症响应性智能微粒的构建及其加速皮肤伤口愈合研究
	方仲瀚	男	1997.03	2023.06	口腔修复学	沈颉飞	长链非编码RNA 4930544M13Rik-201参与神经损伤后口颌面感觉功能异常的机制研究
	潘方威	女	1998.02	2023.06	口腔修复学	王　剑	基于深度相机的面部扫描系统在口腔临床应用中的准确性
	陈艺尹	女	1997.08	2023.06	口腔正畸学	赖文莉	FOXC2基因在人牙周膜干细胞成骨分化中的作用及机制初探
	陈奕霖	女	1997.08	2023.06	口腔正畸学	韩向龙	应力介导的牙周膜H型血管形成在牙槽骨重建中的作用与机制研究
	吴雁格	女	1997.08	2023.06	口腔正畸学	王　军	SM22α谱系细胞PDGFR信号通路在牙周炎中的作用及机制研究
	周佳琦	女	1996.10	2023.06	口腔正畸学	李　宇	牙源性干细胞对颞下颌关节骨关节炎的治疗效果及机制研究
北京大学	鲁明星	男	1989.05	2023.06	口腔黏膜病学	刘宏伟	常见口腔黏膜病与肠道菌群失调及代谢组学变化的研究
	杨　晨	男	1995.06	2023.08	口腔颌面外科学	彭　歆	塞来昔布超前镇痛对正颌外科患者术后疼痛与肿胀影响的研究
	刘若迎	女	1997.06	2023.08	口腔预防医学	郑树国	我国成年人缺失牙及修复现况与卫生经济学评估
	王一铭	女	1997.03	2023.06	口腔正畸学	李巍然	高盐微环境通过调控DRP1介导的线粒体裂变抑制骨再生
	郭苏黎	女	1997.03	2023.06	口腔修复学	孙玉春	基于气泡水射流的单象限牙列自动化菌斑清除装置研发与临床评价
	王作森	男	1997.12	2023.06	口腔颌面外科学	张　杰	鳞状细胞癌侵犯下颌骨的影像与病理学特征研究

续表

博士学位授予单位	姓名	性别	出生年月	获学位年月	所授学位专业	指导教师	毕业论文题目
	陈欢欢	女	1996.01	2023.06	口腔正畸学	许天民	探索正畸疗效百分制评价标准的研究
	张真伟	男	1998.10	2023.06	牙体牙髓病学	董艳梅	剪接突变导致牙硬组织发育异常的机制研究
	张浩筠	女	1997.02	2023.06	牙周病学	胡文杰	罹患重度牙周炎磨牙拔牙同期微翻瓣牙槽嵴保存软硬组织效果评价的临床研究
	刘　皓	男	1997.02	2023.08	口腔正畸学	谷　岩	正畸伸长重度牙周病患牙引导牙周组织改建的初步研究
	叶佳学	男	1997.09	2023.06	牙体牙髓病学	梁宇红	基于CBCT上颌牙齿与上颌窦毗邻关系的研究
	田雅婧	女	1997.06	2023.06	口腔正畸学	周彦恒	骨性Ⅱ类高角伴颞下颌关节骨关节病患者正畸疗效评价研究
	王一凡	女	1997.05	2023.06	口腔修复学	邓旭亮	骨髓间充质干细胞线粒体转移对促进内皮细胞的血管生成的影响及机制研究
	彭扬帆	女	1998.04	2023.08	口腔预防医学	郑树国	2005—2015我国5岁儿童低龄儿童龋的个体及区域性影响因素变化情况的纵览分析
	于子杨	男	1996.03	2023.06	口腔颌面外科学	林　野	颧种植体上颌窦段成成骨和颧周并发症的回顾性临床研究
	汤　瑶	男	1997.07	2023.06	口腔正畸学	韩　冰	正畸相关上颌牙槽骨形态学CBCT研究
	曾雪晴	女	1997.12	2023.10	儿童口腔医学	夏　斌	基于人工智能的儿童曲面体层片牙齿识别模块和年龄推断模块的初步开发
	程雅雯	女	1997.05	2023.06	口腔修复学	刘云松	间充质干细胞来源的凋亡囊泡中hsa-miR-4485-3p对干细胞定向分化的影响及其机制探究
	徐欣然	女	1998.02	2023.06	牙周病学	孟焕新	口服抗生素辅助性治疗重度牙周炎疗效的多维度分析
	马化森	男	1996.06	2023.08	口腔颌面医学影像学	李　刚	颌骨影像报告与数据系统的建立及初步研究
	曾文君	女	1996.01	2023.06	牙周病学	欧阳翔英	miR-141-5p对炎症环境下人牙龈成纤维细胞表达CXCR1、IL-8及PPBP的调控作用及机制
	李冰劼	女	1997.10	2023.06	口腔黏膜病学	华　红	黏膜主导型寻常型天疱疮临床特征、治疗效果分析及口腔菌群探析

续表

博士学位授予单位	姓名	性别	出生年月	获学位年月	所授学位专业	指导教师	毕业论文题目
空军军医大学	宋凤岐	女	1997.06	2023.06	口腔颌面外科学	李自力	上颌Le Fort Ⅰ型分块立轴改善骨性Ⅲ类牙颌面畸形患者鼻旁凹陷的临床研究
	何宗涵	女	1997.04	暂未获	口腔颌面外科学	郭传瑸	颞下颌关节弥漫型腱鞘巨细胞瘤的回顾性临床研究及发病分子机制初探
	赵清璇	女	1997.07	暂未获	儿童口腔医学	赵玉鸣	Wnt抑制剂NOTUM对人根尖牙乳头干细胞成牙本质向分化作用的研究
	凌　巧	女	1997.03	暂未获	牙体牙髓病学	王晓燕	趋化因子受体ccr2在慢性根尖周炎形成与进展中的作用
	朱天啸	男	1997.08	2023.06	口腔医学	陈发明	二甲双胍改善棕榈酸诱导的巨噬细胞极化状态的实验研究
	辛　河	男	1996.05	2023.06	口腔医学	孔　亮	新型活性PEEK植入体的表面形貌和成分改性及其临床前转化研究
	雷　啸	男	1997.08	2023.06	口腔医学	金　钫	钙调纳米粒子逆转炎性骨病中巨噬细胞表型的研究
	杨振宇	男	1997.08	2023.06	口腔医学	陈吉华	一种含异氰酸酯基团单体的纯化、保存及其对牙本质粘接性能影响的研究
	王迎港	男	1997.06	2023.06	口腔医学	吴　炜	3D外支架负载二甲双胍辅助静脉移植进行毁损创面动脉重建的应用基础研究
	张淞柏	男	1997.06	2023.06	口腔医学	张　旻	双动态交联亚精胺的新型粘弹性水凝胶在牙周膜修复中的力-化耦合作用与机制研究
	况金鑫	男	1996.06	2023.06	口腔医学	余　擎	CAD/CAM全瓷修复根管治疗后磨牙的三维有限元分析与临床研究
	王一名	男	1997.01	2023.06	口腔医学	胡开进	脐带间充质干细胞凋亡囊泡通过抑制巨噬细胞焦亡改善2型糖尿病小鼠创伤愈合
	冀吉昀	男	1996.01	2023.06	口腔医学	王勤涛	ZIF-8增强细胞外囊泡常温下结构及功能稳定性的研究
	朱玉龙	男	1996.10	2023.06	口腔医学	段小红	FLNB参与牙本质发育异常发生的机制研究

续表

博士学位授予单位	姓名	性别	出生年月	获学位年月	所授学位专业	指导教师	毕业论文题目
	郑 健	男	1996.06	2023.06	口腔医学	宋应亮	GDF11对T2DM拔牙窝骨愈合的作用效果及机制研究
	张羽博翰	女	1997.04	2023.06	口腔医学	金作林	无托槽隐形矫治患者前牙黑三角的发病率、相关因素分析及有限元研究
	王晨语	女	1997.08	2023.06	口腔医学	牛丽娜	基于免疫核酸的仿生矿化材料调控免疫微环境促骨再生的研究
	门天剑	男	1996.02	2023.06	口腔医学	张少锋	离子交换强韧化效应对二硅酸锂玻璃陶瓷磨损行为及生物安全性的影响
	宋李幸	男	1996.03	2023.06	口腔医学	王美青	颞下颌关节紊乱病与咬合相关性的调查研究
武汉大学	边浩麟	男	1995.11	2023.06	口腔医学	黄 翠	基于矿化前体递送系统仿生修复硬组织的实验研究&临床病例报告
	陈吟雪	女	1997.05	2023.06	口腔医学	陈 刚	间充质干细胞外囊泡的异质性和增产策略研究
	付益慧	女	1997.06	2023.06	口腔医学	贺 红	过氧化物酶体增殖物激活受体gamma共激活因子-1 alpha对成牙骨质细胞炎症因子表达的影响&病例报告
	郭金强	男	1996.06	2023.06	口腔医学	陈 智	Klf4调控骨生成和骨吸收参与小鼠下颌骨发育&病例报告
	蒋舒婷	女	1997.12	2023.06	口腔医学	张玉峰	二氧化钛与二氧化锆界面的补体激活及巨噬细胞活化性能研究&病例报告
	李 迪	男	1996.04	2023.06	口腔医学	贾 荣	HNRNPK通过组蛋白甲基化修饰阅读器SPIN1调节细胞增殖的作用和机制研究&病例报告
	李 涵	女	1997.05	2023.06	口腔医学	张 露	缓释型绿原酸纳米胶束减轻牙周炎骨吸收的实验研究&病例报告
	倪玥琪	女	1998.02	2023.06	口腔医学	张玉峰	巨噬细胞通过质膜形变识别植入物刚度的实验研究&病例报告
	彭 淼	女	1998.09	2023.06	口腔医学	曹正国	10-11易位蛋白1调控牙龈卟啉单胞菌刺激下成牙骨质细胞焦亡及炎症的机制研究&临床病例报告
	秦丹晨	女	1995.07	2023.06	口腔医学	贺 红	分口临床试验的报告质量及方法学质量评价&病例报告

续表

博士学位授予单位	姓名	性别	出生年月	获学位年月	所授学位专业	指导教师	毕业论文题目
	万书成	男	1996.12	2023.06	口腔医学	孙志军	基于双硒键的双响应型焦亡诱导前药增强抗肿瘤免疫的研究
	吴旭英	女	1995.09	2023.06	口腔医学	范　兵	二甲双胍增强银离子抗粪肠球菌的效果及其机制研究&病例报告
	许晓帅	男	1997.04	2023.06	口腔医学	尚政军	深度学习模型辅助增强CT诊断口腔鳞癌颈部淋巴结转移
	许　玥	女	1996.01	2023.06	口腔医学	黄　翠	牙菌斑启迪的多功能纳米系统用于龋病预防与牙体缺损修复的实验研究&临床病例报告
	俞思琦	女	1996.11	2023.06	口腔医学	陈　智	唾液腺KRT14+细胞Atg5基因缺陷影响唾液腺功能的机制研究&病例报告
	朱素文	女	1997.08	2023.06	口腔医学	孙志军	基于Src抑制剂铂前药增强口腔鳞癌抗肿瘤免疫的研究
	付　爽	女	1995.01	2023.12	口腔医学	施　斌	静态导板与动态导航应用于无牙颌种植手术的回顾性队列研究及病例报告
	胡志民	男	1994.11	2023.12	口腔医学	黄　翠	功能化脂质体的构建及其抑制变形链球菌生物膜的应用研究&临床病例报告
	杨靖翚	男	1996.12	2023.12	口腔医学	袁国华	牙髓活力测试在儿童口腔中的应用调查与血氧饱和度测试在年轻恒牙全脱出中的应用&病例报告

（本文编辑　吴婷）

科学研究

中华医学科技奖

2023年3月24日，中华医学会发布医会科评发〔2023〕62号文件，即《关于2022年中华医学科技奖奖励的决定》，对92项2022年中华医学科技奖获奖项目（人）进行表彰。授予80个项目为2022年中华医学科技奖医学科学技术奖，其中8个项目为一等奖、24个项目为二等奖、48个项目为三等奖。此外，授予1个项目为2022年中华医学科技奖卫生管理奖，授予2个项目为2022年中华医学科技奖医学科学技术普及奖，授予7个项目为2022年中华医学科技奖青年科技奖，授予2022年中华医学科技奖国际科学技术合作奖获奖人和2022年中华医学科技奖卫生政策奖获奖人各1名。

口腔医学领域中华医学科技奖获奖明细见表1。

表1　2022中华医学科技奖获奖项目（口腔医学）

奖项	编号	项目名称	完成单位	主要完成人
医学科学技术奖二等奖	202202265	牙再生功能组织模块构建及牙种植新技术研究	四川大学华西口腔医院、空军军医大学第三附属医院、成都世联康健生物科技有限公司	田卫东　金　岩　杨　波　李　蓓　郭淑娟　轩　昆　李中瀚　隋秉东　谢　利　郭　皓
医学科学技术奖三等奖	202203251	调控微环境促进颌骨缺损修复的新策略新技术研究	吉林大学、北京大学口腔医院、中国科学院福建物质结构研究所、南京大学医学院附属口腔医院	孙宏晨　张　杰　林锦新　史　册　徐晓薇　刘麒麟　苗雷英　李道伟　李　琛
医学科学技术奖三等奖	202203280	老年人龋病发病机制及防治关键技术的研究与推广应用	四川大学华西口腔医院	程　磊　周学东　任　彪　彭　显　李继遥　徐　欣　李雨庆　郑　欣
青年科技奖	202208312	框架核酸在基因和药物传递中的关键理论与技术应用	四川大学华西口腔医院	林云锋　蔡潇潇　石思容　田陶然　张　陶

华夏医学科技奖

2023年12月8日，中国医疗保健国际交流促进会发文公布关于2023年度华夏医学科技奖奖励的决定。根据华夏医学科技奖管理规定，经华夏医学科技奖评审委员会评审、华夏医学科技奖理事会审定，并报中国医疗保健国际交流促进会第六届第六次常务理事会审核通过,决定对2023年度华夏医学科技奖获奖项目进行奖励:授予6项成果华夏医学科学技术奖一等奖、授予27项成果二等奖、授予44项成果华夏医学科技奖三等奖;授予3项成果华夏医学卫生事业管理奖;授予1项成果华夏医学科普奖,授予2名外国专家华夏医学国际合作促进奖、授予15名学者华夏医学科技奖。

口腔医学相关获奖项目见表2。

表2　2023年度华夏医学科技奖获奖项目(口腔医学)*

原序号	项目编号	项目名称	主要完成单位	主要完成人	获奖
21	CSHXD0900202301	口腔科感染防控技术的研究与推广应用	四川大学华西口腔医院	周学东　彭　显　任　彪　李雨庆　程　磊　徐　欣　胡　涛　李继遥　刘治清　龚　涛	科学技术奖二等奖
31	CSHXC1800202302	非综合征型唇腭裂发生相关遗传标志物的鉴定及其功能研究	南京医科大学附属口腔医院	王　林　潘永初　王美林　马　兰　李丹丹　杜一飞　王震东　娄　姝	科学技术奖三等奖

*:摘自中国医疗保健国际交流促进会文件“会学字〔2023〕18号”之附件。

中华口腔医学会科技奖

中华口腔医学会科技奖由国家科学技术奖励工作办公室于2013年正式批准设立,2014年进行首次评奖,每两年评审、授奖1次,是口腔医学领域唯一社会科技奖励。中华口腔医学会科技奖旨在调动广大口腔医学科技工作者的积极性和创造性,促进我国口腔医学科学技术的发展,提高人民健康水平。2022年11月28日,中华口腔医学会发文,公布2022中华口腔医学会科技奖获奖项目。2022中华口腔医学会科技奖共收到推荐项目26项,其中全国口腔医学院校推荐20项,省级口腔医学会推荐6项。经过形式审查、初评、公示、终评、结果确认等环节,2022中华口腔医学会科技奖产生一等奖1名、二等奖3名,三等奖5名。

2023年9月11日,2022中华口腔医学会科技奖颁奖仪式在上海举办。获奖项目组代表及其单位领导参加颁奖仪式,一等奖项目第一完成人北京大学口腔医院邓旭亮教授作为获奖代表发言。邓旭亮教授团队的“口腔硬组织修复材料仿生设计和研发”项目,提出了“牙齿/颌骨材料微结构仿生设计和组织适配”新理念,突破了材料从微观特征设计到宏观效果提升的多级仿生技术,研制了相关新材料,探索牙齿/颌骨缺损修复临床新策略。

中华口腔医学会科技奖获奖项目详情见表3。

表3 2022中华口腔医学会科技奖获奖项目

奖项	编号	项目名称	第一完成单位	主要完成人
一等奖	CSA2022101	口腔硬组织修复材料仿生设计和研发	北京大学口腔医院	邓旭亮 卫 彦 张学慧 徐明明 Boon Chin Heng 刘雯雯 黄 颖 何 颖 郭亚茹 江圣杰 白云洋 吴宇佳 郭雨思
二等奖	CSA2022201	牙周内源性组织再生的机理及其调控策略研究	空军军医大学第三附属医院	陈发明 闫福华 葛少华 田蓓敏 吴瑞鑫 张杨珩 于 洋 贺小涛 殷 园 李 璇
二等奖	CSA2022202	生物导向种植牙功能整复的研究和应用	四川大学华西口腔医院	袁 泉 宫 苹 满 毅 莫安春 姚 洋 伍颖颖 杨醒眉 唐 华 熊 毅 张士文
二等奖	CSA2022203	口腔黏膜区域免疫特征与疾病的发生和防治	中山大学附属口腔医院	王 智 崔 隽 房 娟 杨利洒 单忠艳 郭君怡 文书琼 马 达
三等奖	CSA2022301	口腔颌面部软硬组织缺损修复材料的研发与应用	南方医科大学口腔医院	邵龙泉 郭 瑞 盛立远 高 峰 曾胜山 刘 玉 冯龙宝 赵夫健 吴珺蓉 刘 嘉
三等奖	CSA2022302	周围性面神经损伤诊断和治疗体系的创建和应用	北京大学口腔医院	蔡志刚 俞光岩 单小峰 张 雷 谢 尚 康一帆 李仕骏 丁梦坤 李梓萌 肖 苒
三等奖	CSA2022303	颌骨生长及再生的正畸技术创新及推广应用	上海交通大学医学院附属第九人民医院	房 兵 吴成铁 夏伦果 叶年嵩 黄 雷 陈振华 毛丽霞 江凌勇 王 博 欧阳宁鹃
三等奖	CSA2022304	牙种植修复关键界面生物力学损伤机理研究及临床防治关键技术应用	四川大学华西口腔医院	于海洋 朱旻昊 杨帮成 高姗姗 甘雪琦 朱卓立 陈 曦 赵雨薇 余 萍
三等奖	CSA2022305	微纳结构介导的光敏种植体界面修饰新技术及其机制研究	浙江大学	王慧明 俞梦飞 程 逵 刘 超 龚佳幸 余晓雯 冯 斌 周 颖 兰叶天

树兰医学奖

2023年12月9日，第十届“树兰医学奖”颁奖典礼在郑州市举行。颁奖典礼由刘良院士主持，中国工程院张伯礼、郑树森、李兰娟、陈志南、陈香美、付小兵、詹启敏、张志愿、乔杰、王军志、董尔丹、尚红、徐兵河、姜保国、唐佩福和中国科学院魏于全、尚永丰、阎锡蕴、谭蔚泓、李蓬、窦科峰、滕皋军等20位院士出席大会。乔杰院士、高月教授、何建行教授荣获“树兰医学奖”。李伟、吕奔、范骁辉、肖百龙、邵振华、陈罡、孙树洋、王奇慧、刘玮、胡明根、于晓、张俊华等12位青年医学科学家获得“树兰医学青年奖”。

树兰医学奖由浙江大学教育基金会树森·兰娟院士人才基金设立，旨在发展我国医学教育，进一步推动我国医药卫生事业的发展。树兰医学奖的评选对象是在医药卫生领域中取得原始性突破创新成果并经实践检验证实科学有效的中国国籍（含港、澳、台地区）

杰出科技人才。树兰医学奖每年评审1次，包括树兰医学奖、树兰医学青年奖等奖励内容。口腔医学领域获奖如下。

孙树洋，44岁，口腔医学（口腔颌面外科学）专业，单位：上海交通大学医学院附属第九人民医院，获得树兰医学青年奖；张志愿，口腔医学（口腔颌面外科学）专业，提名渠道：中国工程院院士，获得树兰医学奖提名人奖。

中国2022年度重要医学进展

2023年4月16日，中国医学科学院在中国医学发展大会上发布了《中国21世纪重要医学成就》和《中国2022年度重要医学进展》。《中国2022年度重要医学进展》聚焦我国学者在2022年度取得的对医学科学领域产生重要影响的、国际关注度大的或应用潜力大的重要研究成果，涵盖临床医学领域（7项）、口腔医学领域（4项）、基础医学与生物学领域（8项）、药学领域（2项）、卫生健康与环境领域（5项）、生物医学工程与信息领域（5项）。

口腔医学领域相关明细见表4。

表4　中国2022年度重要医学进展（口腔医学）*

原序号	进展内容	主要完成单位	主要完成人	主要呈现形式
8	揭示通过氧离子注入增加纤连蛋白结构域吸引力提高钛表面的细胞粘附力机制	北京大学口腔医（学）院、武汉大学口腔医（学）院、华中科技大学同济医学院附属协和医院，等	邓旭亮　张玉峰　陈莉莉　时缪斯　莫文婷　等	论文
9	通过制备新型纳米颗粒预防种植体周围炎	空军军医大学（第四军医大学），等	王忠山　赵铱民　吴广升　等	论文
10	构建头颈部鳞状细胞癌药物基因组图谱	上海交通大学医学院附属第九人民医院，等	孙树洋　张志愿　杨桂柱　顾子悦　姚艳丽　朱国培　等	论文
11	揭示pH敏感纳米粒子对抑制口腔生物膜的影响	四川大学华西口腔医院，等	程　磊　彭　显　彭鑫钰　等	论文

*：摘自《中国2022年度重要医学进展》之附件。

中国高被引学者榜单

2023年3月28日，2022爱思唯尔“中国高被引学者”年度榜单正式发布。该榜单以爱思唯尔的引文与索引数据库Scopus作为统计来源，采用了上海软科教育信息咨询有限公司开发的方法，从多个维度剖析、识别处于科研职业生涯不同时期的中国学者并系统性展示其科研成果表现。这是自2015年以来双方合作进行的第九次发布，爱思唯尔为该榜单提供了数据支持和技术实现。

2022爱思唯尔"中国高被引学者"上榜共计5 216人，来自504所高校、企业及科研机构，覆盖了10个教育部学科领域中的84门一级学科。此次高被引学者的基础数据提取使用了进一步优化并更新后的爱思唯尔教育部一级学科分类映射(已覆盖111个学科)。

口腔医学领域学者入选2022年中国高被引学者榜单如下(按姓名笔画排序)。

TONETTI, MAURIZIO S. 上海交通大学
王松灵 首都医科大学
王贻宁 武汉大学
王晓静 青岛大学
田卫东 四川大学
边 专 武汉大学
孙 皎 上海交通大学
李太文 四川大学
李龙江 四川大学
李铁军 北京大学
杨 驰 上海交通大学
吴民凯 北京大学
张玉峰 武汉大学
张志愿 上海交通大学
陈万涛 上海交通大学
陈发明 空军军医大学
陈吉华 空军军医大学
陈谦明 四川大学
林云锋 四川大学
金 岩 空军军医大学
周学东 四川大学
赵领洲 空军军医大学
胡 静 四川大学
施松涛 中山大学
徐 浩 四川大学
凌均棨 中山大学
梁新华 四川大学
彭 彬 武汉大学
程 磊 四川大学
樊明文 武汉大学

国际牙科研究协会杰出科学家奖

国际牙科研究协会(International Association for Dental Research，IADR)是口腔医学领域最具影响力的学术组织之一，杰出科学家奖是IADR授予的最高荣誉之一，用于表彰全球范围内在口腔医学领域(包括与口腔、牙科或颅面复合体相关的组织工程、组织再生和干细胞研究等领域)具有杰出贡献的科学家。

2023年6月21日，四川大学华西口腔医学院林云锋教授在2023年国际牙科研究协会第101届年会上荣获2023年国际牙科研究协会杰出科学家奖(IADR Distinguished Scientist Isaac Schour Memorial Award)。林云锋教授是获此奖项的首位和唯一中国内地科学家，多年以来致力于核酸纳米材料的生物医学应用研究，创立了国际领先的框架核酸药物理论及应用体系，构建了基于框架核酸的生物材料的研发和应用平台，取得突出成绩。

2023中国最具国际影响力学术期刊

2023年10月27日，《中国学术期刊国际引证年报》(2023版)在第四届中国学术期刊国际影响力高层论坛发布。中国知网和清华大学图书馆已经连续12年联合研制发布《中国学术期刊国际引证年报》，通过统计国际期刊对中国期刊的引用，客观反映我国学术期

刊在国际学术研究领域的影响力和话语实情。《中国学术期刊国际引证年报》(2023版)采用的统计源包括国际期刊、会议论文、图书等,其中国际统计源期刊共23 572种。该报告统计了6 888种中国学术期刊的国际被引。数据显示,2022年中国学术期刊总被引频次2 167 841次,同比增长27.1%,连续12年实现正增长。

《中国学术期刊国际引证年报》对中国学术期刊分社科、科技两组分别计算影响力指数,按指数排序遴选TOP 5%以内的期刊为“中国最具国际影响力学术期刊”,TOP 5%~10%之间的为“中国国际影响力优秀学术期刊”,二者合称国际影响力TOP期刊。

四川大学华西口腔医学院主办的英文学术期刊*International Journal of Oral Science*和*Bone Research*荣获“2023中国最具国际影响力学术期刊”称号,其中*International Journal of Oral Science*已连续11次入选“中国最具国际影响力学术期刊”,*Bone Research*已连续8次入选“中国最具国际影响力学术期刊”。

中华口腔医学会优秀专业委员会(分会)考评

2023年2月22日,中华口腔医学会第十五次专业委员会(分会)工作会议宣布了2022年度专业委员会(分会)工作考评结果。郭传瑸会长为8个综合优秀专业委员会(分会)颁发证书,王兴、俞光岩、周学东名誉会长分别为4个专项优秀专业委员会(分会)和8位优秀秘书颁发证书。

2022年度工作考评综合优秀专业委员会(分会)：

儿童口腔医学专业委员会、口腔修复学专业委员会、牙周病学专业委员会、口腔预防医学专业委员会、牙体牙髓病学专业委员会、口腔颌面放射专业委员会、口腔医学科研管理分会、口腔医学教育专业委员会

2022年度工作考评专项优秀专业委员会(分会)：

民营口腔医疗分会(会员发展突出贡献)、口腔颌面修复专业委员会(支持学会期刊建设)、唇腭裂专业委员会(支持学会公益项目)

2022年度优秀秘书(按姓名笔画排序)：口腔颌面放射专业委员会工作秘书(冯英连)、口腔修复学专业委员会工作秘书(朱晓华)、牙周病学专业委员会学术秘书(李艳芬)、民营口腔医疗分会工作秘书(杨石鹏)、儿童口腔医学专业委员会学术秘书(张琼)、口腔医学教育专业委员会工作秘书(陆晓庆)、口腔预防医学专业委员会工作秘书(周燕)、口腔医学科研管理分会工作秘书(赵行)

中国口腔医(学)院、系获科技成果奖简况

本栏目收录范围主要为2023年度中华人民共和国各部委、省(自治区)、直辖市和中国人民解放军军级以上单位授予的口腔医学科技成果奖。详情见表5。

表5 中国口腔医(学)院、系科技成果获奖一览表

获奖项目名称	主要完成单位	获奖人员	奖励名称与等级	授奖部门
面向材料功能化的表面改性技术基础	陕西师范大学	杨 鹏 张 旭 刘 鹏 陶 菲	高等学校科学研究优秀成果奖(科学技术进步二等奖)	中华人民共和国教育部
口颌系统炎性疾病中免疫应答—环境重塑—组织再生的机制及应用	中山大学	林正梅 沈宗杉 陈玲玲 黄舒恒 黄绮婷 高现灵 黄 馨 秦 伟 宋 智 傅海君 等	高等学校科学研究优秀成果奖(科学技术进步二等奖)	中华人民共和国教育部
数字化3D打印导板在牙颌畸形患者上颌骨LeFort I型截骨术中应用	宁夏医科大学总医院	曹 昆	第七届全国职工优秀技术创新成果优秀成果奖	中华人民共和国科学技术部
老年口腔种植体系研发与应用	上海交通大学医学院附属第九人民医院	邹多宏	上海市青年科技杰出贡献奖	上海市人民政府
口腔颅颌面硬组织疾病诊治关键技术及转化应用	中国医科大学附属口腔医院	周 青 王 强 谭丽丽 张桂荣 韩成玮 王 蔚 张馨文 颜光启 毓天昊 高 明 等	辽宁省科学技术进步奖一等奖	辽宁省人民政府
颌骨成骨新机制及其应用研究	同济大学附属口腔医院	王佐林 孙 瑶 施松涛 李 琼	上海市自然科学奖一等奖	上海市人民政府
细胞外囊泡药物递送关键技术及应用	武汉大学口腔医学院	陈 刚 张 伟 余自力 任建岗 赵怡芳	湖北省科学技术奖技术发明二等奖	湖北省人民政府
牙种植体骨结合及骨组织再生修复关键技术与临床应用	华北理工大学	戚孟春	河北省科技进步二等奖	河北省人民政府
颅颌面畸形三维影像分析新技术	赤峰学院附属医院	姜喜玲	内蒙古自治区技术发明奖二等奖	内蒙古自治区人民政府
基于生物力学作用机理的正畸矫治器创新及其临床应用	南昌大学附属口腔医院	李志华 葛红珊 桑 婷 童 菲 刘 剑 唐 镇 李启顺 石 慧 罗 俊 徐衍喆	江西省科学技术进步奖二等奖	江西省人民政府
口腔癌前病变和口腔鳞状细胞癌早期诊治技术创新及相关机制	郑州大学	赵红宇 乔 彬 王一飞 王庆祝 马河心 李希博 岳二丽 薛 鹏 王晓霜 陈 茁	河南省科学技术进步奖二等奖	河南省人民政府
龋源性牙髓根尖周病微创诊疗新体系的建立与应用	中山大学	韦 曦 余孝其 蔡艳玲 李 坤 刘红艳 张 骥 洪 弘 刘 路 蒋宏伟 王 楠	广东省科学技术进步奖二等奖	广东省人民政府

续表

获奖项目名称	主要完成单位	获奖人员	奖励名称与等级	授奖部门
口腔黏膜免疫稳态失衡与疾病发生和防治	中山大学	王　智　房　娟　温丽玲　王　茜　文书琼　郭君怡　王迪侃　卢涣滋　刘湘奇　马　达	广东省自然科学奖二等奖	广东省人民政府
广东省儿童龋齿防控体系的构建及推广应用	南方医科大学	黄少宏　范卫华　李剑波　刘伟佳　熊莉华　张建明　阙国鹰　李菊红　覃援冬	广东省科学技术奖二等奖	广东省人民政府
口腔颌面骨再生	重庆医科大学	杨　生　宋锦璘　李雨舟　张　赫　吴小红	重庆市自然科学奖二等奖	重庆市人民政府
牙源性间充质干细胞在2型糖尿病伴牙周炎机制和组织再生治疗研究	遵义医科大学附属口腔医院	刘　琪　刘　锐　杨　琨　李　骏　李　刚　葛　颂　钟雯怡	贵州省科学技术进步奖二等奖	贵州省人民政府
错𬌗畸形的诊疗新策略及其关键技术的创新与应用	浙江大学医学院附属口腔医院	李　煌　季　骏　雷　浪　杨　任　韩　磊　马巧玲　李佳岭	江苏省科学技术奖三等奖	江苏省人民政府
口腔种植修复关键技术创新应用与种植体掺锶表面研发	浙江大学医学院附属口腔医院	何福明　姒蜜思　丁佩惠　周　益　孙　平　徐安恬　周　川	浙江省科学技术进步奖三等奖	浙江省人民政府
利用牙本质基质构建牙髓牙本质复合体中的调控机制	郑州大学	李　锐　何　巍　甘　抗　刘一鸣　康　鹏　董稳航	河南省科学技术进步奖三等奖	河南省人民政府
治疗颌骨缺损关键技术的创新与应用	四川省医学科学院·四川省人民医院	牟雁东　满　毅　翁　杰　周陈晨　廖　娟　肖　力	四川省科学技术奖三等奖	四川省人民政府
脱矿牙本质基质骨诱导机制及其应用基础研究	昆明医科大学附属口腔医院	谢志刚　鲍济波　杨禾丰　陈　平　杨胜银　王志娅　谢亮焜	云南省科学技术进步奖三等奖	云南省人民政府
牙周炎正畸治疗的基础研究与临床治疗新策略	空军军医大学	金作林　武俊杰　王勤涛　刘　佳　文　艺　秦　文　张　浩　徐悦蓉　牛茜楠　丁　寅	陕西高等学校科学技术研究优秀成果奖一等奖	陕西省教育厅
颜面部软组织缺损抗炎治疗与再生修复	空军军医大学	蔡卜磊　梁永平　王耘川　刘富伟　孔　亮　何　亭　戴太强　丁明超　王　乐　高　晔　等	陕西高等学校科学技术研究优秀成果奖一等奖	陕西省教育厅
口腔癌和癌前病变精准诊断技术创新研究及应用	郑州大学	赵红宇　孙　志　乔　彬　王庆祝　徐小慧　李希博　岳二丽　薛　鹏　王晓霜　张世龙　等	河南省教育厅科技成果奖一等奖	河南省教育厅

续表

获奖项目名称	主要完成单位	获奖人员	奖励名称与等级	授奖部门
改良数字化3D打印截骨定位板在上颌骨Le Fort Ⅰ型截骨术中应用	宁夏医科大学总医院	曹　昆　周忠伟　陈　琦　闫　帝　孙小娟　乔光伟　刘　莉　兰会霞　王子龙　郎淑慧　等	全区职工技术创新成果奖一等奖	宁夏回族自治区科学技术厅
糖尿病状态下口腔颌面软硬组织缺损修复的应用基础研究	山西医科大学	王　兴　邢鹤琳　时　权　赵　静　赵　彬　刘洪臣　等	山西省科学技术奖自然科学奖二等奖	山西省科技厅
伴高脂血症或糖尿病的牙周炎的口腔干预对颈动脉粥样硬化影响的研究	山西医科大学	任秀云　余飞燕　石学雪　葛学军　王翔宇　王　冲　赵　勇　高晋华	山西省科学技术进步奖二等奖	山西省科技厅
数字化技术精准治疗颌面畸形	空军军医大学第三附属医院	田　磊　丁明超　赵晋龙　常士平　戴太强　宫海波　宗春琳　史雨林　刘向东　赵　路	陕西省科技工作者创新创业大赛一等奖	陕西省科学技术协会
数字化下颌前移矫治器治疗阻塞性睡眠呼吸暂停低通气综合征	空军军医大学第三附属医院	武俊杰　汪焰恩　金作林　张　驰　郭　莹　赵文雅　黄莹莹	陕西省科技工作者创新创业大赛一等奖	陕西省科学技术协会
基于干细胞的促内源性再生体系和关键技术	空军军医大学第三附属医院	刘富伟　戴太强　高　晔　王　乐　蔡卜磊　陈怡成　李云鹏　贾雪连　曹　锋　孔　亮	陕西省科技工作者创新创业大赛一等奖	陕西省科学技术协会
数字化技术在颌面缺损修复重建中的规范化诊疗模式建立及推广应用	北京大学口腔医院	蔡志刚　单小峰　康一帆　张　雷　张　杰　丁梦坤　梁　节　李梓萌　黄进伟　谢　尚　等	中国医院协会医院科技创新奖技术进步奖	中国医院协会
口腔颌面骨再生修复与功能重建技术创新与应用	上海交通大学医学院附属第九人民医院	蒋欣泉　张文杰　黄庆丰　张诗雷　曹玲燕　周名亮　文　晋　王　笑　彭玲浩　岳述荣　等	医院科技创新技术进步奖	中国医院协会
应用于低龄儿童龋早期防治的唾液多组学标志物研究	北京大学口腔医院	郑树国　孙翔宇　王万春　陈　峰　隗芳乔　袁　超　公　文　王笑喆　施相如　刘　阳	妇幼健康科学技术奖自然科学奖一等奖	中国妇幼健康研究会
智能张口康复系统的研发与应用	上海交通大学医学院附属第九人民医院	刘剑楠	全国临床与创新发明大赛一等奖	中国医学装备协会
正畸治疗对唇腭裂继发上颌发育不足的远期疗效研究	河北医科大学口腔医院	黄　威　张晓焕　吴珊珊　侯　彦　宁春柳	河北医学科技奖一等奖	河北省医学会

续表

获奖项目名称	主要完成单位	获奖人员	奖励名称与等级	授奖部门
异丙酚复合瑞芬太尼靶控输注镇静镇痛在口腔颌面外科拔牙手术中应用的临床研究	河北医科大学口腔医院	张　昊　林瑞华　侯亚丽　李向军	河北医学科技奖一等奖	河北省医学会
青少年错𬌗畸形对龋发生及严重性影响的研究	河北北方学院	王钟华　冯建梅　王　芹　翟　浩　肖金萍	河北医学科技奖一等奖	河北省医学会
牙周精准治疗体系的建设和应用	南京大学医学院附属口腔医院	闫福华　谭葆春　张　爽	江苏省医学新技术引进一等奖	江苏省卫生健康委员会
菌群紊乱在口腔疾病发生中的机制	郑州大学	孙　强　赵军方　陈　帅　李光辉　程亚玮　孙明磊　王攀攀　崔猛猛　魏凯通	河南医学科技奖一等奖	河南省医学会
水凝胶基生物材料的制备、功能调控及在组织创伤修复中的应用研究	兰州大学	范增杰	甘肃医学科技奖一等奖	甘肃省医学会
临床医学科技创新	上海交通大学医学院附属第九人民医院	何冬梅	医树奖二等奖	上海市女医师协会
四手操作在甘氨酸喷砂中的应用	河北医科大学	黄香河　刘　冰　李建英　徐彦彬　刘　庆	河北医学科技奖二等奖	河北省医学会
综合口腔护理干预对预防婴幼儿龋及不良习惯的临床效果研究	河北医科大学	李　健　平雅坤　赵军伟　杨致远　张晓媛	河北医学科技奖三等奖	河北省医学会
基于Axin介导的TGFβ和Wnt信号通路串话探讨OSF癌变及中药干预机制	湖南中医药大学第一附属医院	谭　劲　谢赛飞　李元聪　朱可可　肖艳波　吴　丹　王宗康　谭怡丝　左巧娟　胡兆勇　等	湖南省中医药科技奖三等奖	湖南省中医药和中西医结合学会
口腔黏膜下纤维化的致病机制研究	长沙市口腔医院（湖南中医药大学附属口腔医院）	谢　辉　郭锦材　刘　健　吴　昊	湖南医学科技奖三等奖	湖南省医学会
重大新发传染病视阈下口腔专科精准感控体系构筑及应用	南京大学医学院附属口腔医院	王文梅　郑丽纯　季　骏	江苏省医学新技术引进二等奖	江苏省卫生健康委员会
复杂错𬌗畸形无托槽隐形矫治的关键技术创新与应用	南京大学医学院附属口腔医院	李　煌　韩　磊　李佳岭	江苏省医学新技术引进二等奖	江苏省卫生健康委员会

续表

获奖项目名称	主要完成单位	获奖人员	奖励名称与等级	授奖部门
颌骨畸形与缺损的数字化精准整复新技术	南京医科大学附属口腔医院	江宏兵 张平 程杰	江苏省医学新技术引进奖二等奖	江苏省卫生健康委员会
牙颌面畸形遗传发病风险的检测与应用研究	南京医科大学附属口腔医院	潘永初 李丹丹 韩旻轩	江苏省医学新技术引进奖二等奖	江苏省卫生健康委员会
医用纳米材料涂层技术及其在体外诊断领域的医学应用	南昌大学附属口腔医院	魏俊超 丁建勋 王娇龙 单桂华 陈卫明 吴润发	江西省医学科学技术奖二等奖	江西省医学会
基于“Treg/Th17平衡”调控牙周炎发生发展的作用机制研究	山东大学	刘红蕊 姜昱君 高瑞涵 寇雨莹	山东省医学科技奖二等奖	山东省医学会
基于三维细胞重建口腔黏膜等效物的血管化网络搭建机制助力口腔黏膜再生策略的实现	西南医科大学附属口腔医院	刘旭倩 聂敏海 郑小莉 周铁军 周晓钢 唐勇 黎春晖	四川省医学科技奖二等奖	四川省医学会
骨细胞调控“迷你型塑造”骨形成的深层次探讨	山东大学	李敏启 张卫东 杨盼盼	山东医学科技奖三等奖	山东省医学会
基于牙颌面动态美学分析的微创美学与数字化修复技术应用	昆明医科大学附属口腔医院	林云红 李星星 周婷 李罡 吴剑花 熊依箐	云南省卫生科技成果奖三等奖	云南省卫生科教管理协会
上海市医务职工科技创新“星光计划”	上海交通大学附属第六人民医院	吕成奇	第十二期上海市医务职工科技创新“星光计划”入围奖	上海市医务工会
Orthodontic Force-Induced BMAL1 in PDLCs Is a Vital Osteoclastic Activator	华中科技大学同济医学院口腔医学院	谢炎伶 唐清明 余少玲 郑文 陈广进 黄晓菲 陈莉莉	IADR威廉·盖茨奖	国际牙科研究协会

省级获奖项目简介

老年口腔种植体系研发与应用

该项目荣获上海市青年科技杰出贡献奖，项目主要完成人：邹多宏。该项目针对牙槽骨重度缺损修复及老年牙缺失患者口腔功能重建难题，上海交通大学邹多宏教授团队长期致力于口腔牙槽骨修复及复杂种植基础与临床转化研究，构建骨修复新理念、创建治疗新技术及研发新产品，于2023年获上海市青年科技杰出贡献奖（上海市每年不超过10名），实现了学院在该奖项上零的突破。团队探索出“基础研究（治疗新理念）–临床研究

(治疗新技术)-成果转化(研发新医疗产品)”的闭环科研模式。

围绕血管生成与骨形成耦合共存机制,结合组织工程技术,创建骨缺损修复治疗新理念。率先发现具有促进血管形成和骨生成的双调控作用因子;验证了牙槽骨干细胞在骨缺损修复与再生中的作用;发现胚胎干细胞分化新机制。

基于牙槽骨修复及老年牙缺失患者治疗新理念,创建治疗新技术。创建单纯人工骨粉修复牙槽骨重度缺损新技术,革新国际上必须用自体骨修复骨缺损的治疗惯例;创新“三明治式”骨再生技术,解决骨块垂直向空中固位问题;构建下颌即刻种植综合序列治疗技术,解决根分叉处种植体固位难题。

基于新技术体系,实现口腔医疗器械国产化。研发老年口腔种植体及专用手术器械和系列牙槽骨骨增量用新装置,授权国家专利77项,完成5项成果转化,合同金额2 260万元;支撑获批医疗注册证30张。团队在国内率先开设了老年牙种植专科门诊,通过临床诊疗及继教培训把新治疗技术和医疗新产品推向全国26省市的15家公立单位,2 000多家口腔门诊,诊治患者上千万。研究成果有效服务人口老龄化国家战略,助推口腔种植医疗器械“卡脖子”技术攻关。

(上海交通大学口腔医学院供稿)

牙周炎正畸治疗的基础研究与临床治疗新策略

该项目荣获陕西省高等学校科学技术研究优秀成果奖一等奖,项目主要完成人:金作林、武俊杰、曹猛、王勤涛、刘佳、文艺、秦文、张浩、徐悦蓉、牛茜楠、丁寅。

慢性牙周炎是成人牙齿缺失的主要原因之一,发病率高达85%,牙周炎患者常表现为牙齿松动移位和咬合创伤,严重影响美观和咀嚼功能。正畸治疗是改善牙周病患者美观与功能的重要手段。然而,其正畸治疗方式与普通患者不同,并存在较高的风险。牙周膜干细胞(periodontal ligament stem cells,PDLSCs)是牙周改建的重要细胞,也是力学敏感性细胞,明确牙周炎微环境下PDLSCs的再生能力及对正畸力反应的调控机制对于牙周病正畸治疗有重要意义。本项目组自2005年起,针对牙周炎正畸治疗难点问题,进行了多年基础与临床研究,有以下新发现:

牙周炎症微环境会导致PDLSCs成骨能力的显著降低;为优化牙周再生效果,本课题组在国际上首次构建牙周特异性ECM;总结提炼出牙周病正畸治疗的临床要点,明确了“一目标、三原则、六方法”的伴牙周疾病错𬌗畸形的正畸临床诊疗体系。

本课题研究成果为调控牙周组织改建提供靶点依据和实验基础,共获得国家自然科学基金11项,发表英文论文44篇,中文论文27篇,发明专利3项,陕西省科技工作者创新创业大赛一等奖1项,培养研究生30余人。课题组总结提炼出的牙周病正畸临床诊疗体系及治疗策略在全国15所院校和单位进行了应用推广,总计诊疗患者6 600例,直接和间接经济效益5 000万元。申报单位获选中华口腔医学会正畸专业委员会和牙周专业委员会主任委员各1人,常委6人,举办系列讲座400余场,收获良好的社会效益。

(空军军医大学口腔医学院供稿)

颜面部软组织缺损抗炎治疗与再生修复

该项目荣获陕西省高等学校科学技术研究优秀成果奖一等奖。项目主要完成人：蔡卜磊、梁永平、王耕川、刘富伟、孔亮、何亭、戴太强、丁明超、王乐、高晔、梁建飞。

颜面部易暴露、难防护，外伤所致颜面部损伤可占全身伤的11%~34%，在交通事故中更是高达60%~64%。除外伤外，感染、肿瘤切除均可造成颜面部的软组织缺损，严重影响患者的发音、吞咽、呼吸等生理功能。同时颜面部软组织作为人体外貌美观最主要的构成单元，其缺损常导致严重的心理和社会问题。此外，颜面部软组织毗邻口腔、鼻腔等有菌环境，如损伤救治不及时极易感染，而感染不仅会使患者的软组织缺损进一步加重，严重时甚至危及生命。因此，颜面部软组织缺损的抗炎治疗与再生修复是医学领域中亟待解决的重大难题。针对以上问题，本课题组主要作出以下创新与贡献。

发现新机制。首次发现中性粒细胞是软组织损伤后早期微环境构建的关键细胞，通过转化其极化方向可抑制损伤局部组织中炎症因子TNF-α/NET的释放，减轻软组织缺损区的炎性水平，为软组织缺损的再生修复创造良好的局部微环境；发现通过水凝胶仿生细胞外基质的力学性能可促进干细胞的增殖分化，加速软组织的再生修复。

创建新技术。创建具有自主知识产权的以季铵盐壳聚糖和聚多巴胺为基础的水凝胶制备技术，所制备的水凝胶不仅具有可注射性且具备优异的抗菌、抗炎和抗氧化等多种功能，可促进伤口的快速愈合；利用静电纺丝加捻技术制备具有非仿射形变的分层螺旋纳米结构软组织修复材料，可以通过减少细胞所受应变极值的变化，维持干细胞局部力学微环境稳态，促进肌肉等软组织在咀嚼运动时的早期功能修复。

研发新产品。研制出具有自主知识产权的高粘抗菌水凝胶、软组织热损伤修复水凝胶、促再生成分捕获水凝胶等新型软组织修复材料产品，在体内实验中均有良好的抗菌活性及软组织修复效果，可同时解决软组织缺损的抗炎治疗及再生修复难题；研制出具有自主知识产权的挛缩瘢痕组织无损伤牵张器、颜面部肌肉损伤康复训练装置及软组织损伤专用治疗绷带等临床治疗产品，提高了软组织缺损修复的临床治疗效果。

临床转化应用。针对颜面软组织缺损修复重建中出现的感染问题，以11篇连载论文为载体，制定软组织抗炎的精细化诊疗规范并在临床上推广应用；在控制性清创技术的支持下，开展基于水凝胶的创面干细胞分散种植技术的临床转化应用，促进颜面部软组织缺损的再生修复效果。

在7项课题（包括国家、省部级及依托单位临床新技术等项目）支持下，本项目历时8年，针对颜面部软组织缺损抗炎治疗与再生修复这一临床难题，从软组织抗炎治疗与再生修复两个角度，从发现新机制—创建新技术—研发新产品—临床转化应用4个层面，从基础到临床层层递进展开研究，实现了颜面部软组织缺损的抗炎治疗与再生修复，显著提升了颜面部软组织缺损的治疗效果。

（空军军医大学口腔医学院供稿）

口腔颅颌面硬组织疾病的治疗关键技术研发及转化应用

该项目荣获2022年辽宁省科学技术进步奖一等奖。项目主要完成人：周青、王强、谭丽丽、张桂荣、韩成玮、王蔚、张馨文、颜光启、毓天昊、高明、袁大鹏。

我国人口众多，口腔疾病广泛而且发病率呈上升趋势，据统计有90%的人口患有不同程度的口腔疾病。口腔颅颌面部硬组织主要包括颅颌面部骨、牙齿及软骨组织，是行使正常生理功能必不可少的解剖结构。由外伤、肿瘤、炎症及先天发育畸形等原因引起的口腔颅颌面部硬组织缺损及缺失严重影响患者身心健康。每年治疗费用达上千亿元，给家庭和社会带来沉重负担。口腔颅颌面部硬组织疾病研究中仍存在颞下颌关节疾病手术创伤大、牙齿修复用材料美学效果差及力学性能需改善、颅颌面修复器械生物功能性不足等数项技术障碍，疾病治疗效果有待进一步提升。

针对上述关键问题，本项目在1项“973”子课题、1项“863”子课题、1项国家重点研发子课题、3项国家自然科学基金、4项省基金项目的资助下，历时10余年，开展了系列研究，获得了2022年度辽宁省科技进步一等奖。主要内容如下：在辽宁省口腔医学领域首次开展了颞下颌关节骨关节病的富血小板血浆微创序列诊疗技术，提出了口腔颅颌面硬组织疾病的临床和病理特征及该类疾病的早期防治策略。在辽宁省开展了国产医疗器械-氧化锆的临床示范应用，推动了氧化锆椅旁即刻修复，实现了全锆修复产品的国产化。项目团队首家实现了完整的氧化锆VITA 16色解决方案，使得技工端和医生端能够容易实现最终的修复体颜色，统一了医生、技工、患者的颜色语言。项目团队针对纯镁骨钉开展一系列体内体外实验，推动“纯镁骨钉”产品在东莞宜安转化并获得欧盟CE认证，并在国内进入大规模临床实验阶段，获得首个国内在可降解镁基金属Ⅲ类植入器件领域的批准证书。

本项目共发表学术论文97篇，其中在*Acta Biomater*、*J Mater Sci Technol*、*Bioact Mater*等高影响力期刊发表SCI收录论文91篇，总影响因子589.2，代表性的50篇论文被引用934次，最高影响因子16.874。书写指南两项，获授权专利12项，并完成转化3项。实现逾亿元的经济效益，在行业中起到示范引领的积极作用。

（中国医科大学口腔医学院供稿）

数字化技术精准治疗颌面畸形

该项目荣获陕西省科技工作者创新创业大赛一等奖。项目主要完成人：田磊、丁明超、赵晋龙、常士平、戴太强、宫海波、宗春琳、史雨林、赵路、刘向东、杨勇、邵小夕、唐子豪。

面部创伤、肿瘤或发育异常可导致颌面畸形，严重影响患者的生活质量与身心健康。我国每年颌面畸形治疗的手术量超过一万台，医疗需求大且不断增长。传统畸形矫治手术无法满足个性化精准治疗的需求，数字化外科技术的发展与成熟为解决这些难题提供了方向。

空军军医大学颌面创伤正颌外科团队在数字化颌面外科领域开展了长期研究，取得了以下成果：应用AI技术研发了颌骨畸形治疗的智能化设计软件；制定颌骨畸形数字化技术应用规范，改进3D打印手术导板和植入物的制作与应用方法；研制面部术后交互式康复训练器械；研制3D打印仿真显微外科教具并联合汉堡大学完成医师训练。获得新技术2项，牵头、参与制定技术标准、指南、规范3部，参编国家规划教材《口腔颌面创伤学》，发表SCI论文14篇(IF>10的2篇)，授权国家发明专利2项。国际学术会议专题演讲等4次，举办国内培训班8期，系列研究成果为精准治疗颌面畸形疾病提供了有效的方法，为数字化外科技术产品与技术推广开辟了新的市场。

（空军军医大学口腔医学院供稿）

数字化下颌前移矫治器治疗阻塞性睡眠呼吸暂停低通气综合征

该项目荣获陕西省科技工作者创新创业大赛一等奖。项目主要完成人：武俊杰、汪焰恩、金作林、张驰、郭莹 赵文雅、黄莹莹。

阻塞性睡眠呼吸暂停低通气综合征(obstructive sleep apnea-hypopnea syndrome,OSAHS)是指在约7小时的睡眠中，反复发生呼吸暂停在30次以上或平均每小时睡眠呼吸暂停超过5次。当前社会，OSAHS患病率呈现逐年上升趋势，最新研究表明全球30~69岁的成年人中约有9.36亿人患有轻度到重度OSAHS ，其中我国人数最多，约1.76亿人。这一疾病严重危害人体健康，可引起多种慢性疾病，如高血压、糖尿病、心脑血管疾病等，重度患者甚至会有夜间猝死风险。目前可治疗及改善这一情况的方法有持续正压通气法、外科手术、口腔矫治器，且使用下颌前伸矫治器治疗OSAHS已是公认的成熟技术，具有无创、有效、成本低等优点。主要创新点在于：采用传统方法制作下颌前移矫治器制作步骤较繁琐、效率较低、精度较差，本项目采用数字化3D设计/制造技术制作个性化的下颌前移矫治器，制作步骤简单、效率高、便于推广，患者戴用更加舒适。步骤包括：患者牙列及下颌前伸位的数字化获取、下颌前移矫治器的3D设计与打印、下颌前移矫治器的佩戴及注意事项嘱咐。

主要成果及进展：论文《新型数字化下颌前移矫治器治疗轻中度阻塞性睡眠呼吸暂停低通气综合征(OSAHS)的临床疗效评价》荣获2023年第十五届全国医药卫生青年科技工作者学术会议优秀论文奖；申请国家发明专利(申请号202211563122.2)，目的是提供一种基于数字化的下颌前伸矫治器的制作方法；正在通过融通公司与博恩生物进行项目转化；撰写国内、军内首部口腔矫治器治疗OSAHS技术指南；通过军队继续教育平台对全军基层口腔医师进行技术培训；与耳鼻喉科专家赴基层部队进行联合流调、联合巡诊；申请列入军队卫勤保障相关计划，最终能够在全军推广，为保障部队官兵身体健康、提升战斗力作出贡献。

（空军军医大学口腔医学院供稿）

基于干细胞的促内源性再生体系和关键技术

该项目荣获陕西省科技工作者创新创业大赛一等奖。项目主要完成人:刘富伟、戴太强、高晔、王乐、蔡卜磊、陈怡成、李云鹏、贾雪连、曹锋、孔亮。

基于干细胞的内源性再生位于医学发展前沿。干细胞产业在我国"十三五"规划、"十四五"规划和《"健康中国2030"规划纲要》中,都被列入国家发展战略,是保障我国人民健康及医疗科技发展的必然方向。同时,我国干细胞医疗市场规模的全球占比超过20%,市场规模复合增长率约为15%,市场大、增速快,面向经济主战场。空军军医大学口腔医院历经数年攻关,针对干细胞再生医疗应用中"体内难募集""受力难存活""补充难获取"3个关键问题,开发了系列技术并形成促进内源性再生的治疗体系。

主要创新点如下:研发了具有级联放大募集效应的水凝胶产品,可实现干细胞体内高效募集;研发了力学仿生支架产品,可实现功能运动下的组织同步再生;研发了干细胞机械振荡提取原型机产品,可实现手术室内干细胞的安全、高活性获取。

主要成果产出2项新技术,发表IF>15的SCI论文2篇,其中发表于*Matter*杂志成果,入选*Nature*杂志研究亮点工作。研制提取原型机1套,授权国际专利1项,国家发明专利1项,受邀世界军事齿科大会主旨演讲1次,举办培训班3期。

(空军军医大学口腔医学院供稿)

牙源性间充质干细胞在2型糖尿病伴牙周炎机制和组织再生治疗研究

该项目荣获省科学技术进步奖二等奖,所属领域为临床医学。项目主要完成人:刘琪、刘锐、杨琨、李骏、李刚、葛颂、钟雯怡,主要完成单位:遵义医科大学、中国人民解放军陆军特色医学中心。项目对2型糖尿病伴牙周炎疾病发生发展机制、精准找寻疾病治疗靶点、引导牙周组织再生治疗及新型生物因子材料的应用等方面进行研究。

项目创新点有:成功分离、培养、克隆出双重疾病状态下的2型糖尿病伴牙周炎患者牙周膜干细胞;发现WNT/β-catenin经典信号通路干预影响2型糖尿病标志性分子-糖基化产物受体RAGE的表达,实现2型糖尿病伴牙周炎患者牙周膜干细胞骨向分化能力损害的逆转;首次发现新的牙发育信号通路p75NTR-Mage-D1-Dlx/Msx;构建了一系列促牙周组织再生的新型工程化基质(种子细胞、生物材料支架、生物因子)。

研究成果包括:发表论文134篇,其中SCI论著40篇,总影响因子294,总引用数为1 088次,第一申报人单篇最高引用55次;获得发明专利2项。

项目成果在全国多家三甲医院和省内数十家基层医院进行了推广应用,培养基层一线口腔专业人才200余名。与应用单位陆军军医大学、空军军医大学口腔医学院军事口腔医学国家重点实验室、中国人民解放军陆军特色医学中心进行合作研究取得了良好的社会效益。

(遵义医科大学口腔医学院供稿)

调控微环境促进颌骨缺损修复的新策略新技术研究

该项目荣获中华医学科技三等奖。项目主要完成人：孙宏晨、张杰、林锦新、史册、徐晓薇、刘麒麟、苗雷英、李道伟、李琛，主要完成单位：吉林大学、北京大学、中国科学院福建物质结构研究所、南京大学医学院。

由衰老、骨折、肿瘤、炎症等各种原因引起的骨吸收破坏和骨缺损，将导致骨骼功能丧失，严重影响患者身心健康和生活质量。目前，临床骨缺损修复常采用游离组织瓣和钛植入体修复，但存在塑形困难、强度有待提高和骨结合能力有限等问题，致使治疗过程中出现植入体松动折裂等弊端，且精准度有待进一步提高。吉林大学孙宏晨教授带领研究团队历时17年，在1项国家重点研发计划项目和2项省科技计划项目的支持下，针对骨再生和功能修复过程中的微环境调控和个性化修复两大关键问题，系统研究了骨重塑的机理，全面探索了促进骨损伤修复和植入体骨结合的方法和技术，已在国内10余家推广应用，取得了良好的临床治疗效果和社会效益，并且有以下创新点。

针对骨形成蛋白(BMP)治疗效果不显著的问题，利用基因敲除模式动物，阐明了BMP发挥作用的分子机理，通过精准调控BMP信号通路能够更好地实现骨再生。此外，证明了骨生理微环境中促红细胞生成素(EPO)通过ephrinB2/EphB4双向信号调控成骨细胞和破骨细胞分化，从而促进骨损伤修复，为进一步精准调控骨重塑奠定了理论基础。

针对促骨再生药物或生长因子易扩散降解、半衰期短的问题，率先合成了具有抑制炎症、促进成骨细胞分化的阿司匹林碳点、抗坏血酸碳点等小尺寸纳米粒子，利用表面丰富官能团延长体内作用时间；在此基础上制备了可缓释药物的海藻酸钠、明胶和PLGA微粒及仿细胞外骨基质纳米羟基磷灰石明胶支架，阐述了这些生物材料进入细胞的机理和促骨损伤修复作用机制，改善了单纯药物或小分子应用局限，调控了骨再生微环境。

针对颌骨组织缺损治疗时钛合金植入材料易松动折裂的问题，通过无HIP处理的高强韧3D打印钛合金技术，解决了既往3D打印产品强度高但是疲劳性能低的技术难题；并加大了钛合金修复材料与颌骨的贴合度，增加与颌骨的结合面积，使修复材料与余骨匹配良好，植入过程避免塑型造成折裂的风险；钛钉三角形分布固定，增加植入材料的稳定性，实现植入材料的精准“控形”和“控性”，得到兼具耐疲劳稳定的钛合金植入材料。

为提高颌骨缺损修复效果和精准性，将3D打印技术和电化学表面修饰技术相结合，研发出具有个性化和定制化特点的新型医用钛合金复合材料。3D打印钛合金基底，利用电化学表面修饰技术在打印的钛合金表面修饰前期已制备的载药微球和细胞活性物质，达到促进创面愈合提高骨结合的效果。临床已应用于47例极限骨缺损治疗，实现了高强度个性化植入材料修复。

项目以第一作者或通信作者发表SCI期刊论文38篇，累计被他引1 000余次，单篇最高被引113次。获国家授权发明专利3件(ZL201210115127.9、ZL201110099519.6等)。入选国家重大人才计划项目1人、国家重大人才计划青年人才项目1人、长白山学者特聘教授1人、中国科学技术协会青年人才托举工程2人，获吉林省优秀论文奖7人。

(吉林大学白求恩口腔医学院供稿)

2023年度博士后创新人才支持计划

2023年10月20日，全国博士后管委会办公室发布“博管办〔2023〕119号”文件，即“关于2023年度博士后创新人才支持计划获选结果的通知”。通知显示，根据《全国博士后管委会办公室关于开展2023年度博士后创新人才支持计划申报工作的通知》（博管办〔2023〕38号），全国博士后管委会办公室、中国博士后科学基金会组织开展了2023年度博士后创新人才支持计划（以下简称“博新计划”）的申报和评审工作，共计1 000人进入会议评审阶段，最终确定了499名获选人员。

自2023年起，国家资助博士后研究人员计划不再按照向博士后科研流动站设站单位分配指标的方式进行资助，实行分类分档资助，共分为A、B、C三档，其中A档为“博新计划”。2023年国家资助博士后研究人员计划A档“博新计划”资助标准为每人每年28万元（即通过博士后日常经费拨付的生活补助经费），资助期为2年。另外，由中国博士后科学基金配套8万元科研启动经费。全国博士后管委会办公室将在获选人员资助期满前对其开展科研业绩评估考核，择优予以奖励性资助。入选过中国科协青年人才托举工程、博士后国（境）外交流项目及其他国家级人才计划的，原则上不得重复获得资助。相关信息详见表6（按照单位名称的拼音顺序排序）。

表6　2023年度博士后创新人才支持计划获选人员名单（口腔医学）*

原序号	设站单位	姓名	资助编号	档位
207	山东大学	林　慧	BX20230207	A档
226	上海交通大学医学院	陈柏延	BX20230226	A档
240	四川大学	孙一民	BX20230240	A档

*：摘自全国博士后管委会博管办〔2023〕119号文件之附件。

2023年度国家资助博士后研究人员计划

2023年12月18日，全国博士后管委会办公室和中国博士后科学基金会联合印发“博管办〔2023〕135号”文件，即关于印发2023年度国家资助博士后研究人员计划（B档、C档）获选结果的通知。通知显示，根据《全国博士后管委会办公室　中国博士后科学基金会关于开展2023年度国家资助博士后研究人员计划申报工作的通知》（博管办〔2023〕121号），全国博士后管委会办公室、中国博士后科学基金会组织开展了2023年度国家资助博士后研究人员计划（B档、C档）的申报和评审工作，确定了4 617名获选人员。

自2023年起，国家资助博士后研究人员计划不再按照向博士后科研流动站设站单位分配指标的方式进行资助，实行分类分档资助，共分为A、B、C三档。其中，A档为博新计划，获选名单已于2023年10月20日公布，B档资助标准为每人每年18万元，C档资助标准为每人每年12万元。资助期均为2年。

获选人员在站期间公开发表论文等研究成果的，须注明“本研究成果由‘国家资助博士后研究人员计划’资助”及资助编号。同时，获选人员须在资助期满时申报博士后科研业绩评估考核资助，全国博士后管委会办公室将择优予以奖励性资助。

请有关设站单位及时通知获选人员，严格按照博士后日常经费管理有关规定，做好获选人员考核及资助经费的拨付、管理和使用工作。入选博新计划、香江学者计划、澳门青年学者计划、中德博士后交流项目以及其他各类国家博士后引进、派出项目（博士后国际交流计划学术交流项目除外）的人员不得重复获得资助。

口腔医学获选人员名单如表7。

表7 2023年度国家资助博士后研究人员B档、C档计划获选人员（口腔医学）*

原序号	设站单位	姓名	资助编号	档位
468	四川大学	李松航	GZB20230468	B档
469	四川大学	李政毅	GZB20230469	B档
470	四川大学	马文娟	GZB20230470	B档
471	四川大学	孙思露	GZB20230471	B档
472	四川大学	张雨欣	GZB20230472	B档
637	浙江大学	丁婷婷	GZB20230637	B档
888	中山大学	欧乾民	GZB20230888	B档
136	北京大学医学部	蔡美莲	GZC20230136	C档
137	北京大学医学部	曾　蕾	GZC20230137	C档
138	北京大学医学部	江雨荷	GZC20230138	C档
139	北京大学医学部	刘冠旗	GZC20230139	C档
140	北京大学医学部	刘龙萍	GZC20230140	C档
141	北京大学医学部	王飞龙	GZC20230141	C档
1064	南方医科大学	郑　潇	GZC20231064	C档
1156	南京医科大学	李　晋	GZC20231156	C档
1454	山东大学	王　宁	GZC20231454	C档
1786	四川大学	丁张帆	GZC20231786	C档
1787	四川大学	郭陟永	GZC20231787	C档
1788	四川大学	李奇文	GZC20231788	C档
1789	四川大学	王沛棋	GZC20231789	C档
1790	四川大学	王　韵	GZC20231790	C档
1791	四川大学	朱冠印	GZC20231791	C档
2290	浙江大学	李勇正	GZC20232290	C档
3163	中南大学	张灵玲	GZC20233163	C档
3245	中山大学	陈　玮	GZC20233245	C档
3246	中山大学	林欣栩	GZC20233246	C档
3343	重庆医科大学	何　萍	GZC20233343	C档
3344	重庆医科大学	万书成	GZC20233344	C档
3345	重庆医科大学	周梦娇	GZC20233345	C档

*：摘自全国博士后管委会博管办〔2023〕135号文件之附件。

关于公布中国博士后科学基金第73批面上资助获资助人员名单的通知

中博基字〔2023〕9号

各博士后设站单位：

根据《中国博士后科学基金资助规定》（中博基字〔2020〕7号），经专家评审和评审结果公示，决定对4003名博士后研究人员予以中国博士后科学基金第73批面上资助（军队、国防科工系统获资助人员不含，另行通知）。获资助人员名单详见附件。

附件：

1. 中国博士后科学基金第73批面上资助获资助人员名单（军队、国防科工系统获资助人员名单略）

2. 中国博士后科学基金第73批面上资助"地区专项支持计划"获资助人员名单

中国博士后科学基金会

2023年6月30日

附件略。口腔医学第73批、第74批获资助人员名单见表8~9。第5批特别资助（站前）、第16批特别资助（站中）获资助名单见表10~11。

表8 中国博士后科学基金第73批面上资助获资助人员名单（口腔医学）*

资助编号	姓　名	原序号	博管会编号	设站单位	一级学科	资助金额（万元）
2023M730116	李晓婵	116	321980	北京大学医学部	口腔医学	8
2023M730117	王　丹	117	321291	北京大学医学部	口腔医学	8
2023M730439	王　峥	371	326948	重庆医科大学	口腔医学	8
2023M731285	孙晓琳	1153	307110	吉林大学	口腔医学	8
2023M731286	唐晓铎	1154	329844	吉林大学	口腔医学	8
2023M731306	杨　肖	1174	321206	济宁医学院附属医院	口腔医学	8
2023M731543	谢文强	1406	320779	南方医科大学	口腔医学	8
2023M731598	张杨珩	1461	328957	南京大学	口腔医学	8
2023M731761	李泽汉	1573	328340	南京医科大学	口腔医学	8
2023M731762	朱伟文	1574	325507	南京医科大学	口腔医学	8
2023M731805	兰婷婷	1617	305532	南开大学	口腔医学	8
2023M732068	孙长芸	1871	325854	山东大学	口腔医学	8
2023M732151	柳美仙	1954	333724	山西医科大学	口腔医学	8
2023M732281	陈旭卓	2082	346704	上海交通大学医学院	口腔医学	8
2023M732282	顾子悦	2083	346699	上海交通大学医学院	口腔医学	8
2023M732283	林思涵	2084	346702	上海交通大学医学院	口腔医学	8
2023M732284	孙　磊	2085	327880	上海交通大学医学院	口腔医学	8
2023M732285	吴　坤	2086	322919	上海交通大学医学院	口腔医学	8

续表

资助编号	姓名	原序号	博管会编号	设站单位	一级学科	资助金额（万元）
2023M732286	张伟骏	2087	308049	上海交通大学医学院	口腔医学	8
2023M732340	陆彦因	2141	325239	深圳北京大学香港科技大学医学中心	口腔医学	8
2023M732341	郑　越	2142	325610	深圳北京大学香港科技大学医学中心	口腔医学	8
2023M732405	刘　飞	2203	318224	首都医科大学	口腔医学	8
2023M732429	李昕怡	2227	322472	四川大学	口腔医学	8
2023M732430	周雪曼	2228	322473	四川大学	口腔医学	8
2023M732676	李　雪	2473	309558	威高集团有限公司	口腔医学	8
2023M733162	杜　密	2928	315690	浙江省人民医院	口腔医学	8
2023M733941	李雪纯	3698	342531	中南大学	口腔医学	8
2023M733942	熊宏刚	3699	300841	中南大学	口腔医学	8
2023M734011	郭远龙	3768	324890	中山大学	口腔医学	8
2023M734012	黄沛娜	3769	324888	中山大学	口腔医学	8
2023M734013	温丽玲	3770	324911	中山大学	口腔医学	8

*: 摘自中国博士后科学基金会中博基字〔2023〕9号文件之附件。

表9　中国博士后科学基金第72批面上资助获资助人员名单（口腔医学）*

资助编号	姓名	原序号	博管会编号	设站单位	一级学科	资助金额（万元）
2023M740139	柴小粉	139	321737	北京大学医学部	口腔医学	8
2023M740140	冯诗阳	140	320667	北京大学医学部	口腔医学	8
2023M740141	赵　菡	141	358705	北京大学医学部	口腔医学	8
2023M740669	祁佳佳	599	322607	复旦大学	口腔医学	8
2023M741343	孙　悦	1211	326925	吉林大学	口腔医学	8
2023M741344	王　璐	1212	311427	吉林大学	口腔医学	8
2023M741766	付　永	1586	350711	南京市口腔医院	口腔医学	8
2023M741767	彭　巧	1587	350712	南京市口腔医院	口腔医学	8
2023M741788	韩　笑	1608	326074	南京医科大学	口腔医学	8
2023M741789	李　翔	1609	325508	南京医科大学	口腔医学	8
2023M742071	丁　田	1891	325849	山东大学	口腔医学	8
2023M742072	沈　松	1892	360673	山东大学	口腔医学	8
2023M742316	陈柏延	2136	321064	上海交通大学医学院	口腔医学	8
2023M742317	高立恒	2137	356512	上海交通大学医学院	口腔医学	8
2023M742318	蒋伟东	2138	319954	上海交通大学医学院	口腔医学	8

续表

资助编号	姓　名	原序号	博管会编号	设站单位	一级学科	资助金额（万元）
2023M742319	林文珍	2139	320776	上海交通大学医学院	口腔医学	8
2023M742320	周知航	2140	346719	上海交通大学医学院	口腔医学	8
2023M742458	崔钰嘉	2278	322471	四川大学	口腔医学	8
2023M742459	张　博	2279	322569	四川大学	口腔医学	8
2023M742645	解　健	2465	327324	同济大学	口腔医学	8
2023M743008	姜步琳	2805	363562	浙江大学	口腔医学	8
2023M743009	孙谋远	2806	358341	浙江大学	口腔医学	8
2023M743010	钟　良	2807	333608	浙江大学	口腔医学	8
2023M743945	张灵玲	3733	347807	中南大学	口腔医学	8
2023M744003	邝树鸿	3791	362783	中山大学	口腔医学	8
2023M744004	李　迪	3792	324887	中山大学	口腔医学	8
2023M744005	邵怡婷	3793	323619	中山大学	口腔医学	8
2023M744006	王迪侃	3794	324910	中山大学	口腔医学	8
2023M744007	王　璐	3795	324917	中山大学	口腔医学	8
2023M744008	杨静红	3796	362775	中山大学	口腔医学	8
2023M744009	张茜柳	3797	324913	中山大学	口腔医学	8

*：摘自中国博士后科学基金会中博基字〔2023〕9号文件之附件。

表10　中国博士后科学基金第5批特别资助（站前）获资助人员名单*

原序号	姓　名	设站单位	一级学科	资助金额（万元）
200	李松航	四川大学	口腔医学	18
244	姜步琳	浙江大学	口腔医学	18
353	凌子航	中山大学	口腔医学	18
364	神华尉	重庆医科大学附属口腔医院	口腔医学	18

*：摘自2023年7月20日中博基字〔2023〕12号文件《关于对2023年中国博士后科学基金特别资助拟资助人员名单进行公示的通知》。

表11　中国博士后科学基金第16批特别资助（站中）获资助人员名单*

原序号	姓　名	博管会编号	设站单位	一级学科	资助金额（万元）
29	郭亚茹	288001	北京大学医学部	口腔医学	18
416	石思容	264791	四川大学	口腔医学	18
417	谢旭东	264802	四川大学	口腔医学	18
584	杨宗澄	311831	中国科学技术大学	口腔医学	18
715	尚冯青	294227	中山大学	口腔医学	18

*：摘自2023年7月20日中博基字〔2023〕12号文件《关于对2023年中国博士后科学基金特别资助拟资助人员名单进行公示的通知》。

2023年国家自然科学基金集中接收申请项目评审结果

2023年8月22日，国家自然科学基金委员会发布“国科金发计〔2023〕号62号”文件，即《关于2023年国家自然科学基金集中接收申请项目评审结果的通告》。文件显示，2023年国家自然科学基金项目申请集中接收期间，国家自然科学基金委员会（以下简称自然科学基金委）共接收项目申请304 333项，经初审和复审后共受理303 329项。根据《国家自然科学基金条例》、国家自然科学基金相关项目管理办法和专家评审意见，经自然科学基金委委务会议审批，资助面上项目20 321项、重点项目751项、重点国际（地区）合作研究项目74项、青年科学基金项目22 879项、优秀青年科学基金项目630项、优秀青年科学基金项目（港澳）25项、国家杰出青年科学基金项目415项、创新研究群体项目43项、地区科学基金项目3 538项和外国学者研究基金项目109项（包括外国优秀青年学者研究基金项目50项、外国资深学者研究基金项目59项）。

中国口腔医（学）院、系获科研基金资助简况

本栏目收录范围主要为中华人民共和国各部委、省（自治区）、直辖市和中国人民解放军军级以上单位授予的可公开的口腔医学科研基金项目，市级、校级以及立项无资助的项目均未统计。收录时间为2023年度，其余年份部分增补。详情见表12。

表12　中国口腔医（学）院、系获科研基金资助一览表

项目名称	项目负责人	单位	基金或资助类目	批准号或编号	资助金额（万元）
老年人口颌系统健康维护和功能重建的技术创新及示范应用	叶　玲	四川大学	国家重点研发计划项目	2023YFC-3605600	1 380.80
颞下颌关节疾病临床诊疗新体系的建立	祝颂松	四川大学	国家重点研发计划项目	2023YFC-2509200	3 500.00
牙周病的发生发展机制及防治策略研究	栾庆先	北京大学	国家重点研发计划项目	2023YFC-2506300	1 197.24
基于高诱导成骨活性材料的颌骨修复临床应用解决方案研究	蒋欣泉	上海交通大学	国家重点研发计划项目	2023YFC-2413600	1 000.00
新一代国产高活性钙磷人工骨材料器械应用示范研究	王旭东	上海交通大学	国家重点研发计划项目	2023YFC-2414100	1 000.00
颞下颌关节疾病临床诊疗新体系的建立和推广	杨　驰	上海交通大学	国家重点研发计划项目	2023YFC-2509100	991.73

续表

项目名称	项目负责人	单位	基金或资助类目	批准号或编号	资助金额（万元）
基于高诱导成骨活性材料的上颌窦提升临床应用研究	周陈晨	四川大学	国家重点研发计划课题	2023YFC-2413603	178.00
牙周病的发生发展机制及防治策略研究	王　骏	四川大学	国家重点研发计划课题	2023YFC-2506304	191.40
精准数字化正畸诊疗技术国际培训班	韩向龙	四川大学	科技部发展中国家技术培训班项目	2334	28.00
基于纤维软骨干细胞探索颞下颌关节软骨损伤修复机制与策略	祝颂松	四川大学	国家自然科学基金区域创新发展联合基金	U23A204-46	260.00
基于多模态数据探究口腔微生态调控阿尔兹海默病发生发展机制研究	周学东	四川大学	国家自然科学基金面上项目	32371523	50.00
基于深度学习的根管冲洗流场预测与感染控制策略优化的研究	高　原	四川大学	国家自然科学基金面上项目	62373263	50.00
根尖牙囊细胞域SMOCs-Bmpr1a信号轴在牙根发育中的作用及机制研究	靖军军	四川大学	国家自然科学基金面上项目	82370915	48.00
基于DNA四面体的干细胞富集系统在骨关节炎靶向治疗中的机制和应用研究	林云锋	四川大学	国家自然科学基金面上项目	82370929	48.00
SIRT1/Wnt调控H型血管-骨形成偶联促进骨质疏松骨再生的实验研究	罗　恩	四川大学	国家自然科学基金面上项目	82370932	48.00
Drp1介导的线粒体动力学调控糖代谢重编程对BMSC成骨分化的影响及机制研究	甘雪琦	四川大学	国家自然科学基金面上项目	82370935	48.00
Sparcl1调控Myh11+干细胞促进牙槽骨修复再生的机制研究	樊　怡	四川大学	国家自然科学基金面上项目	82370945	48.00
微生物细胞外囊泡调控烯醇化酶泛素化修饰在根面龋发生发展中的机制研究	徐　欣	四川大学	国家自然科学基金面上项目	82370947	48.00
PC-MBG/PEP微图案双面膜三效一体化深龋仿生修复研究	张凌琳	四川大学	国家自然科学基金面上项目	82370951	48.00
基于多模态数据解析口腔扁平苔藓免疫微环境异质性并探究其相应调控机制	徐　浩	四川大学	国家自然科学基金面上项目	82370962	48.00
衰老巨噬细胞经谷氨酰胺代谢促进口腔白斑上皮细胞异常有丝分裂的作用机制及靶向干预研究	吴芳龙	四川大学	国家自然科学基金面上项目	82370963	48.00
靶向S100A4+OLK相关成纤维细胞逆转免疫排除表型在阻遏OLK衍进中的作用及机制	周　瑜	四川大学	国家自然科学基金面上项目	82370974	48.00
掺锶聚合物诱导液相前体促进纤维内矿化及颌骨再生机制研究	谢蟪旭	四川大学	国家自然科学基金面上项目	82370977	48.00

续表

项目名称	项目负责人	单位	基金或资助类目	批准号或编号	资助金额（万元）
基于光电转化体系的新型种植体的构建及其介导免疫微环境调控软组织愈合的作用及机制研究	向 琳	四川大学	国家自然科学基金面上项目	82370996	48.00
CXCL14/c-JUN正反馈轴在牙移动中调节牙周膜细胞成骨关键亚群定向迁移和成骨分化的机制研究	廖 文	四川大学	国家自然科学基金面上项目	82370998	48.00
机械应力触发IL-1R/Piezo1正反馈环路诱导颞下颌关节髁突软骨细胞衰老的机制	白 丁	四川大学	国家自然科学基金面上项目	82371002	48.00
Abaloparatide偶联正畸力促唇侧牙槽骨增厚的作用及机制研究	李 宇	四川大学	国家自然科学基金面上项目	82371003	48.00
基于仿生活体腺泡模型探究微应力调控唾液腺损伤及修复的应用基础研究	朱 舟	四川大学	国家自然科学基金面上项目	82371012	47.00
材料孔隙结构调控细胞受力微环境触发骨诱导及机制研究	包崇云	四川大学	国家自然科学基金面上项目	82371013	48.00
自硬化螺吡喃水凝胶增强细胞力学信号转导促进颌骨损伤修复的研究	余雷晓	四川大学	国家自然科学基金面上项目	82371014	48.00
MIR22HG通过结合FUS蛋白影响口腔癌增殖、侵袭转移及顺铂敏感性的机制研究	李龙江	四川大学	国家自然科学基金面上项目	82372735	49.00
长链非编码RNA HITTERS通过激活DNA损伤修复因子调控口腔癌PD-1/PD-L1通路的机制研究	刘 哲	四川大学	国家自然科学基金面上项目	82372799	49.00
PI3Kα非经典肿瘤生长信号机制研究及协同靶向治疗探索	冯晓东	四川大学	国家自然科学基金面上项目	82373187	48.00
兼具抑制内源性耗氧及抗血管生成水凝胶体系的优化及其逆转口腔鳞癌光动力乏氧抵抗的效果及机制研究	周蓉卉	四川大学	国家自然科学基金面上项目	82373394	49.00
IL-33/ST2轴介导的巨噬细胞极化在OLK光动力治疗后复发中的作用机制及意义	但红霞	四川大学	国家自然科学基金面上项目	82370965	70.00
非编码小RNA调控变异链球菌生物膜形成的结构功能研究	杨 扬	四川大学	国家自然科学基金青年科学基金项目	32300030	30.00
基于术后可视化预测的牙颌面畸形智能正畸方案决策关键技术研究	李沛霖	四川大学	国家自然科学基金青年科学基金项目	62306193	30.00
钙信号介导的细胞骨架动态组装调控破骨细胞功能的机制研究	熊 丁	四川大学	国家自然科学基金青年科学基金项目	82301042	30.00
ALKBH1介导HIF-1信号通路的DNA 6mA修饰调控炎性骨吸收的研究	刘雨婷	四川大学	国家自然科学基金青年科学基金项目	82301049	30.00
Fe_3O_4-PAMAM通过调控成骨-破骨平衡促进难治性根尖周炎骨修复的机制研究	李博磊	四川大学	国家自然科学基金青年科学基金项目	82301058	30.00

续表

项目名称	项目负责人	单位	基金或资助类目	批准号或编号	资助金额（万元）
pH敏感抗菌叔胺联合硫辛酸改性粘接剂防龋作用及机制研究	梁静鸥	四川大学	国家自然科学基金青年科学基金项目	82301060	30.00
巨噬细胞外泌体介导的VSMC表型转化在具核梭杆菌促动脉粥样硬化中的机制研究	周婕妤	四川大学	国家自然科学基金青年科学基金项目	82301089	30.00
超分子核苷水凝胶调控破骨细胞功能降低牙周炎牙槽骨吸收的机制及应用研究	王晴萱	四川大学	国家自然科学基金青年科学基金项目	82301090	30.00
口腔扁平苔藓相关成纤维细胞FEN1免疫负反馈功能障碍促进CD8+T细胞过度活化的机制研究	王诗萌	四川大学	国家自然科学基金青年科学基金项目	82301094	30.00
成纤维细胞分泌TGFβ1阻抑CD8+T淋巴细胞上皮向浸润在口腔白斑恶变中的作用机制及靶向干预研究	史雪珂	四川大学	国家自然科学基金青年科学基金项目	82301095	30.00
血小板反应蛋白THBS1介导组蛋白H3K18乳酸化修饰促进唾液腺纤维化的作用和机制研究	曹钰彬	四川大学	国家自然科学基金青年科学基金项目	82301106	30.00
机械敏感离子通道Piezo1在颞下颌关节骨关节炎软骨病变中的作用及其调控机制研究	曹品银	四川大学	国家自然科学基金青年科学基金项目	82301109	30.00
透软骨阳离子纳米载体修复颞下颌关节髁突软骨的机制研究	陈浩哲	四川大学	国家自然科学基金青年科学基金项目	82301112	30.00
牙周膜细胞通过CXCL1-CXCR2轴调控巨噬细胞极化在正畸牙槽骨改建中的作用研究	张　博	四川大学	国家自然科学基金青年科学基金项目	82301115	30.00
基于深度学习图像分割与影像组学预测颞下颌关节退行性关节病预后的研究	熊　鑫	四川大学	国家自然科学基金青年科学基金项目	82301129	30.00
功能化四面体框架核酸/Ac-PGP复合纳米材料靶向调控NETs治疗牙周炎的研究	周　蜜	四川大学	国家自然科学基金青年科学基金项目	82301146	30.00
PCL-HA-SH/Col Ⅰ支架联合工程化BMSCs分层修复髁突纤维软骨的研究	王鸿哲	四川大学	国家自然科学基金青年科学基金项目	82301147	30.00
核酸纳米清道夫调控cfDNA/TLR9信号通路促进牙槽突裂植骨术后成骨的研究	黄汉尧	四川大学	国家自然科学基金青年科学基金项目	82301148	30.00
自噬介导年轻BMSCs-EVs@ZIF-8促进老年性骨质疏松颌骨缺损修复的机制研究	薛轶元	四川大学	国家自然科学基金青年科学基金项目	82301150	30.00
MIR22HG的RNA转录后代谢途径偏好性在维持口腔鳞癌细胞恶性表型中的分子机制	吴沉洲	四川大学	国家自然科学基金青年科学基金项目	82303107	30.00
HMGXB3调控细胞外基质重塑相关基因转录促进乳腺癌转移的机制研究	尹　奇	四川大学	国家自然科学基金青年科学基金项目	82303478	30.00
口腔组织工程	蔡潇潇	四川大学	国家自然科学基金优秀青年科学基金	82322015	200.00

续表

项目名称	项目负责人	单位	基金或资助类目	批准号或编号	资助金额（万元）
口腔颌面肌肉FAPs经Bap1/SMN信号轴特异性调控神经-肌突触重塑的机制研究	石　冰	四川大学	四川省自然科学基金	2023NSF-SC0034	40.00
锰免疗法通过双重免疫激活阻遏口腔鳞癌衍进的机制与增效策略研究	李　敬	四川大学	四川省自然科学基金	2023NSF-SC0035	40.00
靶向干预衰老巨噬细胞抑制性受体阻遏口腔白斑癌变的机制研究	吴芳龙	四川大学	四川省自然科学基金	2023NSF-SC0552	20.00
具核梭杆菌经“内质网-MAMs-线粒体轴”诱导血管内皮细胞铁死亡促AS的机制研究	赵　蕾	四川大学	四川省自然科学基金	2023NSF-SC0553	20.00
中国人下颌第二磨牙融合根根管系统感染控制解剖学难点及根管预备策略的研究	高　原	四川大学	四川省自然科学基金	2023NSF-SC0554	20.00
唾液外泌体在口腔黏膜癌前病损早期诊断和精准防治的应用研究	陈　娇	四川大学	四川省自然科学基金	2023NSF-SC0555	20.00
创伤性颞下颌关节紊乱病的早期分子诊断技术研究	刘晨璐	四川大学	四川省自然科学基金	2023NSF-SC0556	20.00
核酸内切酶Ⅲ同源基因介导变异链球菌-白色念珠菌生物膜胞外多糖-酶代谢交互作用模式及致龋机制研究	雷　蕾	四川大学	四川省自然科学基金	2023NSF-SC0557	20.00
牙周细菌c-di-AMP激活训练免疫防治牙周炎的作用与机制研究	彭　显	四川大学	四川省自然科学基金	2023NSF-SC0558	20.00
线粒体Ndufs4调控破骨细胞分化影响骨重建的机制研究	张雅蓉	四川大学	四川省自然科学基金	2023NSF-SC0560	20.00
PDMS/CaO_2持续产氧材料的构建及其应用于牙髓再生中的研究	谢　利	四川大学	四川省自然科学基金	2023NSF-SC0561	20.00
导电型MXene纳米复合材料调控颌骨修复与神经修复及机制研究	虞　菲	四川大学	四川省自然科学基金	2023NSF-SC0562	20.00
代谢酶PHGDH调控破骨细胞在骨质疏松症及骨修复中的作用及机制研究	李波儿	四川大学	四川省自然科学基金	2023NSF-SC0563	20.00
HIF-1调控老龄BMSCs血管-骨偶联促进骨再生的研究	敬　伟	四川大学	四川省自然科学基金	2023NSF-SC0564	20.00
脂代谢介导的钙信号对骨稳态的调控	熊　丁	四川大学	四川省自然科学基金	2023NSF-SC0565	20.00
生物能量活性多孔凝胶调控血管化及干细胞功能促颅骨再生机制研究	王振铭	四川大学	四川省自然科学基金	2023NSF-SC0566	20.00
组蛋白甲基化转移酶KMT9调控细胞周期影响骨发育的研究	吕鸣樾	四川大学	四川省自然科学基金	2023NSF-SC0567	20.00
下颌升支相对高度变化对颞下颌关节生物力学载荷的影响机理研究	刘　洋	四川大学	四川省自然科学基金	2023NSF-SC0568	20.00

续表

项目名称	项目负责人	单位	基金或资助类目	批准号或编号	资助金额（万元）
双触发型植入体用于感染性颌骨缺损修复的研究	舒　睿	四川大学	四川省自然科学基金	2023NSF-SC0569	20.00
基于MOFs载药的低模量亚稳β型钛合金与骨质疏松机体间的作用机制研究	李运峰	四川大学	四川省自然科学基金	2023NSF-SC0570	20.00
动态细胞微环境程序性调控颌骨再生研究	余雷晓	四川大学	四川省自然科学基金	2023NSF-SC0571	20.00
富尖端细胞的仿生骨松质介导成骨-成血管偶联促进牙槽骨再生的机制研究	张　鑫	四川大学	四川省自然科学基金	2023NSF-SC0572	20.00
ITGB1调控ILK信号通路在中枢及周围神经损伤修复中的机制研究	林　洁	四川大学	四川省自然科学基金	2023NSF-SC0573	20.00
FoxO1/NLRP3炎症小体信号轴在年龄相关性牙槽骨丧失中的作用研究	伍颖颖	四川大学	四川省自然科学基金	2023NSF-SC0574	20.00
血管内皮细胞外泌体miR-34a调控牙髓干细胞成牙分化的作用及机制研究	高　波	四川大学	四川省自然科学基金	2023NSF-SC0575	20.00
STAT3介导的ApoD通过CXCR4促进唾液腺腺样囊性癌周围神经侵袭	韩　波	四川大学	四川省自然科学基金	2023NSF-SC0704	20.00
种植即刻修复基台-冠界面微渗漏的产生及影响机制研究	高　静	四川大学	四川省自然科学基金	2023NSF-SC1498	10.00
GPX4-铁离子代谢信号轴在KRT14+细胞介导唾液腺稳态维持中的作用和机制研究	王海胜	四川大学	四川省自然科学基金	2023NSF-SC1499	10.00
DNA四面体框架核酸搭载多肽促进毛发再生方面的研究	李佳杰	四川大学	四川省自然科学基金	2023NSF-SC1500	10.00
炎症微环境通过ECM-YAP/TAZ介导角质形成细胞分化的机制研究	袁　尧	四川大学	四川省自然科学基金	2023NSF-SC1502	10.00
P.gingivalis来源的胞外囊泡激活γδ T细胞在COPD发生和发展中的机制研究	崔钰嘉	四川大学	四川省自然科学基金	2023NSF-SC1503	10.00
基于仿生矿化模板修饰的多功能Janus水凝胶介导牙体硬组织再矿化的研究	高　源	四川大学	四川省自然科学基金	2023NSF-SC1504	10.00
可注射原位固化水凝胶包载味觉受体小分子激动剂治疗牙周炎的研究	郑　欣	四川大学	四川省自然科学基金	2023NSF-SC1505	10.00
变异链球菌内源性环状-环状样RNA反向调控致龋机制的对比研究	邓雅兰	四川大学	四川省自然科学基金	2023NSF-SC1507	10.00
季铵盐接枝聚乙二醇壳聚糖多功能纳米平台智能防龋及作用机制研究	梁静鸥	四川大学	四川省自然科学基金	2023NSF-SC1508	10.00
转录因子OrtR调节变异链球菌氧化适应能力及其机制研究	张　琼	四川大学	四川省自然科学基金	2023NSF-SC1509	10.00

续表

项目名称	项目负责人	单位	基金或资助类目	批准号或编号	资助金额（万元）
贻贝启迪湿粘附水凝胶调控免疫微环境促进口腔黏膜修复的研究	尹德荣	四川大学	四川省自然科学基金	2023NSF-SC1510	10.00
ZFP467-PTH1R信号轴在PTH调控老龄BMSCs骨-脂分化平衡中的作用和机制研究	刘航航	四川大学	四川省自然科学基金	2023NSF-SC1512	10.00
靶向调控巨噬细胞免疫衰老在种植体骨结合中的机制研究	熊　毅	四川大学	四川省自然科学基金	2023NSF-SC1513	10.00
HIF-RA信号轴调控骨骼谱系细胞可塑性的研究	张　念	四川大学	四川省自然科学基金	2023NSF-SC1514	10.00
糖尿病环境下FOXM1介导Hedgehog通路干预巨噬细胞破骨样分化的机制研究	杨　阳	四川大学	四川省自然科学基金	2023NSF-SC1515	10.00
基于四面体框架核酸-RNAi递送系统对骨关节炎的靶向治疗作用及机制研究	石思容	四川大学	四川省自然科学基金	2023NSF-SC1516	10.00
HIF1α调控骨-血管偶联促进老龄小鼠种植体骨结合的作用及机制研究	邵京京	四川大学	四川省自然科学基金	2023NSF-SC1517	10.00
唑来膦酸驱动颌骨内MDSCs扩增的分子机制及诱发颌骨坏死的免疫相关性研究	李　博	四川大学	四川省自然科学基金	2023NSF-SC1519	10.00
生物原位磁化的软硬兼合支架通过热力联动对抗颌骨肿瘤复发并促进骨缺损修复	朱　舟	四川大学	四川省自然科学基金	2023NSF-SC1520	10.00
磁性阿仑膦酸钠水凝胶调控骨-软骨缺损修复的作用	黄鑫琪	四川大学	四川省自然科学基金	2023NSF-SC1521	10.00
MAP1B/RGC-32影响成骨细胞极性的分子机制研究	杨　静	四川大学	四川省自然科学基金	2023NSF-SC1523	10.00
炎症靶向的Ac-PGP-tFNA多肽-核酸纳米材料对脓毒血症调控作用的研究	周　蜜	四川大学	四川省自然科学基金	2023NSF-SC1706	10.00
核苷酸代谢酶调控肿瘤发生发展的机理与靶向干预	刘　锐	四川大学	四川省自然科学基金杰出青年科学基金项目	2023NSF-SC1924	52.00
口腔颌骨修复与牙种植的一体化构建	李西宇	四川大学	四川省自然科学基金杰出青年科学基金项目	2023NSF-SC1930	52.00
口腔软硬组织再生四川省自然科学基金创新研究群体	王　剑	四川大学	四川省自然科学基金创新研究群体项目	2023NSF-SC2000	104.00
基于硒化银复合材料的高性能柔性热电薄膜制备及可穿戴生物传感器应用	孙　强	四川大学	四川省重点研发项目高新领域	2023YFG-0220	20.00
红外飞秒激光钻在牙体切割应用的研究	刘人恺	四川大学	四川省重点研发项目社发领域	2023YFS-0011	20.00
人造仿酶材料的构建及应用于组织再生的研究	叶　玲	四川大学	四川省重点研发项目社发领域	2023YFS-0019	80.00

续表

项目名称	项目负责人	单位	基金或资助类目	批准号或编号	资助金额（万元）
牙周组织发育与功能性再生中牙周膜干细胞的谱系分化及调控机制研究	王　骏	四川大学	四川省重点研发项目社发领域	2023YFS-0032	80.00
颞下颌关节骨关节炎中关节盘前移位的干细胞机制与数字化诊疗新体系	祝颂松	四川大学	四川省重点研发项目社发领域	2023YFS-0035	80.00
口腔仿生湿粘附功能化材料体系及抗龋涂层的临床前研究	李继遥	四川大学	四川省重点研发项目社发领域	2023YFS-0048	80.00
基于外泌体药物靶向递送系统的牙周炎表观遗传治疗新策略研究	廖　立	四川大学	四川省重点研发项目社发领域	2023YFS-0056	20.00
纤维蛋白沉积在协同咬合创伤加重牙周炎骨吸收作用机制的研究	李津乐	四川大学	四川省重点研发项目社发领域	2023YFS-0081	20.00
ORAOV1/RACK1/自噬/TAP1免疫抑制新通路介导口腔鳞癌PD-1治疗抵抗的机制研究	罗小波	四川大学	四川省重点研发项目社发领域	2023YFS-0127	20.00
应用Cellnex体系靶向干预Rap2a实现颞下颌关节骨关节炎基因治疗的研究	方　婕	四川大学	四川省重点研发项目社发领域	2023YFS-0150	20.00
利用负载乳酸脱氢酶的牙周膜干细胞外泌体治疗牙周炎骨缺损的应用研究	苏晓霞	四川大学	四川省重点研发项目社发领域	2023YFS-0151	20.00
益生菌在儿童龋病防治中的应用及机制研究	邹　静	四川大学	四川省重点研发项目社发领域	2023YFS-0152	20.00
靶向线粒体功能的siCypD@SPEEK缓释体系的构建及其改善种植体周微环境的机制及应用研究	甘雪琦	四川大学	四川省重点研发项目社发领域	2023YFS-0244	20.00
同位素示踪解析全反式维甲酸诱导腭裂的代谢异质性	郑　谦	四川大学	四川省重点研发项目社发领域	2023YFS-0245	20.00
中药莱菔子抗菌防龋的物质基础、机制及应用研究	王雨霏	四川大学	四川省重点研发项目社发领域	2023YFS-0343	20.00
基于难度评估的牙病一体化诊疗体系的研究与示范	何利邦	四川大学	四川省区域创新合作项目	2023YFQ-0014	40.00
基于实测引导下数字化牙种植技术的口腔修复在新疆地区的平台建设及应用示范	杨　扬	四川大学	四川省区域创新合作项目	2023YFQ-0052	30.00
VicK磷酸基团转移调控链球菌胞壁质水解酶及葡糖基转移酶活性的分子机理研究	王诗达	四川大学	四川省国际港澳台科技创新合作	2023YFH-0070	30.00
新形势下以内控视角创新科研管理模式研究——扩大自主权，激发科研潜能	邹　娟	四川大学	四川省软科学研究项目	2023JDR-0187	5.00
我国科研诚信建设的现状分析与路径探索	蒋　琰	四川大学	四川省软科学研究项目	2023JDR-0210	5.00
聚焦三州的“家-校-医联动”家庭口腔健康管理	郑黎薇	四川大学	四川省科技培训项目	2023JDK-P0031	20.00

续表

项目名称	项目负责人	单位	基金或资助类目	批准号或编号	资助金额（万元）
口腔护理用品应用于四川省藏区人群的科普图谱	李灏来	四川大学	四川省科普作品创作项目	2023JDK-P0056	20.00
《老年人口腔义齿修复》汉藏双语科普短视频创作	颜　文	四川大学	四川省科普作品创作项目	2023JDK-P0085	10.00
以改善骨骼血管衰老状态为导向的血管新生体系的构建及应用研究	陈俊宇	四川大学	四川省科技创新人才项目	2023JDR-C0018	20.00
上皮干细胞表观遗传记忆通过增敏Wnt信号促进创伤诱导毛囊再生的多组学研究	胡　琛	四川大学	四川省科技创新创业苗子工程重点项目	2023JDR-C0107	10.00
SM22α细胞PDGF信号通路调控中性粒细胞胞外诱捕网生成在牙周炎中的作用及机制探究	周雪曼	四川大学	四川省科技创新创业苗子工程重点项目	2023JDR-C0096	10.00
一种基于四面体框架核酸的生物可控式microRNA递送系统	李松航	四川大学	四川省科技创新苗子工程培育项目	MZGC2023-0087	2.00
当归多糖ASP调控牙周炎进程及间充质干细胞命运的机制研究	杨　玥	四川大学	四川省科技创新苗子工程培育项目	MZGC2023-0037	2.00
基于冷冻电镜的链球菌小RNA10的结构研究和功能发现	汪　鎏	四川大学	四川省科技创新苗子工程培育项目	MZGC2023-0035	2.00
前磨牙区即刻种植和延期种植的临床及影像学评估：一项1—8年的回顾性研究	杨慕童	四川大学	四川省科技创新苗子工程培育项目	MZGC2023-0036	2.00
基于无监督的双域口腔CT金属伪影去除技术研究	罗梦婷	四川大学	四川省科技创新苗子工程培育项目	MZGC2023-0071	2.00
胞外囊泡传递的NAD+代谢重编程调控口腔鳞癌放疗免疫效应的机制研究	朱桂全	四川大学	四川省中央引导地方科技发展项目自由探索类基础研究	2023ZYD-0106	30.00
SIRT1调控H型血管-骨形成偶联促进老年骨质疏松骨再生的机制研究	罗　恩	四川大学	四川省中央引导地方科技发展项目自由探索类基础研究	2023ZYD-0107	30.00
巨噬细胞经衰老相关分泌表型促进口腔白斑上皮细胞发生KRAS突变的作用机制及靶向干预研究	吴芳龙	四川大学	四川省中央引导地方科技发展项目自由探索类基础研究	2023ZYD-0104	30.00
血管-淋巴内皮网络互作效应调控颌骨损伤疾病进程的机制研究	陈俊宇	四川大学	四川省中央引导地方科技发展项目自由探索类基础研究	2023ZYD-0108	30.00
兼具精确靶向及微环境响应效能的水凝胶平台构建及其治疗糖尿病牙周炎的机制研究	裴锡波	四川大学	四川省中央引导地方科技发展项目自由探索类基础研究	2023ZYD-0109	30.00

续表

项目名称	项目负责人	单位	基金或资助类目	批准号或编号	资助金额（万元）
β-catenin调控腭突上抬空间转录图谱的绘制与致病分子靶点筛查	李承浩	四川大学	四川省中央引导地方科技发展项目自由探索类基础研究	2023ZYD-0111	30.00
超声响应型双相陶瓷调控血管-淋巴管生成用于预防药物性颌骨坏死的机制研究	潘　剑	四川大学	四川省中央引导地方科技发展项目自由探索类基础研究	2023ZYD-0110	30.00
人工智能驱动的新型植物多酚衍生物构建及其防龋作用研究	张凌琳	四川大学	四川省中央引导地方科技发展项目自由探索类基础研究	2023ZYD-0105	30.00
钙信号介导的肌动蛋白振荡调控破骨细胞功能的研究	熊　丁	四川大学	四川省中央引导地方科技发展项目自由探索类基础研究	2023ZYD-0065	30.00
VicK激酶/磷酸酶双活性调控链球菌分裂隔膜定位及细胞形态机制研究	王诗达	四川大学	四川省中央引导地方科技发展项目自由探索类基础研究	2023ZYD-0068	30.00
硒化银基热电复合薄膜可控构筑策略及多模态信号转换与生物传感机制研究	孙　强	四川大学	四川省中央引导地方科技发展项目自由探索类基础研究	2023ZYD-0064	30.00
糖尿病-牙周炎个性化纳米药物精准免疫调控技术及作用机制研究	王宇光	北京大学	国家重点研发计划课题	2023YFE-0119200	150.00
抗菌修复材料的体内生物适配性能调控与评价体系研究	王宇光	北京大学	国家重点研发计划课题	2023YFB-3809904	360.00
规范化牙周病资料的获取及牙周大数据平台的建立	栾庆先	北京大学	国家重点研发计划课题	2023YFC-2506301	514.80
衰老条件下口腔潜在恶性疾患转归及口腔黏膜健康维护新方案	华　红	北京大学	国家重点研发计划课题	2023YFC-3605603	248.40
极薄陶瓷义齿粘接技术与临床验证研究	周永胜	北京大学	国家重点研发计划课题	2023YFB-4605405	225.00
光固化浆料、快速烧结与极薄陶瓷义齿形性协同调控方法研究	王　相	北京大学	国家重点研发计划课题	2023YFB-4605402	234.00
富氧区与面投影光能量的智能可编程调控机制与关键技术研究	田素坤	北京大学	国家重点研发计划课题	2023YFB-4605401	125.00
颞下颌关节专病队列数据库平台建设与智能支持系统研发	傅开元	北京大学	国家重点研发计划课题	2023YFC-2509202	200.00
可移动低辐射锥形束CT装备及智能诊断系统研发	贺　洋	北京大学	国家重点研发计划课题	2023YFC-3011901	400.00
基于高诱导成骨活性材料的正畸牙槽骨增量临床应用研究	李巍然	北京大学	国家重点研发计划课题	2023YFC-2413604	178.00

续表

项目名称	项目负责人	单位	基金或资助类目	批准号或编号	资助金额（万元）
面向临床的纳米免疫调控及安全性评价	邓旭亮	北京大学	国家重点研发计划课题	2022YFA-1207304	575.00
口腔微生态生物标志物的纳米分析与检测	袁　超	北京大学	国家重点研发计划课题	2022YFA-1206101	520.00
口腔微生态失衡在疾病早诊和预警中的应用	郑树国	北京大学	国家重点研发计划课题	2022YFA-1206102	480.00
高强度纳米晶锌锂系合金的研发及其对下颌骨骨折的固定作用	夏丹丹	北京大学	国家自然科学基金国际（地区）合作与交流项目	8236113-8575	150.00
应用CTFEL太赫兹装置从细胞维度实现对口腔癌及癌前病变检测及成像的实验研究	江久汇	北京大学	国家自然科学基金联合基金项目	U2330102	46.00
铜单原子二氧化铈基催化剂的制备及其类芬顿氧化性能与机制研究	张栌丹	北京大学	国家自然科学基金青年科学基金项目	52301185	30.00
可降解压电复合屏障膜构建及其成骨和抗菌机制	刘　洋	北京大学	国家自然科学基金青年科学基金项目	52303171	30.00
基于三维可变形模型和深度学习的正畸三维面部模型构建研究	李　晶	北京大学	国家自然科学基金青年科学基金项目	62306017	30.00
人唾液腺干/祖细胞异质性通过各细胞亚群分化倾向差异影响唾液腺组织再生的机制研究	睢　意	北京大学	国家自然科学基金青年科学基金项目	82301023	30.00
Sunitinib干扰巨噬细胞胞葬作用诱导口腔黏膜愈合障碍的机制研究	乔　桥	北京大学	国家自然科学基金青年科学基金项目	82301024	30.00
去泛素化酶OTUD1抑制中性粒细胞迁移拮抗牙周过度炎症反应	宋　佳	北京大学	国家自然科学基金青年科学基金项目	82301076	30.00
寄生菌TM7x的精氨酸代谢通路在牙周炎中的作用和机制研究	田　靖	北京大学	国家自然科学基金青年科学基金项目	82301078	30.00
材料表面形貌激活中性粒细胞促进破骨细胞生成而诱导骨再生的研究	郭晓东	北京大学	国家自然科学基金青年科学基金项目	82301141	20.00
基于单细胞转录组与机器学习构建生物材料功能智能分析平台的研究	平现凤	北京大学	国家自然科学基金青年科学基金项目	82301159	30.00
基于机器人控制的飞秒激光对骨组织的生物学作用及其机理研究	梁姗姗	北京大学	国家自然科学基金青年科学基金项目	82301160	30.00
双交联网络水凝胶促进间充质干细胞成骨向分化的表观遗传调控机制研究	余婷婷	北京大学	国家自然科学基金面上项目	52373123	50.00
RUNX2突变通过组蛋白乳酸化修饰调控牙囊细胞衰老介导牙齿萌出的机制研究	郑树国	北京大学	国家自然科学基金面上项目	82370911	48.00
自组装自适应的干细胞-基质-万古霉素微球诱导感染性骨缺损修复的作用及机制研究	付　玉	北京大学	国家自然科学基金面上项目	82370922	60.00

续表

项目名称	项目负责人	单位	基金或资助类目	批准号或编号	资助金额（万元）
pH响应性氧化铈复合纳米颗粒水凝胶治疗种植体周炎的作用及机制探索	刘云松	北京大学	国家自然科学基金面上项目	82370924	48.00
生物活性材料通过miR-29c-3p/TET调控干细胞命运决定促进牙髓再生的研究	董艳梅	北京大学	国家自然科学基金面上项目	82370946	48.00
通用型无免疫原性iPSC-MSCs的构建及其在牙周组织再生中的效果评价	栾庆先	北京大学	国家自然科学基金面上项目	82370956	47.00
CX3CL1-CX3CR1轴介导软骨细胞凋亡调控骨破坏加重TMJOA的机制研究	王雪东	北京大学	国家自然科学基金面上项目	82370983	48.00
大气压冷等离子体清除感染种植体表面细菌及促进软组织再附着的应用及机制研究	谭建国	北京大学	国家自然科学基金面上项目	82370992	48.00
正畸压力下成牙骨质细胞Rab35介导的外泌体释放调控巨噬细胞极化与胞葬作用减轻牙根吸收的作用及机制研究	李巍然	北京大学	国家自然科学基金面上项目	82370993	48.00
基于飞秒激光的牙预备体智能一体化精准制备及生物学效应的研究	原福松	北京大学	国家自然科学基金面上项目	82371019	48.00
基于微肿瘤/类器官模型的口腔鳞癌药物筛选及耐药机制的研究	谢　尚	北京大学	国家自然科学基金面上项目	82373434	49.00
基于云计算和深度学习的数字化口腔种植规划培训系统	陈　立	北京大学	教育部高校产学研创新基金	2022MU0-23	10.00
口腔修复机器人视觉伺服关键技术研究	刘晓强	北京大学	教育部高校产学研创新基金	2022BC0-01	10.00
仿生多功能植骨材料通过调节间充质干细胞焦亡修复种植体周围炎骨缺损的研究	尉华杰	北京大学	北京市自然科学基金	J230032	20.00
宏观-微观结构优化两段式氧化锆牙种植体的研发及关键性能评价与机制研究	张　磊	北京大学	北京市自然科学基金	L232025	100.00
基于CBCT影像的上颌前牙根骨形态的人工智能识别、诊断与正畸风险预测研究	李巍然	北京大学	北京市自然科学基金	L232026	100.00
基于CBCT影像的常见颌骨病变智能诊断关键技术研究	李　刚	北京大学	北京市自然科学基金	L232029	100.00
下颌运动精准记录与智能诊断系统的研发	郭传瑸	北京大学	北京市自然科学基金	L232036	100.00
基于多目视觉的多单位口腔植体光学精准定位关键技术研究	王　勇	北京大学	北京市自然科学基金	L232100	29.30
成人错𬌗畸形正畸治疗牙周监控体系关键技术研究	施　捷	北京大学	北京市自然科学基金	L232107	29.30
无托槽隐形矫治器在体实时测力关键技术研究及系统开发	陈　斯	北京大学	北京市自然科学基金	L232108	29.30

续表

项目名称	项目负责人	单位	基金或资助类目	批准号或编号	资助金额（万元）
通过一种新型数字化技术构建儿童标准牙齿解剖模型及其临床应用的研究	夏　斌	北京大学	北京市自然科学基金	L232110	29.30
基于深度学习的无牙颌种植修复面部软组织形貌预测研究	蒋　析	北京大学	北京市自然科学基金	L232111	29.30
基于深度学习的颞下颌关节CBCT影像的自动测量与诊断	雷　杰	北京大学	北京市自然科学基金	L232112	29.30
伴牙槽骨骨量不足缺牙的骨增量及种植方案智能设计的关键技术研究	张　宇	北京大学	北京市自然科学基金	L232113	29.30
基于飞秒激光的口腔种植用骨组织自动精准预备关键技术研究	原福松	北京大学	北京市自然科学基金	L232098	29.30
新型口腔种植扫描体的研发与精度评价	田杰华	北京大学	北京市自然科学基金	L232099	29.30
口腔颌面部肿瘤智能交互式导航手术机器人的研发	章文博	北京大学	北京市自然科学基金	L232143	29.30
深度生成对抗网络驱动仿生口腔种植修复关键技术研究	田素坤	北京大学	北京市自然科学基金	L232145	29.30
导航机器人行全牙弓种植的精度、临床效果及效率评价	潘韶霞	北京大学	北京市自然科学基金	L232146	29.30
基于胶原有序结构的仿生多功能支架的构建及其修复感染性颅颌面复合组织缺损的研究	刘　燕	北京大学	北京市自然科学基金	L234017	100.00
拓扑交联胶原蛋白膜的设计构建及其促进骨缺损再生的作用机理研究	徐永祥	北京大学	北京市自然科学基金	L234074	30.00
新型金属有机框架材料治疗种植体周炎的作用及机制研究	夏丹丹	北京大学	北京市科技新星	2023048-4459	45.00
生成式人工智能增强的口腔临床质控技术研究及示范应用	邓旭亮	北京大学	北京市科技计划	Z231100-007423008	400.00
口腔生物材料协同调控牙髓干细胞-巨噬细胞功能分化促进组织再生的机器学习智能评价	皇文进	北京大学	北京市自然科学基金	IS23110	20.00
靶向caspase-1的细胞外囊泡递送系统治疗颞下颌关节OA及其机制探究	李　刚	北京大学	北京市自然科学基金	22JCZXJ-C00080	20.00
负载RNA纳米花的聚乳酸微粒-水凝胶诱导颞下颌关节软骨再生的研究	谷　岩	北京大学	北京市自然科学基金	7232217	20.00
O-GlcNAc糖基化在黑色素瘤发生发展及治疗中的作用及分子机制研究	王衣祥	北京大学	北京市自然科学基金	7232218	20.00
低强度脉冲超声激活Piezo1信号通路加速正畸牙槽骨骨改建的研究	江久汇	北京大学	北京市自然科学基金	7232219	20.00

续表

项目名称	项目负责人	单位	基金或资助类目	批准号或编号	资助金额（万元）
抑制G6PD通过抑制糖酵解关键酶自噬降解增强T细胞抗肿瘤免疫功能的作用及机制研究	王逸飞	北京大学	北京市自然科学基金	7232220	20.00
形态与功能双重动态可调4D打印骨修复支架促进骨再生的作用及机制研究	吕珑薇	北京大学	北京市自然科学基金	7232221	20.00
基于FBG光纤应变测量及3D-DIC位移跟踪的正颌术后早期牙齿移动生物力学研究	刘筱菁	北京大学	北京市自然科学基金	7232222	20.00
氧化锆表面各向异性细胞黏附微结构的制备及其对种植体周围软组织附着的影响与相关机制	刘明月	北京大学	北京市自然科学基金	7232223	20.00
衰老肌腱损伤修复的微环境调控策略	刘　燕	北京大学	北京市自然科学基金	JL23002	40.00
口腔重大疾病和疑难病种的诊疗模式创新与实践	张志愿	上海交通大学	国家卫生健康委2022年医疗服务与保障能力提升项目	–	500.00
口腔颅颌面复杂疑难畸形的多学科诊疗模式创新与实践	王旭东	上海交通大学	国家卫生健康委2023年医疗服务与保障能力提升项目	–	500.00
靶标导向的临床前研究及多模态方案评价	孙树洋	上海交通大学	国家重点研发计划课题	2023YFC-2506403	173.30
牙周细菌对高血压的作用和干预研究	段胜仲	上海交通大学	国家自然科学基金重点项目	82330015	220.00
口腔肿瘤智能诊疗	刘剑楠	上海交通大学	国家自然科学基金优秀青年科学基金	62322114	200.00
口腔腭颊侧牙龈组织再生修复差异的多维时空信息解码	邹多宏	上海交通大学	国家自然科学基金重大研究计划培育项目	92368111	60.00
乳酸通过线粒体自噬途径促进EVs释放调控口腔鳞癌恶性进展	张建军	上海交通大学	国家自然科学基金面上项目	82372871	49.00
口腔鳞癌细胞外囊泡CD73介导引流淋巴结巨噬细胞重编程促进免疫治疗耐药的时空调控机制研究	严　明	上海交通大学	国家自然科学基金面上项目	82373352	49.00
CTCFL调控IL-10抑制CD4+CTL旁观者激活促口腔鳞状细胞癌新辅助免疫治疗抵抗机制研究	夏荣辉	上海交通大学	国家自然科学基金面上项目	82373325	49.00
肿瘤微环境-伤害性感觉神经多尺度串扰调控肿瘤免疫逃逸的机制及应用研究	季　彤	上海交通大学	国家自然科学基金面上项目	82372862	49.00
Siglec-G/10诱导肿瘤相关巨噬细胞免疫抑制分化促进口腔鳞癌免疫检查点阻断治疗耐受的研究	胡镜宙	上海交通大学	国家自然科学基金面上项目	82372623	49.00

续表

项目名称	项目负责人	单位	基金或资助类目	批准号或编号	资助金额（万元）
牙周炎对腹主动脉瘤的作用和机制研究	朱亚琴	上海交通大学	国家自然科学基金面上项目	82370953	48.00
基于AMPK/PGC-1α信号轴的工程化外泌体靶向调控BMSCs能量代谢重编程在老年机体骨修复中的作用及其机制研究	周名亮	上海交通大学	国家自然科学基金面上项目	82370920	48.00
胆固醇合成蛋白CYP51介导线粒体通透性转换诱发Th17/Treg细胞稳态失衡在舍格伦综合征中的作用机制研究	郑凌艳	上海交通大学	国家自然科学基金面上项目	82370976	48.00
多孔Ti-MSNs@MGF+DX抗炎-成肌体系应用于颞下颌关节假体的作用和机制研究	郑吉驷	上海交通大学	国家自然科学基金面上项目	82370984	48.00
IL-4协同精氨酸优化种植初期巨噬细胞胞葬作用和成骨微环境的作用及机制研究	张文杰	上海交通大学	国家自然科学基金面上项目	82370923	48.00
Foxc2介导Syap1/Akt信号通路调控破骨/成骨细胞分化促进颞下颌关节骨关节炎的机制研究	张善勇	上海交通大学	国家自然科学基金面上项目	82370979	48.00
槲皮素控释系统调控Mettl3/Per1修复氧化应激损伤促牙周炎骨再生及机制研究	徐袁瑾	上海交通大学	国家自然科学基金面上项目	82370921	48.00
Six1通过Sox9调控膜内成骨在下颌骨发育短小发生中的作用及机制	王旭东	上海交通大学	国家自然科学基金面上项目	82370905	48.00
TNFAIP8/Hippo/SIX1轴调控软骨干细胞分化能力在颞下颌骨关节炎中的机制研究	沈　佩	上海交通大学	国家自然科学基金面上项目	82370980	48.00
组蛋白乙酰化修饰ATG13激活自噬在牵张应力介导骨缝Gli1+干细胞成骨中的机制研究	经　典	上海交通大学	国家自然科学基金面上项目	82370988	48.00
22q11.2染色体微重复影响TOP3B表达并导致腭裂发生的机制研究	代杰文	上海交通大学	国家自然科学基金面上项目	82370906	48.00
乳杆菌代谢物PolyP通过LuxS/AI-2途径调控菌斑生物膜介导的矿化失衡机制研究	陈　曦	上海交通大学	国家自然科学基金面上项目	82370941	48.00
MYRF/SLC7A11调控施万细胞铁死亡在三叉神经痛脱髓鞘病变中的作用和分子机制研究	陈敏洁	上海交通大学	国家自然科学基金面上项目	82370981	48.00
LIPUS响应的弹性石墨烯多孔导管促进神经再生及其机制研究	陆家瑜	上海交通大学	国家自然科学基金面上项目	82370933	48.00
紧密连接蛋白PARD3下调介导黏膜上皮屏障破坏激活STAT3/SNAI2通路促进口腔白斑病形成及进展的机制研究	沈雪敏	上海交通大学	国家自然科学基金面上项目	82370954	47.00
犬尿氨酸通过AhR/Siglec-15轴促进头颈鳞癌CD8+T细胞耗竭的机制研究	张新宇	上海交通大学	国家自然科学基金青年科学基金项目	82303280	30.00

续表

项目名称	项目负责人	单位	基金或资助类目	批准号或编号	资助金额（万元）
α-酮戊二酸对PD1抗体治疗口腔鳞癌的调控作用及机制研究	张武昌	上海交通大学	国家自然科学基金青年科学基金项目	82303275	30.00
3D打印钛植入体负载MgO_2缓解缺氧微环境促节段性骨缺损修复及机制的研究	张金凯	上海交通大学	国家自然科学基金青年科学基金项目	82302667	30.00
Dlx2通过调控Tspan13影响上颌突间充质干细胞骨向分化的机制研究	孙　健	上海交通大学	国家自然科学基金青年科学基金项目	82301008	30.00
镁离子缓释PEGS/β-TCP支架引导巨噬细胞时序性极化的响应机制及其在血管再生中的应用	沈洪洲	上海交通大学	国家自然科学基金青年科学基金项目	82301021	30.00
牙龈基质力学仿生微球调控干细胞RhoA-YAP-Smad2/3信号通路促进牙周软组织再生及其机制研究	倪　靖	上海交通大学	国家自然科学基金青年科学基金项目	82301067	30.00
基于中性粒细胞/感觉神经互作的调控网络促难愈性骨缺损再生的作用及机制研究	林思涵	上海交通大学	国家自然科学基金青年科学基金项目	82301020	30.00
基于LSA三维形变模型和深度学习的OPG-CBCT跨模态图像预测方法研究	李　元	上海交通大学	国家自然科学基金青年科学基金项目	82301157	30.00
NK高表达受体KIR3DL2胞啃肿瘤细胞HLA-A导致头颈鳞癌PD-1单抗耐药的机制研究	李　然	上海交通大学	国家自然科学基金青年科学基金项目	82304545	30.00
ARC调控mROS抑制巨噬细胞M1极化在PMOP骨损伤修复中的作用与机制研究	胡龙威	上海交通大学	国家自然科学基金青年科学基金项目	82301022	30.00
头颈鳞癌类器官免疫共培养模型评估TIL回输疗法中CD8+T细胞亚群抗肿瘤活性的应用研究	韩　永	上海交通大学	国家自然科学基金青年科学基金项目	82303973	30.00
CDK4/6抑制剂改善记忆T细胞浸润序贯PD-1单抗治疗头颈鳞癌的机制研究	顾子悦	上海交通大学	国家自然科学基金青年科学基金项目	82303788	30.00
中间普氏菌诱导的GM-CSF网络促进Th1/Th17免疫应答加重亚临床甲状腺功能减退症的作用机制	董　婷	上海交通大学	国家自然科学基金青年科学基金项目	82301075	30.00
SAT1/HIF-1α调控滑膜巨噬细胞炎症及铁死亡促进颞下颌关节骨关节炎的机制研究	陈旭卓	上海交通大学	国家自然科学基金青年科学基金项目	82301108	30.00
牙龈卟啉单胞菌通过病理反应性B淋巴细胞加重心肌梗死的作用机制研究	陈柏延	上海交通大学	国家自然科学基金青年科学基金项目	82301064	30.00
口腔原虫齿龈阿米巴促进中性粒细胞群集在牙周炎中的分子机制研究	鲍　欣	上海交通大学	国家自然科学基金青年科学基金项目	82302553	30.00
BRD9调控纤维软骨干细胞命运决定的机制研究及应用	杜佳慧	上海交通大学	中国科学技术协会青年人才托举工程	–	30.00

续表

项目名称	项目负责人	单位	基金或资助类目	批准号或编号	资助金额（万元）
适配难治性颌骨缺损修复的温敏-微纳结构磷酸钙/槲皮素缓释系统构建及评价	徐袁瑾	上海交通大学	上海市科学技术委员会技术带头人	23XD143-0800	40.00
高能量微创激光系统的研发及其在龋病治疗中的应用	黄正蔚	上海交通大学	上海市科学技术委员会技术带头人	23XD143-4200	40.00
下颌骨仿生重建的凝胶耦合控释体系构建与咀嚼肌附着方法探索	白　果	上海交通大学	上海市科学技术委员会启明星	23QC140-1000	40.00
颞下颌关节及其周围结构肿瘤的标准化诊疗新策略的多中心临床研究	杨　驰	上海交通大学	上海市科学技术委员会重大项目	23Y3190-0400	400.00
成骨细胞力学敏感钙离子通道Piezo1通过STAT3调控破骨功能在正畸牙移动中的作用与机制研究	江凌勇	上海交通大学	上海市科学技术委员会国际合作	2341071-3600	50.00
机械感应蛋白Piezo2在牙发育中的作用和机制研究	程才奇	上海交通大学	上海市科学技术委员会浦江A类	23PJ140-7300	30.00
离子掺杂生物玻璃复合压电支架的构筑及其调控牙周组织再生的作用和机制	隋佰延	上海交通大学	上海市科学技术委员会浦江D类	23PJD050	30.00
靶向抑制MARCH5促进急性髓系白血病细胞分化在AML治疗中的应用	欧阳苑	上海交通大学	上海市科学技术委员会浦江D类	23PJD049	30.00
受体互作蛋白激酶RIPK1介导PD-L1促进口腔鳞癌免疫逃逸的机制研究	吕明明	上海交通大学	上海市科学技术委员会浦江D类	23PJD048	30.00
α-酮戊二酸对PD1抗体治疗口腔鳞癌的调控作用及机制研究	张武昌	上海交通大学	上海市科学技术委员会上海自然基金	23ZR143-8300	20.00
可注射水凝胶序列释放姜黄素/低氧细胞外囊泡微球调控炎性微环境下血管化骨再生研究	于洪波	上海交通大学	上海市科学技术委员会上海自然基金	23ZR143-8100	20.00
血管内皮细胞TIE2突变通过调控TNFSF10-BK/Ca离子通道影响静脉畸形平滑肌细胞表型转化过程的机制研究	王延安	上海交通大学	上海市科学技术委员会上海自然基金	23ZR143-7900	20.00
hnRNP L介导RNA选择性剪接在釉质发育中的作用及机制探索	汪　俊	上海交通大学	上海市科学技术委员会上海自然基金	23ZR143-7800	20.00
神经源性CXCL1调控胆固醇代谢重编程抑制口腔鳞癌细胞膜上PD-L1内吞的机制研究	林承重	上海交通大学	上海市科学技术委员会上海自然基金	23ZR143-7400	20.00
自适应抗菌DNA水凝胶对糖尿病难愈创面的抗感染促愈合作用与机制分析	张　琦	上海交通大学	上海市科学技术委员会扬帆计划	23YF142-1800	20.00
有关颞下颌关节盘移位中骨破坏及其预后的蛋白组学研究	刘小涵	上海交通大学	上海市科学技术委员会扬帆计划	23YF142-1900	20.00
掺硒/镁锌合金调控氧化应激和免疫微环境促颌面部肿瘤术后骨缺损修复的研究	林思涵	上海交通大学	上海市科学技术委员会扬帆计划	23YF142-2000	20.00

续表

项目名称	项目负责人	单位	基金或资助类目	批准号或编号	资助金额（万元）
电活性静电纺丝膜维持电生理微环境促进大尺寸颅颌面骨缺损修复及机制研究	崔金婕	上海交通大学	上海市科学技术委员会扬帆计划	23YF142-1500	20.00
免疫-神经调控环路促糖尿病骨缺损再生的机制及转化研究	林思涵	上海交通大学	中国博士后科学基金面上项目	2023M73-2283	8.00
用于拔牙窝的“止血-封闭-抗菌”三位一体骨修复膜及其骨再生作用研究	高立恒	上海交通大学	中国博士后科学基金面上项目	2023M74-2317	8.00
自体肿瘤浸润淋巴细胞（TIL）治疗晚期头颈部鳞癌的临床转化研究	何　悦	上海交通大学	上海申康医院发展中心医企融合创新协同专项	SHDC2023-CRT009	100.00
一种新型颌骨矫形装置促进下颌髁突生长的探索性随机临床对照研究	赵　宁	上海交通大学	上海申康医院发展中心医企融合创新成果转化专项	SHDC2023-CRD020	40.00
基于4C延续护理理念构建出院准备管理模式在口腔癌患者中的随机对照研究	王悦平	上海交通大学	上海申康医院发展中心研究型医师创新转化能力项目	SHDC2023-CRS009	10.00
“呵护‘糖友’的口腔健康”系列口腔健康全民科普内容制作及宣传	徐袁瑾	上海交通大学	上海市卫生健康委员会上海市健康科普专项计划	JKKPZX-2023-A06	10.00
评价Zingg A型颧骨上颌骨骨折患者眶下神经受压迫损伤早期手术与保守治疗有效性及安全性的随机、平行对照、开放性研究	代文杰	上海交通大学	上海市卫生健康委员会卫生行业临床研究专项	20234Z0-006	30.00
基于病理反应预测口腔鳞癌新辅助免疫治疗预后临床研究	夏荣辉	上海交通大学	上海市卫生健康委员会面上项目	202340101	10.00
西妥昔单抗联合特瑞普利单抗用于局部复发可切除的头颈部鳞状细胞癌新辅助治疗的前瞻性、单臂、单中心、Ⅱ期临床研究	任国欣	上海交通大学	上海市卫生健康委员会面上项目	202340102	10.00
基于CRISPR/Cas体系介导致龋菌检测的纸基传感技术预测乳牙龋活性：一项诊断性试验结合前瞻性队列研究	张　羽	上海交通大学	上海市卫生健康委员会青年项目	20234Y0-103	5.00
口服维A酸片治疗大面积口腔白斑有效性和安全性的随机、双盲、安慰剂对照研究	孙　凯	上海交通大学	上海市卫生健康委员会青年项目	20234Y0-099	5.00
种植牙修复和膳食教育对老年无牙颌患者膳食摄入的影响：一项析因设计的随机对照临床试验研究	钱姝娇	上海交通大学	上海市卫生健康委员会青年项目	20234Y0-052	5.00
龋源性牙髓炎活髓保存治疗的临床应用研究	夏文薇	上海交通大学	上海市卫生健康委员会医疗保健项目	202340174	3.00
神经化髂骨瓣在下颌骨重建中保存唇感觉并预防疏松化的前瞻性临床研究	王　磊	上海交通大学	上海市卫生健康委员会面上项目	202340135	10.00

续表

项目名称	项目负责人	单位	基金或资助类目	批准号或编号	资助金额（万元）
西妥昔单抗联合羟乙磺酸达尔西利用于HPV阴性、PD-1治疗失败的复发/转移性头颈部鳞癌患者二线治疗的前瞻性、单臂、Ⅱ期临床研究	鞠侯雨	上海交通大学	上海市卫生健康委员会青年项目	20234Y0-137	5.00
衰老条件下重建咬合功能和临床指引新模式	于世宾	空军军医大学	国家重点研发计划课题	2023YFC-3605604	205.80
基于高诱导成骨活性材料的颌骨修复临床应用解决方案研究	余　擎	空军军医大学	国家重点研发计划课题	2023YFC-2413602	188.00
极薄陶瓷义齿粘接技术与临床验证研究	李石保	空军军医大学	国家重点研发计划课题	2023YFB-4605405	54.00
结构功能一体化金属植入体用高品质原材料研发	田　磊	空军军医大学	国家重点研发计划课题	2023YFC-2412600	50.00
靶向调节牙周祖细胞功能生物活性材料的研发	吴瑞鑫	空军军医大学	国家重点研发计划课题	2023YFC-2506305	47.80
生物矿化机制及其在口腔颅颌面领域中的应用	牛丽娜	空军军医大学	国家自然科学基金杰出青年科学基金项目	82325012	400.00
Hevin介导ACC细胞外基质重塑调控兴奋性突触发育参与七氟醚致远期社交障碍的机制研究	张　惠	空军军医大学	国家自然科学基金面上项目	82371277	49.00
FLNB参与遗传性牙本质发育异常发生的分子机制研究	段小红	空军军医大学	国家自然科学基金面上项目	82370907	73.00
三叉神经外泌体转运TUFm调控SHED线粒体自噬再生牙髓感觉神经的作用机制	李　蓓	空军军医大学	国家自然科学基金面上项目	82370927	48.00
3D培养SHED微组织介导YAP-TEAD1调控囊泡转运TUFM促进再生牙髓血运重建的机制研究	轩　昆	空军军医大学	国家自然科学基金面上项目	82370949	48.00
凋亡囊泡转运TRIM21调控巨噬细胞糖酵解治疗根尖周炎的作用机制研究	王　玮	空军军医大学	国家自然科学基金面上项目	82370942	47.00
Trem2+巨噬细胞外泌体关键tsRNAs靶向线粒体代谢调控牙周膜干细胞成骨分化的机制研究	田蓓敏	空军军医大学	国家自然科学基金面上项目	82370957	48.00
急性牙髓炎疼痛昼夜变化的中枢调控新机制：节律基因Per1/HIF-1α轴调控铁代谢介导小胶质细胞差异性极化	吴礼安	空军军医大学	国家自然科学基金面上项目	82370986	48.00
含异氰酸酯基团功能单体改善龋影响牙本质粘接效果及其机制研究	陈吉华	空军军医大学	国家自然科学基金面上项目	82370994	48.00
基于锂基玻璃渗透的致密氧化锆表面功能梯度层的构建与机理研究	王　富	空军军医大学	国家自然科学基金面上项目	82371011	48.00

续表

项目名称	项目负责人	单位	基金或资助类目	批准号或编号	资助金额（万元）
动态硼酸酯-亚胺键功能化类牙周韧带粘弹性水凝胶促牙周组织再生的基础研究	贺小涛	空军军医大学	国家自然科学基金面上项目	82371010	65.00
颌骨缺损动员肝细胞外囊泡活化Gli1+MSC促进颌骨再生修复的作用机制研究	隋秉东	空军军医大学	国家自然科学基金面上项目	82371020	48.00
5-HT能下行易化系统通过介导脊髓PKCγ神经元去抑制参与神经病理性痛觉超敏的机制研究	张　晓	空军军医大学	国家自然科学基金青年科学基金项目	82301398	30.00
效应记忆T细胞上CD147与LILRA2受体作用调控巨噬细胞活化介导类风湿关节炎的机制研究	栾　晶	空军军医大学	国家自然科学基金青年科学基金项目	82302032	30.00
DNA修饰的止血成骨双功能胶原塞的构建及其调控血凝块中T-reg分化促位点保存的应用基础研究	顾俊婷	空军军医大学	国家自然科学基金青年科学基金项目	82301043	30.00
凋亡囊泡通过LRP1-Actin-HDAC8抑制巨噬细胞促炎极化治疗糖尿病牙周骨缺损的作用机制研究	郑晨曦	空军军医大学	国家自然科学基金青年科学基金项目	82301028	30.00
循环外泌体mtDNA调控内皮细胞铁死亡抑制糖尿病皮肤缺损愈合的机制研究	窦　庚	空军军医大学	国家自然科学基金青年科学基金项目	82301027	30.00
成骨细胞初级纤毛通过NPHP4/YAP/EZH2信号轴调控CKIP-1表达影响牵张成骨效果的机制研究	戴太强	空军军医大学	国家自然科学基金青年科学基金项目	82301046	30.00
pyr操纵子调控粪肠球菌与具核梭杆菌相互作用的分子机制研究	相豆豆	空军军医大学	国家自然科学基金青年科学基金项目	82301054	30.00
中性粒细胞凋亡囊泡通过ENPP1-NT5E-腺苷通路调节炎症反应促进口腔黏膜再生的机制研究	李子涵	空军军医大学	国家自然科学基金青年科学基金项目	82301099	30.00
GACAT2调控线粒体胞吐促炎症微环境中牙周膜干细胞成牙骨质分化的机制研究	李　璇	空军军医大学	国家自然科学基金青年科学基金项目	82301079	30.00
牵张力介导的线粒体钙调控乙酰辅酶A影响牙周炎PDLSCs成骨分化的作用机制研究	牛茜楠	空军军医大学	国家自然科学基金青年科学基金项目	82301121	30.00
高糖环境B7-H3诱导中性粒细胞形成NETs促进口腔鳞癌免疫逃逸的机制研究	李　欢	空军军医大学	国家自然科学基金青年科学基金项目	82303332	30.00
牙颌干细胞工程化技术再生牙-颌骨组织	李　蓓	空军军医大学	陕西省科技厅重点产业创新链（群）社会发展领域	2023-ZD-LSF-49	75.00
拓扑优化3D打印PEEK网络支架通过生物力学引导TMJ内源性再生的应用基础研究	蔡卜磊	空军军医大学	陕西省科技厅杰出青年科学基金项目	2023-JC-JQ-67	50.00

续表

项目名称	项目负责人	单位	基金或资助类目	批准号或编号	资助金额（万元）
MVs介导小胶质细胞内NLRP3炎症体激活参与牙髓炎性痛的中枢调控机制	孙书恺	空军军医大学	陕西省科技厅重点项目	2023-JC-ZD-56	20.00
磷脂酰丝氨酸修饰的透明质酸包裹富SVF纳米脂肪修复颞下颌紊乱病(TMD)的应用基础研究	李云鹏	空军军医大学	陕西省科技厅国际科技合作计划项目重点项目	2023-GH-ZD-20	20.00
颜面部缺损的修复与再生创新团队	孔　亮	空军军医大学	陕西省科技厅科技创新团队	2023-CX-TD-69	50.00
口腔医学数字化技术研究平台的建立及共享服务	段建红	空军军医大学	陕西省科技厅科技资源开放共享平台	2023-CX-PT-27	35.00
基于干细胞的牙颌重建与联合再生	隋秉东	空军军医大学	陕西省科技厅青年科技新星项目	2023KJX-X-027	10.00
二氧化钛表面有机骨架的构建及生物活性的研究	谢　超	空军军医大学	陕西省科技厅一般项目-面上项目	2023-JC-YB-784	5.00
MSCs来源凋亡细胞外囊泡转运miR-223调控局部免疫微环境促进皮肤组织再生的机制研究	邱新毓	空军军医大学	陕西省科技厅一般项目-青年项目	2023-JC-QN-0260	5.00
数字化隐形矫治技术导下颌向前治疗下颌发育不足畸形的关节改建研究	李菲菲	空军军医大学	陕西省科技厅一般项目社会发展领域	2023-YB-SF-025	5.00
靶向m6A去甲基化酶FTO抗黏液表皮样癌进展的机制及策略	王维戚	空军军医大学	陕西省科技厅一般项目社会发展领域	2023-YB-SF-230	6.00
种植体周围炎发病预测模型构建及其发病风险标志物研究	田　敏	空军军医大学	陕西省科技厅一般项目社会发展领域	2023-YB-SF-244	6.00
ABCA1在TMJ OA退变软骨脂肪化中的作用及CAP-Lipos-ABCA1纳米胶囊实验性治疗的研究	张　勉	空军军医大学	陕西省科技厅一般项目社会发展领域	2023-YB-SF-316	6.00
仿贻贝粘附ARGET-ATRP构建PMPC/LDP促进钛种植体-软组织结合及其机制研究	王　嘉	空军军医大学	陕西省科技厅一般项目社会发展领域	2023-YB-SF-007	5.00
个性化“皮质骨-SVF/PRF-皮质骨”三明治式骨移植法研发及其修复颌骨缺损的临床应用	周善洛	空军军医大学	陕西省科技厅一般项目社会发展领域	2023-YB-SF-433	6.00
Gli1+间充质干细胞介导H型血管形成的交感神经调控机制研究	陈　骥	空军军医大学	陕西省科技厅一般项目社会发展领域	2023-YB-SF-489	6.00
二氧化钛纳米管的光热效应结合纳米金的抗炎作用在种植体周围黏膜炎中的治疗作用研究	宋　文	空军军医大学	陕西省科技厅一般项目社会发展领域	2023-YB-SF-559	6.00
脱落多配体蛋白聚糖-4在颞下颌关节骨关节炎中的作用及机制研究	何　峰	空军军医大学	陕西省科技厅一般项目社会发展领域	2023-YB-SF-459	6.00

续表

项目名称	项目负责人	单位	基金或资助类目	批准号或编号	资助金额（万元）
牙周膜干细胞来源的凋亡外囊泡调控巨噬细胞极化修复牙周炎牙槽骨缺损的机制研究	刘艳丽	空军军医大学	陕西省科技厅一般项目社会发展领域	2023-YB-SF-609	6.00
低温煅烧异种块状骨的研制与生物学性能评价	马　威	空军军医大学	陕西省科技厅一般项目社会发展领域	2023-YB-SF-462	6.00
基于16S rRNA宏基因组学研究建立符合我国颌面肉芽肿病患者的诊疗路径	王新文	空军军医大学	陕西省科技厅一般项目社会发展领域	2023-YB-SF-171	6.00
基于SBMA分子刷的3D打印PEEK颞下颌关节假体表面仿生润滑层的构建及实验研究	刘义闻	空军军医大学	陕西省科技厅一般项目社会发展领域	2023-YB-SF-123	6.00
PEEK表面光热涂层构建及治疗种植体周围炎的应用基础研究	刘　艳	空军军医大学	陕西省科技厅一般项目社会发展领域	2023-YB-SF-409	6.00
无托槽隐形矫治设计平面导板力学效应的临床前瞻性随机对照研究	顾泽旭	空军军医大学	陕西省科技厅一般项目社会发展领域	2023-YB-SF-229	6.00
3D打印PCL/Fe_3O_4/ZIF-8纳米复合支架的制备及其在静磁场作用下对骨修复的实验研究	丁明超	空军军医大学	陕西省科技厅一般项目社会发展领域	2023-YB-SF-291	6.00
陕西省卫生健康特发性口腔疾病防治科研创新平台	陈发明	空军军医大学	陕西省卫生健康委科研创新平台	2023PT02	80.00
陕西省卫生健康牙髓炎疼痛病理机制及修复再生科研创新团队	吴礼安	空军军医大学	陕西省卫生健康委科研创新团队	2023TD01	60.00
病毒潜伏感染、再激活新靶点发现及应用	张军杰	武汉大学	国家重点研发计划（课题）	2023YFC-2306603	400.00
颞下颌关节疾病发生、发展的风险预测与疗效评	程　勇	武汉大学	国家重点研发计划（课题）	2023YFC-2509203	197.50
槟榔相关口腔癌的演进机制与精准防控策略研究	尚政军	武汉大学	湖北省重点研发计划	2023BCB-135	100.00
牙体保存和修复的新策略和新方法研究开发	孟柳燕	武汉大学	湖北省重点研发计划	2023BCB-134	100.00
α-激酶1介导的纤维软骨干细胞铁死亡在TMJOA病理中的作用研究	刘　欣	武汉大学	湖北省自然科学青年项目	2023AFB-065	8.00
Linc-ROR调控PDLSC成骨向分化在修复颌骨缺损中的作用及机制研究	梁珊珊	武汉大学	湖北省自然科学一般面上项目	2023AFB-627	5.00
RUNX2与KLF4通过染色质重塑协同促进成牙本质细胞分化	林芋秀	武汉大学	湖北省自然科学青年项目	2023AFB-098	5.00
仿生细胞外泌体载体运载STAT3抑制剂对口腔癌靶向治疗研究	卜琳琳	武汉大学	湖北省自然科学一般面上项目	2023AFB-665	5.00

续表

项目名称	项目负责人	单位	基金或资助类目	批准号或编号	资助金额（万元）
UBE2C在BMSCs成骨成脂分化中的作用机制研究	杜杨格	武汉大学	湖北省自然科学青年项目	2023AFB-125	8.00
交感神经递质受体ADRA1B调控牙髓干细胞成牙本质向分化的机制研究	高 倩	武汉大学	湖北省自然科学青年项目	2023AFB-156	5.00
Galectin-9在口腔鳞癌天然免疫应答中的作用及调控机制	刘建锋	武汉大学	湖北省自然科学青年项目	2023AFB-178	5.00
颅颌面先天畸形的精准诊断与治疗	刘 欢	武汉大学	国家自然科学基金优秀青年科学基金项目	82322014	200.00
急性髓系白血病发生机制	张好建	武汉大学	国家自然科学基金杰出青年科学基金	82325003	400.00
基于外泌体空间多组学的肿瘤微环境细胞对话机制及功能研究	陈 刚	武汉大学	国家自然科学基金专项项目	82341023	160.00
IFT20通过影响伪足小体组装及其机械力信号转导调控破骨细胞骨吸收的机制研究	夏海斌	武汉大学	国家自然科学基金面上项目	32370816	50.00
生物钟基因Per2通过PPARγ双向调控牙釉质和牙本质发育	宋亚玲	武汉大学	国家自然科学基金面上项目	82370912	48.00
Axin1通过调控上皮根鞘细胞核糖体功能和上皮-间充质对话促进牙根发育的机制研究	袁国华	武汉大学	国家自然科学基金面上项目	82370913	48.00
双基质水解酶通过调节破骨前沿界面迁移体形成影响成骨偶联的机制研究	朱玲新	武汉大学	国家自然科学基金面上项目	82370914	48.00
隧道纳米管介导线粒体转移调控成牙本质细胞炎性损伤修复的分子机制	张 露	武汉大学	国家自然科学基金面上项目	82370948	48.00
GGT1/谷胱甘肽激活信号轴促进牙龈基底层细胞向结合上皮分化的机制研究	晏 奇	武汉大学	国家自然科学基金面上项目	82370964	48.00
重度牙周炎诱导高凝血状态的机制及关键分子的确定	边 专	武汉大学	国家自然科学基金面上项目	82370966	73.00
CKIP-1敲低的巨噬细胞来源外泌体递送Let-7 miRNA改善P.gingivalis刺激下牙骨质形成的机制研究	曹正国	武汉大学	国家自然科学基金面上项目	82370967	48.00
PKM2二聚体/四聚体动态转化介导线粒体融合在淋巴管畸形中的作用及机制研究	蔡 育	武汉大学	国家自然科学基金面上项目	82370978	47.00
基于纳米晶限域自组装构建布利冈结构牙本质仿生矿化层的机制研究	杨宏业	武汉大学	国家自然科学基金面上项目	82371004	48.00
生物酶自驱动外泌体马达的构建及应用研究	余自力	武汉大学	国家自然科学基金面上项目	82372102	48.00

续表

项目名称	项目负责人	单位	基金或资助类目	批准号或编号	资助金额（万元）
卡波氏肉瘤相关疱疹病毒劫持OTUD4-USP7（HAUSP）去泛素化酶促进裂解再激活的机制研究	张军杰	武汉大学	国家自然科学基金面上项目	82372241	49.00
巨噬细胞线粒体转移通过乳酸/KEAP1/NRF2通路调控骨髓间充质干细胞分化在骨质疏松症中的作用机制研究	季耀庭	武汉大学	国家自然科学基金面上项目	82372463	49.00
GSDME介导口腔鳞癌细胞焦亡调控髓源性抑制细胞功能的分子机制	黄从发	武汉大学	国家自然科学基金面上项目	82372800	49.00
KMT2D通过氧化磷酸化调控口腔鳞癌干细胞表型的机制研究	邵　喆	武汉大学	国家自然科学基金面上项目	82373093	49.00
肿瘤深层穿透型“串联”多肽纳米药物用于化疗/免疫联合治疗的研究	雒国凤	武汉大学	国家自然科学基金青年科学基金项目	52303205	30.00
异常溶酶体定位偶联成牙本质细胞凋亡和矿化的机制研究	高　倩	武汉大学	国家自然科学基金青年科学基金项目	82301059	30.00
牙龈卟啉单胞菌相关的牙周炎通过激活NLRP3炎症小体促进阿尔茨海默症进展的机制研究	郭海盈	武汉大学	国家自然科学基金青年科学基金项目	82301091	30.00
CXXC5/TET2复合物介导Camk去甲基化改善P.gingivalis作用下成牙骨质细胞分化的机制研究	马　莉	武汉大学	国家自然科学基金青年科学基金项目	82301092	30.00
滑膜源性TGFBI介导的O-糖基化修饰调控FCSCs成软骨分化在TMJOA中的作用	刘　欣	武汉大学	国家自然科学基金青年科学基金项目	82301114	30.00
工程化罗伊氏乳杆菌重塑牙周稳态的作用与机制研究	唐　颖	武汉大学	国家自然科学基金青年科学基金项目	82301154	30.00
NNMT/ETS2信号轴对癌相关成纤维细胞“促血管生成表型”的分子调控	赵　晖	武汉大学	国家自然科学基金青年科学基金项目	82303326	30.00
LTβR/非经典NF-κB信号通路介导iCAF转化调控口腔鳞癌三级淋巴结构形成的分子机制	李　豪	武汉大学	国家自然科学基金青年科学基金项目	82303328	30.00
颌骨缺损修复过程中颌骨干细胞群落特征以及动态命运解析	纪　伟	武汉大学	国家自然科学基金国际（地区）合作与交流项目	8231153-0701	10.00
蓝萼甲素抗口腔鳞癌的机制及纳米载药系统的构建和应用研究	周　刚	武汉大学	湖北省中医药管理局面上项目	ZY2023M-024	5.00
携带藤黄提取物藤黄酸的植入式氧化细菌纤维素膜增强肿瘤免疫抑制口腔癌术后复发	卜琳琳	武汉大学	湖北省中医药管理局青年项目	ZY2023Q-015	5.00

续表

项目名称	项目负责人	单位	基金或资助类目	批准号或编号	资助金额（万元）
靶向肿瘤CAFs的多肽纳米药物用于肿瘤联合治疗的研究	雒国凤	武汉大学	湖北省卫生健康委青年人才项目	WJ2023Q-011	4.00
4+1医护操作模式对提升牙槽外科医疗质量和效益的研究	王　莉	武汉大学	湖北省卫生健康委面上项目	WJ2023M-085	2.00
内体分选转运复合体相关蛋白Alix调控正畸拉力作用下牙周膜细胞特定外泌体亚群生成及释放的机制研究	王蓓克	武汉大学	湖北省卫生健康委面上项目	WJ2023M-087	2.00
巨噬细胞通过三叉神经节上疼痛神经元Piezo2离子通道影响TMJOA慢性疼痛感知的作用机制研究	柯　金	武汉大学	湖北省卫生健康委面上项目	WJ2023M-086	2.00
P.gingivalis诱导的糖代谢和胞葬作用稳态失衡在小鼠腭发育异常中的调控机制研究	杜　娟	首都医科大学	国家自然科学基金面上项目	82370910	48.00
硝酸盐通过SDF-1/CXCR4轴调控EPCs归巢与巨噬细胞串扰减轻糖尿病组织瓣缺血损伤的作用及机制研究	韩正学	首都医科大学	国家自然科学基金面上项目	82370925	48.00
季铵盐改性正畸弹性结扎圈菌群调节和预防牙釉质脱矿作用的研究	张　宁	首都医科大学	国家自然科学基金面上项目	82370989	48.00
KDM4D调控牙髓干细胞成牙及血管向分化与再生的作用及表观机制研究	张　琛	首都医科大学	国家自然科学基金面上项目	82370940	47.00
EZH2生物多肽靶向调控KDM2B对牙源性干细胞凝结状态下成牙分化及牙本质再生的作用及机制研究	曹杨杨	首都医科大学	国家自然科学基金青年科学基金	82301019	30.00
甲状旁腺激素经H型血管及血管周细胞群促牙槽骨缺损愈合的作用及机制探究	赵　申	首都医科大学	国家自然科学基金青年科学基金	82301053	30.00
咬合支持丧失通过Prx1调控海马线粒体功能介导小鼠认知老化的机制研究	路云萍	首都医科大学	国家自然科学基金青年科学基金	82301110	30.00
仿生力学微环境外泌体通过线粒体钙稳态促进血管化骨再生的作用机制研究	余文婷	首都医科大学	国家自然科学基金青年科学基金	82301116	30.00
三维预血管化磷酸钙骨水泥牙槽骨组织工程支架的构建及三维共培养成血管相关机制的研究	赵泽晴	首都医科大学	国家自然科学基金青年科学基金	82301117	30.00
基于正畸数字虚拟人模型的人机交互系统构建	白玉兴	首都医科大学	北京市自然科学基金-海淀原始创新联合基金	L232028	100.00
生物活性玻璃生物学评价	张　珂	首都医科大学	国家工信部生物医用材料创新任务揭榜挂帅项目	23-06-02	30.00

续表

项目名称	项目负责人	单位	基金或资助类目	批准号或编号	资助金额（万元）
基于线粒体融合/分裂的动力学平衡耦合代谢重编程建立口腔癌“肿瘤-体液”最优化预后谱型的研究	冯芝恩	首都医科大学	北京市科技新星计划	2023048-4404	30.00
基于多组学技术探讨DHODH在上腭形成中的作用及其诱导先天唇腭裂发生的机制研究	张栋梁	首都医科大学	中国高校产学研创新基金	2022BC079	30.00
成人正畸龈沟液中炎症介质、微生物学指标与牙周健康的相关性研究	杨　凯	首都医科大学	北京市自然科学基金海淀原始创新联合基金	L232106	29.30
牙菌斑定位及清除一体化新型抗菌光动力菌斑染色剂的制备及其性能研究	王冬青	首都医科大学	北京市科技新星计划	2023048-4447	25.00
PDGFRβ阳性间充质干细胞在生物牙根再生中的作用研究	胡　磊	首都医科大学	北京市自然科学基金面上项目	7232071	20.00
PRMT6的核转运对根尖乳头干细胞成牙分化与再生功能的影响及机制研究	张　琛	首都医科大学	北京市自然科学基金面上项目	7232070	20.00
口腔感控管理信息化平台构建的研究	苏　静	首都医科大学	高层次公共卫生技术人才培养计划	-	90.00
可降解镁镓合金生物膜的研发及引导骨再生的应用转化	周　建	首都医科大学	首都医学科技创新成果转化优促计划	YC202301-QX0061	50.00
基于空间靶向光催化的膜蛋白组学技术建立口腔鳞癌颈部转移分子谱型的研发与转化研究	冯芝恩	首都医科大学	北京市医管中心“扬帆”计划临床技术创新项目	YGLX2023-38	50.00
3D打印定制化可降解镁网在引导骨组织再生中的应用研究	靳路远	首都医科大学	北京市医管中心“扬帆”计划临床技术创新项目	YGLX2023-37	50.00
口腔门诊实时快速空气消毒技术和物表长效消毒技术的应用研究	辛鹏举	首都医科大学	高层次公共卫生技术人才培养计划	-	21.00
LncRNA MALAT1促进人牙周膜干细胞成骨分化的机制研究	谷颖之	首都医科大学	北京市教委科技计划项目	KM2023-10025008	15.00
Claudin-1通过BMP-Smads通路促进骨髓间充质干细胞成骨向分化的机制研究	郭　嘉	首都医科大学	北京市医管中心青年人才培养计划“青苗”计划	QML2023-1509	7.00
BMSC外泌体对B细胞极化的影响及机制	谷颖之	首都医科大学	北京市医管中心青年人才培养计划“青苗”计划	QML2023-1508	7.00
CXCR1/ACLY轴通过脂代谢途径促进头颈鳞癌恶性进展的机制研究	徐桥石	首都医科大学	北京市医管中心青年人才培养计划“青苗”计划	QML2023-1507	7.00

续表

项目名称	项目负责人	单位	基金或资助类目	批准号或编号	资助金额（万元）
靶向调控内皮细胞成血管功能的工程化脂质体研究	刘奕彤	首都医科大学	北京市医管中心青年人才培养计划“青苗”计划	QML2023-1506	7.00
缺氧诱导间充质干细胞凋亡小体通过调控氨基酸转运抑制破骨细胞分化的机制研究	李笑妍	首都医科大学	北京市医管中心青年人才培养计划“青苗”计划	QML2023-1505	7.00
精氨酸抑制变形链球菌-白色念珠菌致龋生物膜形成的机制研究	马雁崧	首都医科大学	北京市医管中心青年人才培养计划“青苗”计划	QML2023-1504	7.00
LIPUS通过上调FBLN1促进2型糖尿病患者牙槽骨BMSCs成骨分化的作用及机制研究	梁　超	首都医科大学	北京市医管中心青年人才培养计划“青苗”计划	QML2023-1503	7.00
新型抗菌多功能牙种植体表面修饰的研究	孙玉洁	首都医科大学	北京市医管中心青年人才培养“青苗”计划	QML2023-1502	7.00
无机硝酸盐对微重力环境下胃肠道应激反应和肠道菌群的影响及机制研究	吴志芳	首都医科大学	北京市医管中心青年人才培养“青苗”计划	QML2023-1501	7.00
梁雅婧青年职工创新工作室	梁雅婧	首都医科大学	北京市医院管理中心青年职工创新工作室—创新梦工场	-	3.00
耿维佳青年职工创新工作室	耿维佳	首都医科大学	北京市医院管理中心青年职工创新工作室—创新梦工场	-	3.00
野战条件下基于机器学习的平面影像高维化转化方法研究	贾婷婷	解放军总医院	中国博士后科学基金第72批面上资助	2022M72-3863	30.00
寒冷环境颞下颌关节紊乱病发病机制及防治策略的研究	姜　华	解放军总医院	军队后勤自主科研项目	2022hqzz-04	30.00
脂质代谢调控参与偏侧咀嚼诱发学习记忆能力改变的分子机制研究	姜　华	解放军总医院	国家自然科学基金面上项目	8237030-766	48.00
负载MOF材料的微针贴片对战创伤致急性感染创面修复作用的研究	杨　烁	解放军总医院	军队后勤科研项目	2023HQ-ZZ01	10.00
MSCs外泌体通过Wnt/TOR信号通路介	张　彤	解放军总医院	北京市自然科学基金面上项目	7232154	20.00
口腔颌面部战创伤评估救治康复关键技术研究	张　彤	解放军总医院	军队后勤科研重点子课题	BKJWS22-1C002	100.00

续表

项目名称	项目负责人	单位	基金或资助类目	批准号或编号	资助金额（万元）
应用光遗传学动态调控BMP信号诱导涎腺类器官再生	胡文治	解放军总医院	中国博士后科学基金面上项目	–	8.00
南海岛礁战时危重伤员紧急救命与损伤控制手术新技术方案研究	刘　琳	解放军总医院	国家重点研发计划子课题	2023YFC-3107204	50.00
数字化截骨重建复合导板在颌骨功能重建中的研发与推广	张　韬	北京协和医院	首发基金自主创新类	首发2020-2Z-40116	30.00
ENPP1通过cGAS-STING和腺苷信号通路调控头颈鳞癌免疫抑制的作用机制研究	马　超	北京协和医院	国家自然科学基金青年科学基金项目	82002894	24.00
铒激光辅助根管系统化学预备的流体动力学研究	赵继志	北京协和医院	北京自然基金面上项目	7212075	20.00
面向面瘫患者面神经运动功能智能评估方法与关键技术研究	张　韬	北京协和医院	北京自然基金-面上项目	4222040	20.00
工程化胞外囊泡调控间充质干细胞线粒体代谢促进骨质疏松骨缺损修复的研究	张　岩	天津市口腔医院	国家自然科学基金青年科学基金项目	82302393	30.00
双靶向框架核酸递送体系调控衰老BMSCs促进内源性骨再生及其机制研究	李彦静	天津医科大学	国家自然科学基金青年科学基金项目	82301030	30.00
基于m6A/PD-L1途径探讨黄芩汤干预口腔鳞癌免疫逃逸的机制研究	刘景雯	天津医科大学	国家自然科学基金青年科学基金项目	82305022	30.00
仿生多功能植骨材料通过调节间充质干细胞焦亡修复种植体周围炎骨缺损的研究	张　旭	天津医科大学	天津市自然科学基金京津冀基础研究合作专项项目	J230032	60.00
推进口腔健康教育科普阵地建设	黄　昕	天津医科大学	天津市科学技术普及研发项目	23KPXM-RC-00160	5.00
CB2受体在牙周炎发病中的机制研究	刘春艳	河北医科大学	中央引导地方科技发展资金项目	236Z7740G	15.00
γ-干扰素联合后期光生物调节调控巨噬细胞-血管内皮细胞相互作用及体内骨组织工程血管化的应用研究	陈志宇	河北医科大学	河北省自然科学基金基础研究专项面上项目	H2023206-455	6.00
先天缺牙致病基因EDA突变位点筛查及其在疾病中的功能研究	沈文静	河北医科大学	河北省政府资助临床医学优秀人才培养项目	ZF2023011	15.00
GMSCs源性外泌体MiR-29a对炎症微环境下牙周骨组织再生的作用机制研究	李淑娟	河北医科大学	河北省政府资助临床医学优秀人才培养项目（团队）	ZF2023012	20.00
低能量激光生物调节牙周膜干细胞再生作用及机制的研究团队	武明轩	河北医科大学	河北省政府资助临床医学优秀人才培养项目	ZF2023013	15.00

续表

项目名称	项目负责人	单位	基金或资助类目	批准号或编号	资助金额（万元）
CD97在压应力调节破骨分化中的作用	王 雯	河北医科大学	河北省政府资助临床医学优秀人才培养项目	ZF2023014	7.00
niR-345-3p调控p40MAPK信号通路在生物矿化纯钛表面促进成骨中的机制研究	梅 双	河北医科大学	河北省政府资助临床医学优秀人才培养项目	ZF2023015	12.00
ARL4C的泛搞分析及其在口腔鳞状细胞癌中的表达特性研究	张旭东	河北医科大学	河北省政府资助临床医学优秀人才培养项目	ZF2023016	11.00
不同矢状骨型高角前牙开殆与非开殆患者咬合及相关功能的对比研究	刘 晔	河北医科大学	河北省政府资助临床医学优秀人才培养项目	ZF2023017	6.00
PDLSCs条件培养基通过RANKL/OPG信号系统减轻再植牙牙根吸收的研究	赵增波	河北医科大学	河北省政府资助临床医学优秀人才培养项目	ZF2023018	10.00
复杂牙列缺损的设计与治疗	赵 琛	河北医科大学	2023年省级研究生专业学位精品教学案例(库)	KCJPZ2023-023	4.00
牙周病伴错殆畸形的新型矫治技术	刘春艳	河北医科大学	河北省引进国外智力项目	-	10.00
3D打印个性化钛板支抗骨性Ⅰ类牵引矫治青少年骨性Ⅲ类错殆	马文盛	河北医科大学	河北省引进国外智力项目	-	10.00
牙周内镜与半导体激光联合应用对糖尿病牙周炎患者的治疗效果	胡永青	河北医科大学	河北省医学适用技术跟踪项目	GZ2023086	0.50
含淫羊藿苷的水凝胶在位点保存中的成骨作用研究	石培凯	河北医科大学	河北省中医药管理局中医药类科研计划课题	2023083	0.50
河北省口腔健康信息管理平台建设与项目管理能力提升的研究	蔡东晓	河北医科大学	“繁星计划”——管理能力提升科研项目	FX202309	0.50
含甲状旁腺激素的水凝胶在位点保存中的成骨作用研究	石培凯	河北医科大学	河北省医学科学研究课题计划指令性课题	20230181	0.20
大麻素受体对正畸治疗中牙周组织改建影响的研究	朱德超	河北医科大学	河北省医学科学研究课题计划指令性课题	20230182	0.20

续表

项目名称	项目负责人	单位	基金或资助类目	批准号或编号	资助金额（万元）
丝素蛋白/左旋聚乳酸纳米材料在神经组织工程中的应用	张晓燕	河北医科大学	河北省医学科学研究课题计划指令性课题	20230183	0.20
Hippo信号通路YAP蛋白在颞下颌关节骨关节炎中与其他致炎通路的交互作用研究	赵　琛	河北医科大学	河北省医学科学研究课题计划指令性课题	20230184	0.20
炎症环境下牙周膜干细胞对RAW264.7细胞系破骨分化及自噬的影响	毛家奇	河北医科大学	河北省医学科学研究课题计划指令性课题	20230185	0.20
PCN/HA光催化促进凋亡成纤维细胞胞葬清除在祛除颌面增生性瘢痕中的作用及机制研究	柳美仙	山西医科大学	国家自然科学基金青年项目	82301052	30.00
氮化碳/透明质酸光催化促进胞葬清除颌面增生性瘢痕中凋亡成纤维细胞的作用及机制研究	柳美仙	山西医科大学	中国博士后科学基金	–	8.00
山西省口腔疾病(颌面部畸形)临床医学研究中心	赵　彬	山西医科大学	山西省平台专项	–	100.00
用于牙髓组织工程的光交联丝素蛋白(SF)-透明质酸(HA)水凝胶的研发及应用示范	赵　彬	山西医科大学	山西省重点研发计划项目	2022021-30501009	280.00
不同胚层起源移植骨块中Hoxc10调控细胞程序性死亡影响跨胚层游离骨移植的机制研究	王　兴	山西医科大学	山西省基础研究计划杰出青年培育项目	2022030-21223006	50.00
巨噬细胞RNAm6A甲基化修饰对口腔扁平苔藓上皮细胞层的调控机制研究	葛学军	山西医科大学	山西省基础研究计划面上项目	–	12.00
氮化碳/透明质酸经JNK/c-Jun通路调控胞葬凋亡成纤维细胞过程而影响颌面增生性瘢痕的机制研究	柳美仙	山西医科大学	山西省基础研究计划青年项目	–	5.00
PHEMA-Gel装载GM-CDs/Mg-CDs在感染性骨缺损中的作用及机制研究	闫晶煜	山西医科大学	山西省基础研究计划青年项目	–	5.00
下颌阻生第三磨牙拔除通过改变第二磨牙龈下菌群介导Th17/Treg失衡引发第二磨牙牙周炎症的机制研究	张　媛	山西医科大学	山西省基础研究计划青年项目	–	5.00
成纤维细胞活化蛋白通过ITGB1调控FAK/PI3K/AKT通路促进口腔白斑进展的机制研究	史晓彤	山西医科大学	山西省基础研究计划青年项目	–	5.00
口腔临床二硅酸锂基玻璃陶瓷修复材料的改性研究及转化应用	李　冰	山西医科大学	“四个一批”科技兴医创新计划项目	2023XM013	20.00

续表

项目名称	项目负责人	单位	基金或资助类目	批准号或编号	资助金额（万元）
山西省儿童及青少年口腔常见病和影响因素监测及综合干预研究	王翔宇	山西医科大学	山西省卫生健康委员会科研课题	2023049	104.00
基于口腔菌群基因组三代测序的诊断系统的研发及其临床应用的平台建设	余飞燕	山西医科大学	区域合作交流项目	2022040-41101026	35.00
牙髓干细胞聚合体治疗干燥综合征的作用机制研究	庞　芳	山西医科大学	山西省基础研究计划青年项目	–	5.00
3D打印智能响应型复合水凝胶抗菌膜用于牙周炎治疗的效果与机制研究	胡　蓉	山西医科大学	山西省基础研究计划青年项目	–	5.00
Th17/IL-17A/IL-17RA在牙周炎对糖尿病大血管病变的作用机制	白　雪	山西医科大学	山西省基础研究计划青年项目	–	5.00
TRPV1受体介导的大鼠前扣带皮层尾侧部参与牙源性疼痛的作用机制研究	乔　莎	山西医科大学	山西省基础研究计划青年项目	–	5.00
基于动态亚胺键的MXene/CP-Gel促进感染性骨修复及机制研究	张鹏飞	山西医科大学	山西省基础研究计青年项目	–	5.00
芦丁钠通过调控巨噬细胞极化促进牙槽骨再生的机制研究	赵　斌	山西医科大学	山西省基础研究计划青年项目	–	5.00
3D打印HA/PLA支架装载BMP2-BMSCs成骨分化的机制研究	张斌斌	山西医科大学	山西省基础研究计划青年项目	–	5.00
基于中药杜仲衍生碳点的支架材料构建及其修复骨缺损的应用研究	李　冰	山西医科大学	山西省卫生健康委中医药项目	2024ZYY-B050	2.00
探讨葫芦素B在口腔白斑中诱导线粒体氧化应激对铁死亡的作用	张　芳	山西医科大学	山西省卫生健康委中医药项目	2024ZYY-C072	2.00
生姜外泌体样纳米颗粒调控Nrf2/NF-κB通路修复牙周组织缺损的机制研究	王　兴	山西医科大学	山西省卫生健康委中医药项目	2024ZYY-C073	2.00
基于神经嵴解剖网络的MRI-only脑、面发育异常相关性分析	姜喜玲	赤峰学院	国家自然基金项目国际（地区）合作与交流项目	8236114-8724	169.00
基于进化发育的解剖网络分析及整合医学意义	姜喜玲	赤峰学院	内蒙古自然科学基金项目	2023LHM-S08072	3.00
TGFβ和NPY信号通路交叉调控肿瘤浸润和转移的研究	臧光祥	中国医科大学	国家自然科学基金国际（地区）合作与交流项目	8231153-0121	40.00
力学匹配型ACP/PVA水凝胶介导巨噬细胞有序极化促进TMJOA软骨下骨损伤修复及机制研究	周　青	中国医科大学	国家自然科学基金面上项目	82370987	48.00
牙龈卟啉单胞菌通过TRIM4泛素化Lamin B/HP1α介导异染色质解聚促进口腔上皮细胞不良转归的机制研究	潘亚萍	中国医科大学	国家自然科学基金面上项目	82370975	47.00

续表

项目名称	项目负责人	单位	基金或资助类目	批准号或编号	资助金额（万元）
纳米黑磷水凝胶通过YAP组蛋白乳酸化修饰介导的代谢重编程促进骨髓间充质干细胞成骨分化的分子机制研究	刘　帆	中国医科大学	国家自然科学基金青年科学基金项目	82372135	50.00
3CAF外泌体调控BMMSCs合成并分泌DSPP促进再生性牙髓治疗后管状牙本质再生的机制研究	庄雪莹	中国医科大学	国家自然科学基金青年科学基金项目	82301062	30.00
钛合金表面微区电势差特征促细胞功能表达及其免疫微环境作用机制	白　冰	中国医科大学	国家自然科学基金面上项目	32371390	21.85
多模态牙周炎患病风险和治疗有效性预测模型的建立	潘亚萍	中国医科大学	国家重点研发计划项目	2023YFC-2506302	143.64
人工智能驱动人工智能驱动可摘局部义齿修复设计的关键技术研究	刘小舟	中国医科大学	辽宁省应用基础研究计划项目	2023JH2-1013000-16	30.00
CCR7改变免疫微环境促进头颈鳞癌生长和淋巴结转移的机制研究	刘法昱	中国医科大学	辽宁省应用基础研究计划项目	2023JH2-1013000-29	30.00
浓缩生长因子用于外伤全脱出年轻恒牙牙周牙髓联合再生的研究	陈　旭	中国医科大学	辽宁省应用基础研究计划项目	2023JH2-1013000-32	30.00
骨性Ⅲ类错𬌗畸形上颌骨前牵引及辅助扩弓的生物学机制研究	马　嘉	中国医科大学	辽宁省应用基础研究计划项目	2023JH2-1013000-35	30.00
牙龈卟啉单胞菌通过中性粒细胞的招募及表型转换促进肺癌发展的机制研究	林　莉	中国医科大学	辽宁省应用基础研究计划项目	2023JH2-1013000-42	30.00
氧化石墨烯量子点诱导的牙髓干细胞/水凝胶复合物体内修复骨缺损的实验及机制研究	郭佳杰	中国医科大学	辽宁省自然科学基金博士启动项目	2023-BS-097	5.00
牙龈卟啉单胞菌生物膜基质中Z-DNA活化口腔上皮细胞核酸感应器ZBP1影响口腔上皮屏障完整性的研究	耿奉雪	中国医科大学	辽宁省自然科学基金面上项目	2023-MS-151	8.00
ALKBH5介导m6A修饰调控HMGB1/TLR4/NF-κB信号通路促进牙周炎症机制研究	刘静波	中国医科大学	辽宁省自然科学基金面上项目	2023-MS-165	8.00
P.gingivalis在烟草环境下通过增加自身毒力因子表达促进牙槽骨破坏的机制研究	王宏岩	中国医科大学	辽宁省自然科学基金面上项目	2023-MS-173	8.00
Ncf1调控中性粒细胞ROS稳态参与根尖周炎的机制研究	李　健	中国医科大学	辽宁省自然科学基金面上项目	2023-MS-158	8.00
含锶羟基磷灰石涂层对钽基植入材料成骨功能的影响及其作用机制	王　茜	中国医科大学	辽宁省自然科学基金面上项目	2023-MS-174	8.00

续表

项目名称	项目负责人	单位	基金或资助类目	批准号或编号	资助金额（万元）
携载活性锶的GelMA/CNT可注射凝胶促进牙周骨组织缺损修复的机制研究	张 然	中国医科大学	辽宁省自然科学基金面上项目	2023-MS-190	8.00
牙龈间充质干细胞ECM/PLCL神经支架通过维持施万细胞修复表型促进面神经损伤再生及机制研究	毓天昊	中国医科大学	辽宁省教育厅面上项目自然科学	JYTMS-20230112	5.00
力学适应性仿生材料调控颅颌面硬组织修复与功能重建的研究	王 强	中国医科大学	辽宁省教育厅面上项目自然科学	JYTMS-20230113	5.00
MAG/nHAP/COL支架材料促进糖尿病患者骨缺损修复的研作用机制研究	王 蔚	中国医科大学	辽宁省教育厅面上项目自然科学	JYTMS-20230114	5.00
口腔鳞癌中LTC4/LTD4对瘤内耗竭性CD8+T细胞分化与功能的调控作用	刘 赛	中国医科大学	辽宁省教育厅面上项目自然科学	JYTMS20-230115	5.00
基于中空纳米结构仿生系统靶向治疗口腔鳞癌的机理研究	周大博	中国医科大学	辽宁省科技厅助力高质量发展专项	2023JH2-20200067	5.00
周期性牵张力调控牙周膜细胞HO-1水平维持再植牙牙周稳态的机制研究	姜力铭	中国医科大学	辽宁省科技厅助力高质量发展专项	2023JH2-20200157	5.00
负载黄酮类化合物的数字化设计3D打印支架材料引导牙槽骨再生	张忠提	中国医科大学	辽宁省科技厅助力高质量发展专项	2023JH2-20200028	5.00
modbFGF修饰根尖牙乳头干细胞外泌体促进口腔溃疡愈合的作用与机制研究	庄雪莹	中国医科大学	辽宁省科技厅助力高质量发展专项	2023JH2-20200108	5.00
脱落乳牙干细胞凋亡小体通过PD-1调控Th17/Treg平衡治疗干燥综合症的实验研究	杨 宁	中国医科大学	辽宁省科技厅助力高质量发展专项	2023JH2-20200112	5.00
老年人口颌系统健康维护和功能重建的技术创新及示范应用	李 琛	吉林大学	国家科技部子课题	2023YFC-3605600	27.60
颞下颌关节疾病数字化、个性化诊疗体系建设与应用	吴国民	吉林大学	国家科技部子课题	2023YFC-22509205	195.00
微环境FoxP3+Tregs在牙髓干细胞功能调控和干性维持中的作用机制	安政雯	吉林大学	国家自然科学基金面上项目	82270960	50.00
凋亡骨细胞通过HMGB1调控成骨细胞和破骨细胞糖代谢重编程导致骨质疏松症的机制研究	史 册	吉林大学	国家自然科学基金面上项目	82270959	53.00
基于骨分化调控的杜仲多糖在骨质疏松状态下对正畸牙移动影响的研究	李雨桐	吉林大学	国家自然科学基金青年基金	82201105	30.00
二甲双胍碳点通过AMPK/JAK/STAT通路调控骨髓间充质干细胞与巨噬细胞交互对话促进牙周炎骨再生的机制研究	任春霞	吉林大学	国家自然科学基金青年基金	82201028	30.00
基于稀土上转换发光材料的自产氧双功能复合光敏剂的构建及其在抗菌光动力治疗中的关键问题研究	孙晓琳	吉林大学	国家自然科学基金青年基金	62205122	30.00

续表

项目名称	项目负责人	单位	基金或资助类目	批准号或编号	资助金额（万元）
铈基纳米酶复合体系通过调控αMβ2-NOX信号轴抑制NETs释放治疗种植体周围炎的机制研究	孙　悦	吉林大学	国家自然科学基金青年基金	82201102	30.00
电刺激牙髓干细胞分化过程中线粒体融合蛋白-1的SERS传感应用研究	王家凤	吉林大学	国家自然科学基金青年基金	22204056	30.00
快速AchE检测体系在牙周炎症检测中应用研究	包幸福	吉林大学	吉林省财政厅医疗卫生人才项目	jcsz2023481-6	15.00
基于转录组学分析CO的抗菌、抗炎机制的研究	程　梁	吉林大学	吉林省财政厅医疗卫生人才项目	jcsz2023481-11	15.00
基于单细胞空间组学的颌面部原位骨组织工程人工骨缺损替代物诱导成骨发育机制研究	韩　冰	吉林大学	吉林省财政厅医疗卫生人才项目	jcsz2023-481-12	15.00
粗毛纤孔菌多肽缓解牙周炎活性及相关机制的研究	胡　敏	吉林大学	吉林省财政厅医疗卫生人才项目	jcsz2023-481-4	15.00
口腔专科医院特色SPD物资系统设计与研发	姜广新	吉林大学	吉林省财政厅医疗卫生人才项目	jcsz2023-481-39	0.50
金属纳米团簇的尺寸效应治疗牙周炎细菌感染的机制研究	李春艳	吉林大学	吉林省财政厅医疗卫生人才项目	jcsz2023-481-3	15.00
“1+*N*”学科群临床专科建设的探索与实施	李　娜	吉林大学	吉林省财政厅医疗卫生人才项目	jcsz2023-481-43	0.50
碳点在牙周炎治疗中的免疫调控作用及机制研究	李娴静	吉林大学	吉林省财政厅医疗卫生人才项目	jcsz2023-481-26	5.00
鹿茸干细胞外泌体调控破骨细胞分化促进牙槽骨再生的机制研究	林泓兵	吉林大学	吉林省财政厅医疗卫生人才项目	jcsz2023-481-33	5.00
Slc20a2+牙髓细胞通过调控成牙本质细胞磷酸盐代谢促进牙本质形成	刘苍维	吉林大学	吉林省财政厅医疗卫生人才项目	jcsz2023-481-34	5.00
口腔恶性肿瘤手术患者营养评估表的构建及应用	刘东玲	吉林大学	吉林省财政厅医疗卫生人才项目	jcsz2023-481-22	5.00
Hippo-YAP/TAZ通路在TGF-β1介导的牙龈纤维化中的作用机制研究	刘　敏	吉林大学	吉林省财政厅医疗卫生人才项目	jcsz2023-481-17	10.00
circ_0009530调控模块在口腔鳞癌中的作用研究	卢　晴	吉林大学	吉林省财政厅医疗卫生人才项目	jcsz2023-481-29	5.00
高质量发展背景下公立医院行政人员管理能力提升对策探讨	马可心	吉林大学	吉林省财政厅医疗卫生人才项目	jcsz2023-481-42	0.50
新医科背景下口腔医学专业学位研究生培养现状及优化措施研究	马　玲	吉林大学	吉林省财政厅医疗卫生人才项目	jcsz2023-481-41	0.50
应用于人工颞下颌关节表面的自发响应型Ca/Ta抗菌表面的结构与生物学研究	毛　智	吉林大学	吉林省财政厅医疗卫生人才项目	jcsz2023-481-28	5.00

续表

项目名称	项目负责人	单位	基金或资助类目	批准号或编号	资助金额（万元）
探究不同亚群MSCs在口腔鳞状细胞癌的机制研究	孟　琳	吉林大学	吉林省财政厅医疗卫生人才项目	jcsz2023-481-38	5.00
Nb2C纳米片层通过αTAT-1下调微管乙酰化水平治疗牙周炎的机制研究	孟维艳	吉林大学	吉林省财政厅医疗卫生人才项目	jcsz2023-481-14	10.00
鹿茸干细胞外泌体调控牙周膜干细胞促进牙槽骨再生的机制研究	孟秀萍	吉林大学	吉林省财政厅医疗卫生人才项目	jcsz2023-481-18	10.00
靶向多功能纳米球通过集成光动力/光热/硫胺素代谢干扰治疗抑制牙周炎的研究	齐曼霖	吉林大学	吉林省财政厅医疗卫生人才项目	jcsz2023-481-36	5.00
杜仲皮纯化多糖促进成骨分化作用机制研究	宋吉玉	吉林大学	吉林省财政厅医疗卫生人才项目	jcsz2023-481-31	5.00
将红色文化融入学生思想政治教育的路径探析	隋海娇	吉林大学	吉林省财政厅医疗卫生人才项目	jcsz2023-481-40	0.50
CDC42通过N-WASP-Arp2/3复合体调控成牙本质细胞极化	孙宏晨	吉林大学	吉林省财政厅医疗卫生人才项目	jcsz2023-481-2	15.00
HIF-1α通过Rho/Rock1信号轴驱动破骨细胞骨架重构在下颌骨骨愈合中的机制研究	田原野	吉林大学	吉林省财政厅医疗卫生人才项目	jcsz2023-481-30	5.00
多酚-金属网络纳米复合材料的制备及其对炎症治疗作用研究	汪汉池	吉林大学	吉林省财政厅医疗卫生人才项目	jcsz2023-481-25	5.00
3D打印水凝胶支架负载小檗碱和BMSCs在骨组织工程中的应用	王东阳	吉林大学	吉林省财政厅医疗卫生人才项目	jcsz2023-481-24	5.00
缓释小檗碱温敏水凝胶在治疗牙周炎中的作用及机制研究	王　雷	吉林大学	吉林省财政厅医疗卫生人才项目	jcsz2023-481-19	10.00
基于激发态动力学调控金属纳米团簇近红外光学诊疗	王　林	吉林大学	吉林省财政厅医疗卫生人才项目	jcsz2023-481-7	15.00
藤壶胶仿生ACG与羟基磷灰石及牙本质粘接作用的研究	王　敏	吉林大学	吉林省财政厅医疗卫生人才项目	jcsz2023-481-13	10.00
黑磷纳米片复合水凝胶促进年轻恒牙牙髓组织再生的作用及机制研究	王小萌	吉林大学	吉林省财政厅医疗卫生人才项目	jcsz2023-481-32	5.00
黄酮类植物提取物促进唾液分泌的作用及机制研究	魏　微	吉林大学	吉林省财政厅医疗卫生人才项目	jcsz2023-481-23	5.00
金属-酚涂层修饰的PLA/CS/HA/SIM电纺丝生物膜促进骨再生及相关机制的研究	吴国民	吉林大学	吉林省财政厅医疗卫生人才项目	jcsz2023-481-15	10.00
二维Ti_3C_2/PCL个性化骨修复支架的制备及成骨机制研究	徐志民	吉林大学	吉林省财政厅医疗卫生人才项目	jcsz2023-481-20	5.00
医院高质量发展背景下宣传工作的路径探析	杨　蕾	吉林大学	吉林省财政厅医疗卫生人才项目	jcsz2023-481-47	0.20
红外光响应的黑磷纳米片通过负载Ga^{3+}提高稳定性改善牙周炎微环境	杨　楠	吉林大学	吉林省财政厅医疗卫生人才项目	jcsz2023-481-27	5.00

续表

项目名称	项目负责人	单位	基金或资助类目	批准号或编号	资助金额（万元）
高强镁合金植骨材料的体外降解及生物相容性研究	杨婷婷	吉林大学	吉林省财政厅医疗卫生人才项目	jcsz2023-481-8	10.00
医学生“慢就业”现象的分析与对策研究——以白求恩口腔医学院为例	伊　凡	吉林大学	吉林省财政厅医疗卫生人才项目	jcsz2023-481-44	0.20
机械张力通过调节ephB4/HIF-1α/mTor途径促进成骨细胞分化的研究	于　航	吉林大学	吉林省财政厅医疗卫生人才项目	jcsz2023-481-35	5.00
口腔类医用耗材采购与管理的难点及对策研究	于思跃	吉林大学	吉林省财政厅医疗卫生人才项目	jcsz2023-481-46	0.20
糖尿病骨折愈合中FoxO1调控软骨细胞功能的机制研究	张赐童	吉林大学	吉林省财政厅医疗卫生人才项目	jcsz2023-481-21	5.00
口腔医学科研项目数字化管理的PMIS系统设计与研发	张桐菲	吉林大学	吉林省财政厅医疗卫生人才项目	jcsz2023-481-45	0.20
功能型纳米分子筛强化牙本质粘接稳定性的研究	张志民	吉林大学	吉林省财政厅医疗卫生人才项目	jcsz2023-481-9	15.00
上颌窦骨增量替代材料与上颌窦黏骨膜促进成骨的应用研究	周延民	吉林大学	吉林省财政厅医疗卫生人才项目	jcsz2023-481-5	15.00
替尼泊苷通过促进肌腱干细胞凋亡及抑制成软骨/成骨向分化抑制异位骨化	周怡君	吉林大学	吉林省财政厅医疗卫生人才项目	jcsz2023-481-37	5.00
京尼平通过Nrf2调节线粒体功能障碍缓解牙周炎氧化损伤的机制研究	于维先	吉林大学	吉林省财政厅医疗卫生人才项目	jcsz2023-481-16	10.00
聚氨基酸温敏水凝胶的制备	董树君	吉林大学	吉林省财政厅医疗卫生人才项目	jcsz2023-481-10	15.00
壳聚糖/丝素蛋白缓释系统促修复性牙本质形成的实验研究	李　毅	吉林大学	吉林省财政厅医疗卫生人才项目	jcsz2023-481-1	25.00
衣康酸碳点的制备及对牙周炎的治疗作用	孟维艳	吉林大学	吉林省发展与改革委员会项目	2023C0413	25.00
下颌后牙区新型牙槽骨劈开术的有限元分析及理论验证	储顺礼	吉林大学	吉林省教育厅科学技术研究项目	JJKH2023-1291KJ	2.50
ETC-1002通过调节AMPK信号通路促进牙周骨再生的研究	李红艳	吉林大学	吉林省教育厅科学技术研究项目	JJKH2023-1234KJ	2.50
Mir-17对牙周炎免疫调节治疗的机制研究	郑　义	吉林大学	吉林省教育厅科学技术研究项目	JJKH2023-1235KJ	2.50
光动力治疗口腔黏膜潜在恶性疾病的临床疗效评估	李　琛	吉林大学	吉林省卫生健康科技能力提升项目	2023LC020	2.00
吉林省老龄化人群口腔亚健康现状及长效干预技术研究	刘　鹏	吉林大学	吉林省卫生健康科技能力提升项目	2023GL004	3.00

续表

项目名称	项目负责人	单位	基金或资助类目	批准号或编号	资助金额（万元）
生物可降解医用二氧化碳共聚物口腔引导骨再生膜的3D印制备技术与应用研究	储顺礼	吉林大学	吉林省科技厅科技发展计划项目	20230203065SF	10.00
近红外光介导黑磷纳米药物治疗口腔细菌感染性疾病	方　蛟	吉林大学	吉林省科技厅科技发展计划项目	20230203086SF	10.00
新型功能化碳纳米管顶加热3D打印骨支架材料研发	刘志辉	吉林大学	吉林省科技厅科技发展计划项目	20230204076YY	50.00
基于类弹性蛋白多肽的可注射相变材料用于治疗牙周炎的实验研究	马　俊	吉林大学	吉林省科技厅科技发展计划项目	YDZJ202301ZYTS468	8.00
机械调控小鼠髁突改建的效应与机制研究	齐慧川	吉林大学	吉林省科技厅科技发展计划项目	YDZJ202301ZYTS432	8.00
二甲双胍碳点促进糖尿病伴牙周炎骨缺损修复的作用机制研究	任春霞	吉林大学	吉林省科技厅科技发展计划项目	YDZJ202301ZYTS099	10.00
Rorβ通过增强Warburg效应抑制压应力下成牙骨质细胞矿化功能的转录调控机制研究	王玉琢	吉林大学	吉林省科技厅科技发展计划项目	YDZJ202301ZYTS447	8.00
低强度脉冲超声刺激下负载牙科来源干细胞的Matrigel胶/钛酸铋钠3D打印压电陶瓷支架促骨再生研究	吴国民	吉林大学	吉林省科技厅科技发展计划项目	20230204088YY	50.00
核IL-33/TRIM28轴调控TAM极化重塑口腔鳞癌微环境的机制研究	许华丹	吉林大学	吉林省科技厅科技发展计划项目	YDZJ202301ZYTS452	8.00
颞下颌关节骨关节炎中转录因子FoxO1乙酰化修饰调控软骨细胞凋亡的机制研究	张赐童	吉林大学	吉林省科技厅科技发展计划项目	YDZJ202301ZYTS019	10.00
促进口腔黏膜损伤愈合多功能Janus复合纳米纤维辅料研发	张海洋	吉林大学	吉林省科技厅科技发展计划项目	20230204011YY	80.00
功能性二甲双胍高分子前药的合成及调控宿主免疫治疗牙周炎的研究	郑　义	吉林大学	吉林省科技厅科技发展计划项目	YDZJ202301ZYTS013	10.00
3D打印可降解Mxene骨修复支架的研究与开发	韩　冰	吉林大学	吉林省科技厅科技发展计划项目	20230204079YY	80.00
面向口腔外科手术的牙齿影像智能分析关键技术研究	徐志民	吉林大学	吉林省科技厅科技发展计划项目	20230203063SF	10.00
导弓式活动矫治技术操作规程	朱宪春	吉林大学	吉林省市场监督管理厅地方标准	DB22/T3571-2023	5.00
吉林大学中西医协同“旗舰”科室建设	吴国民	吉林大学	吉林省中医药管理局	-	50.00
低温3D打印无定形聚芳醚酮复合支架修复感染性骨缺损的研究	顾芯铭	吉林大学	吉林省自然科学基金	YDZJ202301ZYTS011	10.00
按需药物递送水凝胶促进口腔颌面部移植皮瓣神经特异性再生的作用及机制研究	唐晓铎	吉林大学	中国博士后基金委面上项目	2023M731286	8.00

续表

项目名称	项目负责人	单位	基金或资助类目	批准号或编号	资助金额（万元）
聚多巴胺药物缓释涂层改性的3D打印钛植入体促进颌骨再生的机制研究	王　璐	吉林大学	中国博士后基金委面上项目	2023M74-1344	8.00
GO/ZnO/nHAp复合微球骨再生材料的合成及性能探究	吴　江	佳木斯大学	黑龙江省自然科学基金	LH2023H-002	10.00
氧化应激条件下3D打印Ti2448合金的生物学性能研究	杨东红	佳木斯大学	黑龙江省高校基本科研业务费项目	2023KYY-WF-0612	3.00
微纳超疏水聚四氟乙烯改性个性化钛网生物屏障性能研究	臧旖欣	佳木斯大学	黑龙江省高校基本科研业务费项目	2023KYY-WF-0613	3.00
纳米银对牙周牙髓联合病变常见菌作用的体外研究	冯　瑶	佳木斯大学	黑龙江省高校基本科研业务费项目	2023KYY-WF-0614	3.00
miR-106b靶向Smad4调控大鼠正畸复发过程的研究	李晓光	佳木斯大学	黑龙江省高校基本科研业务费项目	2023KYY-WF-0615	3.00
FAM20B通过糖基化Biglycan促进骨形成治疗老年骨质疏松的作用及其机制研究	赛音乌力吉	哈尔滨医科大学	国家自然科学基金面上项目	82172496	53.00
甘丙氨酸神经肽及其修饰的3D支架材料对牙周组织再生的影响	马　巍	哈尔滨医科大学	黑龙江省科技厅	LH2023H-048	10.00
声动力调控LuxS/AI-2信号通路抑制牙龈卟啉单胞菌生物膜形成的机制研究	庄德舒	哈尔滨医科大学	黑龙江省教育厅	2023KYY-WF-0233	3.00
颌面部来源Krt14+Ctsk+细胞的干细胞属性鉴定及骨再生应用	王佐林	同济大学	国家自然科学基金原创探索计划项目	82350001	300.00
微重力条件下基于“ECM-纤毛耦合响应”的骨发育代谢机制及骨缺损愈合的治疗体系研究	孙　瑶	同济大学	国家自然科学基金联合基金项目	U23A20444	260.00
牙髓感觉神经通过CGRP/Ramp1轴调控DPSCs定向迁移促牙髓损伤修复及机制研究	张　旗	同济大学	国家自然科学基金面上项目	82370950	48.00
三叉神经-口腔黏膜反射弧维持口腔菌群平衡及上皮屏障功能在口腔扁平苔藓炎症反应中的作用及机制研究	何　园	同济大学	国家自然科学基金面上项目	82370970	47.00
ARRB2通过内质网UPR介导细胞外基质重塑在牙周炎症中的作用和机制研究	罗礼君	同济大学	国家自然科学基金面上项目	82370971	48.00
小鼠切牙间充质干细胞中损伤响应细胞亚群的鉴定和激活机制研究	董长春	同济大学	国家自然科学基金青年科学基金项目	32300706	30.00
YAP调控牙釉质发育的作用及机制研究	颜燕宏	同济大学	国家自然科学基金青年科学基金项目	82301012	30.00
LAMA5通过ITGA6/RhoA/ROCK通路促进牙本质再生的机制研究	唐　佳	同济大学	国家自然科学基金青年科学基金项目	82301037	30.00

续表

项目名称	项目负责人	单位	基金或资助类目	批准号或编号	资助金额（万元）
PRX1+周细胞通过初级纤毛介导TGFβ-TGFβR-SMAD信号轴促进牙周膜血管再生的机制研究	巩旭燕	同济大学	国家自然科学基金青年科学基金项目	82301048	30.00
初级纤毛转运蛋白IFT140通过迁移体调控破骨细胞功能和正畸牙移动的研究	张梦琦	同济大学	国家自然科学基金青年科学基金项目	82301133	30.00
螺旋层状结构的矿化纤维素纳米晶材料的仿生构建及其促牙槽骨组织再生的机制研究	冯妍慧芝	同济大学	国家自然科学基金青年科学基金项目	82301152	30.00
上皮源性Krt14+Ctsk+细胞的干性鉴定	翁雨藤	同济大学	中国科学技术协会青年人才托举工程项目	–	30.00
调控牙齿器官再生的关键分子靶点和技术研究	孙　瑶	同济大学	上海市教育委员会科研创新计划自然科学重大项目	20232727	300.00
Trem2+巨噬细胞促进上颌窦底提升术后成骨祖细胞Krt14+Ctsk+亚群命运决定的作用和机制研究	翁雨藤	同济大学	上海市教育委员会“晨光计划”	–	6.00
高表达LACC1的细胞外囊泡在颞下颌关节骨关节炎中的应用及其机制研究	解　健	同济大学	中国博士后科学基金会	327324	8.00
小鼠切牙间充质干细胞响应外伤刺激促进牙髓再生的机制研究	董长春	同济大学	上海市科学技术委员会“浦江人才”计划	23PJ141-4200	30.00
actobacillus rhamnosus GG通过肠道菌群调节代谢物SeMet改善牙周炎伴高脂血症下牙周骨再生的机制研究	黄悦臻	同济大学	上海市科学技术委员会“浦江人才”计划	23PJD107	30.00
新型功能化GTR膜的构建及其靶向调控牙周炎巨噬细胞代谢重编程的机制研究	解　健	同济大学	上海市科学技术委员会启明星计划C类	23YF145-0400	20.00
PRX1阳性干细胞在牙周膜发育和再生中的作用研究	巩旭燕	同济大学	上海市科学技术委员会启明星计划C类	23YF145-0500	20.00
Mg^{2+}/蛋白药物协同调控构筑无定型仿生矿化载体及其在高效血管化骨缺损修复的应用研究	雷婧诗	同济大学	上海市科学技术委员会启明星计划C类	23YF145-0600	20.00
PRF联合根尖引血技术在年轻恒牙牙髓再生的临床应用与推广	蒋备战	同济大学	上海申康医院发展中心项目	SHDC120-23115	60.00
p21-3MR小鼠糖尿病牙周炎模型的开发及应用	吴珺华	同济大学	上海市科学技术委员会实验动物专项	2314190-2500	30.00

续表

项目名称	项目负责人	单位	基金或资助类目	批准号或编号	资助金额（万元）
p21调控巨噬细胞免疫监控在2型糖尿病骨代谢中的机制研究	吴珺华	同济大学	上海市科学技术委员会自然科学研究项目	23ZR146-9100	20.00
一种基于共享固位针设计的数字化双导板系统在黏膜支持式种植引导手术中的临床应用研究	叶　颖	同济大学	上海市卫生健康委员会临床研究面上项目	2023400-62	10.00
牙周基础治疗改善炎症性肠病的前瞻性、随机、对照临床研究	闫香珍	同济大学	上海市卫生健康委员会临床研究面上项目	2023400-64	10.00
口内扫描咬合记录的精确度及其影响因素	陶建祥	同济大学	上海市卫生健康委员会临床研究面上项目	2023400-63	10.00
数字化技术辅助下3D打印导板引导疏通钙化根管的应用研究	吴慧竞	同济大学	上海市卫生健康委员会临床研究青年项目	20234Y0-065	5.00
“与时俱进的青少年正畸”主题科普课程开发	廖崇珊	同济大学	上海市卫生健康委员会健康科普专项	JKKPZX-2023-A07	10.00
“人工智能助力口腔健康”——中小学生牙体牙髓疾病防治系列科普课程及课件开发	李　琳	同济大学	上海市科学技术委员会科普专项	23DZ230-8200	10.00
医苑新星	厉超元	同济大学	上海市卫生健康委员会“医苑新星”青年医学人才	–	5.00
老年人口颌系统健康维护和功能重建的技术创新	刘月华	复旦大学	国家重点研发计划子项目	2023YFC-3605601	375.00
颅颌面发育畸形伴阻塞型睡眠呼吸暂停多学科精准诊疗体系的建设与推广	刘月华	复旦大学	国家临床重点专科建设项目	GJLCZDZ-K-2023-01	500.00
上海市颅颌面发育畸形研究中心	刘月华	复旦大学	上海市重中之重研究中心B类项目	2023ZZ0-2009	400.00
SIRT7调控CD8阳性T细胞脂肪酸代谢和铁死亡在抗肿瘤免疫中的作用	余红秀	复旦大学	国家自然科学基金面上项目	82372657	49.00
锌离子受体GPR39和ZAC调控神经活动的结构与功能研究	屈前辉	复旦大学	国家自然科学基金面上项目	32371256	50.00
催产素系统在社交隔离中功能紊乱导致焦虑样和抑郁样行为的神经机制研究	肖　雷	复旦大学	国家自然科学基金面上项目	32371058	50.00
TBCK突变引起RAB5依赖性囊泡运输缺陷导致神经发育障碍的机制研究	王陈继	复旦大学	国家自然科学基金面上项目	32370726	50.00
双重调控巨噬细胞的左旋手性核苷超分子水凝胶在炎性环境下牙周组织再生中的作用及机制研究	祁佳佳	复旦大学	国家自然科学基金青年科学基金项目	82301149	30.00

续表

项目名称	项目负责人	单位	基金或资助类目	批准号或编号	资助金额（万元）
牙龈卟啉单胞菌DPP4经口-肠轴负调控GLP-1加重2型糖尿病小鼠糖稳态失衡的研究	吕婉琪	复旦大学	国家自然科学基金青年科学基金项目	82301087	30.00
cAMP/PKA-Cav1.2-DCT调控牙髓干细胞成牙向分化的分子机制研究	琚燕琴	复旦大学	国家自然科学基金青年科学基金项目	82301056	30.00
炎症微环境下巨噬细胞分泌蛋白LCN2调控Nrf2-GPX4轴促进成骨细胞铁死亡的机制研究	孙　扬	复旦大学	国家自然科学基金青年科学基金项目	82301143	30.00
FBXW7通过BMAL1-RUNX2轴调控牙槽骨骨改建的作用及分子机制研究	宋丹丹	复旦大学	国家自然科学基金青年科学基金项目	82301032	30.00
手性粘附核苷超分子水凝胶调控牙龈间充质干细胞成骨分化促进牙周组织再生的作用及机制研究	祁佳佳	复旦大学	中国博士后科学基金	2023M74-0669	8.00
T细胞脂肪酸代谢与肿瘤免疫	余红秀	复旦大学	上海市2023年度“科技创新行动计划”	2023XD1-403300	40.00
多光源-跨模态人工智能检测技术在龋病诊断及风险评估中的研究及应用	韦晓玲	复旦大学	上海市2023年度“科技创新行动计划”	23Y1191-0100	30.00
DNA纳米技术辅助分选骨髓间充质干细胞膜囊泡复合物用于精准治疗OSAHS	陈黎曼	复旦大学	上海市2023年度“科技创新行动计划”启明星项目	23YF143-8200	20.00
抗氧化黏附核苷水凝胶的构建及其在糖尿病性牙周炎组织再生中的应用探究	祁佳佳	复旦大学	上海市2023年度“科技创新行动计划”启明星项目	23YF143-8300	20.00
伴上颌窦炎侧壁开窗提升同期种植手术动物模型的构建及病生学机制的研究	余优成	复旦大学	上海市科技创新行动计划	2314190-1400	30.00
替牙列期垂直向控制装置联合功能矫治器治疗骨性Ⅱ类伴高角患儿的疗效研究	李远远	复旦大学	上海市卫生健康委员会卫生行业临床研究专项	202340147	10.00
正常合年轻成人气道与牙颌面相关性的三维研究	卢　芸	复旦大学	上海市卫生健康委员会卫生行业临床研究专项	202340266	10.00
口腔菌群绝对定量测序在中重度牙周炎患者牙周基础治疗后临床疗效预测中的应用	何俊霖	复旦大学	上海市卫生健康委员会卫生行业临床研究专项	202340265	10.00
轻度认知功能障碍相关的口腔菌群代谢物研究	笪东欣	复旦大学	上海市卫生健康委员会卫生行业临床研究专项	20234Y0271	5.00

续表

项目名称	项目负责人	单位	基金或资助类目	批准号或编号	资助金额（万元）
3D数字化导板结合骨微穿孔术治疗成人露龈笑的随机对照研究	徐逸晨	复旦大学	上海市卫生健康委员会卫生行业临床研究专项	20234Y0-270	5.00
牙周可视化微创技术应用于重度牙周炎全程治疗的效果评价和应用推广	陈美华	复旦大学	上海市级医院诊疗技术推广及优化管理项目	SHDC120-23112	60.00
医联体框架下社区口腔医疗分级诊疗的模式研究	陈　栋	复旦大学	上海市级医院诊疗技术推广及优化管理项目	SHDC120-23635	5.00
“乙类乙管”背景下应对突发公共卫生事件的院感防控机制研究	钱程辉	复旦大学	上海市级医院诊疗技术推广及优化管理项目	SHDC120-23613	5.00
Succinate-Succinate Receptor介导的代谢反应在正畸牙根吸收中的作用	雷　浪	南京大学	国家自然科学基金面上项目	82373037	48.00
“神经-CAFs-肿瘤”交互系统在口腔鳞癌浸润中的作用机制研究	丁　亮	南京大学	国家自然科学基金面上项目	82371007	63.00
智能光响应Hemin@ER-IR808系统抗菌及调节巨噬细胞代谢重编程治疗牙周炎的研究	任双双	南京大学	国家自然科学基金面上项目	82371015	48.00
牙周致病菌相关性肠道菌群失调在类风湿性关节炎形成中的作用及机制研究	崔　迪	南京大学	国家自然科学基金青年科学基金项目	82301101	30.00
牙周炎通过口腔-肠道轴干扰糖代谢的机制研究	李丽丽	南京大学	国家自然科学基金青年科学基金项目	82301100	30.00
牙周炎在肠-脑轴中通过TMAO对阿尔茨海默病的作用及机制研究	张　爽	南京大学	国家自然科学基金青年科学基金项目	82301103	30.00
超声响应微泡治疗糖尿病种植体周围炎及调控免疫微环境的研究	董　衡	南京大学	国家自然科学基金青年科学基金项目	82301104	30.00
Mdm2缺失导致成牙本质细胞早衰及其衰老相关分泌表型(SASP)促进牙本质形成的机制研究	郑惠文	南京大学	国家自然科学基金青年科学基金项目	82301051	30.00
阿克曼菌修饰的羟基磷灰石在牙周骨缺损中的治疗作用及机制研究	张杨珩	南京大学	中国博士后基金项目面上项目	-	8.00
ASNS介导口腔鳞癌来源谷氨酸促进肿瘤微环境中神经修复新生的机制研究	付　永	南京大学	中国博士后基金项目面上项目	-	8.00
五羟色胺特异性γδT 细胞在口腔癌发生发展中的作用及机制研究	彭　巧	南京大学	中国博士后基金项目面上项目	-	8.00
OXTR+ CAF介导的神经-肿瘤交互系统对口腔鳞癌转移和复发的作用机制研究	丁　亮	南京大学	江苏省自然科学基金优秀青年基金项目	BK20230-054	50.00
牙周炎致病菌诱导肠道菌群紊乱在类风湿性关节炎形成中的作用机制及治疗研究	崔　迪	南京大学	江苏省自然科学基金优秀青年基金项目	BK2023-0159	20.00

续表

项目名称	项目负责人	单位	基金或资助类目	批准号或编号	资助金额（万元）
超声响应多功能微粒促进口腔鳞癌细胞铁凋亡及协同调控抗原提呈细胞介导的抗肿瘤免疫反应机制研究	董　衡	南京大学	江苏省自然科学基金青年科学基金项目	BK2023-0160	20.00
肿瘤氨基酸失稳态协同修复态施万细胞促进口腔鳞癌轴突新生的机制研究	付　永	南京大学	江苏省自然科学基金青年科学基金项目	BK2023-0161	20.00
iPSCs细胞提取物逆转骨髓间充质干细胞衰老促进颌骨再生的实验研究	孙方方	南京大学	江苏省卫生健康委重点项目	K2023043	20.00
基于COM-B模型提升口腔科门诊高频接触面消毒执行率的长效机制研究	任红润	南京大学	江苏省卫生健康委江苏省预防医学及血地寄防科研课题	Ym20230-05	1.00
颌面部硬组织缺损的智能诊疗技术研究和临床应用	严　斌	南京医科大学	国家重点研发计划	2023YFC-2413605	218.00
SPION与BMP-2磁生化信号耦合靶向新生骨精准改善成骨微环境的研究	夏　阳	南京医科大学	国家自然科学基金	82370930	48.00
增强子驱动SHH信号调控神经胶质细胞转化在颌骨损伤修复中的作用及机制研究	江宏兵	南京医科大学	国家自然科学基金	82370931	48.00
METTL14介导的KLF4 m6A修饰调控牙周膜干细胞衰老的新机制研究	于金华	南京医科大学	国家自然科学基金	82370937	48.00
KLF4介导的中性粒细胞免疫训练在伴代谢综合征牙周炎中的作用机制研究	徐　艳	南京医科大学	国家自然科学基金	82370961	48.00
CCR2+巨噬细胞通过ATF3/SAA3轴调控正畸骨改建的机制研究	严　斌	南京医科大学	国家自然科学基金	82371000	48.00
DAZAP1调节肿瘤细胞异常能量代谢诱导SPP1+巨噬细胞分化促口腔鳞癌侵袭转移的机制研究	刘来奎	南京医科大学	国家自然科学基金	82372997	46.00
FGGY基因遗传变异通过m6A修饰调控能量代谢参与非综合征型唇腭裂发生的机制研究	娄　姝	南京医科大学	国家自然科学基金	82301014	30.00
间充质干细胞经隧道纳米管调控巨噬细胞NLRP3活化抑制牙周炎骨丢失的机制研究	陈宇奕	南京医科大学	国家自然科学基金	82301035	30.00
组蛋白H3K18乳酸化通过调控NSUN2-CDC6轴参与口腔白斑病发生发展的机制研究	王妍婷	南京医科大学	国家自然科学基金	82301085	30.00
IGF2BP2通过m6A修饰调控CYP7B1介导的BMSCs线粒体内质网偶联促进种植体周围骨再生	韩　笑	南京医科大学	国家自然科学基金	82301136	30.00
声学信号调控语音反馈脑网络在腭裂代偿语音康复中的机制研究	姜成惠	南京医科大学	国家自然科学基金	82302874	30.00

续表

项目名称	项目负责人	单位	基金或资助类目	批准号或编号	资助金额（万元）
HNRNPC调控肿瘤细胞异常糖酵解诱导ITGA1+myCAF分化促口腔鳞癌侵袭转移的机制研究	朱伟文	南京医科大学	国家自然科学基金	82303307	30.00
circFNDC3B通过EIF5A2-TGF-β1调控myCAFs亚群转化促进口腔鳞癌转移的机制研究	李　翔	南京医科大学	国家自然科学基金	82303457	30.00
基于人工智能牙颌面畸形诊疗技术研发及临床应用研究	江宏兵	南京医科大学	江苏省重点研发计划(社会发展)项目	BE2023-833	200.00
医学分子表型组驱动的唇腭裂智能筛查与辅助诊断系统研究	潘永初	南京医科大学	江苏省重点研发计划(社会发展)项目	BE2023-831	200.00
靶向病理性B细胞骨修复材料在衰老性骨病中的应用研究	孙　雯	南京医科大学	江苏省重点研发计划(社会发展)项目	BE2023-835	50.00
颞下颌关节功能障碍智能诊疗系统的关键技术研发	谢理哲	南京医科大学	江苏省重点研发计划(社会发展)项目	BE2023-836	50.00
HNRNPC介导异常能量代谢诱导apCAFs极化促进口腔鳞癌免疫逃逸的机制研究	朱伟文	南京医科大学	江苏省自然科学基金	BK2023-0306	20.00
高糖环境下牙龈卟啉单胞菌内毒素通过氧化/抗氧平衡影响中性粒细胞胞外诱捕网调控牙周内稳态的机制研究	孙　颖	南京医科大学	江苏省自然科学基金	BK2023-1268	10.00
生物活性甲基丙烯酰化水凝胶介导控释miR-182-5p抑制剂诱导骨髓基质干细胞成骨作用及再血管化的研究	叶金海	南京医科大学	江苏省卫生健康委科研项目	K2023061	20.00
m5C去甲基化介导tRNA剪切调控线粒体自噬阻碍骨纤维异常增殖症骨矿化成熟的机制研究	傅　瑜	南京医科大学	江苏省卫生健康委科研项目	H2023026	5.00
基于HNRNPC介导的ITGA1+myCAF分化对口腔鳞癌复发转移的风险预测	朱伟文	南京医科大学	江苏省卫生健康委科研项目	H2023149	5.00
牙周膜干细胞PTPN2亚硝基化修饰调控伴糖尿病牙周炎组织修复的机制研究	周　逸	南京医科大学	江苏省卫生健康委科研项目	H2023148	5.00
遗传变异rs835435介导m6A修饰调控糖酵解参与非综合征型唇腭裂发生的机制研究	娄　姝	南京医科大学	江苏省卫生健康委科研项目	Z2023040	1.00
病理性B细胞聚集致衰老性骨丢失的作用机制及调控策略研究	孙　雯	南京医科大学	江苏省教育厅高校基础科学(自然科学)研究项目	23KJA32-0002	15.00
靶向SLC39A7在介导NOTCH1突变口腔鳞癌内质网应激中的作用及机制研究	宋晓萌	南京医科大学	江苏省教育厅高校基础科学(自然科学)研究项目	23KJA32-0003	15.00

续表

项目名称	项目负责人	单位	基金或资助类目	批准号或编号	资助金额（万元）
口腔鳞癌源外泌体circFNDC3B通过调控myCAFs亚群转化促进口腔鳞癌集体转移的机制研究	李　翔	南京医科大学	江苏省教育厅高校基础科学（自然科学）研究项目	23KJB32-0003	3.00
基于“菌群-炎症”网络探讨激光治疗改善伴2型糖尿病的牙周炎老龄患者牙周微生态失衡的临床应用研究	李　璐	南京医科大学	江苏省老年健康科研课题项目	LKZ2023-009	8.00
自体荧光结合吲哚菁绿荧光成像技术和风险模型分析在口腔黏膜癌前病变恶性进展中的临床应用	叶金海	南京医科大学	江苏省老年健康科研课题项目	LKM2023-019	5.00
骨碎补通过CX3CL1/CX3CR信用轴调控正畸牙槽骨改建的作用及机制研究	韩旻轩	南京医科大学	江苏省省中医药科技发展计划项目	MS20231-70	5.00
牙支持式上颌骨牵张技术及语音干预对先天性唇腭裂患者形态与功能的早期治疗模式	江宏兵	南京医科大学	唐仲英基金会资助项目	-	50.00
基于“菌群-炎症”网络探讨激光治疗改善伴2型糖尿病的牙周炎老龄患者牙周微生态失衡的临床应用研究	李　璐	南京医科大学	中国牙病防治基金会项目	-	8.00
仿生多相材料/细胞复合体系在单细胞和分子水平的解析与作用机制	俞梦飞	浙江大学	国家重点研发计划课题	2023YFB-3813003	400.00
颞下颌关节疾病演进的解析图谱构建及机理研究	吴梦婕	浙江大学	国家重点研发计划课题	2023YFC-2509201	200.00
核苷酸代谢酶氧化修饰调控上皮干细胞命运在口腔白斑病光动力治疗复发中的机制与意义研究	陈谦明	浙江大学	国家自然科学基金重点项目	82330029	220.00
整合素β1蛋白功能构象依赖的动态骨膜样支架促进颅颌面骨再生机制研究	王慧明	浙江大学	国家自然科学基金面上项目	82370919	48.00
口腔白斑病衍进中HER3的免疫调控功能与逆转价值研究	王志勇	浙江大学	国家自然科学基金面上项目	82370952	48.00
表面活性剂调控无定形磷酸钙纳米颗粒表面能促进仿生矿化及其机制研究	傅柏平	浙江大学	国家自然科学基金面上项目	82371009	48.00
钛颗粒经PDK1介导细胞巨自噬障碍促进种植体周围炎进展的机制研究	姒蜜思	浙江大学	国家自然科学基金面上项目	82370990	48.00
γ分泌酶介导LRP5胞内段核转位调控转录因子TCF7促进种植体骨结合的研究	姜治伟	浙江大学	国家自然科学基金面上项目	82370991	48.00
膜整联蛋白β8入核调控En1-SP1磷酸化在硬腭黏膜无瘢痕愈合中的作用研究	王　莹	浙江大学	国家自然科学基金面上项目	82370928	48.00
靶向选择性多聚腺苷酸化核心因子NUDT21抑制MSC衰老促进骨缺损修复的机制研究	邓　鹏	浙江大学	国家自然科学基金面上项目	82370918	48.00

续表

项目名称	项目负责人	单位	基金或资助类目	批准号或编号	资助金额（万元）
基于巯基-spacer-酸结构的多功能界面调控单体在牙本质粘接中作用和机制研究	李晓东	浙江大学	国家自然科学基金面上项目	32371380	50.00
cfDNA经IL-26介导入胞途径驱动口腔扁平苔藓的机制研究	邓　敬	浙江大学	国家自然科学基金青年科学基金项目	82301069	30.00
力信号时序激活巨噬细胞Integrinαm-Src轴优化骨免疫微环境的机制研究	邵佳琦	浙江大学	国家自然科学基金青年科学基金项目	82301137	30.00
丙戊酸靶向调控Tip60-ATM-Rad51介导的DNA损伤修复阻遏放射性口腔黏膜炎的效应及机制研究	蔡祖超	浙江大学	国家自然科学基金青年科学基金项目	82301068	30.00
卵黄高磷蛋白诱导仿生球状矿化胶原支架的构建及其骨修复机制研究	沈敏娟	浙江大学	国家自然科学基金青年科学基金项目	82301138	30.00
甲状旁腺激素通过激活自噬调控骨形成的机制研究	齐舒群	浙江大学	国家自然科学基金青年科学基金项目	82300983	30.00
INTB1/RHOA/LATS1介导的干细胞分化命运同生物型物理微环境互作的机制研究	何建祥	浙江大学	国家自然科学基金青年科学基金项目	82301031	30.00
仿生湿粘附水凝胶的优化及其阻遏口腔白斑病发展的研究	丁婷婷	浙江大学	国家自然科学基金青年科学基金项目	82301070	30.00
菌群代谢产物TMAO激活Caspase-6/GSDME介导的牙龈上皮细胞焦亡并重塑免疫微环境在种植体周病中的作用和分子机制研究	卢洪叶	浙江大学	国家自然科学基金青年科学基金项目	82301072	30.00
锶银离子缓释钛表面通过线粒体自噬调控NLRP3炎症小体活化水平促进骨整合的机制研究	王　慧	浙江大学	国家自然科学基金青年科学基金项目	82301139	30.00
“on-demand”释银的双响应性水凝胶体系治疗糖尿病牙周炎的作用机制探究	程馨霆	浙江大学	国家自然科学基金青年科学基金项目	82301140	30.00
成牙骨质细胞通过HIF-1α/PD-L1抑制γδT细胞在正畸牙骨质稳态中作用机制研究	勇佳汶	浙江大学	国家自然科学基金青年科学基金项目	82301119	30.00
整合素功能构象介导的牙萌出力调控有序牙周膜纤维的形成及机制研究	余晓雯	浙江大学	国家自然科学基金青年科学基金项目	82301009	30.00
氧化应激影响Gli1+颅缝干细胞功能致糖尿病颅骨缺损修复障碍的机制研究	王　佳	浙江大学	国家自然科学基金青年科学基金项目	82301017	30.00
Miro1介导线粒体转移调控BMSCs能量代谢在种植体骨结合中的作用研究	蔡温晋	浙江大学	国家自然科学基金青年科学基金项目	82301018	30.00
跨膜蛋白LRP5胞外域调控膜受体TβRI促钛表面BMSCs归巢、分化的研究	於　科	浙江大学	国家自然科学基金青年科学基金项目	82301120	30.00
可聚合聚乙烯亚胺组装界面构建化学结合混合层促进牙本质粘接的机制研究	舒　畅	浙江大学	国家自然科学基金青年科学基金项目	82301118	30.00

续表

项目名称	项目负责人	单位	基金或资助类目	批准号或编号	资助金额（万元）
IL-36γ介导龈沟上皮-基质细胞间通讯驱动牙周炎病理免疫反应的机制研究	潘唯一	浙江大学	国家自然科学基金青年科学基金项目	82301073	30.00
酶响应型纳米颗粒复合体调控骨免疫促进牙周再生的机制研究	周　靓	浙江大学	国家自然科学基金青年科学基金项目	82301074	30.00
Trem2(hi)巨噬细胞亚群维持干细胞稳态促骨再生的效应和机制研究	张显著	浙江大学	国家自然科学基金青年科学基金项目	82301016	30.00
STING信号通路激活的四面体框架核酸纳米疫苗在肿瘤光动力-免疫治疗的作用及机制研究	刘梦婷	浙江大学	国家自然科学基金青年科学基金项目	82303791	30.00
炎性环境氧化应激核转位失调联合自噬响应致牙槽骨吸收机制研究	王中秀	浙江大学	国家自然科学基金青年科学基金项目	82301066	30.00
口腔疾病综合防治策略和关键技术研究-口腔苔藓样损害鉴析新型标志物挖掘与应用潜力研究	陈谦明	浙江大学	浙江省“尖兵领雁+X”研发攻关计划	2024C03-193	300.00
口腔疾病综合防治策略和关键技术研究-基于脱细胞硬腭黏膜的3D打印新型异质骨胶原研发	王　莹	浙江大学	浙江省“尖兵领雁+X”研发攻关计划	2024C03-099	270.00
新型生物医用材料关键技术与组织工程产品研发-颌骨缺损预功能化牙颌重建的增材制造生物医用材料的研发	石　珏	浙江大学	浙江省“尖兵领雁+X”研发攻关计划	2024C03-081	370.00
口腔疾病综合防治策略和关键技术研究-基于多临床需求的牙周组织再生多功能活性脂肪族聚酯材料设计、量化制备与效应评价	李晓军	浙江大学	浙江省“尖兵领雁+X”研发攻关计划	2024C03-241	250.00
Sirtuins介导代谢稳态失衡促颞下颌关节退行性病变的机制研究	吴梦婕	浙江大学	浙江省自然科学基金杰出青年项目	LR24H14-0001	80.00
一种新型类釉质仿生材料的制备及其仿生修复釉质的研究	邵长鸽	浙江大学	浙江省自然科学基金/探索项目	LTGY24B-010001	10.00
M1/M2巨噬细胞差异活性代谢物LysoPC调控软骨细胞线粒体分裂在颞下颌关节骨关节炎中的机制研究	吴祖平	浙江大学	浙江省自然科学基金/探索项目	LQ24H14-0004	10.00
PA28γ与PKM2相互作用调控线粒体代谢在TMJ-OA骨稳态失衡中的作用和机制研究	陈　倩	浙江大学	浙江省自然科学基金/探索项目	LQ24H14-0003	10.00
内源性二氧化硫次磺化修饰TET2表观调控Gli1+细胞在牙周组织再生中的作用和机制研究	韩奕能	浙江大学	浙江省自然科学基金/探索项目	LQ24H14-0002	10.00

续表

项目名称	项目负责人	单位	基金或资助类目	批准号或编号	资助金额（万元）
CGRP介导感觉神经元-巨噬细胞交互作用促进双面异型PLGA/多孔镁屏障膜修复大面积牙槽骨缺损的机制研究	劳玮炜	浙江大学	浙江省自然科学基金/探索项目	LQ24H14-0001	10.00
界面理化要素通过Piezo1/MAPK调控炎性骨缺损再生修复的机制研究	关晓旭	浙江大学	浙江省自然科学基金/探索项目	LY24H14-0002	10.00
三叉神经节组织外泌体调控LONP1-线粒体蛋白稳态促进颌骨损伤修复的机制研究	蓝燕华	浙江大学	浙江省自然科学基金/探索项目	LY24H14-0001	10.00
一种新型催化型壳-核结构纳米复合材料在抗瘤与同步骨修复中的评价与机制研究	周　益	浙江大学	浙江省医药卫生科技计划/省部共建	WKJ-ZJ-243	30.00
“两个先行”大场景下国家种植牙集采相关政策可持续性推进研究——基于史密斯政策执行过程模型的分析	陈　健	浙江大学	浙江省软科学研究计划	2024C35-100	5.00
Hst1功能化Gel-MA水凝胶靶向调控MEM信号通路激活干细胞与髁突软骨缺损修复的机制研究	冯剑颖	浙江中医药大学	浙江省基础公益研究计划项目	ZCLTGY24H1402	10.00
厚朴酚调控巨噬细胞脂代谢重塑在NLRP3炎症小体介导的牙周炎中的作用机制研究	陈　赟	浙江中医药大学	浙江省基础公益研究项目	LQ24H27-0007	10.00
Hst1靶向调控线粒体铜稳态在抑制巨噬细胞M1极化治疗牙周炎机制研究	马丹丹	浙江中医药大学	浙江省基础公益研究项目	LQ24H14-0006	10.00
青少年网络偏差行为现状及其保护性因素研究	孙文菁	浙江中医药大学	浙江省省哲学社会科学规划课题	23GXSZ0-59YB	3.00
多孔氧化锆种植体表面缓释新型PA/H2S孪药促进骨质疏松条件下骨结合及其机制研究	刘劲松	温州医科大学	国家自然科学基金面上项目	82371016	48.00
可控多晶相互锁牙科美学二硅酸锂玻璃陶瓷的增材制造及其强韧机理研究	麻健丰	温州医科大学	国家自然科学基金面上项目	82371017	48.00
新型DHBA/Zn-MOF杂化双网络电纺填料促进伴神经损伤的智齿拔除术后修复	马萍萍	温州医科大学	国家自然青年科学基金项目	82301153	30.00
种植体表面长效释放低浓度NO抑制糖尿病患者生物膜形成和促进血管化成骨及机制研究	高　鹏	温州医科大学	国家自然青年科学基金项目	82301156	30.00
ZccE/ZccR系统调控变异链球菌胞内锌稳态及致龋生物膜形成的机制研究	潘央央	温州医科大学	浙江省自然科学基金探索青年项目	Q24H140-023	10.00
钛种植体表面锶/银微纳界面促进骨质疏松与感染条件下骨结合及分子机制分析	王海燕	温州医科大学	浙江省自然科学基金探索青年项目	Q24H1400-24	10.00
可降解原位自生Zn-Mg2Ge复合材料GBR膜制备及在牙槽骨缺损修复中的应用研究	童　先	温州医科大学	浙江省自然科学基金探索公益项目	TGY24H1-40015	10.00

续表

项目名称	项目负责人	单位	基金或资助类目	批准号或编号	资助金额（万元）
钛基表面负载抗菌肽LL37图案化纳米管/钽铜涂层构建及其促进糖尿病种植体骨结合的应用研究	邓振南	温州医科大学	浙江省自然科学基金探索公益项目	TGY24H1-40016	10.00
取向纳米纤维支架通过Hedgehog信号作用于Ⅱ型EMT诱导皮肤无瘢痕再生的研究	王陈兵	安徽医科大学	国家自然科学基金青年科学基金项目	82301038	30.00
NETs骨架蛋白CNPY2通过Cdc42/PAK1轴调控脉管系统生成影响2型糖尿病颌骨再生的机制研究	李　邦	安徽医科大学	国家自然科学基金青年科学基金项目	82301039	30.00
他汀类药物通过c-Myc—LncRNA CROPR信号	朱友明	安徽医科大学	安徽省自然科学基金优青项目	2308085-Y23	20.00
Voronoi型TiO_2纳米管调控骨免疫微环境促进钛种植体骨结合的研究	孙　磊	安徽医科大学	安徽省自然科学基金面上项目	2308085-MH264	10.00
Losmapimod复合取向纳米梯度纤维膜用于糖尿病伤口再生的研究	王陈兵	安徽医科大学	安徽省自然科学基金青年项目	2308085-QH271	8.00
类釉质牙科修复材料的构建	王青青	安徽医科大学	安徽省高校科研项目(重点)	2023AH0-50595	10.00
口腔环境响应性“矿化-抗菌”双活性纳米簇对早期龋损防治的研究	曹　颖	安徽医科大学	安徽省高校科研项目(重点)	2023AH0-50597	10.00
精神心理因素和口腔微生物群落在口腔扁平苔藓发生发展过程中的相关性分析	何　昕	安徽医科大学	安徽省高校科研项目(重点)	2023AH0-50600	10.00
槲皮素-骨保护素纳米复合物抗炎-抗牙骨质/牙本质吸收的体内外研究	胡晓燕	安徽医科大学	安徽省高校科研项目(重点)	2023AH0-50622	10.00
褐藻多酚/氯己定复合表面干预种植体龈下微生态促软组织封闭的效果评价及机制研究	陈佳龙	安徽医科大学	安徽省高校科研项目(重点)	2023AH0-50623	10.00
错殆畸形对缺血型脑卒中的影响及作用机制研究	刘小郁	安徽医科大学	安徽省高校科研项目(重点)	2023AH0-50635	10.00
DO2+肌成纤维细胞调控免疫微环境介导口腔鳞癌细胞恶性进程改变的机制研究	陈　新	安徽医科大学	安徽省高校科研项目(重点)	2023AH0-50644	10.00
酸性环境智能响应“矿化—抗菌”纳米系统的构建及其对早期龋损防治的研究	曹　颖	安徽医科大学	安徽省高校科研项目(重点)	AHWJ2023-A10089	20.00
基于金属-酚(胺)化学的治疗气体辅助型抗菌、抗炎涂层用于种植体表面改性研究	郑先雨	安徽医科大学	安徽省卫生健康科研项目(一般)	AHWJ2023-A20179	10.00
EGCG功能化石墨烯量子点预处理剂实现树脂-牙本质粘接耐久性研究	吴乐平	安徽医科大学	安徽省卫生健康科研项目(一般)	AHWJ2023-A20163	10.00
基于RAGE/NF-κB信号通路探讨鼠尾草酚抑制牙髓炎症的作用及机制研究	李午丽	安徽医科大学	安徽省卫生健康科研项目(一般)	AHWJ2023-A20112	10.00

续表

项目名称	项目负责人	单位	基金或资助类目	批准号或编号	资助金额（万元）
TGFβ-1负载的HA/SF/pDA水凝胶替代上皮下结缔组织进行牙龈软组织增量的研究	李　为	安徽医科大学	安徽省卫生健康科研项目（一般）	AHWJ2023A20332	10.00
微流体缓释纳米微球VEGF促进牙髓组织再生的体内外研究	张　菁	安徽医科大学	安徽省卫生健康科研项目（一般）	AHWJ2023A20161	10.00
GNRH类似物通过调控Gαs介导的cAMP-ERK信号轴对头颈部鳞状细胞癌抗肿瘤作用和机制研究	陈　然	安徽医科大学	安徽省卫生健康科研项目	AHWJ2023BAa20131	10.00
基于Cu2Se的可注射水凝胶在光热/气体协同治疗口腔鳞癌中的应用探索以及机制研究	薛浩伟	安徽医科大学	安徽省卫生健康科研项目（一般）	AHWJ2023A20133	10.00
口腔与医用材料基础应用转化创新团队	王绍臻	皖南医学院	安徽省高校优秀科研创新团队项目	2023AH010073	200.00
糖尿病患者种植体周围龈下炎症相关的优势微生物群落鉴定及局部抗生素精准治疗方案建立及临床验证	林家婷	皖南医学院	安徽省卫生健康科研项目	AHWJ2023-A10146	20.00
炎性环境下静电纺丝Zn-Mg-SiO_2纳米纤维膜对牙周膜干细胞行为的调控和机制研究	陈　亮	皖南医学院	安徽省高校自然科学基金项目	2023AH051741	10.00
氧化石墨烯修饰钛仿骨微沟槽介导T细胞骨免疫调控骨再生的机制研究	陈　江	福建医科大学	国家自然科学基金面上项目	82371008	48.00
口腔鳞状细胞癌Notch信号通路突变情况及突变体的分子功能研究	甘瑞环	福建医科大学	国家自然科学基金青年科学基金项目	82303051	30.00
工程化植物源性胞外囊泡携带新型Wnt抑制剂治疗口腔鳞癌的研发	郑大利	福建医科大学	福建省科技厅中央引导地方项目	2023L3011	80.00
不同全瓷冠材料和水门汀对Er:YAG激光拆除种植牙修复体的影响	林　捷	福建医科大学	福建省自然科学基金面上项目	2023J01701	8.00
抑制WNT信号及咬合改善对大鼠TMJOA髁突软骨改建的影响	蔡森鑫	福建医科大学	福建省自然科学基金面上项目	2023J01702	9.00
季铵盐修饰型SDF-1缓释中空介孔硅赋能丝素蛋白支架应用于口腔软组织增量的研究	李德雄	福建医科大学	福建省自然科学基金面上项目	2023J01703	9.00
细胞膜仿生MOFs纳米递药系统探索口腔癌的诊疗一体化研究及相关机制	汪　涛	福建医科大学	福建省自然科学基金面上项目	2023J01704	9.00
不同表面处理方式对再生氧化锆粘接性能影响的研究	卢枳岑	福建医科大学	福建省自然科学基金面上项目	2023J01705	8.00
使用肠-肝细胞共培养系统研究粪肠球菌外泌体对肝细胞脂质代谢的影响	林诗晗	福建医科大学	福建省自然科学基金面上项目	2023J01706	8.00
纳米氧化锆的烧结特性与性能研究	杨　松	福建医科大学	福建省自然科学基金面上项目	2023J01707	8.00

续表

项目名称	项目负责人	单位	基金或资助类目	批准号或编号	资助金额（万元）
原子层沉积(ALD)及阳极氧化(AO)技术制备纳米TiO2薄膜对钛基台表面性能影响的研究	陈丽冰	福建医科大学	福建省自然科学基金面上项目	2023J01-708	8.00
慢性根尖周炎影响肠道菌群激活LPS/TLR4信号通路促进炎性肠病的机制研究	甘国武	福建医科大学	福建省自然科学基金面上项目	2023J01-709	10.00
FAT4在头颈部鳞癌中的作用及可能分子机制的研究	兰　婷	福建医科大学	福建省自然科学基金面上项目	2023J01-710	8.00
牙髓干细胞对下牙槽神经损伤修复效果分子机制的研究	牛　刚	福建医科大学	福建省自然科学基金面上项目	2023J01-711	8.00
基于TLR4/NF-κB信号通路探讨Pg OMVs诱导小胶质细胞炎性反应的机制研究	蒋剑晖	福建医科大学	福建省自然科学基金面上项目	2023J01-712	8.00
洞型设计与制备对嵌体抗力及边缘微渗漏的影响研究	张长源	福建医科大学	福建省自然科学基金面上项目	2023J01-713	8.00
3D打印聚醚醚酮增强的纳米羟基磷灰石支架复合壳聚糖水凝胶用于兔下颌骨缺损重建的研究	陈嘉民	福建医科大学	福建省自然科学基金面上项目	2023J01-714	8.00
上转换纳米颗粒复合生物金属有机骨架材料在光动力疗法治疗种植体周围炎中的研究	陈世炜	福建医科大学	福建省自然科学基金面上项目	2023J01-319	10.00
掺锶氨基功能化介孔生物玻璃促进骨质疏松口腔颌面部骨缺损修复及其相关机制的研究	吴千驹	厦门医学院	国家自然青年科学基金项目	82301047	30.00
EXT2通过上调成纤维细胞生长因子信号促进头颈部鳞状细胞癌增殖、侵袭和转移的机制研究	王怡平	厦门医学院	福建省科技厅项目	2023D002	8.00
非经典矿化理论提示下负载PAA-ACP的pH响应型介孔硅在釉质早期脱矿中的仿生矿化策略研究	白宇明	厦门医学院	福建省科技厅项目	2023D003	9.00
基于网络药理学“木香-侧柏叶”提取物对治疗慢性牙周炎的研发应用	蔡艺煌	厦门医学院	福建省科技厅项目	2023D021	15.00
tRF-3019b介导CD4+T细胞免疫炎症反应在口腔扁平苔藓中的作用及机制研究	刘　汾	南昌大学	国家自然科学基金地区科学基金项目	82360195	32.00
酸枣仁皂苷A对三叉神经痛中P2X7受体介导的NLRP3/Caspase-1通路的作用研究	熊　伟	南昌大学	国家自然科学基金地区科学基金项目	82360199	32.00
基于5G+VR的智慧口腔健康管理新模式的创建与示范应用	欧晓艳	南昌大学	江西省科学技术厅03专项及5G项目	20232AB-C03A24	80.00
高糖通过BMP-2/Smad-1/ROS信号通路诱发斑马鱼颅面软骨发育缺陷	杨　健	南昌大学	江西省自然科学基金重点项目	20232AC-B206028	20.00

续表

项目名称	项目负责人	单位	基金或资助类目	批准号或编号	资助金额（万元）
D-GL13K-R-HAP复合涂层预防固定正畸治疗牙釉质表面脱矿的应用研究	彭诗芸	南昌大学	江西省自然科学基金面上项目	20232BA-B206076	10.00
槲皮素介导TLR4信号通路在正畸牙移动炎症反应中的作用及机制研究	廖正宇	南昌大学	江西省自然科学基金面上项目	20232BA-B206079	10.00
“三合一”普鲁士蓝纳米系统的构建及用于改善牙周炎微环境的机制研究	王　沛	南昌大学	江西省自然科学基金面上项目	20232BA-B206135	10.00
NLRP10通过Hippo信号通路调控根尖周Treg/Th17平衡的机制研究	衣晓伟	南昌大学	江西省自然科学基金青年项目	20232BA-B216059	10.00
牙周炎中VDAC1通过自噬调控成骨细胞分化的机制研究	黄　臻	南昌大学	江西省卫生健康委科技计划项目	202410036	2.00
双靶向复合磁性纳米粒子用于牙周炎的治疗及机制研究	郭　俊	南昌大学	江西省卫生健康委科技计划项目	202410037	2.00
金线莲苷通过ROS/MAPK/NF-κB通路抑制M1巨噬细胞极化缓解颞下颌关节骨关节炎的机制研究	胡诗昱	南昌大学	江西省中医药管理局科技计划	2023A0006	0.40
江香薷中药组合活性提取物用于根管冲洗的体外研究	辛　悦	南昌大学	江西省中医药管理局科技计划	2023A0264	0.40
基于中性粒细胞稳态改善牙周炎症微环境的靶向生物材料促进牙周再生的机制研究	葛少华	山东大学	国家自然科学基金国际（地区）合作与交流项目	8232010-8004	210.00
3D打印植入体仿生构建及其颅颌面骨缺损修复应用基础	董哲勤	山东大学	国家自然科学基金优秀青年科学基金项目	2024-3	300.00
四面体框架核酸定域矿化水凝胶支架促进牙周组织再生研究	高　飞	山东大学	国家自然科学基金面上项目	52373145	50.00
压应力下GPX4介导ITG3-THBS1-RUNX1信号轴调控成骨细胞铁死亡的机制研究	郭　杰	山东大学	国家自然科学基金面上项目	82370999	48.00
多胺响应的聚环糊精纳米药物对牙周炎的治疗和机制研究	赵微微	山东大学	国家自然科学基金青年科学基金项目	82301081	30.00
达格列净逆转牙周膜干细胞高糖代谢记忆控制糖尿病牙周炎进展及机制研究	杜　密	山东大学	国家自然科学基金青年科学基金项目	82301084	30.00
缓释活性DHA的胞内降脂型水凝胶涂层改善高脂血症下种植体骨结合的研究	王亚楠	山东大学	国家自然科学基金青年科学基金项目	82301126	30.00
粘附类受体ADGRG7对糖皮质激素稳态的调控作用及干预策略	林　慧	山东大学	国家自然科学基金青年科学基金项目	82304583	30.00

续表

项目名称	项目负责人	单位	基金或资助类目	批准号或编号	资助金额（万元）
靶向调节牙周祖细胞功能生物活性材料的研发	葛少华	山东大学	国家重点研发计划课题	2023YFC-2506305	95.60
衰老条件下口腔硬组织快捷重建临床新策略	于　洋	山东大学	国家重点研发计划课题(参与)	2023YFC-3605602	41.50
3D 打印口腔树脂材料的微结构原位调控机制与性能关联研究	董哲勤	山东大学	山东省优秀青年科学基金项目	2023HWY-Q-05	60.00
外泌体调控巨噬细胞介导牙龈卟啉单胞菌促进口腔鳞状细胞免疫逃逸的机制研究	李　青	山东大学	山东省自然科学基金面上项目	ZR2023M-H230	10.00
正畸牵张力下巨噬细胞外泌体经 Ln-cRNA NORAD/OSTERIX/SATB2 轴促进牙周膜干细胞成骨分化的机制研究	刘　毅	山东大学	山东省自然科学基金面上项目	ZR2023M-H199	10.00
BRD4 通过 HIF-1α/CSF1 调控肿瘤细胞与肿瘤相关巨噬细胞相互作用促进口腔鳞状细胞癌进展的机制研究	张风河	山东大学	山东省自然科学基金面上项目	ZR2023M-H096	10.00
HNRNPA2B1 通过调控“Treg-Th17 向转化”影响糖尿病相关牙周炎的作用及机制研究	刘红蕊	山东大学	山东省自然科学基金面上项目	ZR2023M-H057	10.00
序列递释 bFGF 与 BMP-2 原位组织工程支架对牙周创伤修复早期炎症免疫微环境的调控作用及机制研究	丁　田	山东大学	山东省自然科学基金青年基金项目	ZR2023Q-H403	15.00
缓释 DHA 的胞内降脂型水凝胶涂层改善高脂血症下种植体骨结合的研究	王亚楠	山东大学	山东省自然科学基金青年基金项目	ZR2023Q-H207	15.00
DHEA 协同别构配体 LD22 通过 ADGRG2 调控精子成熟的机制研究	林　慧	山东大学	山东省自然科学基金青年基金项目	ZR2023Q-H189	15.00
具备红外光热响应的抗牙周致病菌水凝胶微球体系构建及研发	闫勇敢	山东大学	山东省自然科学基金青年基金项目	ZR2023Q-H513	15.00
人牙龈成纤维细胞苦味受体通过识别牙周微环境代谢产物抑制炎症反应及抗感染的机制研究	周祉延	山东大学	山东省自然科学基金青年基金项目	ZR2023Q-H447	15.00
表观遗传调控巨噬细胞激活免疫应答清除细菌感染的机制研究	于瑞晴	山东大学	山东省自然科学基金青年基金项目	ZR2023Q-H531	15.00
张力牵拉下的牙周膜成纤维细胞分泌 IL6 影响成骨细胞的机制探索	孙长芸	山东大学	山东省自然科学基金青年基金项目	ZR2023Q-H352	15.00
TA-Zn2+-MC 自组装纳米体系在牙周炎治疗中的应用	杜　菁	山东大学	山东省自然科学基金青年基金项目	ZR2023Q-H499	15.00
负载 Chitosan/Fucoidan-DHA 纳米微球的胞内降脂型水凝胶涂层改善高脂血症下种植体骨结合的研究	王亚楠	山东大学	江苏省基础研究计划自然科学基金青年基金项目	BK20230-250	20.00

续表

项目名称	项目负责人	单位	基金或资助类目	批准号或编号	资助金额（万元）
基于超分子大环的3D打印一体式多孔材料的结构调控与吸附性能研究	董哲勤	山东大学	江苏省基础研究计划自然科学基金青年基金项目	BK20230-257	20.00
黏附类受体GPR128对糖皮质激素稳态的功能调控及干预策略	林　慧	山东大学	中国博士后科学基金第73批面上资助	2023M73-2092	8.00
正畸张力作用下牙周膜细胞通过EZH2/IL6信号轴调控成骨细胞的机制探索	孙长芸	山东大学	中国博士后科学基金第73批面上资助	2023M73-2068	8.00
组织工程支架对牙周创伤修复早期免疫再生微环境的调控作用研究	丁　田	山东大学	中国博士后科学基金第74批面上资助	2023M74-2072	8.00
具核梭杆菌激活巨噬细胞线粒体自噬促进免疫逃逸和脂质沉积的机制研究	沈　松	山东大学	中国博士后科学基金第74批面上资助	2023M74-2072	8.00
缓释ApoE3的水凝胶涂层改善高脂血症下种植体骨结合的研究	王亚楠	山东大学	山东省博士后创新项目	SDCX-ZG-202303001	3.00
Investigation of bacterial contamination of dental unit waterlines and biofilm-controlling tubing materials development	陈　鹏	山东大学	美国中华医学基金会（CMB）	23-525	35.69
口腔专业感控质控应用研究	陈　鹏	山东大学	国家卫生健康委医院管理研究所	-	4.00
儿童青少年隐形正畸治疗依从性动态分析——患者报告的结果分析（PROM）	李德水	山东大学	中国牙病防治基金会科研项目	1350023-020	3.00
济南市公立口腔医疗机构口腔综合治疗台水路污染研究	陈　鹏	山东大学	中国牙病防治基金会科研项目	FX202307	0.50
山东省口腔感控人员岗位胜任力现状及影响因素	蒋莉莉	山东大学	中国牙病防治基金会科研项目	FX202312	0.50
基于运营管理的公立绩效评价体系研究	李漫漫	山东大学	中国牙病防治基金会科研项目	-	0.50
密码应用安全与智慧建设的“双融合”发展模式研究	于磊磊	山东大学	中国牙病防治基金会科研项目	-	0.50
结构优化设计生物材料创新团队	马保金	山东大学	山东省教育厅	2022KJ0-20	15.85
新型下颌前移矫治器对儿童阻塞性睡眠呼吸暂停的治疗机制及其疗效影响因素的研究	陈　荟	山东大学	中国牙病防治基金会科研项目	1350023-007	6.00
隐形矫治器联合J钩矫治青少年高角骨性Ⅱ类的疗效研究	姜春苗	青岛大学	中国牙病防治基金会科研项目	-	3.00
隐形矫治器前导下颌的三维有限元分析及临床疗效评价	刘　洋	青岛大学	中国牙病防治基金会科研项目	-	3.00

续表

项目名称	项目负责人	单位	基金或资助类目	批准号或编号	资助金额（万元）
三种中药提取物对变异链球菌生长及菌斑生物膜形成影响的动物模型研究	孙慧斌	青岛大学	山东省中医药管理局	Z-2023-049	5.00
双重响应性抗感染种植体涂层的构建及用于精准调控骨整合的作用机制研究	刘奕方	山东第一医科大学	山东省自然科学基金青年项目	ZR2022-12040078	15.00
TMEM2调控巨噬细胞M2型极化促进口腔鳞癌转移的作用研究	王　欣	山东第一医科大学	山东省自然科学基金青年项目	ZR2022-12030246	15.00
Peroxiredoxin 1通过调节ROS介导的口腔鳞状细胞癌焦亡发挥促癌作用的机制	柳珊珊	山东第一医科大学	山东省自然科学基金青年项目	ZR2022-12030180	15.00
凸面型患者正畸治疗的风险控制和牙周加速成骨正畸治疗的应用	马慧敏	山东第一医科大学	山东省自然科学基金青年项目	ZR2022-12030164	15.00
基于基因编辑和免疫重塑的智能仿生纳米颗粒用于口腔鳞状细胞癌治疗的研究	张　琳	山东第一医科大学	山东省自然科学基金青年项目	ZR2022-12020265	15.00
新型微管蛋白抑制剂ID 09介导铁死亡调控口腔鳞状细胞癌紫杉醇耐药的机制研究	杨盼盼	山东第一医科大学	山东省自然科学基金青年项目	ZR2022-11290291	15.00
BRAF抑制剂联合维生素C用于成釉细胞瘤的治疗及机制研究	尤　柱	山东第一医科大学	山东省自然科学基金青年项目	ZR2022-11090214	15.00
MYC过表达的唾液腺腺样囊性癌细胞通过诱导巨噬细胞M2型分化促进肿瘤生长及转移的机制	戴　丽	山东第一医科大学	山东省自然科学基金青年项目	ZR2023-QH376	15.00
胶原蛋白海绵联合补骨脂素对牙槽骨再生及成骨相关蛋白的影响	陈岱韻	山东第一医科大学	山东省中医药卫生科技发展计划项目面上项目	M2023264	3.00
中药白花丹活性成分白花丹素金属有机框架的合成及抗菌活性作用研究	梁　晋	山东第一医科大学	山东省中医药卫生科技发展计划项目面上项目	M2023224	3.00
牙发生相关磷蛋白ODAPH调控成釉细胞粘附和矿化的分子机制研究	张　莉	滨州医学院	山东省自然科学基金	ZR2023-MH047	10.00
序贯释放镁离子与BMP-2的新型材料调控巨噬细胞行为修复骨缺损的机制研究	李友瑞	滨州医学院	山东省自然科学基金	ZR2023-MH039	10.00
功能化修饰锌合金网状材料的制备和应用于引导骨再生的研究	吴唯伊	滨州医学院	山东省自然科学基金	ZR2023-QH493	15.00
人牙髓细胞外泌体miR-4691-3p靶向STING抑制牙髓炎的分子机制研究	田欣欣	郑州大学	国家自然科学基金青年科学基金项目	82301061	30.00
I型胶原/LAIR1信号调控pDC免疫抑制介导口腔鳞癌进展的机制研究	杨雷雷	郑州大学	国家自然科学基金青年科学基金项目	82303351	30.00

续表

项目名称	项目负责人	单位	基金或资助类目	批准号或编号	资助金额（万元）
河南省口腔健康科普服务内容与架构咨询研究	王松灵	郑州大学	中国工程科技发展战略河南研究院战略咨询一般项目	2023HEN-YB02	50.00
多学科联合治疗修复复杂冠根折的临床及基础研究	程　涛	郑州大学	河南省科技厅科技攻关项目	2321023-11101	10.00
基于pH敏感的新型载黄芪多糖互穿网络杂化气凝胶递药系统的构建及其在双膦酸盐相关性颌骨坏死中的应用研究	李　娜	郑州大学	河南省科技厅科技攻关项目	2321023-11197	10.00
基于PTH与细胞因子Rankl和M-CSF对破骨细胞的影响探究BRONJ的预防及相关机制研究	赵　鹏	郑州大学	河南省科技厅科技攻关项目	2321023-11131	10.00
聚多巴胺功能化介孔二氧化硅负载自体牙本质基质治疗种植体周围炎的实验研究	高　宁	郑州大学	河南省科技厅科技攻关项目	2321023-11025	10.00
Amelogenin/磷灰石仿生矿化涂层促进钛基种植体周围牙周膜再生的实验研究	楚金普	郑州大学	河南省卫生健康委科技创新领军人才	LJRC2023-006	25.00
口腔鳞状细胞癌脂质代谢重编程研究	岳二丽	郑州大学	河南省科技厅软科学项目	RKX2023-02015	3.00
载阿司匹林镁合金重塑免疫微环境影响骨再生的作用研究	朱娟芳	郑州大学	河南省卫生健康委重点项目	SBGJ2023-02062	8.00
间充质干细胞来源的外泌体miR-144调控CLDN8-ERK/STAT3信号通路在口腔鳞状细胞癌中的作用与机制研究	李文鹿	郑州大学	河南省卫生健康委青年项目	SBGJ2023-03037	4.00
保护素D1对牙周Gli1+间充质干细胞功能的调控作用及机制研究	马　瑞	郑州大学	河南省医学科技攻关联合共建项目	LHGJ2023-0203	20.00
小剂量光动力上调持留菌代谢增敏传统抗菌剂防龋的机制研究	刘丹枫	郑州大学	河南省医学科技攻关联合共建项目	LHGJ2023-0242	20.00
基于代谢谱的口腔鳞状细胞癌小分子代谢物生物标志物的发现及分子作用机制研究	李希博	郑州大学	河南省医学科技攻关联合共建项目	LHGJ2023-0255	10.00
牙龈成纤维细胞来源的补体C3参与牙周炎中巨噬细胞功能调节的机制研究	高旭东	郑州大学	河南省医学科技攻关联合共建项目	LHGJ2023-0270	20.00
碳点诱导的多功能干细胞膜片促进炎症状态下牙周组织再生的作用及其机制研究	刘莉莉	郑州大学	河南省医学科技攻关联合共建项目	LHGJ2023-0296	20.00
PINK1、Parkin介导的破骨细胞线粒体动态参与调控根尖周炎骨破坏	刘冰倩	郑州大学	河南省医学科技攻关联合共建项目	LHGJ2023-0298	20.00
肿瘤细胞外泌体来源miR-130b-3p通过调控施万细胞促涎腺腺样囊性癌神经侵袭的机制研究	李锦锦	郑州大学	河南省医学科技攻关联合共建项目	LHGJ2023-0308	20.00

续表

项目名称	项目负责人	单位	基金或资助类目	批准号或编号	资助金额（万元）
mtDNA缺陷诱发ACC细胞与施万细胞间自发性融合并促进肿瘤嗜神经侵袭的研究	乔翔鹤	郑州大学	河南省医学科技攻关计划联合共建项目	LHGJ2023-0309	20.00
骨髓内皮细胞BMAL1通过细胞外基质调控颅颌面骨代谢节律的机制研究	陈莉莉	华中科技大学	国家自然科学基金区域联合重点项目	U23A20443	260.00
生物钟节律紊乱影响BMAL1/IGF-1/PI3K/AKT信号轴促进牙周炎进展的机制研究	丁玉梅	华中科技大学	国家自然科学基金面上项目	–	48.00
C/EBP β通过H2A.Z介导的染色质重塑调控成牙本质细胞分化的机制研究	张 倩	华中科技大学	国家自然科学基金青年项目	82301013	30.00
内质网应激感受器IRE1a通过调控Glil+细胞成骨分化参与颌骨损伤修复的作用机制研究	宋 珂	华中科技大学	湖北省自然科学基金杰出青年项目	2023AFA-106	30.00
非金属材料激光增材制造工艺与设备	史云松	华中科技大学	湖北省“JD”技术攻关项目子课题	2023BAA-023	376.00
二甲双胍缓释通过Akt/Fox0/SIRT1信号通路调控高糖诱导牙周膜干细胞应激性早衰的机制研究	刘 茜	华中科技大学	湖北省自然科学青年基金	2023AFB-212	5.00
表面改性的聚醚醚酮材料调控单核细胞的应用基础研究	陈美玲	华中科技大学	湖北省自然科学基金一般面上项目	2023AFB-1038	5.00
牙周炎症微环境中黄芩苷调节RECK/内质网应激信号通路的机制研究	朱光勋	华中科技大学	湖北省自然科学基金一般面上项目	2023AFB-653	5.00
乳酸通过HIF-1α/P4HA1轴调节基质重塑在口腔鳞癌进展中的机理研究	胡传宇	华中科技大学	湖北省自然科学基金一般面上项目	2023AFB-703	5.00
口腔梭杆菌诱导炎性极化参与鳞癌淋巴结转移前微环境成熟的机制研究	秦 旭	华中科技大学	湖北省自然科学基金一般面上项目	2023AFB-765	5.00
CD276驱动口腔癌代谢重编程及Treg细胞分化诱导免疫治疗抵抗的机制	龚朝建	中南大学	国家自然科学基金面上项目	82372811	49.00
新型PLLA骨支架材料的构建及其光催化光热协同抗菌机制研究	潘 灏	中南大学	国家自然科学基金青年项目	52303358	30.00
变异链球菌rnc经msRNA直接抑制dexA降解胞外多糖的机制研究	阳 燕	中南大学	国家自然科学基金青年项目	82301063	30.00
个性化镁基GBR膜缓释氢气/镁离子抑制巨噬细胞焦亡促进糖尿病骨再生的研究	刘焱萍	中南大学	国家自然科学基金青年项目	82301135	30.00
不完全EMT状态调控肿瘤相关中性粒细胞铁死亡介导口腔鳞癌免疫逃逸的分子机制研究	熊宏刚	中南大学	国家自然科学基金青年项目	82303193	30.00
口腔黏膜下纤维性变中赖氨酸羟化酶2异常活化抑制胶原降解的机制研究	李 江	中南大学	国家自然科学基金青年项目	82300355	30.00

续表

项目名称	项目负责人	单位	基金或资助类目	批准号或编号	资助金额（万元）
英国国家同步辐射光源项目	陈晓婧	中南大学	英国国家级项目	MG34950-	65.00
Mechanisms on NAD+ normalizes mitochondrial dysfunction in age-related diseases	张剑英	中南大学	挪威国家级项目	#2023093	34.68
Developing biomarkers for delirium using CSF and blood samples	张剑英	中南大学	挪威国家级项目	#263928	17.34
重大疾病的分子病因与精准医疗应用基础研究	方厂云	中南大学	湖南省自然科学基金重点项目	2021JC-0002	600.00
突发公共卫生事件早期预测预警关键技术攻关	许林勇	中南大学	湖南省重点研发计划	2023SK2005	80.00
经口腔入路的人机协作型智能手术机器人系统研发	梁　烨	中南大学	湖南省优秀青年基金项目	S2023JJ-YXQN0317	20.00
仿生多孔梯度硼化Ti6Al4V/HA植体经Sema6D/MAPK途径调控巨噬细胞极化促进骨结合的机制	彭　倩	中南大学	湖南省优秀青年基金项目	2023JJ-20088	20.00
变异链球菌dexA基因靶向胞外多糖空间结构调控龋病微生态的机制研究	阳　燕	中南大学	湖南省自然科学基金面上项目	2023JJ-30815	5.00
IL-11调控Th17/Treg分化促进口腔黏膜下纤维性变发生发展的分子机制研究	全宏志	中南大学	湖南省自然科学基金面上项目	2023JJ-30814	5.00
钛种植体表面微/纳形貌对BMSCs细胞骨架重组的调控作用及其机制研究	周红波	中南大学	湖南省自然科学基金面上项目	2023JJ-30816	5.00
ZnO/P(VDF-TrFE)纳米复合膜电-锌离子耦合效应调控AKT信号通路促进免疫成骨研究	戴小寒	中南大学	湖南省自然科学基金面上项目	2023JJ-30813	5.00
MiR-199a-5p调控内皮间质转分化促进口腔黏膜下纤维性变的作用及其机制	卢若煌	中南大学	湖南省自然科学基金面上项目	2023JJ-30834	5.00
METTL3介导的miR-181d-5p/TRPM7在镁基GBR膜降解调控骨免疫中的作用与机制	刘淼萍	中南大学	湖南省自然科学基金青年项目	2023JJ-40880	5.00
TDF靶向M6A/L1TD1/LUM轴抑制口腔鳞状细胞癌血管生成拟态及转移的机制研究	朱非亚	中南大学	湖南省自然科学基金青年项目	2023JJ-41028	5.00
tiRNA-Val-CAC-002介导ITGB3/PI3K/Akt调控FB自噬促进OSF发生机制研究	吴颖芳	中南大学	湖南省自然科学基金青年项目	2023JJ-30946	5.00
MSX1突变致MSX1/PAX9异二聚体复合物结构不稳定影响BMP通路表达导致先天缺牙的机制研究	孙　婧	中南大学	湖南省自然科学基金青年项目	2023JJ-40988	5.00
SIRT3/FoxO3A调控巨噬细胞极化在糖尿病种植体骨结合的机制研究	姚倩倩	中南大学	湖南省自然科学基金青年项目	2023JJ-30797	5.00

续表

项目名称	项目负责人	单位	基金或资助类目	批准号或编号	资助金额（万元）
三维成球培养通过影响成骨源性外泌体中 miRNA 介导其与脱矿牙本质基质复合体在骨再生中的作用机制研究	郭琳娜	中南大学	湖南省自然科学基金青年项目	2023JJ-40817	5.00
硝酸盐通过活化 AMPK 通路预防口腔黏膜下性变的作用与机制研究	刘欧胜	中南大学	湖南省自然科学基金联合基金项目	2023JJ-60509	5.00
基于知识转化模型的湖南省口腔专科护士岗位胜任力实证研究	罗　姜	中南大学	湖南省自然科学基金联合基金项目	2023JJ-60443	5.00
负载 CMPK2 的新型人工唾液微球治疗口干症的功能及机制研究	谢小燕	中南大学	湖南省自然科学基金联合基金项目	2023JJ-60089	5.00
镁硒材料在口腔癌颌骨坚固内固定中的应用及机制研究	杨骁伦	中南大学	湖南省自然科学基金联合基金项目	2023JJ-60433	5.00
PAX9 基因新突变与单纯性先天缺牙的关系及机制研究	邱喜丽	中南大学	湖南省自然科学基金联合基金项目	2023JJ-60092	5.00
基于 AR/E-cadherin 介导的 EMT 探讨 OSF 癌变及加味丹玄口康干预机制	谭　劲	湖南中医药大学	国家自然科学基金面上项目	82374530	51.00
牙周病-糖尿病的口腔微生态检测技术及调控机制研究	朱丽雷	湖南中医药大学	国家重点研发计划重点专项子项目	-	20.00
妊娠期龈炎 PGE2、TNF-a 的表达及清热安胎缓释剂的干预作用	陈世娟	湖南中医药大学	湖南省级自然科学基金项目联合基金	2023JJ-60040	5.00
木犀草素通过调节 EMT 改善口腔黏膜下纤维化的作用机制研究	吴　丹	湖南中医药大学	湖南省教育厅科学研究优秀青年项目	23B0382	6.00
口腔黏膜免疫稳态失衡与重塑	王　智	中山大学	国家自然科学基金杰出青年科学基金项目	82325013	400.00
放射诱导 POSTN+成纤维细胞活化扰动口腔黏膜细胞外基质稳态促进黏膜下纤维化的作用与机制研究	夏　娟	中山大学	国家自然科学基金区域创新发展联合基金	U23A204-45	260.00
超级增强子驱动 IGF2BP2-KLF7 环促进口腔鳞癌恶性进展的机制研究	侯劲松	中山大学	国家自然科学基金面上项目	82373015	49.00
硅酸钙活化的小细胞外囊泡诱导巨噬细胞线粒体自噬免疫调控牙髓炎的机制研究	韦　曦	中山大学	国家自然科学基金面上项目	82370943	48.00
NAT10 调控牙髓炎中巨噬细胞 HIF-1α/乳酸轴影响牙髓干细胞分化的机制研究	徐　琼	中山大学	国家自然科学基金面上项目	82370944	48.00
细胞硬度介导口腔鳞癌细胞与 CD8+T 细胞间力学对话调控免疫杀伤的机制研究	余东升	中山大学	国家自然科学基金面上项目	82373255	48.00
NETs 通过激活 STAT3-OPA1 通路调控 T 细胞糖代谢重编程促进 Th17 细胞分化的机制研究	赵川江	中山大学	国家自然科学基金面上项目	82370958	48.00

续表

项目名称	项目负责人	单位	基金或资助类目	批准号或编号	资助金额（万元）
牙龈卟啉单胞菌调控上皮代谢重编程诱导免疫微环境失衡在口腔白斑发生发展中的作用与机制	吴　桐	中山大学	国家自然科学基金面上项目	82370960	48.00
极速精准灭菌、促细胞生长的双层异质可注射水凝胶在种植体周软组织整合中的作用及机理	滕　伟	中山大学	国家自然科学基金面上项目	82371005	47.00
甘草查尔酮A作用下骨髓间充质干细胞分泌的细胞外囊泡促进牙周炎骨缺损修复作用机制的研究	尚冯青	中山大学	国家自然科学基金青年科学基金项目	82301029	30.00
BAPTA-MSNs/IL4水凝胶涂层靶向调控巨噬细胞磷脂酰丝氨酸外翻强化胶原膜屏障功能的研究	刘润恒	中山大学	国家自然科学基金青年科学基金项目	82301036	30.00
辐射激活NFATc1/Fis1通路诱导MSCs代谢重编程参与颌骨放射损伤的机制研究	任　林	中山大学	国家自然科学基金青年科学基金项目	82301040	30.00
牙龈卟啉单胞菌RgpB介导上皮-T细胞间竞争甲硫氨酸促进口腔白斑病进展的作用机制研究	温丽玲	中山大学	国家自然科学基金青年科学基金项目	82301080	30.00
IFIT3介导mtDNA释放激活cGAS-STING通路增强炎症信号促进口腔白斑病发生发展的机制研究	陈晰娟	中山大学	国家自然科学基金青年科学基金项目	82301086	30.00
Notch1信号通路介导Winner细胞获取超级竞争优势在口腔黏膜上皮异常增生演变的作用与机制研究	李媛媛	中山大学	国家自然科学基金青年科学基金项目	82301097	30.00
基于干细胞外泌体调控细胞焦亡及凋亡治疗放射性唾液腺损伤的策略研究	苏心韵	中山大学	国家自然科学基金青年科学基金项目	82301105	30.00
基于调控巨噬细胞Integrin β2构象的种植体表面纳米圆凸阵列构建及其改善糖尿病种植体骨结合的研究	郭远龙	中山大学	国家自然科学基金青年科学基金项目	82301122	30.00
iPSCs源凋亡囊泡促进RNAPII泛素化介导DNA转录偶联修复在衰老骨稳态中的机制研究	渠　艳	中山大学	国家自然科学基金青年科学基金项目	82301123	30.00
聚羧基甜菜碱功能化的氧化铈纳米组装体改善牙科树脂的防污抗炎性能	金　杰	中山大学	国家自然科学基金青年科学基金项目	82301124	30.00
正畸应力调节YAP诱导的巨噬细胞源焦亡囊泡影响PDLSCs成骨分化机制研究	刘原伯	中山大学	国家自然科学基金青年科学基金项目	82301125	30.00

续表

项目名称	项目负责人	单位	基金或资助类目	批准号或编号	资助金额（万元）
双亲性/抗酯酶降解功能性单体提高牙本质粘接质量的研究	于士洋	中山大学	国家自然科学基金青年科学基金项目	82301142	30.00
乳酸/BRD4/LDHA正反馈环路加速糖酵解诱导肿瘤微环境重塑促进头颈鳞癌免疫逃逸的机制研究	张　鸣	中山大学	国家自然科学基金青年科学基金项目	82303158	30.00
诱导型ADAR1持续启动滞育样重编程介导舌鳞癌细胞休眠的机制研究	李静远	中山大学	国家自然科学基金青年科学基金项目	82303468	30.00
IFN-I调控低细胞膜张力介导的TAMs持续性胞葬促进口腔鳞癌光动力治疗抵抗的机制	张茜柳	中山大学	国家自然科学基金青年科学基金项目	82303713	30.00
DNA四面体负载雷公藤红素经LepR-STAT3通路增加瘦素敏感性在肥胖相关性牙周炎的应用研究	刘育豪	中山大学	中国博士后科学基金面上项目	2023M74-4045	8.00
IFNI/TIM4/胆固醇信号轴介导肿瘤相关巨噬细胞胞葬在口腔鳞癌光动力治疗抵抗中的机制研究	张茜柳	中山大学	中国博士后科学基金面上项目	2023M74-4009	8.00
新型纤维加强水凝胶支架材料的构建及其双相调控降解/成骨转化平衡的机制研究	杨静红	中山大学	中国博士后科学基金面上项目	2023M74-4008	8.00
可控ROS清除水凝胶通过IP3R/Ca2+调控巨噬细胞代谢在糖尿病牙周炎中的机制研究	王　璐	中山大学	中国博士后科学基金面上项目	2023M74-4007	8.00
舌黏膜下多肽免疫通过增强CD103+CD8+组织驻留记忆T细胞抑制口腔鳞癌发生发展的潜能探究	王迪侃	中山大学	中国博士后科学基金面上项目	2023M74-4006	8.00
METTL3介导Nos2mRNA的m6A修饰调控线粒体氧化磷酸化影响破骨细胞分化在慢性根尖周炎中的机制研究	李　迪	中山大学	中国博士后科学基金面上项目	2023M74-4004	8.00
高糖通过SMURF2泛素化降解RUNX3介导NK细胞“耗竭”加剧牙周炎的机制及靶向策略开发	邝树鸿	中山大学	中国博士后科学基金面上项目	2023M74-4003	8.00
动态转换本征电信号特性钛植入材料的构建及其时序调控血管化成骨机制研究	黎昌昊	中山大学	中国博士后科学基金面上项目	2023M74-3979	8.00
Annexin A1通过炎性小体NLRP3/ Caspase-1介导巨噬细胞焦亡在糖尿病牙周炎中的机制及其活性肽时序递送的作用研究	王伟财	中山大学	广东省自然科学基金青年提升项目	2023A15-15030015	30.00
HMGB1调控缺氧诱导人牙髓细胞线粒体自噬与铁死亡交互作用的机制研究	黄奕华	中山大学	广东省自然科学基金青年提升项目	2023A15-15030036	30.00

续表

项目名称	项目负责人	单位	基金或资助类目	批准号或编号	资助金额（万元）
去泛素化酶USP54通过稳定TRIM3对IMPDH2的降解抑制头颈鳞癌鸟嘌呤从头合成和肿瘤进展的机制研究	任先越	中山大学	广东省自然科学基金青年提升项目	2023A15-15030121	30.00
CaSR-PI3K/AKT和eNOS-sGC/cGMP通路在炎性微环境下调控人牙髓细胞成血管分化过程中的交互作用研究	安少锋	中山大学	广东省自然科学基金面上项目	2023A15-15010185	10.00
FPHA抑制糖酵解调控巨噬细胞极化促进成骨的作用及机制研究	杨　博	中山大学	广东省自然科学基金面上项目	2023A15-15010205	10.00
GALNT14通过增强EGF糖基化修饰促进舌鳞状细胞癌顺铂耐药的机理研究	王春阳	中山大学	广东省自然科学基金面上项目	2023A15-15010272	10.00
IFIT3介导线粒体DNA释放在口腔白斑病炎症微环境形成中的作用及机制研究	陈晰娟	中山大学	广东省自然科学基金面上项目	2023A15-15010246	10.00
iPSCs源凋亡囊泡转运PARP-1介导DNA损伤修复调控机体老化骨稳态的机制研究	渠　艳	中山大学	广东省自然科学基金面上项目	2023A15-15010626	10.00
NLRP3炎症小体激活和自噬功能障碍参与重金属镉诱导骨质疏松的作用及机制研究	许宝山	中山大学	广东省自然科学基金面上项目	2023A15-15010339	10.00
NRF2-FSP1信号通路调控巨噬细胞铁死亡促进根尖周炎骨破坏的机制研究	陈玲玲	中山大学	广东省自然科学基金面上项目	2023A15-15010327	10.00
OPN+巨噬细胞激活CD44+领头细胞介导头颈鳞癌细胞集团淋巴管内渗的时空机制	吴家顺	中山大学	广东省自然科学基金面上项目	2023A15-15010399	10.00
P.gingivalis作用牙周膜干细胞来源的外泌体介导HMGB1调控巨噬细胞极化影响骨改建的机制研究	高文玲	中山大学	广东省自然科学基金面上项目	2023A15-15010386	10.00
XBP1激活NLRP3炎症小体促进牙周炎进展的作用和机制	宋　智	中山大学	广东省自然科学基金面上项目	2023A15-15010519	10.00
白色念珠菌通过EV-dsDNA激活cGAS-STING通路介导口腔上皮细胞炎症损伤的机制研究	周羽洁	中山大学	广东省自然科学基金面上项目	2023A15-15012257	10.00
低氧DPSC外泌体LOXL2激活PI3K/Akt/VEGF通路调控牙髓再生的作用机制研究	龚启梅	中山大学	广东省自然科学基金面上项目	2023A15-15010722	10.00
仿骨力电响应特性的钛基修复材料及其促进肿瘤术后骨缺损动态修复机制研究	黎昌昊	中山大学	广东省自然科学基金面上项目	2023A15-15010784	10.00
仿软组织功能水凝胶介导种植体周围软组织再生封闭及机理探索	滕　伟	中山大学	广东省自然科学基金面上项目	2023A15-15010760	10.00
干细胞外泌体调控上皮细胞衰老通路治疗放射性唾液腺损伤的机制研究	苏心韵	中山大学	广东省自然科学基金面上项目	2023A15-15011744	10.00
基于CaM/CaMKII/Drp1通路探讨辐射微环境下BMSCs命运转归的机制及其对骨稳态的影响	陈晓丹	中山大学	广东省自然科学基金面上项目	2023A15-15011086	10.00

续表

项目名称	项目负责人	单位	基金或资助类目	批准号或编号	资助金额（万元）
巨噬细胞源性PGRN解除唾液腺成体干细胞多能性限制的功能与机制	张思恩	中山大学	广东省自然科学基金面上项目	2023A15-15011763	10.00
脱细胞基质水凝胶携SHED功能外泌体经AMPK通路促进DPSC免疫防御和成牙本质向分化	赵　玮	中山大学	广东省自然科学基金面上项目	2023A15-15012554	10.00
智能响应粘合体系用于颌面部软组织损伤应急处理的关键技术研究	李卫昌	中山大学	广东省自然科学基金面上项目	2023A15-15011958	10.00
纳米硒调节线粒体自噬促感觉神经分泌参与牙周辅助加速成骨正畸治疗骨增量的机制研究	黄　跃	暨南大学	国家自然科学基金面上项目	82370995	48.00
甘草泻心汤颗粒治疗寒热错杂型复发性口腔溃疡的临床疗效及安全性研究	李泽键	暨南大学	广东省基础与应用基础研究基金企业联合基金	2022A15-15220047	15.00
低能量激光治疗促进正畸牙移动的过程中成骨成血管的耦合作用	阮亚茹	暨南大学	2023年度广东省医学科研基金项目	A2023149	1.00
MFN1通过线粒体动力学调控口腔鳞癌进展的功能和机制研究	林　强	暨南大学	2023年度广东省医学科研基金项目	A2023150	1.00
牙周炎中牙龈成纤维细胞分泌IL-24激活JAK1/ETS-2/NOX2通路诱导NETs形成的机制研究	谢文强	南方医科大学	国家自然科学基金青年项目	82301065	30.00
FGD6/RhoD/DIAPH3调控微丝重塑在Nb2C/MCS促进内皮细胞迁移中的机制研究	贺健康	南方医科大学	国家自然科学基金青年项目	82301145	30.00
锌基屏障膜诱导巨噬细胞EVs释放EP300促骨血管生成的机制研究	李　平	南方医科大学	国家自然科学基金青年项目	82301134	30.00
压应力作用下牙周膜成纤维细胞中HIF1α介导的糖酵解在促进牙槽骨破骨中的机制研究	刘楚峰	南方医科大学	国家自然科学基金面上项目	82371001	48.00
头颈鳞癌PHLDB2-整合素αvβ6轴过度激活促进免疫抑制性微环境形成的机制研究	崔　力	南方医科大学	国家自然科学基金面上项目	82372905	49.00
微环境响应性稀土铕基智能水凝胶用于糖尿病创面一体化治疗	黄秀红	南方医科大学	中国博士后科学基金面上项目	2023M73-1539	8.00
PKG2-APC/C-SLC7A11调控糖代谢在GCDs增强DCs胞葬功能促进糖尿病创面愈合中的机制研究	金年强	南方医科大学	中国博士后科学基金面上项目	2023M73-1547	8.00
牙龈成纤维细胞来源的IL-24激活JAK1/ETS-2/NOX2诱导NETs形成促进牙周炎进展的机制研究	谢文强	南方医科大学	中国博士后科学基金面上项目	2023M73-1543	8.00
线粒体circSMAD3通过调控脂代谢重编程抑制舌鳞癌转移的机制研究	金婷婷	南方医科大学	广东省医学科研基金	A2023115	1.00

续表

项目名称	项目负责人	单位	基金或资助类目	批准号或编号	资助金额（万元）
PCL/HEDP介导锌基屏障膜两级降解调控巨噬细胞极化的研究	李　平	南方医科大学	广东省医学科研基金	A2023108	1.00
牙龈蛋白酶通过ROS-NLRP3-Caspase1诱发血管平滑肌细胞焦亡的机制研究	戚威娟	南方医科大学	广东省医学科研基金	A2023450	0.50
应激状态下骨膜细胞EVs调控巨噬细胞极化的机制研究	戴静桃	南方医科大学	广东省医学科研基金	A2023369	0.50
青少年颌面部骨骼发育异常的早筛系统的应用研究	杨　群	南方医科大学	广东省医学科研基金	A2023375	0.50
光学印模应用于牙周炎患者单颗牙种植修复转移的效果评价	王亚敏	南方医科大学	广东省医学科研基金指令性课题	C2023071	0.50
双氢青蒿素介导线粒体自噬诱导口腔癌细胞铁死亡的机制研究	史善伟	南方医科大学	广东省中医药局中医药科研项目	20231189	0.50
磷酸甘油酸变位酶5介导中性粒细胞胞外诱捕网调控破骨前体细胞促进牙槽骨吸收的机制研究	房付春	南方医科大学	广东省基础与应用基础研究基金自然科学基金面上项目	2414050-005424	15.00
Cdc42/Kif20B介导的微管重组在Scube3调控成牙本质细胞极化中的机制研究	田智慧	南方医科大学	广东省基础与应用基础研究基金自然科学基金面上项目	-	15.00
NOD2介导内质网应激在粪肠球菌胞外囊泡抑制难治性根尖周炎骨愈合中的作用机制	赵望泓	南方医科大学	广东省基础与应用基础研究基金自然科学基金面上项目	-	15.00
多功能原位释氧牙周缓释水凝胶的构建及其应用研究	邹　婷	南方医科大学	国家教育部“春晖计划”合作科研项目	202202198	1.00
《护牙特工历险记之口腔微“视”界》——优秀儿童口腔科普动画制作	徐稳安	南方医科大学	2023年度广东省科技计划项目	2023A14-14020026	3.00
新型可注射性温度/pH双重敏感智能水凝胶精准防龋的实验研究	江　山	南方医科大学	2023年度广东省医学科研基金	A2023107	1.00
GelMA水凝胶负载腺苷经破骨细胞MAPK/AP1信号轴促进骨质疏松性颌骨缺损修复的研究	程　鑫	深圳大学	国家自然青年科学基金项目	82301041	30.00
替代末端连接修复通路在miR-21调节口腔鳞癌放射损伤反应中的作用及其潜在的放疗增敏机制研究	马　琳	深圳大学	广东省自然科学基金面上项目	2023A15-15011945	10.00
外泌体circTP53通过miR-1206/PI3K调控肿瘤干细胞特性增强口腔鳞癌顺铂耐药的机制研究	艾毅龙	佛山市口腔医院	广东省基础与应用基础研究基金委员会省市联合基金	2022A15-15140098	30.00
动态力学微环境介导巨噬细胞外泌体调控骨组织再生的作用机制研究	李　娜	佛山科学技术学院医学院	广东省基础与应用基础研究基金委员会省市联合基金	2022A15-15140148	22.00

续表

项目名称	项目负责人	单位	基金或资助类目	批准号或编号	资助金额（万元）
葡甘聚糖纤维诱导的巨噬细胞源外泌体促进糖尿病难愈合创面再生的机制研究	王闯	佛山科学技术学院医学院	广东省基础与应用基础研究基金委员会省市联合基金	2022A15-15110181	10.00
液晶态基质微环境介导巨噬细胞调控BM-SCs成骨分化的作用机制研究	李娜	佛山科学技术学院医学院	广东省自然科学研究基金项目	2023A15-15012166	10.00
PD1/PD-L1通路调控T细胞分化影响口腔cGVHD进展的机制研究	陶人川	广西医科大学	国家自然科学基金面上项目	82370959	48.00
利用TSP1节律性表达调控正畸牙齿移动速率的作用与机制研究	谢炎伶	广西医科大学	国家自然科学基金青年科学基金项目	82301128	30.00
外泌体介导的THBS1通过调控内皮细胞FAK/PI3K/MAPK信号轴促进牵张成骨中血管生成的机制研究	廖凤春	广西医科大学	国家自然科学基金地区基金项目	82360182	32.00
多巴胺调控osteomacs活性防护牙周炎骨丢失的机制研究	王露霏	广西医科大学	国家自然科学基金地区基金项目	82360191	32.00
METTL3介导ECFCs外泌体中miR-194的m6A甲基化促进牵张成骨的机制研究	黄旋平	广西医科大学	国家自然科学基金地区基金项目	82360187	32.00
牙龈卟啉单胞菌经“肠道菌群-Th17/IL17A”轴调控糖尿病肠上皮细胞铁死亡的机制研究	蒋兰岚	广西医科大学	国家自然科学基金地区基金项目	82360192	32.00
β-羟丁酸介导DUOX1/DUOXA1组蛋白乙酰化增强鼻咽癌放疗敏感性	李萍	广西医科大学	国家自然科学基金地区基金项目	82360509	32.00
LncRNA H19/ miRNA-769-5p/Smad2信号轴在口腔慢性移植物抗宿主病唾液腺病变中的作用研究	陶人川	广西医科大学	广西自然科学基金重点项目	2022JJD-140124	30.00
仿生壳聚糖基支架在骨免疫调节促进骨再生中的作用及机制研究	方善宝	广西医科大学	广西自然科学基金面上项目	2022JJA-160224	10.00
构建肿瘤pH响应无载体多药物递送系统实现联合化疗-光热-免疫高效抗口腔癌治疗的研究	蒋兴禄	广西医科大学	广西自然科学基金面上项目	2022JJA-140964	10.00
乳铁蛋白在正畸牙根吸收修复中的应用基础研究	康娜	广西医科大学	广西自然科学基金面上项目	2022JJA-141078	10.00
罗汉果苷V通过miR-673-3p调节糖尿病状态颌骨骨髓间充质干细胞骨向分化及牙槽骨缺损修复的研究	李昊	广西医科大学	广西自然科学基金面上项目	2022JJA-140442	10.00

续表

项目名称	项目负责人	单位	基金或资助类目	批准号或编号	资助金额（万元）
角化包膜前体蛋白SCEL调控TGF-β1/Smad通路抑制口腔鳞状细胞癌分化和转移的研究	李　萍	广西医科大学	广西自然科学基金面上项目	2022JJA-140337	10.00
基于NRF2/HO-1/GPX4铁死亡通路探讨葛根素对2型糖尿病β细胞脂质过氧化损伤的作用及机制研究	梁　韬	广西医科大学	广西自然科学基金面上项目	2022JJA-141118	10.00
Smad及Wnt通路串话调控静压力下BMP9诱导牙周膜干细胞成骨分化的机制研究	莫水学	广西医科大学	广西自然科学基金面上项目	2022JJA-140392	10.00
源于FLNA基因第二外显子的环状RNA作为miRNA-873-5p海绵调节ITGB1表达对口腔鳞状细胞癌侵袭及转移影响的研究	粟小平	广西医科大学	广西自然科学基金面上项目	2022JJA-140497	10.00
“岩黄连-骨碎补”药对影响炎症环境下牙周膜干细胞成骨的机制研究	雍翔智	广西医科大学	广西自然科学基金面上项目	2022JJA-140106	10.00
HIF-1α介导糖尿病环境下牙周膜成纤维细胞铁死亡促进牙周炎的机制研究	蒋兰岚	广西医科大学	广西自然科学基金青年科学基金项目	2022JJB-140041	8.00
基于PI3K/AKT信号通路研究杨桃根DMDD对糖尿病胰岛细胞氧化应激损伤的作用及机制研究	覃陆慧	广西医科大学	广西自然科学基金青年科学基金项目	2022JJB-140243	8.00
多巴胺通过调节巨噬细胞极化缓解伴糖尿病牙周炎症的基础研究	王露霏	广西医科大学	广西自然科学基金青年科学基金项目	2022JJB-140259	8.00
A-PRF对糖尿病患者成骨能力的影响及IGF-1/PI3K/mTOR成骨分子机制的研究	梁丽华	桂林医学院	2023年度广西高校中青年教师科研基础能力提升项目	2023KY0-503	2.00
NR2F2-AS1调控miR-32-5p/SEMA3A轴介导口腔鳞状细胞癌的作用机制	秦世玉	桂林医学院	2023年度广西高校中青年教师科研基础能力提升项目	2023KY0-512	2.00
改良Twin-Block矫治器对骨性Ⅱ类青少年颞下颌关节的应力分析	曾庆妍	桂林医学院	2023年度广西高校中青年教师科研基础能力提升项目	2023KY0-519	2.00
三种第八代自酸蚀粘接剂对牙本质小管的封闭性研究	义彬玲	桂林医学院	2023年度广西高校中青年教师科研基础能力提升项目	2023KY0-534	2.00
根尖部根管系统三维显微重建分析及应用	顾远平	桂林医学院	2023年度广西医疗卫生适宜技术开发与推广应用项目	S2023134	2.20
新医科背景下口腔医学“虚-实-虚”融合式实验教学模式的构建与实践	朱名毅	右江民族医学院	广西高等教育本科教学改革工程项目	2023JGA-279	2.00

续表

项目名称	项目负责人	单位	基金或资助类目	批准号或编号	资助金额（万元）
表观遗传串扰抑制的VHL转录发挥泛素化作用介导槟榔碱诱发口腔黏膜下纤维性变的机制研究	罗 文	海南医学院	国家自然科学基金地区科学基金项目	82360190	32.00
蛋白乳酸化修饰调控口腔黏膜下纤维性变恶性转化的作用机制研究	孙 瑜	海南医学院	海南省科技人才创新项目	KJRC2023-D24	30.00
口腔鳞癌中IL-17A促肿瘤干性途径介导的ICIs获得性耐药机制研究	王 姗	海南医学院	海南省重点研发课题	ZDYF2024-SHFZ099	31.00
种植体周围炎智能生物活性材料的构建及其免疫-成骨适配机制研究	杨 生	重庆医科大学	国家自然科学基金区域创新发展联合基金重点支持项目	U23A204-47	260.00
种植体周软硬组织修复与再生	陈 陶	重庆医科大学	国家自然科学基金优秀青年科学基金项目	32322044	200.00
口腔菌群调控谷氨酸-α-KG代谢轴在口腔白斑病衍进过程中的作用及机制研究	金 鑫	重庆医科大学	国家自然科学基金面上项目	82370968	46.00
睡眠障碍经HCRT1/CSF3轴激活NETosis加重牙周炎的机制研究	李雨舟	重庆医科大学	国家自然科学基金面上项目	82370973	47.00
微图案芯片介导微管乙酰化调控炎症小体的组装和激活	张 赫	重庆医科大学	国家自然科学基金面上项目	82371018	48.00
动态混合仿生ECM水凝胶招募巨噬细胞引导H型血管新生	刘丰艺	重庆医科大学	国家自然科学基金青年科学基金项目	82301034	30.00
白色念珠菌与变异链球菌通过双组份信号相互作用影响龋病的机制研究	王 峥	重庆医科大学	国家自然科学基金青年科学基金项目	82301055	30.00
CRP干扰口-肠轴微生态破坏牙周Th17/Treg平衡的机制研究	周梦娇	重庆医科大学	国家自然科学基金青年科学基金项目	82301082	30.00
QRICH1调控牙周膜干细胞内质网功能稳态对伴糖尿病牙周炎的作用及机制研究	李 涵	重庆医科大学	国家自然科学基金青年科学基金项目	82301096	30.00
Semaphorin 3A对张应力下腭中缝Gli1+间充质细胞成骨活性的影响及调控机理探究	肖小月	重庆医科大学	国家自然科学基金青年科学基金项目	82301127	30.00
基于调控BAK/BAX依赖性mtDNA胞质易位治疗种植体周围炎的效用及机制研究	李帝泽	重庆医科大学	国家自然科学基金青年科学基金项目	82301144	30.00
新一代3D打印隐形正畸矫治关键技术研发与应用	宋锦璘	重庆医科大学	重庆市自然科学基金技术创新与应用发展重点项目	CSTB2023-TIADKPX-0054	100.00
载二甲双胍牙周微针贴片通过调控PRRT2介导的细胞外泌体分泌功能促进糖尿病牙周炎组织修复的机制研究	高 翔	重庆医科大学	重庆市自然科学基金创新发展联合基金项目	CSTB2023-NSCQLZX-0004	50.00

续表

项目名称	项目负责人	单位	基金或资助类目	批准号或编号	资助金额（万元）
微环境响应性智能水凝胶经巨噬细胞线粒体动力学调控治疗糖尿病种植体周围炎的作用机制研究	胡杉杉	重庆医科大学	重庆市自然科学基金创新发展联合基金项目	CSTB2023-NSCQLZX-0011	50.00
牙周极端环境下重组大鲵多肽生物粘合剂促再生的机制研究	张曦木	重庆医科大学	重庆市自然科学基金杰出青年科学基金项目	CSTB2023-NSCQJQX-0006	100.00
载姜黄素细胞囊泡通过抑制中性粒细胞胞外陷阱治疗糖尿病牙周炎的作用与机制	申丹凤	重庆医科大学	重庆市自然科学基金面上项目	CSTB2023-NSCQMSX-0615	10.00
新型牙周凝胶对钛表面的抗菌性及抗炎性的体外研究	杨　熙	重庆医科大学	重庆市自然科学基金面上项目	CSTB2023-NSCQMSX-0272	10.00
基于口腔微环境和人工智能算法构建阿尔茨海默病神经精神症状的预警模型	杨　冰	重庆医科大学	重庆市自然科学基金面上项目	CSTB2023-NSCQMSX-0492	10.00
牙周炎启动PDLSCs线粒体代谢重编程致H3K27me3上调在牙周重建中的病理机制研究	刘文钊	重庆医科大学	重庆市自然科学基金面上项目	CSTB2023-NSCQMSX-0224	10.00
丝素蛋白聚己内酯纳米纤维膜调节BMSCs胞内钙稳态促进糖尿病骨缺损修复作用及机制研究	胡　赟	重庆医科大学	重庆市自然科学基金面上项目	CSTB2023-NSCQMSX-0233	10.00
糖基改性抗瓜氨酸化蛋白IgG防治自身免疫相关双膦酸盐颌骨坏死的效应及机制研究	吴庆庆	重庆医科大学	重庆市自然科学基金面上项目	CSTB2023-NSCQMSX-0523	10.00
TTLL12通过调控JAK2/STAT3参与头颈鳞癌发生转移的机制研究	李雅冬	重庆医科大学	重庆市自然科学基金面上项目	CSTB2023-NSCQMSX-0087	10.00
CRP通过NLRP3炎症小体调控伴2型糖尿病牙周炎牙周稳态的作用机制研究	周梦娇	重庆医科大学	重庆市自然科学基金博士后项目	CSTB2023-NSCQBHX-0240	10.00
压电刺激响应水凝胶引导巨噬细胞促H型血管新生的研究	刘丰艺	重庆医科大学	重庆市自然科学基金博士后项目	CSTB2023-NSCQBHX-0072	10.00
白色念珠菌V型质子泵V0c亚基调控胞外囊泡对变异链球菌的作用研究	王　峥	重庆医科大学	重庆市自然科学基金博士后项目	CSTB2023-NSCQBHX-0081	10.00
14-3-3zeta/delta调控牙髓细胞焦亡及牙髓炎症反应的机制研究	吴　偲	重庆医科大学	重庆市自然科学基金博士后项目	CSTB2023-NSCQBHX-0083	10.00

续表

项目名称	项目负责人	单位	基金或资助类目	批准号或编号	资助金额（万元）
Nell-1/BMP2联合应用调控OCPs促进上颌扩弓骨形成的机制研究	肖小月	重庆医科大学	重庆市自然科学基金博士后项目	CSTB2023-NSCQBHX-0094	10.00
AMPK/mTOR信号通路介导巨胞饮活化促进炎症发生发展的作用及机制研究	古萌琴	重庆医科大学	重庆市自然科学基金博士后项目	CSTB2023-NSCQBHX-0111	10.00
凋亡小体调控 Ca^{2+}-NFAT转录信号促进骨组织再生的研究	肖清月	重庆医科大学	重庆市自然科学基金博士后项目	CSTB2023-NSCQBHX-0033	10.00
YAP/GLUT1调控巨噬细胞代谢重编程在糖尿病小鼠骨再生中的作用研究	袁　影	重庆医科大学	重庆市自然科学基金博士后项目	CSTB2023-NSCQBHX-0063	10.00
压电壳聚糖/$BaTiO_3$涂层的PEKK支架调变免疫微环境在糖尿病骨修复中的作用机制研究	谭　欣	重庆医科大学	重庆市自然科学基金博士后项目	CSTB2023-NSCQBHX-0086	10.00
区域功能化水凝胶通过原位3D打印促进炎症背景下拔牙窝愈合的效果及机制研究	李帝泽	重庆医科大学	重庆市自然科学基金博士后项目	CSTB2023-NSCQBHX-0088	10.00
转录因子Bcl6对口腔鳞癌中调节性T细胞的调控研究	文书琼	重庆医科大学	重庆市自然科学基金博士后项目	CSTB2023-NSCQBHX-0101	10.00
组蛋白去乙酰化抑制剂SAHA增强CAR-T细胞对口腔鳞癌的免疫杀伤机制	欧展鹏	重庆医科大学	重庆市自然科学基金博士后项目	CSTB2023-NSCQBHX-0102	10.00
双组份信号介导白色念珠菌与变异链球菌相互作用影响龋病的机制研究	王　峥	重庆医科大学	中国博士后科学基金第73批面上资助	2023M73-0439	8.00
基于反-斯托克斯发光MOFs与适体触发DNA框架纳米机器的牙周炎标志物检测新方法的研究	神华尉	重庆医科大学	中国博士后科学基金第5批特别资助	2023TQ0-399	18.00
小檗碱微球缓释剂对牙周炎个性化治疗的作用及机制研究	张红梅	重庆医科大学	重庆市科卫联合中医药科研项目一般项目	2024ZYY-B005	5.00
再定位咬合板联合正畸咬合重建治疗可复性关节盘移位的临床研究	周建萍	重庆医科大学	重庆市科卫联合医学科研面上项目	2024MSX-M009	5.00
氟化物对学龄前儿童口腔微生态环境影响的研究	杨正艳	重庆医科大学	重庆市科卫联合医学科研面上项目	2024MSX-M064	5.00
不同脱敏治疗方案对牙齿美白治疗的效果及敏感性影响研究	徐镔亭	重庆医科大学	重庆市科卫联合医学科研面上项目	2024MSX-M067	5.00

续表

项目名称	项目负责人	单位	基金或资助类目	批准号或编号	资助金额（万元）
基于深度神经网络辅助的颌骨矢状向不调诊疗系统构建及效能验证	何　瑶	重庆医科大学	重庆市科卫联合医学科研青年项目	2024MSX-M070	5.00
基于计算机模拟导航的个性化数字化异位埋伏阻生牙自体移植的正畸临床研究	杨　尊	重庆医科大学	重庆市科卫联合医学科研青年项目	2024MSX-M075	5.00
颌骨与牙列同日重建术(Jaw-in-a-day)修复颌骨缺损的前瞻性队列研究	张富贵	重庆医科大学	重庆市科卫联合医学科研青年项目	2024MSX-M086	5.00
基于数字驱动的3D打印正畸隐形矫治器关键技术的研究	王春娟	重庆医科大学	重庆市科卫联合医学科研青年项目	2024QNX-M013	5.00
基于血小板囊泡递送CA9 mRNA的体内CAR-T细胞疗法在口腔鳞癌治疗中的应用基础研究	李　灵	电子科技大学	国家自然科学基金面上项目	823732421	48.00
基于炎性骨缺损微环境的仿生结构多重功效屏障膜的构建及机制研究	袁　伦	电子科技大学	国家自然科学基金青年项目	82301151	30.00
m6A甲基化双向调控Rab7/Bcl211介导自噬影响糖尿病性骨质疏松症脂肪干细胞骨向分化的机制研究	肖金刚	西南医科大学	国家自然科学基金面上项目	82370938	48.00
异戊二烯化修饰Rac3结PKD2/Arfaptin-2复合体介导MMP1/2囊泡分泌促进头颈鳞癌侵袭转移的机制研究	李晶祥	西南医科大学	国家自然科学基金青年科学基金项目	82303507	30.00
光刺激对光基因化牙囊细胞成骨分化的影响及其机制研究	曾　锦	西南医科大学	四川省科技厅自然科学基金青年项目	2023NSF-SC1522	10.00
3D打印双缓释载药支架促进糖尿病大鼠颌面骨缺损修复的研究	郭　玲	西南医科大学	教育部春晖计划(医药化学)	HZKY2022-0577	1.00
基于STAT3棕榈酰化靶向NRF2/SCL7A11/GPX4轴诱导骨髓间充质干细胞铁死亡探究骨皮质切开加速牙移动破骨的潜在机制	徐晓梅	西南医科大学	四川省科技厅中央引导地方项目	2023ZYD-0112	30.00
小G蛋白Rap2介导YAP通路调节巨噬细胞极化影响牙周炎骨稳态的作用机制研究	罗　亮	贵州医科大学	国家自然科学基金地区基金项目	82360196	32.00
压应力状态下PI3K/Akt/GSK3β/NFATc1信号通路在PTH促进下颌骨髁突骨折愈合中的效应机制研究	唐正龙	贵州医科大学	贵州省科技厅基础研究计划(自然科学)重点项目	黔科合基础-ZK[2023]重点036	30.00
杜仲诱导自噬调控NLRP3通路在破骨细胞和成骨细胞相互作用的机制研究	廖　健	贵州医科大学	贵州省科技厅基础研究计划(自然科学)重点项目	黔科合基础-ZK[2023]重点037	30.00
多功能水凝胶联合光动力与生长因子协同治疗牙周炎的基础实验研究	李志远	贵州医科大学	贵州省科技厅基础研究计划(自然科学)一般项目	黔科合基础-ZK[2023]一般338	10.00

续表

项目名称	项目负责人	单位	基金或资助类目	批准号或编号	资助金额（万元）
LncRNA HOTTIP在DLX2促进骨髓间充质干细胞成骨分化及血管生成中作用机制的研究	曾 筱	贵州医科大学	贵州省科技厅基础研究计划（自然科学）一般项目	黔科合基础-ZK［2023］一般339	10.00
人牙周膜干细胞外泌体通过miR-142-5p促进骨髓间充质干细胞成骨分化及骨再生的机制研究	柳 汀	贵州医科大学	贵州省科技厅基础研究计划（自然科学）一般项目	黔科合基础-ZK［2023］一般340	10.00
PTH1R/ATF4信号通路在PTH促进下颌升支截骨术后正畸牙移动中的调控效应研究	陈友利	贵州医科大学	贵州省科技厅基础研究计划（自然科学）一般项目	黔科合基础-ZK［2023］一般341	10.00
槲皮素通过AhR和Wnt信号通路预防腭裂发生的作用机制研究	宋庆高	遵义医科大学	国家自然科学基金地区项目	82360183	32.00
EX-4/SDF-1/PLGA复合静电纺丝纤维膜对牙周原位组织再生的协同作用及研究机制	张 睿	遵义医科大学	国家自然科学基金地区项目	82360193	32.00
外泌体miR-451通过ROS调控细胞自噬在口腔黏膜下纤维化中的作用及机制研究	杨建堂	遵义医科大学	贵州省科技厅基础研究计划项目	黔科合基础-ZK［2023］一般534	10.00
负载EX-4和SDF-1的PLGA静电纺丝纤维膜促进PDLSCs增殖、迁移、成血管及成神经分化的作用和机制研究	张 睿	遵义医科大学	贵州省科技厅基础研究计划项目	黔科合基础-ZK［2023］一般535	10.00
氨基改性纳米Ag-TiO_2复合义齿基托及其长效理化性能的研究	杨成雪	遵义医科大学	贵州省科技厅基础研究计划项目	黔科合基础-ZK［2023］一般536	10.00
缺氧诱导舌鳞癌细胞外泌体miR-27a通过靶向VEGF-C促进淋巴管生成的机制研究	胡小华	遵义医科大学	贵州省科技厅基础研究计划项目	黔科合基础-ZK［2023］一般537	10.00
MicroRNA-135a-5p调控腭胚突细胞自噬和凋亡交互作用参与小鼠腭发育的实验研究	何 苇	遵义医科大学	贵州省科技厅基础研究计划项目	黔科合基础-ZK［2023］一般538	10.00
EDTA通过TGF-β1激活Smad和ERK信号通路促进根尖乳头干细胞迁移及牙向分化在牙髓血运重建术中的应用研究	谢宗鑫	遵义医科大学	贵州省科技厅基础研究计划项目	黔科合基础-ZK［2023］一般539	10.00
TNF-α通过调控METTL3的表达抑制骨形成在绝经后骨质疏松中的作用研究	杨晓红	遵义医科大学	贵州省科技厅基础研究计划项目	黔科合基础-ZK［2023］一般540	10.00
IGF-1通过外泌体介导内质网应激的调控对正畸力引导下牙槽骨组织改建的作用和机制	刘 琰	遵义医科大学	贵州省科技厅基础研究计划项目	黔科合基础-ZK［2023］一般533	10.00
高性能Mg-3Mn金属植入材料协同BMSCs促骨再生的作用机制	喻正文	遵义医科大学	贵州省科技厅基础研究计划项目	黔科合基础-ZK［2023］一般497	10.00

续表

项目名称	项目负责人	单位	基金或资助类目	批准号或编号	资助金额（万元）
掺镁生物活性玻璃通过上调线粒体SSBP1促进骨缺损组织修复的机制研究	张　鹏	遵义医科大学	贵州省科技厅基础研究计划项目	黔科合基础-ZK[2023]一般515	10.00
LRP5基因修饰的骨髓间充质干细胞对大鼠颞下颌关节炎治疗效果观察及机制研究	江海涛	遵义医科大学	贵州省教育厅青年人才成长项目	黔教技-〔2022〕232号	5.00
TWEAK联合低强度激光加速大鼠正畸牙移动的研究	肖琳琳	遵义医科大学	贵州省教育厅青年人才成长项目	黔教技-〔2022〕238号	5.00
基于雨课堂的混合式教学模式设计与形成性评价构建-以口腔种植学为例	彭　睿	遵义医科大学	贵州省高等学校教学内容和课程体系改革项目	2023178	3.00
基于临床案例在口腔颌面外科学思政课程建设中应用的研究	何　苇	遵义医科大学	贵州省高等学校教学内容和课程体系改革项目	2023191	3.00
Notch信号介导巨噬细胞乳酸代谢重构调控基于xTDM-aDFCSs生物牙根再生相关研究	郭维华	昆明医科大学	国家自然科学基金面上项目	82270958	52.00
泽蛙多肽RL-RF10促进缺损角化龈上皮再生作用及机制研究	李自良	昆明医科大学	国家自然科学基金地区科学基金项目	82360185	32.00
牙周膜干细胞源性外泌体环状RNA对骨重建的影响研究	谢亮焜	昆明医科大学	国家自然科学基金地区科学基金项目	82360186	32.00
牙周膜干细胞-巨噬细胞外泌体窜话启动MeCP2-TCF20复合体调控牙周骨重塑的机制研究	胡江天	昆明医科大学	国家自然科学基金地区科学基金项目	82360200	32.00
生物活性牙组织器官再造及转化	郭维华	昆明医科大学	云南省科技厅重大科技专项计划	202302A-A310038	2399.00
谭建国专家工作站	盛　迅	昆明医科大学	云南省科技人才与平台计划（院士专家工作站）	202305A-F150174	180.00
机械敏感通道piezo1在静磁场加速牙移动中的机制研究	刘亚丽	昆明医科大学	云南省科技厅应用基础研究联合专项重点项目	202301A-Y070001-010	40.00
白藜芦醇对炎症环境下人hFOB1.19细胞成骨分化作用及机制研究	陈　蕊	昆明医科大学	云南省科技厅应用基础研究联合专项面上项目	202301A-Y070001-046	10.00
3D打印有机无机杂化支架联合IL4介导炎性牙周组织再生研究	黄金会	昆明医科大学	云南省科技厅应用基础研究联合专项面上项目	202301A-Y070001-038	10.00

续表

项目名称	项目负责人	单位	基金或资助类目	批准号或编号	资助金额（万元）
VEGF 在颞下颌关节骨关节炎中对软骨细胞自噬的调控机制研究	刘　丽	昆明医科大学	云南省科技厅应用基础研究联合专项面上项目	202301A-Y070001-041	10.00
Gremlin 通过 NF-κappa B 通路调节牙周膜干细胞成骨分化的机制研究	马思佳	昆明医科大学	云南省科技厅应用基础研究联合专项面上项目	202301A-Y070001-082	10.00
NDRG1 对口腔鳞癌生物学行为的影响及调控机制研究	盛　迅	昆明医科大学	云南省科技厅应用基础研究联合专项面上项目	202301A-Y070001-039	10.00
骨性Ⅱ、Ⅲ类错𬌗患者正颌手术前后面部各区域软组织三维改变的研究	王立冬	昆明医科大学	云南省科技厅应用基础研究联合专项面上项目	202301A-Y070001-081	10.00
3D 打印牙科聚醚醚酮复合材料的计算机配色研究	李星星	昆明医科大学	云南省科技厅基础研究计划面上项目	202301A-T070186	10.00
组蛋白去乙酰化酶 6 在颞下颌关节骨关节炎软骨退变中的机制研究	张　俊	昆明医科大学	云南省科技厅基础研究计划面上项目	202301A-T070103	10.00
三七总皂苷微针贴片辅助给药治疗口腔溃疡疗效研究	方　鑫	昆明医科大学	云南省科技厅基础研究计划面上项目	202301A-T070188	10.00
NRSN2 通过调控 TGF-β信号通路影响非综合征型唇腭裂发生的研究	侯玉霞	西安交通大学	国家自然科学基金面上项目	82370909	48.00
基于梯度力-化耦合重建微环境诱导牙周复合体再生的基础研究	李　昂	西安交通大学	国家自然科学基金面上项目	82370939	48.00
基于超柔铁电薄膜力-电耦合调控牙周膜干细胞分化的研究	邹　蕊	西安交通大学	国家自然科学基金面上项目	82370997	48.00
雌激素通过 Nrf2/ATR 信号轴调控骨髓间充质干细胞衰老在绝经后骨质疏松中的作用及机制研究	邢晓涛	西安交通大学	国家自然科学基金青年科学基金项目	32300981	30.00
基于微流控芯片的赤潮微藻及其生物毒素同步快速定量检测研究	强　乐	西安交通大学	国家自然科学基金青年科学基金项目	42307568	30.00
新型脂肪因子白脂素介导伴肥胖牙周炎骨缺损的作用机制及其干预研究	贾　如	西安交通大学	国家自然科学基金青年科学基金项目	82300990	30.00
靶向调控 Gremlin1 经 FGFR1/STAT3 信号通路促进巨噬细胞胞葬对根尖周炎消退的影响及机制研究	关晓月	西安交通大学	国家自然科学基金青年科学基金项目	82301057	30.00
钛表面介孔硅结构通过调控凝血因子Ⅻ吸附取向影响纤维蛋白网络的机制探索	李　哲	西安交通大学	国家自然科学基金青年科学基金项目	82301155	30.00
多级生物活性氧化镁基微纳材料构建及其糖尿病创面修复作用研究	曲晓艳	西安交通大学	国家自然科学基金青年科学基金项目	52302354	30.00

续表

项目名称	项目负责人	单位	基金或资助类目	批准号或编号	资助金额（万元）
磁场诱导力学与生化连续梯度微环境的力-化耦合水凝胶的构建及其软骨再生调控	李　勐	西安交通大学	中国博士后科学基金	2023M73-2753	8.00
仿贝壳结构的钛表面纳米形貌可降解保护涂层的制备及成骨评价	李　哲	西安交通大学	陕西省科技厅项目	2023-YB-SF-193	6.00
菌群演替与种植体周围疾病相关性的宏基因组学及生态动力学研究	周　秦	西安交通大学	陕西省科技厅项目	2023-YB-SF-162	6.00
深龋微环境通过力-化耦合促进牙髓干细胞迁移修复的研究	牛　林	西安交通大学	陕西省科技厅项目	2023-YB-SF-389	6.00
湿性环境下黏附及耐磨性增强的载药水凝胶材料治疗正畸创伤性口腔溃疡的应用基础研究	姚　洁	西安交通大学	陕西省科技厅项目	2023-YB-SF-213	6.00
牙胚干细胞外基质生物墨水的制备以及三维生物打印初探	陈　诚	西安交通大学	陕西省科技厅项目	2023-YB-SF-612	6.00
GREM1通过调节M1型巨噬细胞的免疫应答促进根尖周炎的机制研究	侯铁舟	西安交通大学	陕西省科技厅项目	2023-YB-SF-222	6.00
CPC联合磁性有序支架复合干细胞构建多层仿生体系用于牙周组织缺损的修复	刘　瑾	西安交通大学	陕西省科技厅项目	2023-JC-QN-0997	5.00
PIEZO1离子通道调控NFAT/YAP通路促进牙髓干细胞成牙本质向分化的机制研究	孙雪飞	西安交通大学	陕西省科技厅项目	2023-JC-QN-0881	5.00
sFRP2介导的Wnt/β-catenin通路在髌下脂肪垫干细胞治疗骨关节炎中的作用机制	王梦莹	西安交通大学	陕西省科技厅项目	2023-JC-QN-0902	5.00
变异链球菌GcrR通过ComDE群落感应系统对多菌种生物膜致龋性的调控作用及机制研究	张　斌	西安交通大学	陕西省科技厅项目	2023-JC-QN-0980	5.00
基底前脑区胆碱能神经元参与丙泊酚麻醉-觉醒过程的作用研究	张丽娜	西安交通大学	陕西省科技厅项目	2023-JC-QN-0211	5.00
基质刚度介导的黏着斑蛋白Kindlin-2线粒体易位调控PDLSCs线粒体ATP生成：牙周炎骨丧失新机制研究	马韶阳	西安交通大学	陕西省科技厅项目	2023-JC-QN-0842	5.00
胎儿miR-3180-3p调控霍夫鲍尔细胞坏死性凋亡参与子痫前期发病的机制研究	王　政	西安交通大学	陕西省科技厅项目	2023-JC-QN-0954	5.00
力-电磁耦合调控正畸牙移动及牙周膜干细胞成骨分化的机制研究	邹　蕊	西安交通大学	陕西省科技厅项目	2023-JC-YB-813	5.00
整合素αvβ6/TGF-β1/Smad3在氟致成釉细胞损伤中的作用研究	高江红	西安交通大学	陕西省科技厅项目	2023-JC-YB-689	5.00
NLRP3乙酰化介导牙龈上皮炎性衰老在糖尿病牙周炎中的作用及机制研究	张　鹏	西安交通大学	陕西省科技厅项目	2023-JC-QN-0904	5.00

续表

项目名称	项目负责人	单位	基金或资助类目	批准号或编号	资助金额（万元）
血小板浓缩制剂对牙髓干细胞生物学行为的影响及机制研究	刘　飞	西安交通大学	陕西省科技厅青年科技新星	2023KJX-X-034	10.00
基于智慧医院平台的口腔患者随访管理	高江红	西安交通大学	中国牙病防治基金会项目	XJKQHT-[2023]0343	0.50
无托槽隐形矫治技术对儿童青少年下颌后缩患者治疗效果的应用研究	郭昱成	西安交通大学	中国牙病防治基金会项目	XJKQHT-[2023]0458	3.00
构建数字化隐形早期矫治“需要指数”	万婉婷	西安交通大学	中国牙病防治基金会项目	XJKQHT-[2023]0459	3.00
镁/锌离子改性3D打印钛种植体表面促进软组织封闭的实验研究	黄　硕	西安医学院	陕西省科技厅科学计划项目	2023-YB-SF-097	6.00
大数据视域下陕西红色文化在高校“大思政课”中的教育功能及效果研究	王文鹈	西安医学院	陕西省社会科学基金项目	2023B006	2.00
抑癌基因CD82在口腔舌癌CALL-27细胞、裸鼠移植瘤及通路的影响	柴　娟	西安医学院	陕西省教育厅项目	23JP148	5.00
新型冷离子体对脱矿牙本质表面性能修饰作用的机制研究	王丹杨	西安医学院	陕西省教育厅项目	23JP157	5.00
示例关节盘复位钉及3D打印个性化钛板的研发及其在颞下颌关节疾病中的应用	刘　斌	兰州大学	国家重点研发计划重点专项	2023YFC-2509204	10.00
常见多发病防治研究	刘　斌	兰州大学	国家重点研发计划重点专项	2023YFC-2509204	10.00
基于3D打印的光电响应功能化支架用于原位诱导颌骨缺损修复研究	刘　斌	兰州大学	国家自然科学基金面上项目	82370926	48.00
稀土掺杂柔性可穿戴纤维传感器	马　宇	兰州大学	甘肃省科技计划项目重点研发计划	23YFGA0-009	15.00
两种林蛙代谢相关表型沿海拔梯度的变化规律及调控机制探究	王慧慧	兰州大学	国家自然科学基金青年科学基金项目	32301311	30.00
近红外LED用宽带近红外二区发光材料的研发及光谱调控研究	张　强	兰州大学	国家自然科学基金青年科学基金项目	12304451	30.00
组蛋白乙酰化-原肌球蛋白-细胞刚度调控轴在心肌细胞水肿中的作用及生物-力学耦合机制研究	李　屹	兰州大学	甘肃省科技计划项目国际科技合作类	23YFWA0-003	15.00
CS修饰ZIF-8复合盐酸米诺环素牙周给药新剂型的基础研究	李志革	兰州大学	甘肃省科技计划项目	23JRRA1-080	6.00
基于能带工程和缺陷工程对氧化物基红、橙色长余辉发光材料的设计、调控与机理研究	张　强	兰州大学	甘肃省科技计划项目	23JRRA1-139	6.00

续表

项目名称	项目负责人	单位	基金或资助类目	批准号或编号	资助金额（万元）
聚己内酯/聚乳酸-羟基乙酸/氧化镁抗菌生物支架的制备及其生物相容性、物理化学特性	李　欣	兰州大学	甘肃省科技计划项目	23JRRA1-068	6.00
口腔致病菌群发育过程中群体感应信号的调控机理	李志强	西北民族大学	甘肃省重点研发计划	23YFFA0-072	15.00
牙周炎通过影响肝脏BMP9的表达调控非酒精性脂肪性肝病（NAFLD）炎症反应的作用及机制探究	宋天柱	西北民族大学	甘肃省自然科学基金	23JRRA7-21	6.00
牙髓干细胞微组织球的构建及其用于牙髓再生机制研究	张华林	宁夏医科大学	中央引导地方科技发展资金项目	2023FRD-05037	30.00
基于人工智能的口腔多模态CBCT和口扫数据库自动配准及跨模态预测关键技术应用研究	周忠伟	宁夏医科大学	宁夏重点研发项目	2023BEG-02036	110.00
常见口腔黏膜病诊疗技术应用示范	张　敬	宁夏医科大学	宁夏科技惠民项目	2023CMG-03039	47.00
Dickkopf-1调控糖尿病慢性根尖周炎骨耦合机制的研究	张　敬	宁夏医科大学	宁夏自然科学基金	2023AAC-03644	10.00
炎症微环境下CCCTC结合因子对牙周膜干细胞成骨分化的研究	张　莹	宁夏医科大学	宁夏自然科学基金	2023AAC-03586	10.00
探究钙网蛋白在牙胚发育中的作用机制	刘思佳	宁夏医科大学	宁夏自然科学基金	2023AAC-03164	10.00
负载Mg^{2+}的SA-HA复合水凝胶支架引导骨组织再生研究	马海绒	宁夏医科大学	宁夏自然科学基金	2023AAC-03177	10.00
生物仿生材料CPP-ACP和自组装肽P11-4对牙釉质再矿化能力的研究	田　雯	宁夏医科大学	宁夏自然科学基金	2023AAC-03580	10.00
PLEC调控CD44的可变剪接促进炎症反应在口腔扁平苔藓中的机制研究	李丽娜	宁夏医科大学	宁夏自然科学基金	2023AAC-03594	10.00
新疆沙棘果基于自噬-铁死亡通路对低氧条件下牙周骨组织改建的作用及机制研究	赵　今	新疆医科大学	国家自然科学基金地区项目	82360956	32.00
牙龈卟啉单胞菌通过NDK调节P2X7/AMPK/mTOR轴诱导口腔癌细胞自噬、抑制焦亡促进肿瘤侵袭、转移	龚忠诚	新疆医科大学	国家自然科学基金地区项目	82360481	33.00
线粒体内关键基因CKMT2的氧化修饰介导P53/MAPK信号通路促进颞下颌关节骨关节炎髁突软骨细胞凋亡的分子机制研究	买买提吐逊·吐尔地	新疆医科大学	国家自然科学基金地区项目	82360198	32.00
GsMTx4调控异常应力下Piezo1和SDF-1/CXCR4轴促进软骨干/祖细胞迁移及颞下颌关节骨关节炎软骨损伤修复的机制研究	龚忠诚	新疆医科大学	自治区自然科学基金重点项目	2023D01-D14	80.00

续表

项目名称	项目负责人	单位	基金或资助类目	批准号或编号	资助金额（万元）
颞颌关节髁状突骨折形成强直的综合防治研究创新团队	姚志涛	新疆医科大学	天山创新团队计划	2023D14-007	50.00
circRNA_1809/miR-370-3p/Kitlg调控大鼠骨髓间充质干细胞成骨分化的机制	姚 源	新疆医科大学	自治区科技厅项目	2023D01-C230	7.00
炎症环境下人牙髓干细胞与脱落乳牙牙髓干细胞对牙髓血管生成能力的影响研究	李伯琦	新疆医科大学	中华口腔医学会	CSA-W2023-01	5.00
腺样体和/或扁桃体病理性肥大对下颌后缩儿童颌骨生长的影响	李伯琦	新疆医科大学	陕西省牙颌疾病临床医学研究中心	2022YHJ-B05	3.00
壳聚糖蜂胶纳米颗粒对感染根管内粪肠球菌生物膜抗菌作用的体外研究	牛巧丽	新疆医科大学	陕西省牙颌疾病临床医学研究中心开放课题	2022YHJ-B04	3.00
新医改背景下口腔公立医疗机构成本精细化管理研究	崔志君	新疆医科大学	中国牙病防治基金会	FX202310	0.5

（本文编辑　吴婷）

口腔医学图书

本栏目收录范围主要为2023年度出版的口腔医学著作，包括教材、专著、科普与工具书（不含非教材习题类著作），同时增补了部分2022年卷出版的口腔医学著作数据。

著作与教材

ADA规范化种植临床指南

编　　著　[美]路易吉·O·马萨（Luigi O.Massa）
　　　　　[美]J. 安东尼·冯·弗劳恩霍夫（J.Anthony von Fraunhofer）
主　　审　宿玉成　吴铁群
主　　译　任斌　王新　于德栋
副 主 译　王慧珊
出　　版　辽宁科学技术出版社
出版日期　2023年6月
开本尺寸　170 mm × 240 mm
印　　张　12
字　　数　240千字
页　　数　192页
定　　价　198.00元
标准书号　ISBN 978-7-5591-2986-4

Kratochvil可摘局部义齿原理与技术

编　　著　[美] 张挺琳（Ting-Ling Chang）
　　　　　[美] 丹妮拉·奥雷利亚纳（Daniela Orellana）
　　　　　[美] 约翰·比莫三世（John Beumer Ⅲ）
主　　审　赵铱民
主　　译　白石柱
副 主 译　冯志宏　董岩

出　　版　辽宁科学技术出版社
出版日期　2023年1月
开本尺寸　210 mm × 285 mm
印　　张　14.5
字　　数　300千字
页　　数　220页
定　　价　198.00元
标准书号　ISBN 978-7-5591-2696-2

MB2上颌磨牙近颊第二根管的根管治疗

著　　者　[日]牛窪敏博
译　　者　侯本祥　李米雪子　范金琪
出　　版　辽宁科学技术出版社
出版日期　2023年10月
开本尺寸　210 mm × 285 mm
印　　张　4.5
字　　数　90千字
页　　数　72页
定　　价　98.00元
标准书号　ISBN 978-7-5591-3136-2

拔牙技术精要

主　　编　[澳]塞思·德尔帕奇特拉
　　　　　(Seth Delpachitra)
　　　　　[澳]安东·斯克拉沃斯
　　　　　(Anton Sklavos)
　　　　　[澳]瑞奇·库马尔
　　　　　(Ricky Kumar)
主　　译　杨孝勤
出　　版　辽宁科学技术出版社
出版日期　2023年6月
开本尺寸　170 mm × 240 mm
印　　张　9.25
字　　数　190千字
页　　数　148页
定　　价　59.80元
标准书号　ISBN 978-7-5591-2967-3

常见口腔科疾病治疗与新技术应用

主　　编　王战芝　牟晓娜　刘合频 等
出　　版　黑龙江科学技术出版社
开本尺寸　787 mm × 1092 mm 1/16
出版日期　2023年2月
字　　数　669千字
页　　数　412页
定　　价　198.00元
标准书号　ISBN 978-7-5719-1765-4

超声骨刀在阻生牙拔除中的应用

主　　编　[意]安吉洛·卡达雷利
　　　　　(Angelo Cardarelli)
编　　者　[意]阿伦K. 加格
　　　　　(Arun K. Garg)
主　　审　王恩博　崔念晖
主　　译　吴斌　黄圣运
副 主 译　陈强
出　　版　辽宁科学技术出版社
出版日期　2023年1月
开本尺寸　210 mm × 285 mm
印　　张　12.5
字　　数　260千字
页　　数　200页
定　　价　258.00元
标准书号　ISBN 978-7-5591-2536-1

穿颧种植优化与创新

主　　编　周国辉
主　　译　高岩石　冯楠
出　　版　辽宁科学技术出版社
出版日期　2023年8月
开本尺寸　210 mm × 285 mm
印　　张　13
字　　数　260千字
页　　数　208页
定　　价　298.00元
标准书号　ISBN 978-7-5591-3059-4

垂直极限:口腔种植软硬组织增量2.0版

著　　者　[匈]伊斯特万·厄本
　　　　　(Istvan Urban)
主　　译　贺刚　马威　陈钢 等
审　　校　崔广

出　　版　辽宁科学技术出版社
出版日期　2023年6月
开本尺寸　210 mm × 285 mm
印　　张　35.5
字　　数　710千字
页　　数　547页
定　　价　698.00元
标准书号　ISBN 978-7-5591-2956-7

唇腭裂诊断与治疗(原著第3版)

主　　编　[美]塞缪尔·博克维茨
　　　　　(Samuel Berkowitz)
主　　审　周洪　王林
主　　译　侯玉霞
出　　版　世界图书出版西安有限公司
出版日期　2023年5月
开本尺寸　889 mm × 1194 mm 1/16
印　　张　47.75
字　　数　1 300千字
页　　数　764页
定　　价　598.00元
标准书号　ISBN 978-7-5192-5952-5

重拾笑容:美学区复杂种植全局观

主　　编　[意]迭戈·洛佩斯
　　　　　(Diego Lops)
　　　　　[荷]伊尔凡·阿巴斯
　　　　　(Irfan Abas)
　　　　　[意]马里奥·乔蒂 等
　　　　　(Mario Gisotti)
主　　审　李德华　赵宝红
主　　译　汤雨龙
副 主 译　曲哲　伊哲　尚德浩 等
出　　版　辽宁科学技术出版社
出版日期　2023年4月
字　　数　450千字
页　　数　392页
定　　价　398.00元
标准书号　ISBN 978-7-5591-2911-6

错殆畸形早期矫治

主　　编　李娟　王庆昱
出　　版　天津科学技术出版社
出版日期　2023年5月
开本尺寸　889 mm × 1194 mm 1/16
印　　张　12.5
字　　数　250千字
页　　数　200页
定　　价　118.00元
标准书号　ISBN 978-7-5742-1134-6

单颗牙种植技术:前牙及后牙拔牙窝微创种植

编　　著　[美]丹尼斯·塔诺
　　　　　(Dennis P.Tarnow)
　　　　　[美]斯蒂芬·朱
　　　　　(Stephen J.Chu)
主　　译　牛丽娜　冯志宏　董岩 等
出　　版　辽宁科学技术出版社
出版日期　2023年5月
开本尺寸　210 mm × 285 mm
印　　张　15
字　　数　300千字
页　　数　240页
定　　价　298.00元
标准书号　ISBN 978-7-5591-2922-2

儿童口腔科疾病诊疗与护理

主　　编　马艳萍
副 主 编　王锐　金星爱　刘伟 等
出　　版　人民卫生出版社
出版日期　2023年5月
开本尺寸　787 mm × 1092 mm 1/16
印　　张　13
字　　数　276千字
页　　数　208页
定　　价　69.00元
标准书号　ISBN 978-7-117-34748-8

儿童口腔临床病例解读(口腔临床病例解读丛书)

丛书主编　李昂
主　　编　吴礼安

副 主 编　周子凌　滕蕊　张彩娣
出　　版　世界图书出版西安有限公司
出版日期　2023年1月
开本尺寸　889 mm × 1194 mm 1/16
印　　张　13
字　　数　240千字
页　　数　208页
定　　价　155.00元
标准书号　ISBN 978-7-5192-7831-1

儿童口腔医学实验教程

总 主 编　叶玲
主　　编　邹静
副 主 编　张琼　舒睿　黄睿洁
出　　版　人民卫生出版社
出版日期　2023年10月
开本尺寸　787 mm × 1092 mm 1/16
印　　张　19
字　　数　331千字
页　　数　304页
定　　价　128.00元
标准书号　ISBN 978-7-117-35421-9

儿童牙体修复学

主　　编　[巴西]索拉亚·科埃略·利尔
(Soraya Coelho Leal)
[巴西]伊丽安娜·竹下光惠
(Eliana Mitsue Takeshita)
主　　审　汪俊
主　　译　汪鹭　高艳霞
出　　版　辽宁科学技术出版社
出版时间　2023年3月
开本尺寸　210 mm × 285 mm
字　　数　180千字
页　　数　144页
定　　价　168.00元
标准书号　ISBN 978-7-5591-2697-9

高龄者口腔诊疗室

编　　著　[日]户原玄
主　　审　杨凯
译　　者　吕晓强　潘郁灵
出　　版　重庆出版社
出版时间　2023年1月
字　　数　180千字
页　　数　192页
定　　价　69.00元
标准书号　ISBN 978-7-229-17156-8

骨增量要点(图解口腔美学种植修复临床规范)

总 主 编　于海洋
主　　编　谭震
出　　版　中国医药科技出版社
出版日期　2023年3月
开本尺寸　787 mm × 1092 mm 1/32
印　　张　4.875
字　　数　129千字
页　　数　156页
定　　价　59.00元
标准书号　ISBN 978-7-5214-3759-1

冠修复在儿童口腔医学中的应用

主　　编　[印]普拉桑特·巴巴吉
(Prashant Babaji)
主　　译　王志峰
副 主 译　蓝菁　朱丽娜　李传花
出　　版　西安交通大学出版社
出版日期　2023年12月
开本尺寸　170 mm × 240 mm
印　　张　14
字　　数　231千字
页　　数　224页
定　　价　98.00元
标准书号　ISBN 978-7-5693-2913-1

光动力疗法的原理及其在口腔疾病治疗中的应用

主　　编　李希庭　高雳　赵川江
出　　版　中国人口出版社
出版日期　2023年9月
开本尺寸　787 mm × 1092 mm 1/16
印　　张　15

字　　数　275千字
页　　数　240页
定　　价　60.00元
标准书号　ISBN 978-7-5101-9463-4

后牙粘接性嵌体修复：微创与功能的融合之美

主　　编　张林　何俊雄　卢君峰
出　　版　四川科学技术出版社
出版日期　2023年4月
开本尺寸　210 mm × 285 mm
印　　张　28.25
字　　数　520千字
页　　数　452页
定　　价　498.00元
标准书号　ISBN 978-7-5727-0916-6

华西口腔医学前沿　数字化正颌外科

主　　编　罗恩　祝颂松
出　　版　四川大学出版社
出版日期　2022年12月
开本尺寸　185 mm × 260 mm
印　　张　24.75
字　　数　509千字
页　　数　396页
定　　价　120.00元
标准书号　ISBN 978-7-5690-5841-3

即刻种植：循证与创新

主　　编　史俊宇　赖红昌
出　　版　辽宁科学技术出版社
出版日期　2023年7月
开本尺寸　210 mm × 285 mm
印　　张　20
字　　数　400千字
页　　数　300页
定　　价　798.00元
标准书号　ISBN 978-7-5591-3001-3

精通咬合重建：解读牙列不齐、牙周病、多牙缺失

著　　者　[日]上田秀朗
译　　者　吴松涛　周茂强
出　　版　辽宁科学技术出版社
出版日期　2023年6月
开本尺寸　210 mm × 285 mm
印　　张　13.5
字　　数　270千字
页　　数　216页
定　　价　198.00元
标准书号　ISBN 978-7-5591-3026-6

可摘局部义齿修复学(国家卫生健康委“十三五”规划教材 全国高等学校研究生规划教材 供口腔医学类专业用)

主　　编　陈吉华
出　　版　人民卫生出版社
出版日期　2023年4月
开本尺寸　787 mm × 1092 mm 1/16
印　　张　22
字　　数　535千字
页　　数　352页
定　　价　188.00元
标准书号　ISBN 978-7-117-33853-0

口鼻外科诊疗理念于临床实践

主　　编　张庆泉 柳忠豪
副 主 编　杜平功 许胜 孙超
出　　版　科学技术文献出版社
出版日期　2023年11月
开本尺寸　710 mm × 1000 mm 1/16
印　　张　15.25
字　　数　152千字
页　　数　224页
定　　价　138.00元
标准书号　ISBN 978-7-5235-0814-5

口颌面颈功能紊乱护理手册

主　　审　刘蕊 王美青
主　　编　刘璐 张婧
出　　版　世界图书出版公司
出版日期　2023年6月
开本尺寸　787 mm × 1092 mm 1/16
印　　张　9.25

字　　数　140千字
页　　数　148页
定　　价　98.00元
标准书号　ISBN 978-7-5192-9763-3

口内数字印模技术(口腔美学修复实用教程)

主　　编　刘峰　余涛
出　　版　人民卫生出版社
出版日期　2023年8月
开本尺寸　710 mm × 1000 mm 1/16
印　　张　8
字　　数　144千字
页　　数　128页
定　　价　69.00元
标准书号　ISBN 978-7-117-35064-8

口腔癌手术图谱精解

主　　编　吴汉江　任振虎
出　　版　湖南科学技术出版社
出版日期　2023年7月
开本尺寸　787 mm × 1092 mm
印　　张　49.25
字　　数　958千字
页　　数　788页
定　　价　398.00元
标准书号　ISBN 978-7-5710-2259-4

口腔保健与常见疾病防治

主　　编　应彬彬　韦宁　俞梦飞
副 主 编　杨勇　孙素珍
执行主编　娄依婷　翁笑燕
出　　版　浙江大学出版社
出版日期　2022年5月
开本尺寸　880 mm × 1230 mm 1/32
印　　张　6
字　　数　156千字
页　　数　192页
定　　价　40.00元
标准书号　ISBN 978-7-308-22533-5

口腔保健与护理

主　　编　李秀娥 毛靖
副 主 编　毕小琴 刘蕊 谢培豪
出　　版　人民卫生出版社
出版日期　2023年1月
开本尺寸　850 mm × 1168 mm 1/16
印　　张　18
字　　数　533千字
页　　数　288页
定　　价　65.00元
标准书号　ISBN 978-7-117-33979-7

口腔病本草图解

主　　审　周曾同
主　　编　王万春　邝卫红　刘景曾
副 主 编　张爱娟　华红　汪运富 等
出　　版　中国海洋大学出版社
出版日期　2023年9月
开本尺寸　185 mm × 260 mm
印　　张　48
字　　数　880千字
页　　数　436页
定　　价　198.00元
标准书号　ISBN 978-7-5670-3385-6

口腔病理学　牙科病变普通病理学指南(第7版)

主　　编　[美]奥尔加·A.C.易卜森
　　　　　(Olga A.C.Ibsen)
　　　　　[美]乔恩·安德森·费兰
　　　　　(Joan Andersen Phelan)
主　　译　钟鸣　刘荩文　王珺婷
出　　版　天津科技翻译出版有限公司
出版日期　2023年6月
开本尺寸　889 mm × 1194 mm 1/16
印　　张　22.25
字　　数　600千字
页　　数　356页
定　　价　258.00元
标准书号　ISBN 978-7-5433-4370-2

口腔材料学(第3版 普通高等教育"十一五"国家级规划教材 北京大学口腔医学教材 住院医师规范化培训辅导教材)

主　　编　林红　邓旭亮

副 主 编　韩建民
出　　版　北京大学医学出版社
出版日期　2023年1月
开本尺寸　850 mm × 1168 mm 1/16
印　　张　20.25
字　　数　575千字
页　　数　324页
定　　价　50.00元
标准书号　ISBN 978-7-5659-2764-5

口腔材料学实验教程

总 主 编　叶玲
主　　编　包崇云
副 主 编　肖宇
出　　版　人民卫生出版社
出版日期　2023年10月
开本尺寸　787 mm × 1092 mm 1/16
印　　张　5
字　　数　87千字
页　　数　80页
定　　价　68.00元
标准书号　ISBN 978-7-117-35427-1

口腔颌面创伤外科学（第2版 国家卫生健康委“十三五”规划教材 全国高等学校研究生规划教材 供口腔医学类专业）

主　　编　李祖兵(武汉大学)
副 主 编　张益　李智
出　　版　人民卫生出版社
出版日期　2023年2月
开本尺寸　787 mm × 1092 mm 1/16
印　　张　43
字　　数　1 046千字
页　　数　688页
定　　价　228.00元
标准书号　ISBN 978-7-117-34009-0

口腔颌面外科拔牙与修复操作

主　　编　胡闻奇　严毅　张嫣
出　　版　黑龙江科学技术出版社
出版日期　2023年8月
字　　数　120千字
页　　数　118页
定　　价　49.00元
标准书号　ISBN 978-7-5719-2103-3

口腔颌面外科疾病临床诊断要点与规范治疗原则

主　　编　杨凯
出　　版　人民卫生出版社
出版日期　2023年8月
开本尺寸　787 mm × 1092 mm 1/16
印　　张　18
字　　数　258千字
页　　数　288页
定　　价　69.00元
标准书号　ISBN 978-7-117-35205-5

口腔颌面外科教学查房与思政教育

主　　编　聂鑫
副 主 编　赵树蕃　李锋　师莉芳
出　　版　重庆出版社
出版日期　2023年5月
开本尺寸　787 mm × 1092 mm 1/16
印　　张　21
字　　数　500千字
页　　数　336页
定　　价　79.00元
标准书号　ISBN 978-7-229-17658-7

口腔颌面外科学（第3版“十二五”职业教育国家规划教材 供口腔医学、口腔医学技术、口腔修复工艺等专业使用）

主　　编　张清彬
副 主 编　邓末宏 龚忠诚
出　　版　科学出版社
出版日期　2023年4月
开本尺寸　850 mm × 1168 mm
印　　张　17.25
字　　数　522千字
页　　数　276页
定　　价　99.80元

标准书号　ISBN 978-7-03-075362-5

口腔颌面外科学(修订版 供口腔医学类专业用)

主　　编　郑谦　罗恩
出　　版　科学技术文献出版社
出版日期　2023年4月
开本尺寸　787 mm × 1092 mm 1/16
印　　张　20.5
字　　数　635千字
页　　数　328页
定　　价　49.00元
标准书号　ISBN 978-7-5189-8606-4

口腔颌面外科学实验教程

总 主 编　叶玲
主　　编　王杭　罗恩
副 主 编　谢蟪旭
出　　版　人民卫生出版社
出版日期　2023年10月
开本尺寸　787 mm × 1092 mm 1/16
印　　张　9
字　　数　157千字
页　　数　144页
定　　价　88.00元
标准书号　ISBN 978-7-117-35456-1

口腔激光治疗新视界

主　　编　[美]唐纳德·科鲁兹
　　　　　(Donald J.Coluzzi)
　　　　　[意]史蒂文·帕克
　　　　　(Steven P.A.Parker)
主　　译　胡晓莉
出　　版　辽宁科学技术出版社
出版日期　2023年2月
开本尺寸　210 mm × 285 mm
印　　张　24
字　　数　480千字
页　　数　384页
定　　价　398.00元
标准书号　ISBN 978-7-5591-2698-6

口腔疾病诊疗并发症

主　　编　赵怡芳
副 主 编　王贻宁　李祖兵　施斌　等
出　　版　武汉大学出版社
出版日期　2023年1月
开本尺寸　787 mm × 1092 mm 1/16
印　　张　40.5
字　　数　960千字
页　　数　648页
定　　价　158.00元
标准书号　ISBN 978-7-307-23556-4

口腔疾病诊治与案例分析

主　　编　汪建国　刘惠萍　刘美娣　等
出　　版　中国人口出版社
出版日期　2023年6月
开本尺寸　787 mm × 1092 mm 1/16
印　　张　27.25
字　　数　577千字
页　　数　418页
定　　价　130.00元
标准书号　ISBN 978-7-5101-9253-1

口腔疾病诊治与保健

主　　编　华英杰　唐雪琴　陈海龙　等
副 主 编　杨轲　安应飞　郭烨　等
出　　版　湖北科学技术出版社
出版日期　2023年7月
开本尺寸　787 mm × 1092 mm 1/16
印　　张　48.25
字　　数　1 170千字
页　　数　772页
定　　价　88.00元
标准书号　ISBN 978-7-5706-2702-8

口腔局部麻醉精要(第2版)

主　　编　[美]艾尔·里德
　　　　　(Al Reader)
　　　　　[美]约翰·纳斯特
　　　　　(John Nusstein)
　　　　　[美]梅利莎·德拉姆
　　　　　(Melissa Drum)

主　　译　徐礼鲜
副 主 译　汪伟 吴礼安
出　　版　辽宁科学技术出版社
出版日期　2023年1月
开本尺寸　170 mm × 240 mm
印　　张　13
字　　数　260千字
页　　数　208页
定　　价　198.00元
标准书号　ISBN 978-7-5591-2112-7

口腔科疾病诊断与治疗精要

主　　编　邵伟然　于洋　韩晶莹　等
副 主 编　胡晨　刘菲菲　李丽洁　等
出　　版　中国人口出版社
出版日期　2023年4月
开本尺寸　880 mm × 1230 mm 1/32
印　　张　3.375
字　　数　98千字
页　　数　108页
定　　价　58.00元
标准书号　ISBN 978-7-5101-9207-4

口腔科疾病综合治疗

主　　编　马菁　赵红艳　李永恒
副 主 编　李佳　李文波　董肖婷　等
出　　版　中国纺织出版社有限公司
出版日期　2023年8月
开本尺寸　787 mm × 1092 mm 1/16
印　　张　12.25
字　　数　280千字
页　　数　196页
定　　价　88.00元
标准书号　ISBN 978-7-5229-0910-3

口腔科诊疗技术与实践

主　　编　胡方育　等
出　　版　吉林大学出版社
出版日期　2023年3月
开本尺寸　787 mm × 1092 mm 1/16
印　　张　33.875
字　　数　741千字
页　　数　516页
定　　价　158.00元
标准书号　ISBN 978-7-5768-1654-9

口腔临床免疫学实验技术

主　　编　陈万涛
副 主 编　张建军　贾荣　刘世宇
出　　版　人民卫生出版社
出版日期　2023年11月
开本尺寸　889 mm × 1194 mm 1/16
印　　张　16
字　　数　383千字
页　　数　256页
定　　价　89.00元
标准书号　ISBN 978-7-117-35534-6

口腔颌面医学影像学（第3版 普通高等教育“十一五”规划教材 北京高等教育精品教材 北京大学口腔医学教材 住院医师规范化培训辅导教材）

主　　编　张祖燕　傅开元
副 主 编　李刚　孙志鹏
出　　版　北京大学医学出版社
出版日期　2023年7月
开本尺寸　850 mm × 1168 mm 1/16
印　　张　21
字　　数　590千字
页　　数　336页
定　　价　85.00元
标准书号　ISBN 978-7-5659-2761-4

口腔科综合诊疗实践

编　　著　苟乃政　王新　唐晨耀　等
出　　版　科学技术文献出版社
出版日期　2023年1月
开本尺寸　787 mm × 1092 mm 1/16
印　　张　28.25
字　　数　565千字
页　　数　440页
定　　价　148.00元
标准书号　ISBN 978-7-5235-0089-7

口腔内科学
主　　编　凌均棨
副 主 编　闫福华　程斌　邹静 等
出　　版　人民卫生出版社
出版日期　2023年2月
开本尺寸　889 mm × 1194 mm 1/16
印　　张　45
字　　数　1 394千字
页　　数　720页
定　　价　299.00元
标准书号　ISBN 978-7-117-29764-6

口腔内科学实验教程
总 主 编　叶玲
主　　编　叶玲　李继遥
副 主 编　柳茜　赵蕾　周瑜
出　　版　人民卫生出版社
出版日期　2023年10月
开本尺寸　787 mm × 1092 mm 1/16
印　　张　14.5
字　　数　252千字
页　　数　232页
定　　价　108.00元
标准书号　ISBN 978-7-117-35422-6

口腔美学基础（高等职业教育创新教材 供口腔医学技术专业用）
主　　审　谭建国
主　　编　王收年
出　　版　人民卫生出版社
出版日期　2023年6月
开本尺寸　787 mm × 1092 mm 1/16
印　　张　6.5
字　　数　158千字
页　　数　104页
定　　价　60.00元
标准书号　ISBN 978-7-117-34806-5

口腔美学区种植临床精要
主　　审　季平
主　　编　付钢　黄元丁
副 主 编　黄弘　吴庆庆　陈陶
出　　版　人民卫生出版社
出版日期　2023年10月
开本尺寸　889 mm × 1194 mm 1/16
印　　张　18
字　　数　431千字
页　　数　288页
定　　价　198.00元
标准书号　ISBN 978-7-117-35537-7

口腔美学修复预告技术规范（图解口腔美学种植修复临床规范）
主　　编　赵雨薇
出　　版　中国医药科技出版社
出版日期　2023年3月
开本尺寸　787 mm × 1092 mm 1/32
印　　张　1.875
字　　数　34千字
页　　数　60页
定　　价　39.00元
标准书号　ISBN 978-7-5214-3795-9

口腔门诊常用外科小手术要点
编　　著　[日]神部芳则
译　　者　吴松涛
出　　版　辽宁科学技术出版社
出版日期　2023年9月
开本尺寸　210 mm × 285 mm
印　　张　10
字　　数　200千字
页　　数　160页
定　　价　198.00元
标准书号　ISBN 978-7-5591-3112-6

口腔数字化技术（第2版 高等职业教育创新教材 供口腔医学技术专业用）
总 主 编　牛东平
主　　编　王勇
副 主 编　赵创　赵一姣
出　　版　人民卫生出版社
出版日期　2023年8月

开本尺寸　787 mm × 1092 mm 1/16
印　　张　16
字　　数　389千字
页　　数　256页
定　　价　86.00元
标准书号　ISBN 978-7-117-34838-6

口腔数字化牙科新技术

主　　编　周婷　杨莉莉　谢亮焜
副 主 编　徐杰　李星星　吴剑花　等
出　　版　上海交通大学出版社
出版日期　2023年9月
开本尺寸　710 mm × 1000 mm 1/16
印　　张　14.75
字　　数　200千字
页　　数　236页
定　　价　58.00元
标准书号　ISBN 978-7-313-29612-2

口腔睡眠医学临床医生手册

编　　著　[美]肯·伯利
（Ken Berley）
[美]史蒂夫·卡斯坦森
（Steve Carstensen）
主　　审　邱蔚六　卢晓峰
主　　译　朱敏　王旭东
副 主 译　于雯雯　朱妍菲
出　　版　辽宁科学技术出版社
出版日期　2023年10月
开本尺寸　210 mm × 285 mm
印　　张　11.5
字　　数　230千字
页　　数　167页
定　　价　198.00元
标准书号　ISBN 978-7-5591-2960-4

口腔修复学实验教程

总 主 编　叶玲
主　　编　袁泉
副 主 编　甘雪琦
出　　版　人民卫生出版社
出版日期　2023年10月
开本尺寸　787 mm × 1092 mm 1/16
印　　张　8.5
字　　数　148千字
页　　数　136页
定　　价　88.00元
标准书号　ISBN 978-7-117-35424-0

口腔赝复体修复治疗规范（图解口腔美学种植修复临床实操规范丛书）

总 主 编　于海洋
主　　编　熊芳
出　　版　中国医药科技出版社
出版日期　2023年3月
开本尺寸　787 mm × 1092 mm 1/32
印　　张　3.375
字　　数　60千字
页　　数　108页
定　　价　49.00元
标准书号　ISBN 978-7-5214-3503-0

口腔医患沟通学

编　　著　徐艳　严斌
出　　版　江苏凤凰科学技术出版社
出版日期　2023年6月
开本尺寸　718 mm × 1000 mm 1/16
印　　张　12.25
字　　数　190千字
页　　数　196页
定　　价　79.80元
标准书号　ISBN 978-7-5713-3313-3

口腔疣状癌

主　　编　唐瞻贵　王月红
出　　版　中南大学出版社
出版日期　2023年5月
开　　本　710 mm × 1000 mm 1/16
印　　张　10
字　　数　147千字
页　　数　160页
定　　价　108.00元

标准书号　ISBN 978-7-5487-5123-6

口腔医学技术实验教程

总 主 编　叶玲
主　　编　岳莉
副 主 编　董博　朱卓立
出　　版　人民卫生出版社
出版日期　2023年10月
开本尺寸　787 mm × 1092 mm 1/16
印　　张　25
字　　数　435千字
页　　数　400页
定　　价　158.00元
标准书号　ISBN 978-7-117-35444-8

口腔医学类专业课程思政教学指南

主　　编　蒋欣泉
副 主 编　孙健
出　　版　华东师范大学出版社
出版日期　2023年4月
开本尺寸　787 mm × 1092 mm 1/16
印　　张　8
字　　数　122千字
页　　数　128页
定　　价　40.00元
标准书号　ISBN 978-7-5760-2188-2

口腔医学美学

主　　编　房兵　王丹茹　王旭东
副 主 编　夏伦果　游清玲　吴轶群
出　　版　上海交通大学出版社
出版日期　2023年10月
开本尺寸　787 mm × 1092 mm 1/16
印　　张　23
字　　数　558千字
页　　数　368页
定　　价　128.00元
标准书号　ISBN 978-7-313-29562-0

口腔医学虚拟仿真实验教程

主　　编　黎淑芳　廖明华　邓敏 等
副 主 编　朱名毅　马卓飞　韩丽娟 等
出　　版　广西科学技术出版社
出版日期　2023年6月
开本尺寸　787 mm × 1092 mm 1/16
印　　张　10.75
字　　数　200千字
页　　数　172页
定　　价　98.00元
标准书号　ISBN 978-7-5551-1995-1

口腔医学虚拟仿真实验教程

总 主 编　叶玲
主　　编　张凌琳
副 主 编　郑庆华　王了
出　　版　人民卫生出版社
出版日期　2023年10月
开本尺寸　787 mm × 1092 mm 1/16
印　　张　29
字　　数　505千字
页　　数　464页
定　　价　168.00元
标准书号　ISBN 978-7-117-35419-6

口腔预防医学

主　　编　文静
副 主 编　郜文秀　李启艳
出　　版　科学出版社
出版日期　2022年12月
开本尺寸　850 mm × 1168 mm 1/16
印　　张　7.25
字　　数　220千字
页　　数　116页
定　　价　39.80元
标准书号　ISBN 978-7-03-073810-3

口腔预防医学实验教程

总 主 编　叶玲
主　　编　胡涛
副 主 编　杨英明
出　　版　人民卫生出版社
出版日期　2023年10月
开本尺寸　787 mm × 1092 mm 1/16

印　　张　9.5
字　　数　165千字
页　　数　152页
定　　价　88.00元
标准书号　ISBN 978-7-117-35425-7

口腔诊室急救(第8版)

主　　编　[美]斯坦利·F.马拉米德
　　　　　(Stanley F.Malamed)
主　　译　胡开进
副 主 译　刘昌奎　李永锋　胡祥翔
出　　版　人民卫生出版社
出版日期　2023年10月
开本尺寸　889 mm × 1194 mm 1/16
印　　张　32.5
字　　数　1 007千字
页　　数　520页
定　　价　299.00元
标准书号　ISBN 978-7-117-35509-4

口腔正畸3D诊断和治疗计划临床图谱

主　　编　[美]吉恩－马克·雷特鲁维
　　　　　(Jean-Marc Retrouvey)
　　　　　[美]穆罕默德－努尔·阿卜杜拉
　　　　　(Mohamed-Nur Abdallah)
主　　译　房兵　潘晓岗
副 主 译　夏伦果　郑小雯
出　　版　辽宁科学技术出版社
出版日期　2023年11月
开本尺寸　210 mm × 285 mm
印　　张　19
字　　数　380千字
页　　数　304页
定　　价　398.00元
标准书号　ISBN 978-7-5591-3137-9

口腔正畸学("北大医学"研究生规划教材)

主　　编　李巍然
出　　版　北京大学医学出版社
出版日期　2023年6月
开本尺寸　850 mm × 1168 mm 1/16
印　　张　32.5
字　　数　930千字
页　　数　520页
定　　价　125.00元
标准书号　ISBN 978-7-5659-2799-7

口腔正畸学(修订版 供口腔医学类专业用)

主　　编　赖文莉
出　　版　科学技术文献出版社
出版日期　2023年4月
开本尺寸　787 mm × 1092 mm 1/16
印　　张　9
字　　数　269千字
页　　数　144页
定　　价　26.00元
标准书号　ISBN 978-7-5189-8605-7

口腔正畸学实验教程

总 主 编　叶玲
主　　编　赖文莉
副 主 编　李宇
出　　版　人民卫生出版社
出版日期　2023年10月
开本尺寸　787 mm × 1092 mm 1/16
印　　张　8
字　　数　139千字
页　　数　128页
定　　价　88.00元
标准书号　ISBN 978-7-117-35426-4

口腔正畸隐适美隐形矫治技术

主　　编　赖文莉
副 主 编　房兵　李小兵　邱易光
绘　　图　龙虎　李晓龙　廖丽娜 等
出　　版　人民卫生出版社
出版日期　2023年2月
开本尺寸　889 mm × 1194 mm 1/16
印　　张　52
字　　数　1 273千字
页　　数　832页
定　　价　798.00元

标准书号　ISBN 978-7-117-34110-3

口腔正畸隐形矫治-临床与生物力学

主　　编　房兵
副 主 编　夏伦果　赵宁　唐国华 等
出　　版　辽宁科学技术出版社
出版日期　2023年11月
开本尺寸　210 mm × 285 mm
印　　张　43
字　　数　860千字
页　　数　688页
定　　价　698.00元
标准书号　ISBN 978-7-5591-3141-6

口腔种植：治疗计划与临床决策

主　　编　[法]米特里达德·达瓦帕纳
　　　　　(Mithridadte Davampanah)等
主　　译　宿玉成
出　　版　人民卫生出版社
出版日期　2023年10月
开本尺寸　889 mm × 1194 mm 1/16
印　　张　11.5
字　　数　342千字
页　　数　184页
定　　价　198.00元
标准书号　ISBN 978-7-117-35349-6

口腔种植临床解剖学

主　　编　邹多宏
出　　版　辽宁科学技术出版社
出版日期　2023年9月
开本尺寸　210 mm × 285 mm
印　　张　44.5
字　　数　890千字
页　　数　712页
定　　价　989.00元
标准书号　ISBN 978-7-5591-3142-3

口腔种植软硬组织增量 自体组织移植技术

主　　编　[德]福阿德·库里
　　　　　(Fouad Khoury)
主　　审　宿玉成
主　　译　张健(南开大学)
出　　版　辽宁科学技术出版社
出版日期　2023年6月
开本尺寸　210 mm × 285 mm
印　　张　45
字　　数　900千字
页　　数　720页
定　　价　998.00元
标准书号　ISBN 978-7-5591-2984-0

口腔种植实用技术百问解析

主　　编　梁立山　宫琳　杨瑟飞
出　　版　化学工业出版社
出版日期　2023年11月
开本尺寸　710 mm × 1000 mm 1/16
印　　张　17.25
字　　数　267千字
页　　数　276页
定　　价　198.00元
标准书号　ISBN 978-7-122-44168-3

口腔种植学(第2版 国家卫生健康委“十三五”规划教材 全国高等学校研究生规划教材 供口腔医学类专业用)

主　　编　刘宝林
副 主 编　林野　李德华
主编助理　马威
出　　版　人民卫生出版社
出版日期　2023年12月
开本尺寸　787 mm × 1092 mm 1/16
印　　张　33.5
字　　数　815千字
页　　数　536页
定　　价　208.00元
标准书号　ISBN 978-7-117-34857-7

口腔种植学概览(原著第2版)

著　　者　[法]雅克·马莱特
　　　　　(Jacques Malet)
　　　　　[法]弗朗西斯·莫拉
　　　　　(Francis Mora)

[法]菲利普·布沙尔
(Philippe Bouchard)
主　　译　柴金友
出　　版　世界图书出版西安有限公司
出版日期　2023年9月
开本尺寸　889 mm × 1194 mm 1/16
印　　张　18.25
字　　数　460千字
页　　数　292页
定　　价　228.00元
标准书号　ISBN 978-7-5232-0652-2

口腔种植医护协同实操图谱

主　　审　满毅　刘帆
主　　编　林洁　向琳
出　　版　辽宁科学技术出版社
出版日期　2023年8月
开本尺寸　210 mm × 285 mm
印　　张　19
字　　数　450千字
页　　数　304页
定　　价　298.00元
标准书号　ISBN 978-7-5591-3113-3

口腔种植医护一体化指引清单第1辑

主　　编　满毅　林洁
副 主 编　向琳　屈依丽　王铝亚
出　　版　人民卫生出版社
出版日期　2023年8月
开本尺寸　787 mm × 1092 mm 1/16
印　　张　16
字　　数　331千字
页　　数　256页
定　　价　129.00元
标准书号　ISBN 978-7-117-35075-4

口腔转化医学(新医科系列教材)

主　　编　黄斯佳
出　　版　厦门大学出版社
出版日期　2023年10月
印　　张　11
字　　数　256千字
页　　数　176页
定　　价　32.00元
标准书号　ISBN 978-7-5615-9136-9

口腔组织病理学(“十四五”普通高等教育规划精品教材 高等医药教材编写委员会专家审定)

主　　编　张泽兵　徐明录　林振梅
副 主 编　李泽锋　孙雪梅　张可丽 等
出　　版　天津科学技术出版社
出版日期　2023年3月
开本尺寸　889 mm × 1194 mm 1/16
印　　张　14.5
字　　数　418千字
页　　数　232页
定　　价　59.00元
标准书号　ISBN 978-7-5742-0880-3

口腔组织病理学实验教程

总 主 编　叶玲
主　　编　汤亚玲
副 主 编　吴兰雁 韩琪
出　　版　人民卫生出版社
出版日期　2023年10月
开本尺寸　787 mm × 1092 mm 1/16
印　　张　10
字　　数　174千字
页　　数　160页
定　　价　98.00元
标准书号　ISBN 978-7-117-35420-2

蜡型堆塑教程

编　　著　[埃及]罗维达·阿布达拉
(Rowida Abdalla)
主　　译　赵今　林静
副 主 译　吴泽钰　姬晓炜　张洋洋 等
出版单位　辽宁科学技术出版社
出版日期　2023年10月
开本尺寸　210 mm × 285 mm
印　　张　8.25
字　　数　165千字

页　　数　132页
定　　价　98.00元
标准书号　ISBN 978-7-5591-2368-8

老年口腔健康100问（江苏科普创作出版扶持计划项目"江苏省老年口腔健康促进行动"资助项目）
主　　编　徐艳　吴大明
副 主 编　李谨　江宏兵
出　　版　东南大学出版社
出版日期　2023年12月
开本尺寸　700 mm × 1000 mm 1/16
印　　张　7.5
字　　数　121千字
页　　数　120页
定　　价　50.00元
标准书号　ISBN 978-7-5766-0865-6

老年口腔健康指南
顾　　问　白玉兴
主　　编　刘敏　赵梅
副 主 编　季瑾　李丽璇
绘　　者　常攀辉　陈娅
出　　版　科学技术文献出版社
出版日期　2023年9月
开本尺寸　880 mm × 1230 mm 1/32
印　　张　7
字　　数　148千字
页　　数　224页
定　　价　49.80元
标准书号　ISBN 978-7-5235-0615-8

临床口腔诊疗关键技术与病例解读
主　　编　张怡 等
出　　版　上海科学普及出版社
出版日期　2023年11月
开本尺寸　889 mm × 1194 mm 1/16
印　　张　28.5
字　　数　630千字
页　　数　456页
定　　价　108.00元
标准书号　ISBN 978-7-5427-8566-4

临床牙周病学（第3版 普通高等教育"十一五"规划教材 北京大学口腔医学教材 住院医师规范化培训辅导教材）
主　　编　栾庆先　欧阳翔英
副 主 编　徐莉　胡文杰
出　　版　北京大学医学出版社
出版日期　2023年2月
开本尺寸　850 mm × 1168 mm 1/16
印　　张　31.5
字　　数　896千字
页　　数　504页
定　　价　108.00元
标准书号　ISBN 978-7-5659-2369-2

临床牙周病学和口腔种植学（第7版 上卷 中卷 下卷）
主　　编　[瑞典]托德·伯格伦德
　　　　　（Tord Berglundh）
　　　　　[美]威廉·詹诺比尔
　　　　　（William V.Giannobile）
　　　　　[瑞士]尼克劳斯·朗
　　　　　（Niklaus P.Lang）
　　　　　等
主　　译　闫福华　葛少华　陈斌 等
出　　版　辽宁科学技术出版社
出版日期　2023年9月
开本尺寸　210 mm × 285 mm
印　　张　74.5
字　　数　1500千字
页　　数　1192页
定　　价　1298.00元
标准书号　ISBN 978-7-5591-3102-7

临床研究专病结构化数据集·伴全身疾病的牙周炎
主　　审　张志愿
主　　编　宋忠臣　孙瑶
出　　版　人民卫生出版社
出版日期　2023年11月
开本尺寸　710 mm × 1000 mm 1/16

印　　张　14
字　　数　222千字
页　　数　224页
定　　价　48.00元
标准书号　ISBN 978-7-117-34122-6

颅颌面畸形的正畸正颌联合治疗

主　　编　段银钟　万会龙　刘彦普 等
副 主 编　陈学鹏　林杨　孟蕾 等
出　　版　世界图书出版西安有限公司
出版日期　2023年10月
开本尺寸　889 mm × 1194 mm 1/16
印　　张　18
字　　数　438千字
页　　数　288页
定　　价　268.00元
标准书号　ISBN 978-7-5232-0311-8

颅颌面外科学:肿瘤、骨畸形与创伤

编　　著　[德]Michael Ehrenfeld
　　　　　[美]Neal D Futran
　　　　　[美]Paul N Manson
　　　　　[瑞士]Joachim Prein
主　　审　邱蔚六　张志愿　沈国芳
主　　译　于洪波　王旭东　郑家伟
出　　版　上海科学技术出版社
出版日期　2023年10月
开本尺寸　889 mm × 1194 mm 1/16
印　　张　34.5
字　　数　920千字
页　　数　552页
定　　价　450.00元
标准书号　ISBN 978-7-5478-5138-8

美学区即刻种植9个关键三角

主　　审　陈江
主　　编　撒悦(武汉大学口腔医院修复科)
副 主 编　史也　杨静文　陈惠 等
出　　版　辽宁科学技术出版社
出版日期　2023年6月
开本尺寸　210 mm × 285 mm
印　　张　20.5
字　　数　400千字
页　　数　328页
定　　价　298.00元
标准书号　ISBN 978-7-5591-2983-3

美学区种植实战手册:部分无牙颌患者的治疗

主　　编　[美]托德·R.勋鲍姆
　　　　　(Todd R.Schoenbaum)
主　　审　宫苹
主　　译　谭震　莫安春　张旭光
出　　版　世界图书出版西安有限公司
出版日期　2023年6月
开本尺寸　787 mm × 1092 mm 1/16
印　　张　16.5
字　　数　340千字
页　　数　264页
定　　价　268.00元
标准书号　ISBN 978-7-5232-0377-4

美学区种植新进展

主　　编　[埃及]阿布德萨兰·阿斯克雷
　　　　　(Abdelsalam Elaskary)
主　　审　骆小平
主　　译　俞青　张红
出　　版　辽宁科学技术出版社
出版日期　2023年3月
字　　数　400千字
页　　数　324页
定　　价　398.00元
标准书号　ISBN 978-7-5591-2872-0

美学修复:材料选择与技术(第3版)

编　　著　[美]道格拉斯·A. 特里
　　　　　(Douglas A.Terry)
　　　　　[瑞士]威利·盖勒
　　　　　(Willi Geller)
主　　审　陈吉华　于海洋
主　　译　陈文川　牛丽娜
副 主 译　王林　郭玲　薛晶

出　　版　辽宁科学技术出版
出版日期　2023年1月
开本尺寸　235 mm × 305 mm 1/8
印　　张　96
字　　数　1 920千字
页　　数　768页
定　　价　1288.00元
标准书号　ISBN 978-7-5591-2482-1

颞下颌关节紊乱病10步治疗计划

编　　著　[美]辛西娅·彼得森（Cynthia Peterson）
主　　译　方仲毅　蔡斌　徐丽丽
出　　版　北京科学技术出版社
出版日期　2023年5月
字　　数　220千字
开本尺寸　880 mm × 1230 mm 1/32
印　　张　9.375
页　　数　300页
定　　价　79.00元
标准书号　ISBN 978-7-5714-2882-2

全口义齿新概念及临床进阶

著　　者　胡常红
出　　版　人民卫生出版社
出版日期　2023年6月
开本尺寸　889 mm × 1194 mm 1/16
印　　张　36
字　　数　892千字
页　　数　576页
定　　价　498.00元
标准书号　ISBN 978-7-117-34695-5

全口义齿新境界

著　　者　[日]本乡 英彰
主　　译　张红　赵军
出　　版　辽宁科学技术出版社
出版日期　2023年5月
开本尺寸　210 mm × 285 mm
印　　张　13.75
字　　数　220千字
页　　数　220页
定　　价　268.00元
标准书号　ISBN 978-7-5591-2849-2

全生命周期口腔健康养护

主　　编　侯黎莉　袁卫军　刘晓芬
副 主 编　陈润元　张玲　张凌怡 等
出　　版　上海交通大学出版社
出版日期　2023年6月
开本尺寸　32开
印　　张　7.25
字　　数　174千字
页　　数　232页
定　　价　68.00元
标准书号　ISBN 978-7-313-28704-5

上海市口腔健康管理模式回顾与展望

顾　　问　曹新明　沈霖德　林自强
主　　编　刘月华
副 主 编　张颖　王艳
出　　版　上海科学技术出版社
出版日期　2023年9月
开本尺寸　787 mm × 1092 mm 1/16
印　　张　14.75
字　　数　300千字
页　　数　236页
定　　价　118.00元
标准书号　ISBN 978-7-5478-6283-4

上颌潜在无牙颌的修复空间

主　　编　王大为
副 主 编　曲哲　寇育荣
出　　版　辽宁科学技术出版社
出版日期　2023年1月
开本尺寸　16开
印　　张　33
字　　数　660千字
页　　数　528页
定　　价　598.00元
标准书号　ISBN 978-7-5591-2745-7

生物陶瓷材料在临床牙髓治疗中的应用

主　　编　[立陶宛]萨乌留斯·德鲁克泰尼斯

(Saulius Drukteinis)
[英]乔赛特·卡米莱丽
(Josette Camilleri)
主　　译　刘贺　喻健
出　　版　辽宁科学技术出版社
出版日期　2023年10月
开本尺寸　16开
字　　数　130千字
页　　数　104页
定　　价　98.00元
标准书号　ISBN 978-7-5591-3133-1

实用儿童正畸特色技术图谱

主　　编　武广增
副 主 编　洪宝　唐建华
出　　版　辽宁科学技术出版社
出版日期　2023年9月
开本尺寸　210 mm × 285 mm
印　　张　19.5
字　　数　400千字
页　　数　312页
定　　价　298.00元
标准书号　ISBN 978-7-5591-3097-6

实用护理技术操作及处理规范

主　　编　庄绪霞　王小彬　朱莎 等
副 主 编　黄荷端
出　　版　海南出版社
出版日期　2023年8月
开本尺寸　787 mm × 1092 mm 1/16
印　　张　27
字　　数　820千字
页　　数　432页
定　　价　58.00元
标准书号　ISBN 978-7-5730-1302-6

实用口腔科疾病诊治精要

主　　编　毛雪梅　刘丙霞　顾伟 等
出　　版　上海交通大学出版社
出版日期　2023年1月
开本尺寸　16开
字　　数　204千字
页　　数　196页
定　　价　198.00元
标准书号　ISBN 978-7-3132-4393-5

实用口腔临床诊疗技术

主　　编　张娜　吕荟　李瑞雪 等
出　　版　科学技术文献出版社
出版日期　2023年7月
开本尺寸　787 mm × 1092 mm 1/16
印　　张　14
字　　数　327千字
页　　数　224页
定　　价　88.00元
标准书号　ISBN 978-7-5235-0551-9

实用口腔正畸临床技术精要

编　　著　[英]西瑞·戴维斯(Ceri Davies)
主　　审　金作林　冯雪
主　　译　高洁 秦文 徐悦蓉 等
出　　版　辽宁科学技术出版社
出版日期　2023年6月
开本尺寸　210 mm × 285 mm
印　　张　18.75
字　　数　375千字
页　　数　282页
定　　价　298.00元
标准书号　ISBN 978-7-5591-2961-1

实用临床口腔科学

主　　编　李欣　张延进　李惠　等
副 主 编　李华星　贺莹　杨霞　等
出　　版　中国海洋大学出版社
出版日期　2023年7月
开本尺寸　185 mm × 260 mm
印　　张　30.5
字　　数　774千字
页　　数　488页
定　　价　198.00元
标准书号　ISBN 978-7-5670-3549-2

实用牙体修复临床操作指南

主　　编　[英]戈登·格雷

(Gordon B. Gray)
[英]阿拉·达乌德
(Alaa H.Daud)
主　审　李继遥
主　译　薛晶　阙克华
副主译　冯凝
出　版　辽宁科学技术出版社
出版日期　2023年4月
开本尺寸　170 mm × 240 mm
印　张　15.5
字　数　310千字
页　数　248页
定　价　198.00元
标准书号　ISBN 978-7-5591-2875-1

实用牙周治疗指南

著　者　[美]托拜厄·肯·贝姆
(Tobias K.Boehm)
[美]萨姆·崔
(Sam Chui)
主　译　闫福华　葛少华　张杨珩
出　版　江苏凤凰科学技术出版社
出版日期　2023年3月
开本尺寸　889 mm × 1194 mm 1/16
印　张　16.5
字　数　420千字
页　数　264页
定　价　198.00元
标准书号　ISBN 978-7-5713-3210-5

实用正畸弓丝临床应用图谱

主　编　武广增
副主编　洪宝　唐建华
出　版　辽宁科学技术出版社
出版时间　2023年1月
开　本　16开
字　数　260千字
页　数　212页
定　价　198.00元

实用正畸固定矫治技术

主　编　[英]帕德雷格·弗莱明
(Padhraig Fleming)
(英)贾德宾德·希赫拉
(Jadbinder Seehra)
主　审　金作林
主　译　刘倩
副主译　刘思颖　郭涛
出　版　辽宁科学技术出版社
出版日期　2023年4月
开本尺寸　210 mm × 285 mm
印　张　8.75
字　数　175千字
页　数　126页
定　价　198.00元
标准书号　ISBN 978-7-5591-2777-8

食物嵌塞的修复治疗(图解口腔美学种植修复临床规范)

总主编　于海洋
主　编　郝亮
出　版　中国医药科技出版社
出版日期　2023年3月
开本尺寸　787 mm × 1092 mm 1/16
印　张　2.125
字　数　40千字
页　数　68页
定　价　39.00元
标准书号　ISBN 978-7-5214-3769-0

舒适性全口义齿修复学(基于微创理念的口腔临床诊疗效)

著　者　[日]五十岚尚美
[日]高桥宗一郎
主　译　汤学华　董坚
出　版　辽宁科学技术出版社
出版日期　2023年6月
开本尺寸　210 mm × 285 mm
印　张　19.5
字　数　390千字
页　数　312页
定　价　298.00元

标准书号　ISBN 978-7-5591-2985-7

树脂美学修复——口腔临床实战教程

著　　者　杨启强
出　　版　广西科学技术出版社
出版日期　2023年9月
开本尺寸　16开
字　　数　375千字
页　　数　234页
定　　价　399.00元
标准书号　ISBN 978-7-5551-1895-4

数字化技术在可摘局部义齿修复中的应用

主　　编　吴江　高勃
副 主 编　张春宝 张燕 谢诚
出　　版　人民卫生出版社
出版日期　2023年6月
开本尺寸　889 mm × 1194 mm 1/16
印　　张　7
字　　数　164千字
页　　数　112页
定　　价　139.00元
标准书号　ISBN 978-7-117-34800-3

数字化可摘局部义齿修复技术：从设计解析到实操技巧(英文)

主　　编　于海洋
出　　版　人民卫生出版社
出版日期　2023年9
开本尺寸　889 mm × 1194 mm 1/16
印　　张　16.5
字　　数　697千字
页　　数　264页
定　　价　399.00元
标准书号　ISBN 978-7-117-35247-5

数字化口腔种植的临床实践

主　　编　付钢
副 主 编　吴庆庆　黄弘　黄元丁 等
出　　版　重庆大学出版社
出版日期　2023年5月
开本尺寸　787 mm × 1092 mm 1/16
印　　张　20.5
字　　数　411千字
页　　数　328页
定　　价　368.00元
标准书号　ISBN 978-7-5689-3747-4

数字化口腔种植外科技术(口腔种植精要系列丛书)

主　　编　武金峰　黄圣运
出　　版　中国科学技术出版社
出版日期　2023年3月
开本尺寸　787 mm × 1092 mm 1/16
印　　张　8.75
字　　数　135千字
页　　数　140页
定　　价　98.00元
标准书号　ISBN 978-7-5236-0027-6

数字化口腔种植学

主　　审　宿玉成
主　　编　耿威
出　　版　人民卫生出版社
出版日期　2023年3月
开本尺寸　889 mm × 1194 mm 1/16
印　　张　35
字　　数　862千字
页　　数　560页
定　　价　458.00元
标准书号　ISBN 978-7-117-34186-8

数字化牙种植学治疗设计与导板手术

编　　著　［阿根廷］乔治·加兰特（Jorge M.Galante）
　　　　　［阿根廷］尼古拉斯·卢比奥（Nicolas A.Rubio）
主　　译　徐淑兰
出　　版　辽宁科学技术出版社
出版日期　2023年3月
开本尺寸　16开
字　　数　260千字
页　　数　212页

定　　价　198.00元
标准书号　ISBN 978-7-5591-2883-6

数字引导式显微修复学（华西“手把手”学好美学种植功能修复案析丛书 第三册）
主　　编　于海洋
出　　版　人民卫生出版社
出版日期　2023年11月
开本尺寸　889 mm × 1194 mm 1/16
印　　张　36
字　　数　899千字
页　　数　576页
定　　价　398.00元
标准书号　ISBN 978-7-117-35076-1

微创牙齿美学修复
编　　著　[美]阿维吉特·班纳吉（Avijit Banerjee）
主　　译　吴巍　时光辉　丁阿营
副 主 译　田惠军　吴健　冯楠　等
出　　版　中国科学技术出版社
出版日期　2022年10月
开本尺寸　889 mm × 1194 mm 1/16
印　　张　14.75
字　　数　340千字
页　　数　236页
定　　价　220.00元
标准书号　ISBN 978-7-5046-9630-4

微创牙髓治疗技术
主　　编　[意]詹卢卡·普洛蒂诺（Gianluca Plotino）
主　　译　刘贺　夏凌云　赵申
出　　版　辽宁科学技术出版社
出版日期　2023年1月
开本尺寸　16开
字　　数　330千字
页　　数　192页
定　　价　198.00元
标准书号　ISBN 978-7-5591-2778-5

无托槽隐形矫治技术
编　　著　[西]苏珊娜·帕尔马·莫亚（Susana Palma Moya）
[西]哈维尔·洛萨诺·萨弗拉（Javier Lozano Zafra）
主　　审　李巍然
主　　译　郭润智　张云帆　黄一平
出　　版　辽宁科学技术出版社
出版日期　2023年1月
开本尺寸　210 mm × 285 mm
印　　张　30.25
字　　数　605千字
页　　数　484页
定　　价　399.00元
标准书号　ISBN 978-7-5591-2645-0

无托槽隐形矫治原理与技术
主　　编　张栋梁
出　　版　中国人口出版社
出版日期　2023年12月
开本尺寸　889 mm × 1194 mm 1/16
印　　张　17.5
字　　数　364千字
页　　数　280页
定　　价　398.00元
标准书号　ISBN 978-7-5101-9390-3

无牙颌不植骨种植治疗
主　　编　[美]沙伊·吉夫拉杰（Saj Jivraj）
主　　译　陈琰　崔广　马威 等
审　　校　陈钢
出　　版　辽宁科学技术出版社
出版日期　2023年9月
开本尺寸　210 mm × 285 mm
印　　张　24.75
字　　数　500千字
页　　数　371页
定　　价　398.00元
标准书号　ISBN 978-7-5591-3089-1

五官科学（第4版 普通高等教育“十一五”国家级规划教材 供高职高专临床医学及其他医学相关专业使用）
主　　编　王宁宇

副 主 编　陶勇 江青松 刘锦峰
出　　版　科学出版社
出版日期　2023年8月
开本尺寸　850 mm × 1168 mm 1/16
印　　张　16.5
字　　数　500千字
页　　数　264页
定　　价　99.80元
标准书号　ISBN 978-7-03-075476-9

显微根管外科疑难病例解析彩色图谱

主　　编　王捍国
出　　版　人民卫生出版社
出版日期　2023年8月
开本尺寸　889 mm × 1194 mm 1/16
印　　张　16
字　　数　389千字
页　　数　256页
定　　价　198.00元
标准书号　ISBN 978-7-117-35206-2

显微外科牙髓病学

编　　著　[美]伯特兰·哈亚特（Bertrand Khayat）
　　　　　[美]纪尧姆·朱尼（Guillaume Jouanny）
主　　审　高学军
主　　译　王祖华
副 主 译　郑春艳　邹晓英
出　　版　辽宁科学技术出版社
出版日期　2023年1月
开本尺寸　210 mm × 285 mm
印　　张　16.25
字　　数　330千字
页　　数　260页
定　　价　298.00元
标准书号　ISBN 978-7-5591-2608-5

现代口腔全科诊疗精要

主　　编　李丛华　叶国　何晓玲 等
副 主 编　邱叶
出　　版　西安交通大学出版社
出版日期　2023年7月
开本尺寸　787 mm × 1092 mm 1/16
印　　张　30
字　　数　960千字
页　　数　480页
定　　价　98.00元
标准书号　ISBN 978-7-5693-3363-3

现代口腔医学临床精粹

主　　编　周玥颖　曹俊　陈烈金 等
出　　版　科学技术文献出版社
出版日期　2023年7月
开本尺寸　787 mm × 1092 mm 1/16
印　　张　42.25
字　　数　1 000千字
页　　数　676页
定　　价　132.00元
标准书号　ISBN 978-7-5235-0529-8

现代临床口腔医学

主　　编　苏晨　房俊　孙姗姗
副 主 编　肖韬穆　刘琳　林欣然
出　　版　湖北科学技术出版社
出版日期　2023年6月
开本尺寸　787 mm × 1092 mm 1/16
印　　张　25
字　　数　440千字
页　　数　400页
定　　价　88.00元
标准书号　ISBN 978-7-5706-2479-9

新时代牙周外科

著　　者　[日]佐藤琢也
主　　译　吕达　张泓灏
副 主 译　王晓歌　张海东
出　　版　辽宁科学技术出版社
出版日期　2023年5月
开本尺寸　210 mm × 285 mm
印　　张　13
字　　数　265千字

页　　数　208页
定　　价　198.00元
标准书号　ISBN 978-7-5591-2954-3

血浆基质与口腔种植组织再生

主　　编　张玉峰　黄长波　李永军
副 主 编　田涛　赵高峰　杨再波
出　　版　湖北科学技术出版社
出版日期　2023年9月
开本尺寸　16开
印　　张　19
字　　数　250千字
页　　数　304页
定　　价　180.00元
标准书号　ISBN 978-7-5706-2816-2

循证口腔正畸学(第2版)

主　　编　[美]格雷格·J.黄
　　　　　(Greg J.Huang)
　　　　　(英)斯蒂芬·里士满
　　　　　(Stephen Richmond)
　　　　　[美]凯瑟琳·W.L.维格
　　　　　(Katherine W.L.Vig)
主　　译　贺红
副 主 译　花放
出　　版　人民卫生出版社
出版日期　2023年5月
开本尺寸　787 mm × 1092 mm 1/16
印　　张　21
字　　数　538千字
页　　数　336页
定　　价　198.00元
标准书号　ISBN 978-7-117-34421-0

牙齿矫正知多少 临床篇

著　　者　闫伟军　关玲
出　　版　中国纺织出版社有限公司
出版日期　2023年5月
开本尺寸　880 mm × 1230 mm 1/32
印　　张　5
字　　数　40千字
页　　数　160页
定　　价　45.00元
标准书号　ISBN 978-7-5229-0088-9

牙齿磨损修复与控制临床实用流程及方法

主　　编　[英]苏比尔·班纳吉
　　　　　(Subir Banerji)
　　　　　[英]沙米尔·梅塔
　　　　　[荷]尼克·奥普达姆
主　　译　周炜
出　　版　辽宁科学技术出版社
出版日期　2023年3月
开本尺寸　170 mm × 240 mm
印　　张　14
字　　数　280千字
页　　数　448页
定　　价　198.00元
标准书号　ISBN 978-7-5591-2806-5

牙科比色操作手册(图解口腔美学种植修复临床规范)

总 主 编　于海洋
主　　编　王剑
出　　版　中国医药科技出版社
出版日期　2023年3月
开本尺寸　787 mm × 1092 mm 1/32
印　　张　4
字　　数　74千字
页　　数　128页
定　　价　49.00元
标准书号　ISBN 978-7-5214-3796-6

牙科美学概念 与牙科技师共同创造的前牙美学修复

著　　者　[日] 都築優治
译　　者　张泓灏
出　　版　辽宁科学技术出版社
出版时间　2023年1月
开本尺寸　210 mm × 285 mm
印　　张　13.5
字　　数　270千字

页　　数　216页
定　　价　198.00元
ISBN　978-7-5591-2647-4

牙科粘接实验技术及实例分析

主　　编　陈晨 谢海峰
副 主 编　牛丽娜
出　　版　科学出版社
出版日期　2023年1月
开本尺寸　787 mm × 1092 mm 1/16
印　　张　21
字　　数　500千字
页　　数　336页
定　　价　158.00元
标准书号　ISBN 978-7-03-074008-3

牙髓病显微手术治疗

主　　编　[美]辛库克·金
(Syngcuk Kim)
[美]塞缪尔·克拉奇曼
(Samuel Kratchman)
主　　审　叶玲　黄定明
主　　译　汪成林　彭栗　张玲
出　　版　辽宁科学技术出版社
出版日期　2023年5月
开本尺寸　210 mm × 285 mm
印　　张　14.25
字　　数　280千字
页　　数　228页
定　　价　398.00元
标准书号　ISBN 978-7-5591-2951-2

牙髓病学概览

著　　者　[英]阿利克斯·戴维斯
(Alix Davies)
[英]费德里科·福斯基
(Federico Foschi)
[英]香农·帕特尔
(Shanon Patel)
主　　译　刘英
副 主 译　彭艳霜　郑凯月　张婷
出　　版　世界图书出版西安有限公司
出版日期　2023年4月
开本尺寸　889 mm × 1194 mm 1/16
印　　张　7
字　　数　210千字
页　　数　112页
定　　价　108.00元
标准书号　ISBN 978-7-5232-0294-4

牙髓与牙周病变:多学科临床循证诊疗

主　　编　[以]伊戈尔·采西斯
(Igor Tsesis)
[以]卡洛斯·E.涅姆科夫斯基
(Carlos E.Nemcovsky)
[以]约瑟夫·尼桑
(Joseph Nissan)
等
主　　译　刘贺　夏凌云
主　　审　沈雅
出　　版　辽宁科学技术出版社
出版日期　2023年7月
开本尺寸　210 mm × 285 mm
印　　张　11.25
字　　数　225千字
页　　数　180页
定　　价　198.00元
标准书号　ISBN 978-7-5591-3024-2

牙外伤临床指南

著　　者　[英]奥斯·阿拉尼
(Aws Alani)
[英]加雷思·卡尔弗特
(Gareth Calvert)
主　　译　杨凯　郑成燚
出　　版　重庆出版社
出版日期　2023年4月
开本尺寸　889 mm × 1194 mm
印　　张　8.75
字　　数　160千字
页　　数　140页
定　　价　130.00元

标准书号 ISBN 978-7-229-17572-6

牙周病临床病例解读(口腔临床病例解读丛书)

总 主 编 李昂
主　　编 苟建重　孙俊毅
副 主 编 苗辉　司薇杭　刘瑾　等
出　　版 世界图书出版西安有限公司
出版日期 2023年5月
开本尺寸 889 mm × 1194 mm 1/16
印　　张 21.5
字　　数 420千字
页　　数 344页
定　　价 220.00元
标准书号 ISBN 978-7-5192-7580-8

牙周疾病管理手册(健康中国·疾病管理丛书)

主　　编 胡文杰
副 主 编 冯向辉　张艳玲　刘建
出　　版 科学技术文献出版社
出版日期 2023年3月
开本尺寸 710 mm × 1000 mm 1/16
印　　张 11.75
字　　数 112千字
页　　数 188页
定　　价 59.90元
标准书号 ISBN 978-7-5189-9808-1

牙周手术临床操作图谱(牙周临床诊疗与操作系列)

主　　编 潘亚萍
出　　版 人民卫生出版社
出版日期 2023年2月
开本尺寸 889 mm × 1194 mm 1/16
印　　张 14
字　　数 335千字
页　　数 224页
定　　价 168.00元
标准书号 ISBN 978-7-117-33998-8

言语康复指南(中国康复医学会“康复医学指南”丛书)

主　　编 陈仁吉
副 主 编 黄昭鸣　童梅玲　宋鲁平　等
出　　版 人民卫生出版社
出版日期 2023年8月
开本尺寸 787 mm × 1092 mm 1/16
印　　张 22
字　　数 549千字
页　　数 352页
定　　价 95.00元
标准书号 ISBN 978-7-117-35066-2

医教研融合:口腔医学思政案例精粹

主　　编 葛少华
副 主 编 牛丽娜　孙瑶　韩冰　等
出　　版 山东科学技术出版社
出版日期 2023年5月
开本尺寸 184 mm × 260 mm
印　　张 20
字　　数 529千字
页　　数 320页
定　　价 98.00元
标准书号 ISBN 978-7-5723-1478-0

医疗器械生物学评价 系列标准解读

主　　编 刘昌胜　施燕平
副 主 编 王春仁　王爱平　林红　等
出　　版 中国标准出版社
出版日期 2023年4月
开本尺寸 787 mm × 1092 mm 1/16
印　　张 28
字　　数 641千字
页　　数 448页
定　　价 138.00元
标准书号 ISBN 978-7-5066-6819-4

引导骨再生的30年进展

主　　编 [瑞士]丹尼尔·布瑟
　　　　 (Daniel Buser)
主　　译 宿玉成
出　　版 辽宁科学技术出版社
出版日期 2023年6月
开本尺寸 210 mm × 285 mm

印　　张　19.5
字　　数　400千字
页　　数　312页
定　　价　498.00元
标准书号　ISBN 978-7-5591-2978-9

幼儿期与学龄期儿童错殆畸形的早期治疗
主　　编　[日]后藤滋巳　槙宏太郎
　　　　　石川　博之　等
主　　译　王小竞
副 主 译　张彩娣 杨宽 陈宇江
出　　版　世界图书出版西安有限公司
出版日期　2023年6月
开本尺寸　889 mm × 1194 mm 1/16
印　　张　13.25
字　　数　360千字
页　　数　212页
定　　价　188.00元
标准书号　ISBN 978-7-5232-0373-6

正颌外科学(第2版　国家卫生健康委“第十三五”规划教材 全国高等学校研究生规划教材 供口腔医学类专业用)
主　　编　王兴
副 主 编　沈国芳
出　　版　人民卫生出版社
出版日期　2023年4月
开本尺寸　787 mm × 1092 mm 1/16
印　　张　26
字　　数　633千字
页　　数　416页
定　　价　198.00元
标准书号　ISBN 978-7-117-34687-0

正畸过程中牙根吸收的临床诊疗
著　　者　[美]格伦·萨梅希马
　　　　　(Glenn T.Sameshima)
主　　审　陈扬熙　邹淑娟
主　　译　段沛沛
出　　版　辽宁科学技术出版社
出版日期　2023年3月
开本尺寸　170 mm × 240 mm
印　　张　9.5
字　　数　200千字
页　　数　152页
定　　价　168.00元
标准书号　ISBN 978-7-5591-2894-2

正畸微种植体临床应用指南(第2版)
编　　著　[英] 理查德·库斯利
　　　　　(Richard Cousley)
主　　审　赵志河
主　　译　刘钧　杨秩
出　　版　辽宁科学技术出版社
出版日期　2023年1月
开本尺寸　210 mm × 285 mm
印　　张　20.75
字　　数　415千字
页　　数　332页
定　　价　358.00元
标准书号　ISBN 978-7-5591-2459-3

制作没有不适感的全口义齿
著　　者　[日]堤嵩词　平冈秀树
主　　译　张红
副 主 译　叶宝定 徐力
出　　版　上海世界图书出版公司
出版日期　2023年2月
开本尺寸　889 mm × 1194 mm 1/16
印　　张　13
字　　数　400千字
页　　数　208页
定　　价　368.00元
标准书号　ISBN 978-7-5192-9775-6

中国口腔疾病经济负担和预防策略经济学评价研究
组织编写　国家卫生健康委卫生发展研究中心
　　　　　首都医科大学附属北京口腔医院
主　　编　张毓辉　白玉兴
副 主 编　万泉　柴培培 刘敏
出　　版　人民卫生出版社

出版日期　2023年6月
开本尺寸　710 mm × 1000 mm 1/16
印　　张　9
字　　数　166千字
页　　数　144页
定　　价　66.00元
标准书号　ISBN 978-7-117-34813-3

中国口腔数字化:从临床技术到病例精选(中国医药学术原创精品图书出版工程)

主　　编　刘峰　满毅　陈亚明
副 主 编　郭航　刘伟才　马楚凡 等
主　　审　郭传瑸　宿玉成　陈江
出　　版　人民卫生出版社
出版日期　2023年3月
开本尺寸　889 mm × 1194 mm 1/16
印　　张　44
字　　数　1 324千字
页　　数　704页
定　　价　518.00元
标准书号　ISBN 978-7-117-34608-5

中国口腔种植临床精萃(2023年卷)

名誉主编　邱蔚六
主　　编　王兴　刘宝林
执行主编　宿玉成
出　　版　辽宁科学技术出版社
出版日期　2023年6月
开本尺寸　240 mm × 320 mm
印　　张　49
字　　数　980千字
页　　数　392页
定　　价　498.00元
标准书号　ISBN 978-7-5591-2890-4

种植即刻负重策略与方法

主　　编　[西]米格尔·佩尼亚罗查-迪亚戈
(Miguel Penarrocha-Diago)
[意]乌戈科瓦尼
(Ugo Covani)
[西]路易斯·夸德拉多
(Luis Cuadrado)
主　　译　邱憬
出　　版　辽宁科学技术出版社
出版日期　2023年4月
开本尺寸　210 mm × 285 mm
印　　张　23
字　　数　460千字
页　　数　368页
定　　价　298.00元
标准书号　ISBN 978-7-5591-2901-7

种植体周膜龈美学手术精要

原　　著　[意]乔瓦尼·祖凯利
(Giovanni Zucchelli)
[意]克劳迪奥·马佐蒂
(Claudio Mazzotti)
主　　译　束蓉
出　　版　辽宁科学技术出版社
出版日期　2023年6月
开本尺寸　210 mm × 297 mm
印　　张　67.75
字　　数　1 500千字
页　　数　1 084页
定　　价　1 588.00元
标准书号　ISBN 978-7-5591-2982-6

种植体周软组织整合与处理

主　　编　[意]马里奥·罗库佐
(Mario Roccuzzo)
[瑞士]安东·斯库林
(Anton Sculean)
主　　译　宿玉成
出　　版　辽宁科学技术出版社
出版日期　2023年1月
开本尺寸　210 mm × 280 mm
印　　张　14
字　　数　280千字
页　　数　224页
定　　价　268.00元
标准书号　ISBN 978-7-5591-2839-3

科普与工具书

2022年国家医疗服务与质量安全报告 口腔医学分册

编　　著　国家口腔医学质控中心
出　　版　北京大学医学出版社
出版日期　2023年10月
开本尺寸　889 mm × 1194 mm 1/16
印　　张　28.5
字　　数　923千字
页　　数　456页
定　　价　360.00元
标准书号　ISBN 978-7-5659-2926-7

儿童护牙保健小知识——齿在"颌"谐，共创美好

主　　编　贾搏
副 主 编　刀俊峰　黄义生　黄智杰　等
出　　版　广东经济出版社
出版日期　2023年11月
开本尺寸　889 mm × 1194 mm 1/32
印　　张　3.5
字　　数　65千字
页　　数　112页
定　　价　35.00元
标准书号　ISBN 978-7-5454-7502-9

儿童牙保健与正畸美牙200问（口腔百问专家金答丛书）

总 主 编　蒋泽先 叶平 刘炳华
主　　编　蒋泽先　叶平
出　　版　西安交通大学出版社
出版日期　2023年3月
开本尺寸　720 mm × 1000 mm 1/16
印　　张　11.5
字　　数　147千字
页　　数　184页
定　　价　45.00元
标准书号　ISBN 978-7-5693-2578-2

很有爱的牙科漫画

著　　者　懂懂鸭
审　　者　张斐然
出　　版　电子工业出版社
出版日期　2023年4月
开本尺寸　210 mm × 260 mm
字　　数　136千字
页　　数　160页
定　　价　120.00元
标准书号　ISBN 978-7-121-45173-7

华西口腔住院医师手册（第2版）

主　　编　华成舸
出　　版　中国协和医科大学出版社
出版日期　2023年10月
开本尺寸　787 mm × 1092 mm 1/32
印　　张　14.375
字　　数　515千字
页　　数　460页
定　　价　58.00元
标准书号　ISBN 978-7-5679-2264-8

简单的牙周养护法（健康生活方式丛书）

主　　编　宋忠臣　董家辰
出　　版　上海科学技术出版社
出版日期　2023年5月
开本尺寸　890 mm × 1240 mm 1/32
印　　张　6
字　　数　75千字
页　　数　192页
定　　价　39.80元
标准书号　ISBN 978-7-5478-6133-2

口腔健康"船""颌"美美

主　　编　杨健　廖岚
出　　版　江西科学技术出版社
出版日期　2023年9月
开本尺寸　889 mm × 1194 mm 1/32
印　　张　7.5
字　　数　131千字
页　　数　240页

定　　价　48.00元
标准书号　ISBN 978-7-5390-8552-4

口腔健康科普100问(市民健康普及教育丛书)
主　　编　应彬彬
出　　版　浙江大学出版社
出版日期　2023年3月
开本尺寸　889 mm × 1194 mm 1/32
印　　张　2.375
字　　数　35千字
页　　数　76页
定　　价　25.00元
标准书号　ISBN 978-7-308-23558-7

口腔医生说("健康方向盘"健康科普系列丛书 上海市口腔医院分册)
主　　审　桂永浩
主　　编　陈正启　刘月华
出　　版　上海科学普及出版社
出版日期　2023年6月
开本尺寸　787 mm × 1092 mm 1/16
印　　张　19.25
字　　数　300千字
页　　数　308页
定　　价　68.00元
标准书号　ISBN 978-7-5427-8464-3

口腔自我保健视频漫画丛书·口腔急诊篇(国家出版基金项目)
名誉主编　邱蔚六
总 主 编　周曾同　张志愿　郭莲
主　　编　朱亚琴
副 主 编　陶疆 史俊
出　　版　人民卫生出版社
出版日期　2023年6月
开本尺寸　889 mm × 1194 mm 1/32
印　　张　4.25
字　　数　75千字
页　　数　136页
定　　价　56.00元
标准书号　ISBN 978-7-117-34882-9

口腔自我保健视频漫画丛书·牙周篇(国家出版基金项目)
名誉主编　邱蔚六
总 主 编　周曾同　张志愿　郭莲
主　　编　束蓉
副 主 编　谢玉峰
出　　版　人民卫生出版社
出版日期　2023年7月
开本尺寸　889 mm × 1194 mm 1/32
印　　张　2.5
字　　数　44千字
页　　数　80页
定　　价　46.00元
标准书号　ISBN 978-7-117-35037-2

口腔自我保健视频漫画丛书·正畸篇(国家出版基金项目)
名誉主编　邱蔚六
总 主 编　周曾同　张志愿　郭莲
主　　编　房兵
副 主 编　陈荣敬　钱玉芬　唐国华 等
出　　版　人民卫生出版社
出版日期　2023年6月
开本尺寸　889 mm × 1194 mm 1/32
印　　张　5
字　　数　88千字
页　　数　160页
定　　价　62.00元
标准书号　ISBN 978-7-117-34881-2

口腔自我保健视频漫画丛书·种植牙篇(国家出版基金项目)
名誉主编　邱蔚六
总 主 编　周曾同 张志愿 郭莲
主　　编　赖红昌
副 主 编　顾迎新
出　　版　人民卫生出版社
出版日期　2023年7月
开本尺寸　889 mm × 1194 mm 1/32
印　　张　3

字　　数　53千字
页　　数　96页
定　　价　50.00元
标准书号　ISBN 978-7-117-35038-9

明明白白去看牙(第2版)

主　　编　刘峰　王世明　张祖燕
副 主 编　许桐楷　张吉昊
出　　版　人民卫生出版社
出版日期　2023年9月
开本尺寸　710 mm × 1000 mm 1/16
印　　张　13
字　　数　191千字
页　　数　208页
定　　价　66.00元
标准书号　ISBN 978-7-117-35222-2

吮吸手指的世界

顾　　问　张志愿
主　　审　王旭东
主　　编　朱敏　胡祥莹　肖燕
副 主 编　陆海霞　杨筱　聂萍
出　　版　上海交通大学出版社
出版日期　2023年2月
开本尺寸　889 mm × 1194 mm 1/16
印　　张　2.75
字　　数　37千字
页　　数　44页
定　　价　28.00元
标准书号　ISBN 978-7-313-28262-0

探秘口腔 健康在"齿"

主　　编　刘帆　李秀娥
副 主 编　颜文　王雁
出　　版　人民卫生出版社
出版日期　2023年10月
开本尺寸　710 mm × 1000 mm 1/16
印　　张　11
字　　数　186千字
页　　数　176页
定　　价　69.00元
标准书号　ISBN 978-7-117-35379-3

我的牙　你的牙(有趣的身体知识又增加了)

著　　绘　[澳]丹尼·斯内尔
译　　者　陈彦坤
出　　版　电子工业出版社
出版日期　2023年10月
开本尺寸　210 mm × 285 mm
印　　张　2.25
字　　数　28千字
页　　数　36页
定　　价　49.00元
标准书号　ISBN 978-7-121-46245-0

镶牙的秘密

主　　编　宋光保
出　　版　世界图书出版广东有限公司
出版日期　2023年6月
开本尺寸　710 mm × 1000 mm 1/16
印　　张　10
字　　数　166千字
页　　数　160页
定　　价　66.00元
标准书号　ISBN 978-7-5192-9413-7

小猪美美护牙记

主　　编　吴宣
副 主 编　丁珊珊　晏桐
出　　版　中国协和医科大学出版社
出版日期　2023年2月
开本尺寸　889 mm × 1194 mm 1/24
印　　张　1
字　　数　20千字
页　　数　24页
定　　价　28.00元
标准书号　ISBN 978-7-5679-2168-9

小猪壮壮爱牙记

主　　编　吴宣
副 主 编　丁珊珊　晏桐
出　　版　中国协和医科大学出版社
出版日期　2023年2月

开本尺寸　889 mm × 1194 mm　1/24
印　　张　1.25
字　　数　20千字
页　　数　30页
定　　价　28.00元
标准书号　ISBN　978-7-5679-2169-6

小猪壮壮长牙记
主　　编　吴宣
副 主 编　丁珊珊　晏桐
出　　版　中国协和医科大学出版社
出版日期　2023年3月
开本尺寸　889 mm × 1194 mm　1/24
印　　张　1
字　　数　20千字
页　　数　24页
定　　价　28.00元
标准书号　ISBN　978-7-5679-2056-9

熊猫牙医2(全套5册)
主　　编　杨征　尹伟　钟亦思
出　　版　四川美术出版社
出版日期　2023年11月
开本尺寸　225 mm × 210 mm
印　　张　2.15
字　　数　43千字
页　　数　43页
定　　价　118.00元
标准书号　ISBN　978-7-5740-0751-2

牙齿矫正知多少　基础篇(口腔正畸医生科普)
著　　者　关玲　闫伟军
出　　版　中国纺织出版社有限公司
出版日期　2023年5月
开本尺寸　880 mm × 1230 mm　1/32
印　　张　5
字　　数　40千字
页　　数　160页
定　　价　45.00元
标准书号　ISBN　978-7-5229-0111-4

牙科医生用药小手册(第2版)
主　　编　杨征　王建莉
出　　版　人民卫生出版社
出版时间　2023年2月
开本尺寸　787 mm × 1092mm　1/32
印　　张　6
字　　数　91千字
页　　数　99页
定　　价　49.00元
标准书号　ISBN　978-7-11-733826-4

远离那个牙医
著　　者　[德]斯特凡·菲克尔
　　　　　(Stefan Fickl)
译　　者　陈敬思
出　　版　天津科学技术出版社
出版日期　2023年11月
开本尺寸　880 mm × 1230 mm　1/32
印　　张　10.5
字　　数　230千字
页　　数　336页
定　　价　88.00元
标准书号　ISBN　978-7-5742-1652-5

智胜口腔病(“健康智多星”青少年健康科普系列丛书)
总 主 编　钱海红　曾艺
主　　编　刘月华
出　　版　复旦大学出版社
出版日期　2023年9月
开本尺寸　787 mm × 1092 mm　1/16
印　　张　7.5
字　　数　112千字
页　　数　120页
定　　价　36.00元
标准书号　ISBN　978-7-309-16679-8

中国口腔健康发展报告(2022)——老年人口腔健康状况(医疗卫生蓝皮书)
主　　编　刘洪臣　王左敏
副 主 编　林江　赵颖　荣文笙 等

出　　版　社会科学文献出版社
出版日期　2023年2月
开本尺寸　787 mm × 1092 mm 1/16
印　　张　15.75
字　　数　232千字
页　　数　252页
定　　价　158.00元
标准书号　ISBN 978-7-5228-1237-3

中国口腔医学年鉴(2022年卷)

主　　编　周学东
出　　版　四川科学技术出版社
出版日期　2023年9月
开本尺寸　185 mm × 260 mm
印　　张　21.75
字　　数　435千字
页　　数　348页
定　　价　198.00元
标准书号　ISBN 978-7-5727-1149-7

中华口腔医学会团体标准:2017—2022年

编　　著　中华口腔医学会
出　　版　人民卫生出版社
出版日期　2023年8月
开本尺寸　787 mm × 1092 mm 1/16
印　　张　46
字　　数　1 033千字
页　　数　736页
定　　价　158.00元
标准书号　ISBN 978-7-117-34872-0

（本文供稿　吴婷　四川大学华西口腔医学院；方毅　人民卫生出版社）

学会工作

学会组织机构

中华口腔医学会及其口腔医学专业委员会

第一届社区口腔医疗分会组成名单(2023年4月)

名誉主任委员　孙　正

主 任 委 员　牛光良

副主任委员　(5人,按姓名笔画排序)

刘月华　牟雁东　杨宏宇
肖希娟　张方明

常 务 委 员　(19人,按姓名笔画排序)

王左敏　牛光良　邓邦莲
朱赴东　任　琼　刘月华
牟雁东　杜晋文　李　娜
杨宏宇　肖希娟　张方明
陈志勇　陈　亮　房宏志
施　乐　夏凌云　徐　明
曾　东

委　　员　(57人,按姓名笔画排序)

万红艳　王左敏　王学玲
牛光良　邓邦莲　龙富强
叶　华　申元源　吕　锦
朱佩娅　朱赴东　伍　松
任　琼　刘月华　刘　畅
刘维贤　闫翠翠　许卫星
孙媛媛　牟雁东　纪　妹
苏石发　杜晋文　李小慧
李　娜　李智英　李　鹏
李　磊　杨宏宇　肖希娟
吴毓聪　张方明　张　正
张建军　陈卫星　陈旭萍
陈进雄　陈志勇　陈　亮
邵　丹　房宏志　赵蕊妮
赵　璐　施　乐　夏凌云
柴松宏　徐　明　徐晓明
黄　伟　梁晓龙　董云事
焦　键　鲁兴国　童树友
曾　东　谢桂英　谭汉提

学 术 秘 书　王左敏

工 作 秘 书　刘　钢

第一届高职高专口腔医学教育管理分会组成名单(2023年7月)

名誉主任委员　刘洪臣

顾　　　问　王　斌

主 任 委 员　纪　晴

副主任委员　(5人,按姓名笔画排序)

马菲菲　马惠萍　吕俊峰
李　月　蒋　菁

常 务 委 员　(19人,按姓名笔画排序)

马严俊　马菲菲　马惠萍
卢嘉静　吕　波　吕俊峰
纪　晴　杜凤芝　李　月
李　红　何　冰　陈凤贞
袁甬萍　倪成励　唐艳萍
淮晓燕　蒋　菁　韩安宁
黎　祺

委　　员　(65人,按姓名笔画排序)

万呼春　马玉革　马严俊
马菲菲　马清璇　马惠萍
王　旭　王美艳　王　晶
王　锐　王照林　孔晓妮

卢嘉静　叶　飞　吕　波
吕俊峰　刘学军　安厚鹏
孙先阁　阳家兴　纪　晴
杜凤芝　李　月　李　红
李周胜　李　翔　杨东东
杨　旭　杨洪涛　吴　南
何　冰　何国花　宋恒国
宋海清　张建标　张紫阳
张湘宜　张耀邦　陈凤贞
陈志红　陈　钟　纳　锦
武竞业　林　杭　罗　锴
念国荣　胡玉乾　胡　征
胥晓丽　袁甬萍　倪成励
高秋香　高秋爽　唐艳萍
姬海莲　曹玉林　淮晓燕
董泽飞　董瑞华　蒋　菁
韩安宁　曾晓莉　蒲小猛
蔡成莲　黎　祺

学术秘书　陈　钟
工作秘书　魏剑龙

第五届口腔医学设备器材分会组成名单(2023年9月)

名誉主任委员　刘洪臣
主任委员　陈谦明
副主任委员　(11人,按姓名笔画排序)
马博懿　邓静娴　田方俊
闫卓群　江　泳　李向东
李　超　沈颉飞　张金宁
黄同列　窦　波
常务委员　(51人,按姓名笔画排序)
马博懿　王双卫　王向东
王　真　王维倩　王　辉
王　焱　邓静娴　邓嘉胤
田方俊　刘　飞　刘　钦
闫卓群　江　泳　许天民
许邦达　孙　江　李向东
李学俊　李洪文　李爱国
李　超　李　强　杨　凯
吴勋贤　沈颉飞　宋先林
张文宇　张孜颖　张金宁
张振明　陈　云　陈　宁
陈　杰　陈谦明　范宝林
岳　磊　周　航　胡砚平
姜晓燕　姚碧文　徐步光
郭　峰　黄同列　黄　凌
盛　英　梁飞新　谢　韬
窦　波　廖　宁　戴懿立

委　员　(160人,按姓名笔画排序)
刁　茹　于思跃　卫园园
马晨麟　马博懿　王双卫
王　伟　王向东　王丽媛
王昕宇　王建均　王　真
王维倩　王　辉　王　皓
王　焱　王　鹏　王鹏来
方　琼　邓静娴　邓嘉胤
叶　葭　田方俊　田永梅
田会房　白　伟　戎学影
吕　冰　朱　玲　朱凌剑
伍　超　任晓敏　后　军
刘　飞　刘　天　刘克华
刘珏琪　刘　钦　刘美铢
刘海江　闫卓群　江　泳
许天民　许邦达　孙大为
孙　江　孙　健　孙　竞
孙　烨　严俊琳　苏梅琴
李心雅　李训青　李向东
李佃华　李学军　李学俊
李洪文　李盈洁　李爱国
李　涛　李　超
李强(上海)　李强(成都)
李　楠　李　静　李　澎
杨屹强　杨雨锜　杨　凯
杨　柳　吴红星　吴勋贤
何意静　应入时　汪　敏
沈颉飞　沈熙炜　宋业成
宋先林　宋　侃　宋　楠
张文宇　张圣梅　张孜颖
张　昀　张　旻　张金宁

张艳丽　张振明　张清彬
张　喆　张朝标　张　雷
陆史俊　陆　明　陈　云
陈　宁　陈　杰　陈　超
陈　辉　陈谦明　陈鹰松
范宝林　林全红　卓　佳
岳　磊　周建业　周建学
周　航　郑阳玉　郑丽纯
赵永旗　赵　宇　赵秀静
赵乾坤　胡杰章　胡砚平
胡　倬　茹岩岩　南东旭
钟　靓　侯亚非　姜晓燕
姚碧文　柴振中　徐文华
徐步光　徐莉莉　徐晓亮
高日成　高　波　郭全民
郭　杰　郭　峰　郭　瑞
陶　欢　黄同列　黄　凌
黄智勇　曹国庆　戚筱玉
盛　英　常　影　梁飞新
梁新杰　葛晓耀　韩　瑞
焦建平　曾令丰　游　嘉
谢　卫　谢　韬　窦　波
廖　宁　樊庆红　潘　强
薛　珂　戴懿立　魏建新

学术秘书　范宝林
工作秘书　李心雅　俞　怿

第七届颞下颌关节病学及殆学专业委员会组成名单(2023年10月)

顾　　问　马绪臣　刘洪臣　胡　敏
名誉主任委员　龙　星　张志光
前任主任委员　傅开元
主任委员　祝颂松
候任主任委员　杨　驰
副主任委员　(6人,按姓名笔画排序)
于世宾　王燕一　甘业华
李志勇　周　青　程　勇
常务委员　(53人,按姓名笔画排序)
于世宾　刁伟宏　王美青
王　爽　王燕一　邓末宏
甘业华　石连水　冯剑颖
匡世军　朱耀旻　乔永明
刘华蔚　刘昌奎　刘维贤
刘婷婷　许　跃　李运峰
李志勇　李　彦　李　新
李　煌　杨　驰　杨建军
杨　春　吴国民　吴㛃婕
何冬梅　张卫兵　张月兰
张世周　张　旻　张　娟
张雪洋　张清彬　张善勇
陈　嵩　周　青　周薇娜
赵　彬　柯　金　施洁珺
姜　华　祝颂松　秦力铮
曹　烨　龚忠诚　康　宏
阎　英　程　勇　傅开元
焦国良　谢贤聚
委　　员　(174人,按姓名笔画排序)
于世宾　于晓红　刁伟宏
马志贵　马　攀　王双义
王会超　王　军　王　俊
王美青　王　爽　王雪东
王喜军　王燕一　亓　坤
车晓霞　牛文芝　邓末宏
邓　立　甘业华　石连水
白晓峰　冯剑颖　匡世军
达林泰　毕庆伟　毕瑞野
朱志农　朱　锋　朱耀旻
乔永明　乔　彬　任光辉
任　娟　向国林　刘伟才
刘华蔚　刘昌奎　刘俊杰
刘　洋　刘维贤　刘婷婷
闫　威　江青松　江凌勇
江献芳　许向亮　许　杰
许　跃　孙志鹏　严晓菊
苏　凯　杜　兵　杜洪亮
李　方　李　阳　李运峰
李志军　李志勇　李明贺
李　彦　李　娜　李莉玫
李晓箐　李　健　李　菁

李颖杰 李 新 李 煌
杨 驰 杨志诚 杨建军
杨 春 杨鸿旭 吴国民
吴晓珊 吴梦婕 何冬梅
何姗丹 沈 山 宋 娟
张卫兵 张月兰 张 丹
张世周 张 平 张 戎
张先琴 张 红 张 旻
张思慧 张 勉 张 莉
张 娟 张雪洋 张清彬
张智玲 张善勇 张 雷
陆史俊 陈志晔 陈国新
陈建伟 陈敏洁 陈 嵩
陈 瞰 陈 曦 武 峰
范存晖 林小臻 林 东
林 军 易 新 罗淑芳
金海威 周 青 周茂强
周 苗 周欣荣 周建萍
周薇娜 郑之峻 郑敏谦
房 维 孟庆功 孟娟红
赵 宁 赵艳红 赵 彬
赵雅娟 胡 飞 胡玉坤
胡志刚 柯 金 段咏华
施洁珺 姜 华 姜 楠
祝颂松 贺 洋 秦力铮
袁 玮 耿玉芝 聂 鑫
殷治国 凌 彬 高国杰
高 莺 高琳清 高 璐
郭 芳 郭 泾 郭 萍
黄 芳 曹 利 曹 烨
曹 猛 龚忠诚 康 宏
阎 英 董敏俊 韩方凯
韩旻轩 程 勇 傅开元
焦国良 童永青 曾剑玉
谢贤聚 鄢荣曾 雷 杰
满 城 蔡恒星 霍 娜

青 年 委 员 (58人,按姓名笔画排序)
于 跃 马 佳 马 猛
马媛媛 王 健 王 婧
卢海彬 付镇地 白 阳
白 果 冯亚平 刘一鹏
刘乙澍 刘志明 刘 欣
孙明旭 孙养鹏 李永锋
李传洁 李星星 李 程
李道伟 李 澍 杨 振
肖 朋 岑 啸 沈 佩
张子川 张玲阁 张 婧
张 瑞 张 蕾 陈 呈
陈晓波 陈钰文 陈 硕
邵 博 林 轶 罗 丹
罗 远 郑吉驷 段文锴
侯大为 姜 盼 姚 瑶
倪世磊 徐啸翔 郭慧琳
黄一平 黄婉怡 曹品银
康艳凤 鹿 蕾 韩小东
韩建辉 程百祥 焦子先
蔡 研

学 术 秘 书 姜 楠
工 作 秘 书 毕瑞野

第八届修复工艺学专业委员会组成名单(2023年10月)

顾 问 邓再喜 张朝标
前任主任委员 佟 岱
主 任 委 员 岳 莉
候任主任委员 傅远飞
副 主 任 委 员 (5人,按姓名笔画排序)
王 兵 李靖桓 张春宝
张增瑞 景建龙
常 务 委 员 (25人,按姓名笔画排序)
王华新 王 兵 王明臻
王建鸿 王 炼 王洪雨
方 堃 邓庶男 邓 斌
石永吉 朱卓立 许 胜
孙 曜 苏智伟 李靖桓
吴玉禄 何大庆 何 帆
佟 岱 宋 海 张春宝
张增瑞 岳 莉 景建龙
傅远飞

委　　员　(93人,按姓名笔画排序)
刁锡洲　万　丁　马　林
马晓平　王卫兵　王华新
王　兵　王明臻　王秉峰
王建鸿　王荣林　王　炼
王洪雨　王海志　王　彬
王跃东　王超朋　牛文辉
牛　林　毛　岭　方　堃
邓庶男　邓　斌　石永吉
叶红强　付小明　宁　波
曲远涛　朱卓立　朱鹏飞
任　华　任　薇　刘　旭
刘奕胆　刘　洋　刘晓晶
江水清　江正坤　许　胜
孙朝辉　孙　辉　孙　曜
苏智伟　李小文　李　迎
李苗健　李　晖　李靖桓
杨万兵　吴玉禄　吴黎明
何大庆　何　帆　何　冰
佟　岱　宋　海　张　伟
张京峰　张春宝　张保荣
张维波　张　静　张增瑞
陈　辉　苗　隽　罗志鑫
岳　莉　金永刚　周　盼
周曼莉　郑智烽　孟翔峰
胡　建　柳　帅　钟妃列
钟林涛　钟　群　秦　飞
殷发兵　高邦奎　郭大鹏
郭　玲　唐国俊　唐新东
黄永升　黄美玲　彭书海
葛　勇　董　伟　景建龙
傅远飞　褚环宇　廖小倩

青年委员　(30人,按姓名笔画排序)
马　静　王子轩　王志强
王　芳　王时敏　王　宓
王　相　叶　文　刘风平
刘　畅　李如意　李　娜
李晓利　杨学龙　杨胜涛
余嘉怡　张泽璇　张晋凌
张鑫悦　郑　伟　胡　佳
钟　声　顾晓宇　梅子彧
董　博　蒋晓芳　喻　娜
程　石　蔡云琪　蔡晴雯

学术秘书　叶红强　任　薇
工作秘书　董　博

第八届儿童口腔医学专业委员会组成名单

(2023年11月)

主任委员　汪　俊
候任主任委员　夏　斌
副主任委员　(7人,按姓名笔画排序)
吴礼安　邹　静　宋光泰
陈　旭　尚佳健　赵　玮
郭维华

常务委员　(58人,按姓名笔画排序)
丁桂聪　马　林　王小竞
王金华　王媛媛　邓　炜
冯靳秋　邢向辉　朱俊霞
刘　尧　刘奕杉　刘颖萍
许世梃　苏少晨　苏吉梅
李小兵　李　冬　李爽英
李　锐　李　毅　杨东梅
轩　昆　吴礼安　吴志芳
邱荣敏　何　淼　邹　静
汪　俊　宋光泰　张晓旻
张　琼　陈　旭　陈宇江
陈　晖　邵林琴　尚佳健
金星爱　赵玉鸣　赵玉梅
赵　玮　胡晓燕　姚　睿
秦　满　袁国华　聂　彬
夏　斌　钱　虹　高　黎
郭青玉　郭维华　黄　芳
黄　彦　隋　文　蒋备战
舒　睿　曾素娟　赖光云
缪　羽

委　　员　(188人,按姓名笔画排序)
丁江峰　丁桂聪　于国霞
马江敏　马　林　马　杰
王小竞　王　芳　王金华

王艳芳 王梦醒 王 锐
王媛媛 毛昼琦 毛峻武
方 慧 尹晓敏 邓凤坤
邓 炜 邓蔓菁 左 健
石 宏 石 磊 卢明智
卢 虹 叶慧芬 田为毅
冯冬菲 冯靳秋 冯 燕
邢向辉 吕长海 吕学超
朱万春 朱俊霞 朱 姝
任 飞 刘飞(西安)
刘飞(郑州) 刘 尧
刘 芸 刘君瑜 刘 枫
刘 佳 刘 波 刘奕杉
刘 桥 刘高成 刘海英
刘惠萍 刘 锐 刘颖萍
许世梃 阮文华 孙书恺
孙培音 苏少晨 苏吉梅
苏红如 苏 葵 杜 芹
李万山 李小兵 李玉华
李 冬 李永吉 李亚奇
李成皓 李俊震 李 姮
李爽英 李 婧 李 锐
李路平 李新玲 李睿敏
李 毅 杨卫平 杨玉娥
杨东梅 杨宁燕 杨 芳
杨 杰 杨 甦 杨湘晖
轩 昆 吴礼安 吴永正
吴志芳 吴 煜 邱荣敏
何 辉 何 淼 余静静
邹 红 邹 静 汪 俊
汪璐璐 宋光泰 张 弘
张红梅 张岱尊 张 洁
张晓旻 张 琼 张筠英
陈小贤 陈 旭 陈 宇
陈宇江 陈 红 陈 晖
努尔比亚·阿不都西库
邵林琴 林 松 林晓华
林家成 尚佳健 金星爱
周志斐 周陈晨 周 洽
周 焱 庞雪晶 郑雪飞
赵玉鸣 赵玉梅 赵东方
赵西珍 赵 玮 赵 玥
赵佳佳 赵爱民 郝文婧
胡晓燕 胡 赟 钟萍萍
钟雯怡 施春梅 姚 宁
姚 睿 秦 晗 秦 满
敖川北 袁国华 聂 彬
夏玉婷 夏 斌 钱 虹
徐树森 徐 勇 徐稳安
高玉光 高 杰 高 鹏
高 黎 郭青玉 郭维华
唐明娜 黄 芳 黄 彦
黄新文 黄睿洁 梅丽琴
曹小竺 曹剑菊 崔 春
崔彩霞 梁 勤 逯 明
隋 文 琼 达 葛 鑫
董 岩 董 新 蒋备战
程 琳 舒 睿 曾素娟
谢芙蓉 谢妮娜 谢 玲
谢晓华 赖光云 缪 羽
黎淑芳 薛 欣 戴 婧

青年委员 (45人,按姓名笔画排序)
马 兰 王 帅 王军辉
王孟宏 王梦晨 曲春娜
朱亚芬 邬礼政 李文静
李远远 李 杨 李伯琦
杨 宇 杨晓鹏 杨静文
肖 文 吴 茜 沈东鹤
张 俊 张 峰 张 钰
张 瑞 陈 玫 陈婵婵
周 凤 周 昕 赵 彦
姜 鸣 贾瑞芝 徐 赫
高 红 高雪峰 高碧云
高 磊 郭 慧 曹 娟
常 蓓 商玲玲 梁静鸥
董 宁 蒋 旸 喻 健
雷 双 蔡晨星 廖 莹

学术秘书 赖光云

工作秘书　石　磊

第八届口腔病理学专业委员会组成名单(2023年11月)

顾　　问　王　洁　陈瑞扬　陈新明　高　岩　蒋　勇

名誉主任委员　钟　鸣

前任主任委员　孙宏晨

主任委员　陈　宇

候任主任委员　周　峻

副主任委员　(5人,按姓名笔画排序)

李　江　李铁军　肖　晶　张佳莉　陈小华

常务委员　(20人,按姓名笔画排序)

田　臻　史　册　吕红兵　汤亚玲　孙宏晨　李　江　李铁军　李敏启　李斌斌　肖　晶　张　芳　张　玮　张佳莉　陈小华　陈　宇　周　峻　胡济安　袁晓红　徐　萌　黄晓峰

委　　员　(57人,按姓名笔画排序)

王海丞　王新红　邓小玲　田　臻　史　册　丘雨蓓　吕红兵　朱　锋　乔春燕　刘旭倩　刘来奎　刘婷姣　刘　源　齐　红　汤亚玲　汤晓飞　孙宏晨　苏雪莲　杜启涛　李　江　李怡宁　李铁军　李萍(广西)　李萍(遵义)　李敏启　李斌斌　李　楠　杨苗苗　肖　晶　余飞燕　沙　鸥　张　芳　张　玮　张佳莉　张建运　张　然　陈小华　陈　宇　尚建伟　金铁峰　周　峻　赵　琳　胡济安　胡　赟　侯亚丽　施　琳　袁晓红　夏荣辉　徐　萌　黄晓峰　程志芬　解　娜　臧光祥　裴　婧　赛音乌力吉　翟洁梅　黎　明

青年委员　(30人,按姓名笔画排序)

王丹丹　王　希　王　姗　王彦瑾　王　博　王　韵　朱　蕾　刘苍维　刘艳艳　刘　雪　刘晨路　刘　涵　孙雅楠　苏颖颖　李小兰　李　龙　杨邵东　谷海燕　张春叶　张艳宁　张　磊　虎小毅　金　晗　郑阳玉　郑晨曦　赵聪慧　钟　旖　施　磊　骆树瑜　韩　琪

学术秘书　汤亚玲

工作秘书　万梓欣

第八届口腔材料专业委员会组成名单(2023年11月)

顾　　问　赵信义

主任委员　傅柏平

候任主任委员　林　红

副主任委员　(6人,按姓名笔画排序)

包崇云　孙　皎　李长义　李志安　张玉梅　程　辉

常务委员　(28人,按姓名笔画排序)

于　皓　王　荃　王　焱　付　静　包崇云　朱　松　刘　昕　闫卓群　孙　皎　李长义　李石保　李全利　李志安　李晓东　吴峻岭　邱　憬　张玉梅　张　旭　陈良建　邵龙泉　林　红　赵　行　战德松　俞懿强　夏海斌　韩建民　程　辉　傅柏平

委　　员　(84人,按姓名笔画排序)

丁　熙　于　皓　马　宇　王　荃　王　桃　王　琛　王　焱　王　强　王颖卉

仇亚非 叶 舟 付佳乐
付 静 包崇云 朱 松
邬雪颖 刘凤珍 刘 昕
刘晓秋 刘 琦 刘 斌
闫卓群 孙方方 孙 宇
孙 皎 李卫昌 李长义
李月恒 李石保 李西宇
李全利 李志安 李 昊
李晓东 杨宏业 杨晓红
肖玉鸿 肖 宇 吴志芳
吴峻岭 吴 婕 邱 憬
何福明 余雷晓 张玉梅
张永静 张 旭 张宇军
张学慧 张 珂 张 强
陈良建 陈佳龙 陈耀忠
邵龙泉 范增杰 林 红
周 鼎 郑 凯 宝力道
赵 行 赵 君 赵佳明
赵 钦 赵领洲 胡 杨
战德松 俞懿强 姚金凤
姚 蔚 夏丹丹 夏海斌
谈 飞 曹 颖 麻健丰
隋佰延 韩建民 程亚楠
程 辉 傅柏平 焦 凯
谢广平 廖 健 魏俊超

青年委员 （36人,按姓名笔画排序）
王一帆 王林红 王娇龙
王 琨 王 喆 邓振南
左起亮 朱 肖 刘文静
刘 赛 苏 文 李向阳
李 哲 杨 博 汪淑华
张文涛 张 贞 张 爽
张 超 陈晓婧 陈晴晴
邵金龙 邵春生 林继兴
罗 强 周 恬 周 益
郑顺丽 徐 皑 黄金会
董 衡 路萌萌 慕 昭
廖金凤 潘 宇 戴美璐

学术秘书 吴志芳

工作秘书 王 喆

第八届牙体牙髓病学专业委员会组成名单

（2023年11月）

名誉主任委员 周学东 梁景平 凌均棨 边 专

前任主任委员 余 擎

主任委员 岳 林

候任主任委员 侯本祥

副主任委员 陈 智 韦 曦 仇丽鸿 陈文霞 李继遥

常务委员 （63人,按姓名笔画排序）
于金华 马净植 王 青
王胜朝 王祖华 王捍国
韦 曦 牛卫东 仇丽鸿
方厂云 邓淑丽 叶 玲
申 静 田 宇 吕海鹏
刘加荣 刘学军 江千舟
汤楚华 麦 穗 杜 毅
李 红 李 颂 李继遥
杨 健 吴家媛 余 擎
宋亚玲 张 琳 张 琛
张 敬 张 露 陈文霞
陈丽春 陈 亮 陈 智
陈黎明 范 兵 林正梅
岳 林 孟秀萍 孟柳燕
赵 今 赵望泓 侯本祥
侯铁舟 姜 醒 袁 理
夏文薇 徐 琼 郭冬梅
黄正蔚 黄定明 梁宇红
葛剑平 董艳梅 程 磊
储冰峰 谢晓莉 雷雅燕
潘乙怀 潘克清 薛 明

委员 （192人,按姓名笔画排序）
丁 群 于金华 于雅琼
马净植 王本材 王成龙
王 玮 王 青 王 英
王胜朝 王祖华 王捍国
王晓春 王晓燕 王祥柱
王 娟 王梦秀 王跃岩

王　燕　韦　曦　牛卫东
牛玉梅　仇丽鸿　方厂云
尹　伟　邓淑丽　邓　婧
古丽莎　左渝陵　卢志山
卢冠凡　叶　玲　申　静
田　华　田　宇　田萍兰
史　璐　付　梅　白建义
包旭东　尼　娜　曲晓复
吕海鹏　朱来宽　朱雅男
庄　姮　刘加荣　刘　伟
刘青梅　刘治慧　刘学军
刘思毅　刘晓斌　刘　斌
刘　颖　次仁卡卓　次仁德吉
闫文娟　关为群　江千舟
汤楚华　许庆安　孙书昱
孙汉堂　孙建勋　孙海龙
孙静华　麦　穗　苏　葵
杜小沛　杜　毅　李　红
李志强　李　辰　李贤玉
李春年　李　颂　李继遥
杨　芳　杨　俊　杨　健
杨雪超　杨　谛　杨德琴
肖　燕　吴家媛　邱雪冰
何　飞　何文喜　何向东
何　俐　余　擎　辛彩虹
辛蔚妮　沈　嵩　宋卫健
宋亚玲　张光东　张志民
张志勇　张明(银川)
张明(福建)　张树新
张凌琳　张　敏　张　琳
张　琛　张　敬　张筱薇
张　旗　张　慧　张　瑾
张　露　陈文霞　陈丽春
陈　卓　陈亮(天津)
陈亮(重庆)　陈　智
陈　筑　陈黎明　苗雷英
范　伟　范　兵　林正梅
林　晨　林慧平　欧琳琳
罗　俊　岳　林　庞　巍
郑幼洋　郑治国　郑　颖
郑新宇　孟　戎　孟秀萍
孟柳燕　赵　今　赵守亮
赵　莉　赵晓敏　赵望泓
赵　媛　侯本祥　侯铁舟
姜　醒　姚莉莉　袁正林
袁　理　格根塔娜
夏文薇　夏凌云　顾申生
顾红政　顾远平　徐　欣
徐　皑　徐　琼　高　鹏
郭冬梅　郭　涛　黄正蔚
黄定明　黄湘雅　麻丹丹
梁宇红　梁　燕　屠　彦
葛学军　葛剑平　董艳梅
蒋月桂　蒋文凯　蒋宏伟
程小刚　程　磊　储冰峰
谢方方　谢晓莉　楚金普
雷丽珊　雷雅燕　阙克华
满都拉　蔡志斌　滕海英
潘乙怀　潘克清　潘　爽
薛　明　戴丽霞

青年委员　(55人,按姓名笔画排序)

王可境　王丽娜　王其宝
王　俊　王　莉　韦晓玲
毛梦莹　仇　珺　邓子龙
石曲卓玛　冉淑君
乐　鑫　冯瑞明　司　熙
权晶晶　毕　成　刘玲霜
刘敬一　关晓旭　汤旭娜
苏　征　杜　宇　李　娜
李睿敏　吴锦涛　何丽娜
何　璇　宋　娟　张　红
张海英　张　菁　张　瑜
陆　乐　陆金兰　陈敏懋
陈　婷　苗　莉　苟雅萍
林　垚　林　斐　林　静
周　玥　郑　欣　聂　杰
高　原　郭佳杰　郭　俊
郭　嘉　龚启梅　梁　佳

游月华 谢宗鑫 窦 磊
樊 怡 霍丽珺

学术秘书 王晓燕

工作秘书 刘思毅 林 斐

第八届牙周病学专业委员会组成名单(2023年12月)

顾 问 李成章 杨丕山 欧阳翔英
毕良佳 陈莉丽

名誉主任委员 孟焕新 章锦才 束 蓉
王勤涛

前任主任委员 闫福华

主任委员 潘亚萍

候任主任委员 徐 艳

副主任委员 (9人,按姓名笔画排序)
丁 一 刘 怡 孙 江
宋忠臣 陈发明 赵川江
胡文杰 栾庆先 葛少华

常务委员 (68人,按姓名笔画排序)
丁 一 于晓潜 马志伟
马 巍 王宝彦 王晓飞
王 静 邓 辉 邓嘉胤
叶 芳 申玉芹 吉秋霞
朱光勋 朱丽雷 向学熔
刘 怡 刘 敏 刘斌杰
闫福华 孙伟莲 孙 江
孙昌洲 孙 颖 杜 毅
李启艳 李艳芬 李晓军
李 琛 杨冬茹 杨 栋
吴文蕾 吴亚菲 吴燕岷
宋忠臣 宋 莉 宋爱梅
张冬梅 张明珠 张雪洋
张慧慧 陈发明 陈 武
陈栋(上海) 陈栋(郑州)
陈晓涛 陈铁楼 陈 悦
林敏魁 罗礼君 和 璐
孟 姝 赵川江 赵红宇
赵 蕾 胡文杰 侯建霞
骆 凯 徐 艳 徐琛蓉
栾庆先 高秀秋 黄文霞
葛少华 葛 颂 蒋少云
谢玉峰 谢 辉 潘亚萍

委 员 (200人,按姓名笔画排序)
丁 一 丁佩惠 丁 鳌
于 洋 于晓潜 万 鹏
马志伟 马 欣 马 巍
王永兰 王志涛 王宝彦
王晓飞 王晓春 王晓茜
王 骏 王惠宁 王新红
王 静 牙祖科 乌玉红
尹元正 邓 辉 邓嘉胤
龙明生 叶 芳 叶 国
申玉芹 田蓓敏 冯 萍
宁 杨 吉秋霞 吕 达
朱亚桥 朱光勋 朱丽红
朱丽雷 任秀云 向学熔
刘文钊 刘 华 刘 欢
刘凯宁 刘 怡 刘 茜
刘晓峰 刘培红 刘 敏
刘 琪 刘斌杰 闫福华
关薇薇 安 娜 安 莹
安康康 许春姣 孙 予
孙伟莲 孙 江 孙昌洲
孙俊毅 孙晓军 孙晓瑜
孙 颖 杜 岩 杜 毅
李希庭 李启艳 李 昂
李厚轩 李艳芬 李晓军
李淑娟 李 琛 李 璐
杨长怡 杨冬茹 杨 栋
轩东英 吴广升 吴文蕾
吴亚菲 吴刘中 吴安平
吴陈炫 吴 昊 吴 艳
吴燕岷 吴 赟 邱才卿
何大唯 何权敏 余晓燕
汪 涌 宋忠臣 宋 莉
宋爱梅 张凤秋 张文怡
张 正 张冬梅 张 旭
张志清 张丽娟 张贤华
张明珠 张迪亚 张 结

张雪洋　张婉丽　张慧慧
张曦木　陈发明　陈宏柏
陈　武　陈青宇
陈栋(上海)　陈栋(郑州)
陈晓涛　陈铁楼　陈　悦
陈彩云　陈　斌　陈　筠
武明轩　武　影　凿　辉
林　江　林　莉　林敏魁
尚姝环　罗礼君　和　璐
金冬梅　周　村　周爽英
周　薇　房付春　孟　姝
赵川江　赵红宇　赵领洲
赵溪达　赵　戬　赵　蕾
胡文杰　钟良军　钟　泉
侯建霞　姜　涵　姚文鑫
骆　凯　桂　湧　倪　佳
倪　靖　徐文洲　徐　屹
徐全臣　徐　艳　徐　莉
徐晓薇　徐　隽　徐琛蓉
栾庆先　高秀秋　高　雳
郭红梅　郭留云　郭　颖
唐国旗　唐晓琳　黄文霞
黄　姣　曹正国　曹　箏
彭　艺　葛少华　葛　颂
董潇潇　蒋少云　蒋春梅
释　栋　曾启新　谢玉峰
谢成婕　谢　辉　雷利红
路瑞芳　詹　曦　蔡　扬
蔡　霞　谭葆春　潘亚萍
潘　灏　薛　丹　薛　鹏
薛　毅　霍永力　穆　森
魏　红

青年委员　(60人,按姓名笔画排序)
丁　成　于　然　王亚静
王宏岩　王晓璇　王家烯
王燕铭　叶畅畅　毕春升
朱丽芳　乔　静　庄德舒
刘　玉　刘　丽　刘　洋
刘　硕　刘静波　闫　夏
关　敏　江　山　江　俊
孙天语　孙　苗　孙晓瑜
孙梦君　李文鹿　杨　琨
吴剑花　吴婧婷　吴瑞鑫
邱　伟　余　挺　沈宗杉
张文柏　张杨珩　张盼盼
陈　旭　陈　芳　邵金龙
罗振华　周彦玢　周　敏
周　逸　郑宝玉　郜洪宇
段学静　贺小涛　耿奉雪
徐　飞　徐　杰　徐骏疾
高晋华　郭淑娟　黄　振
崔　迪　谢旭东　靳　赢
熊纪敏　薛　芃　戴　芳

学术秘书　林　莉
工作秘书　赵溪达　耿奉雪

第四届唇腭裂专业委员会组成名单(2023年11月)

顾　　问　傅豫川　石冰　马莲
王国民
前任主任委员　尹宁北
主任委员　朱洪平
候任主任委员　任战平
副主任委员　(5人,按姓名笔画排序)
李承浩　李　健　宋　涛
陈仁吉　周　炼
常务委员　(25人,按姓名笔画排序)
尹宁北　尹　恒　邝　海
朱洪平　任战平　刘　强
江宏兵　孙　健　李永生
李承浩　李　健　李精韬
李巍然　杨学财　宋　涛
张浚睿　陈仁吉　陈振琦
金辉喜　周　炼　唐世杰
黄永清　崔颖秋　梁志刚
蔡　鸣
委　　员　(61人,按姓名笔画排序)
于国霞　马　利　马思维
王　涛　尹宁北　尹　恒

邝　海　朱洪平　乔永明
任战平　刘　强　江宏兵
汤晓雨　祁恩春　孙　健
买买提吐逊·吐尔地
李万山　李永生　李　军
李承浩　李　健　李　盛
李精韬　李巍然　杨学财
杨辉俊　肖文林　吴中兴
吴忆来　吴　镝　宋庆高
宋涛(北京)　宋涛(黑龙江)
张　凯　张浚睿　陈仁吉
陈伟辉　陈振琦　陈　涌
金辉喜　周　侠　周治波
周　炼　庞雪晶　赵树蕃
钦传奇　侯劲松　胥　毅
袁文钧　高　慧　郭雪松
唐世杰　黄永清　黄　群
龚彩霞　崔颖秋　梁志刚
蒋韵娴　傅夏洲　鲁　勇
蔡　鸣

青年委员　(28人,按姓氏笔画排序)
于　泉　万　腾　马　坚
王　玲　王　琳　尹　星
石铟印　刘人恺　刘晓琳
孙维绎　李云鹏　李海强
李鸿艺　杨中锐　杨　爽
杨解纲　宋晓彬　张　波
郑　洁　赵华翔　姜成惠
钱俊乔　黄一平　黄汉尧
曹　俊　董　瑞　程　旭
童海洲

学术秘书　钦传奇

工作秘书　周　侠

第六届预防口腔医学专业委员会组成名单

(2023年12月)

顾　　问　冯希平　台保军

前任主任委员　林焕彩

主任委员　卢友光

候任主任委员　郑树国

副主任委员　(8人,按姓名笔画排序)
杜民权　轩　昆　张　颖
陈　曦　欧晓艳　胡　涛
黄少宏　黄瑞哲

常务委员　(66人,按姓名笔画排序)
于丽娜　马　哲　王万春
王月辉　王志周　王春晓
王　艳　王雅俐　王翔宇
王道春　王　瑞　支清惠
尹　伟　邓　蔡　卢友光
叶　玮　田剑刚　司　燕
朱赴东　朱海华　刘明海
刘　娟　刘雪楠　刘　敏
江　汉　许卫星　孙志达
苏柏华　杜民权　李　宁
李年生　李艳红　李　斌
轩　昆　肖希娟　邱荣敏
张志勇　张鸿军　张　颖
陈　岩　陈珍香
陈曦(上海)　林焕彩
欧晓艳　周　智　周　燕
郑树国　荣文笙　胡　涛
袁　杰　徐晓明　高江红
黄少宏　黄文霞　黄瑞哲
曹　斌　崔娟娟　商英楠
韩晓兰　程　然　曾晓莉
曾晓娟　阙国鹰　蔡　鉴
熊　伟　颜燕宏

委　　员　(200人,按姓名笔画排序)
丁林灿　丁　群　于丽娜
于艳萍　马　壮　马金兰
马　哲　马莉莉　王万春
王　飞　王月辉　王志周
王志峰　王　玮　王春晓
王珊珊　王祝玲　王　艳
王晓忠　王斯璐　王雅俐
王翔宇　王道春　王　瑞
王　瑶　王　蔚　王　璐
支清惠　毛甜甜　毛　敏

计　艳　尹　伟　邓　蔡
邓　蔚　卢友光　叶　玮
田为毅　田剑刚　史昊晨
冯　岩　司庆宗　司　燕
朱赴东　朱海华　朱　静
乔黎晓　任旭升　华一峰
刘　畅　刘明海　刘姗姗
刘　娜　刘晓丹　刘　娟
刘雪楠　刘　敏　刘淑琴
刘　璐　闫翠翠　江　汉
江银华　许卫星　孙志达
孙　烨　纪　莹　贡嘎尼玛
苏柏华　杜民权　李月恒
李可冰　李　宁　李年生
李争光　李　钢　李秋忠
李剑波　李　炯　李艳红
李　涛　李　然　李　斌
李睿敏　李磊涛　杨友谊
杨再波　轩　昆　肖希娟
吴俐颖　邱荣敏　邱新毓
何　宇　应彬彬　辛蔚妮
宋　涛　张石楠　张立霞
张志勇　张建明　张树生
张　娜　张莉(云南)
张莉(深圳)　张鸿军
张　超　张　皓　张　颖
张　磊　张　蕾　张　燎
张　馨　陆卫青　陆　艳
陆海霞　陈文玉　陈　岩
陈珍香　陈顺昌　陈　骊
陈　薇　陈曦(上海)
陈曦(西安)　陈曦(武汉)
邵美瑛　林　苇　林焕彩
欧晓艳　咏　梅　罗　英
罗　俊　罗晓婷　周水华
周　智　周　燕　庞亮月
郑树国　封　艳　赵晓霞
郝静华　荣文笙　胡　征
胡　涛　胡逸鹏　胡　静
俞　星　施　乐　姜　鸣
姜　威　娄　鸣　祝　贺
胥晓丽　秦红霞　袁　杰
袁　超　贾　爽　徐晓明
徐　斌　徐　睿　徐稳安
高永梅　高江红　高银艳
郭亚丽　郭　静　陶丹英
陶　冶　黄少宏　黄文霞
黄　珊　黄胜春　黄晓刚
黄　琼　黄瑞哲　黄燕林
梅　浩　曹　斌　崔丽华
崔娟娟　商英楠　梁志红
董　华　蒋　琳　韩晓兰
韩祥永　程　立　程　然
程　靖　曾晓莉　曾晓娟
谢莉莉　雷　蕾　詹　杭
阙国鹰　慈向科　蔡　鉴
熊　伟　颜燕宏　薛伟伟
戴泰鸣　魏利敏　瞿　星

青年委员　(43人,按姓名笔画排序)
于丽霞　马　丽　王园红
王沪宁　王笑喆　王锦锋
公　文　孔　洁　邓　旎
甘瑞环　伍　妍　闫娅霏
孙翔宇　李　飞　李　杨
李　幸　李浙杭　李　蕾
杨正艳　何灏逾　沈　红
张思宇　张香子　张　爽
张晨峥　张　斌　陈　晞
努尔比亚·阿不都西库
苟雅萍　赵　梅　赵增波
闻健琼　徐秀敏　徐　婷
黄晓宇　崔添强　笪东欣
康文岩　敬治兴　覃媛冬
谢严毅　蔡　和　樊素平

学术秘书　司　燕
工作秘书　冯　岩

第九届口腔正畸专业委员会组成名单(2023年12月)

名誉主任委员　许天民　赵志河　周彦恒

前任主任委员　金作林
主 任 委 员　房　兵
候任主任委员　贺　红
副 主 任 委 员　（8人,按姓名笔画排序）
王　军　白玉兴　李巍然
宋锦璘　陈莉莉　金　钫
胡　敏　曹　阳
常 务 委 员　（66人,按姓名笔画排序）
马文盛　马晨麟　王　军
王秀婧　王　林　王　悦
王培军　毛　靖　邓邦莲
卢海平　卢海燕　卢燕勤
白　丁　白玉兴　任利玲
华咏梅　刘月华　刘　奕
刘继辉　米丛波　许艳华
许潾于　孙燕楠　严　斌
李永明　李志华　李　煌
李巍然　杨　凯　吴莉萍
邹　蕊　宋锦璘　张　佐
张　彤　张晓东　陈莉莉
陈雪峰　武秀萍　武俊杰
金作林　金　钫　郑之峻
郑雷蕾　房　兵　胡　飞
胡　敏　侯玉霞　贺　红
夏伦果　徐璐璐　郭　杰
唐国华　黄晓峰　黄　跃
曹　阳　曹　猛　崔淑霞
韩向龙　韩　冰　温秀杰
谢　奇　谢贤聚　谭家莉
熊　晖　樊永杰　魏福兰
委　　　员　（200人,按姓名笔画排序）
于　泉　于洪友　马天驰
马文盛　马　宁　马永平
马春敏　马俊青　马艳宁
马晨麟　王伟财　王　华
王　争　王　军　王丽艳
王秀婧　王　林　王明锋
王　茜　王　悦　王培军
王　彬　王　爽　王　博
王　蕾　车锋哲　毛　靖
方东煜　邓邦莲　邓　琪
艾　虹　厉　松　石　勰
卢海平　卢海燕　卢燕勤
叶青松　田玉楼　史建陆
白　丁　白玉兴　包幸福
冯小东　冯志远　冯剑颖
冯　格　兰泽栋　达　珍
朱宪春　任利玲　华先明
华咏梅　刘月华　刘亚丽
刘　伟　刘伟涛　刘红彦
刘志坚　刘　畅　刘建明
刘思颖　刘思麟　刘　奕
刘继辉　刘　琳　刘楚峰
刘　鑫　闫伟军　米丛波
米晓晖　许　衍　许艳华
许潾于　孙燕楠　花　放
严　斌　苏杰华　李永明
李　宇　李志华　李　彤
李菲菲　李　琳　李　强
李　煌　李巍然　杨　凯
肖立伟　吴莉萍　吴梦婕
余小琴　谷　岩　邹　蕊
沈　刚　宋锦璘　张士杰
张卫兵　张　宁　张　佐
张　彤　张苗苗　张　洁
张桂荣　张晓东　张海萍
张淋坤　张锡忠　陆　逊
陈玉玲　陈　昕　陈学鹏
陈莉莉　陈雪峰　陈　琳
陈　磊　武秀萍　武俊杰
林　军　林典岳　季　骏
金作林　金　钫　周陈晨
周建萍　郑之峻　郑雷蕾
单丽华　房　兵　孟　晶
经　典　项露赛　赵　宁
赵　玺　赵　颖　赵震锦
郝春波　胡　飞　胡江天
胡　丽　胡　炜　胡荣党

胡　敏　侯玉霞　施洁珺
姜春苗　姚　源　贺　红
袁　晓　莫水学　夏伦果
顾泽旭　徐卫华　徐宝华
徐建光　徐晓梅　徐璐璐
高　杨　高雪梅　高　翔
郭　杰　郭昱成　唐国华
唐　甜　陶李明　桑　婷
黄　兰　黄晓峰　黄　跃
曹　阳　曹宝成　曹　猛
崔淑霞　康　娜　章　斌
梁　炜　彭友俭　韩光丽
韩向龙　韩　冰　韩晶莹
鲁明星　童　菲　温秀杰
谢　奇　谢贤聚　赖文莉
雷勇华　雷　浪　管晓燕
廖明华　谭家莉　谭理军
熊国平　熊　晖　樊永杰
潘永初　潘　杰　潘晓岗
戴红卫　魏福兰

青 年 委 员　(60人,按姓名笔画排序)
马雁崧　王小明　王　伟
王丽颖　王阿娴　王雪东
王　婧　王智伟　亓　坤
方　婕　龙　虎　卢　云
叶年嵩　乔　虎　任　娟
刘　帆　刘安琪　刘春艳
刘　燕　刘　璐　刘璐玮
祁祎喆　孙　杳　李丹丹
李　文　李振霞　李晓玮
杨瑞莉　吴晓雪　何　瑶
张　祎　张　珂　张　莉
张　晨　张　赫　张　鑫
陈小燕　陈建明　金　实
周林曦　郑金绚　郑　怡
郑　洁　郑　晖　柳大为
姜洪涛　徐开凡　高　原
郭冬会　唐清明　龚士强
阎　潇　彭　朋　舒　睿
蔡　齐　廖　文　廖崇珊
霍　雷　魏志强　魏晓曦

学 术 秘 书　夏伦果
工 作 秘 书　于　泉

学术会议和展览会

在中国召开的国际性学术会议

2023年度国际课程周暨亚洲校园联合学术会开幕式

时间:2023年6月26日

地点:四川省成都市

主办单位:四川大学华西口腔医学院与日本东北大学牙学院联合主办

内容提要:来自泰国朱拉隆功大学牙学院、韩国国立首尔大学牙学院、印度尼西亚大学牙学院、日本东北大学牙学院和四川大学华西口腔医学院的20余名专家,以及来自泰国朱拉隆功大学牙学院、印度尼西亚大学牙学院和四川大学华西口腔医学院的260余名同学共同出席了本次会议,开幕式由四川大学华西口腔医学院党委副书记、纪委书记沈颉飞教授主持。

开幕式上,大会主席、四川大学副校长、四川大学华西口腔医学院院长叶玲教授首先代表中方介绍了此次会议的筹备情况,对联合主办方日本东北大学牙学院及亚洲校园各院校的大力支持表示衷心感谢,对来蓉参会的各位专家和中外学生表示热烈欢迎。日本东北大学牙学院院长Ken Osaka教授代表日方致辞,高度评价双方的合作成果,介绍了亚洲校园项目的进展。随后,泰国朱拉隆功大学牙学院院长Pornchai Jansisyanont教授、韩国国立首尔大学牙学院HyeWon Lee教授、印度尼西亚大学牙学院Benso Sulijaya博士分别代表来访学院致辞,印度尼西亚大学牙学院Athaya Angel同学代表参会学生致辞。

开幕式后,会议学术部分由四川大学华西口腔医学院副院长韩向龙教授主持,朱拉隆功大学牙学院Kasekarn Kasevayuth教授和印度尼西亚大学牙学院Nina Ariani博士为全体学生做了开班第一讲。同时,来访的外方嘉宾和师生还参观了四川大学华西口腔医学院国家教学示范中心、口腔疾病研究国家重点实验室和临床科室等。

本年度"国际课程周暨亚洲校园联合学术会"是四川大学华西口腔医学院与日本东北大学牙学院共同举办的第二届联合学术会。活动依托中国教育部、日本文部省等共同批准的"亚洲校园"项目和四川大学"国际课程周"项目,进一步整合亚洲一流口腔院校的优质教学资源,促进区域内口腔医学教育、人才培养、科学研究等方面的开放与交流。

(四川大学华西口腔医学院供稿)

2023年国际口腔医学本科生操作技能大赛

时间:2023年7月4日

地点:四川省成都市

主办单位:四川大学华西口腔医学院

内容提要:来自中国、泰国和印度尼西亚等国家35支不同高校代表队的近百名口腔医学本科生参加了比赛。本次技能大赛以口腔医学生核心胜任力为导向,既保留历届技能大赛经典的手部技能比赛项目,又顺应学科及教育教学方式数字化转型的发展趋势,引入数字化口腔扫描技术及虚拟仿真思维病例项目,全方位考察参赛选手的手部基本技能、口腔临床操作技能及临床思辨能力。本次大赛首次将四川大学华西口腔医学院自主编辑的中英文虚拟仿真思维病例纳入数字化考站分赛项,从专科查体、疾病诊断、治疗方案制定等方面考察参赛选手的临床综合诊疗能力,增强了赛事的趣味性和挑战度。选手们全身心投入,努力发挥出自己的最高水平。

经过激烈角逐,来自四川大学、上海交通大学、北京大学、武汉大学、中山大学、泰国朱拉隆功大学、印度尼西亚大学等高校的20支参赛团队获团体奖,7名同学因突出的个人表现获得单项奖。本次大赛使得来自国内外众多口腔医学院校的口腔医学生就口腔临床技能培训方式及效果进行切磋与交流。赛事的成功举办有利于加强学生的交流沟通、团队协作及实践创新能力,同时促进了口腔医学教育的数字化转型,进一步助推口腔医学本科教学质量的提升。

(四川大学华西口腔医学院供稿)

第20届国际口腔修复大会(The 20th Biennial Meeting of the International College of Prosthodontists,ICP)暨2023年上海国际口腔修复大会

时间:2023年10月14—17日

地点:上海市

主办单位:上海交通大学医学院、上海交通大学医学院附属第九人民医院、上海交通大学口腔医学院

内容提要:这是首次在中国举办这一全球性口腔修复科学盛会。大会汇聚了来自中国、美国、英国、法国、加拿大、日本、澳大利亚、韩国等20多个国家和地区的口腔修复学领域的专家学者参会,会议围绕数字技术/人工智能、多学科治疗、颌面重建/咬合、高级生物材料/生物学、口腔修复/种植修复学等前沿课题,分享了一系列令人瞩目的全球口腔最新科学成果,对深化口腔医学的国际交流与合作必将起到积极的推动作用。 在ICP主席交接仪式环节,ICP前任主席将象征着极高荣誉的主席奖牌交接给蒋欣泉教授。

本次ICP大会为期4天，以"口腔修复学的创新与趋势"（Innovation and Trends in Prosthetic Dentistry）为主题，来自国内外的40位嘉宾进行了特邀或主题演讲，近200位学者进行了口头报告和壁报展示，共有2 200人次线下参会，在线观看人次超过12万。蒋欣泉教授表示，此次ICP大会在上海举办，是中国口腔修复学科进一步走向世界、引领世界的重大机遇。期待通过这次大会与国际口腔的著名专家学者建立更多的学术合作交流，并与全国的同行、全球的同仁共同努力，携手攀登口腔医学领域的新高峰。同期，除ICP理事会以外、国际口腔教育研讨会和国际口腔院长研讨会也同步举行，共同探讨当今国际口腔医学教育和口腔院校建设的发展方向。

（上海交通大学口腔医学院供稿）

中国-东南亚口腔医学教育交流与合作论坛

时间：2023年10月17日

地点：云南省昆明市

承办单位：昆明医科大学口腔医学院

内容提要：来自国内外的60余所口腔医学院校近200名参会代表共聚交流，分享互鉴口腔医学智慧教育的未来发展之路。

本届论坛以"口腔医学智慧教育新模式"为主题，特邀中国科学院院士、首都医科大学医疗大数据国家研究院院长王松灵教授到会作主旨发言。云南省教育厅二级巡视员董一凡、云南省卫生健康委副主任周洪梅、昆明医科大学副校长吴红明到会致辞。

此次论坛活动作为昆明医科大学建校90周年系列学术活动之一，聚焦学术交流的主线，搭建交流平台，邀请香港大学、四川大学、北京大学、上海交通大学、泰国玛希隆大学、泰国法政大学、泰国朱拉隆功大学、泰国清迈大学、韩国延世大学、老挝健康科学大学、柬埔寨菩提萨塔大学等国内外口腔医学教育领域的专家学者到会作交流发言。

本届论坛聚焦新时代口腔医学人才培养面临的机遇与挑战，从教学、科研、人才培养、人文交流、专业培训等方面，共享成功经验和研究成果，发挥了云南"连接三亚、肩挑两洋"辐射南亚、东南亚的区域优势。有利于口腔医学领域的互联互鉴，为"一带一路"交流增添新作为。

（昆明医科大学口腔医学院供稿）

第七届亚洲颞下颌关节大会暨第20次全国颞下颌关节病学及船学研讨会

时间：2023年10月19—21日

地点：北京市

主办单位：北京大学口腔医院

内容提要：来自亚洲多个国家和全国各地的颞下颌关节、口腔颌面外科、正畸、修复、船学及口腔颌面医学影像学领域的专家和同道500余人参会。大会由北京大学口腔医院医学影像科主任、第六届颞下颌关节病学及船学专业委员会主任委员傅开元教授主持。

中华口腔医学会副会长白玉兴教授、北京大学口腔医院彭歆副书记等到场致辞，名誉主任委员马绪臣教授带大家回顾了专业委员会的发展历程，赞誉了历届专业委员会为推动学科发展所作的贡献，并对新一届专业委员会寄予殷切期望和更高要求。

大会主题为"青少年颞下颌关节退行性关节病治疗的挑战"。不同于全身其他关节，青少年颞下颌关节骨关节病多见，除了引起口颌面疼痛和功能障碍，青少年患者还会引起牙颌面畸形。大会主题引起了海内外广大口腔医师的兴趣。本次亚洲会海内外共计注册参会500余人，投稿300余篇，近200位中外学者做大会发言。

（北京大学口腔医学院供稿）

第二十二次全国口腔正畸学术会议暨2023国际正畸大会

时间：2023年10月26—28日

地点：陕西省西安市

主办和承办单位：中华口腔医学会口腔正畸专业委员会主办，空军军医大学口腔医学院与西安交通大学口腔医学院承办，陕西

省口腔医学会口腔正畸专业委员会与国药励展协办

内容提要：大会首次与中华口腔医学会口腔颌面创伤及正颌专业委员会联合，将两个学科年会同期举办，吸引相关领域各界人士汇聚一堂。本次会议参会人数超5 000人。大会开幕式由中华口腔学会口腔正畸专业委员会主任委员、空军军医大学口腔医院金作林教授主持。空军军医大学口腔医院牛丽娜院长应邀在开幕式上致辞，她介绍了空军军医大学口腔医学院口腔正畸学科、创伤与正颌外科学科的发展情况。特别演讲环节，中国工程院院士、口颌系统再生与重建全国重点实验室主任、空军军医大学口腔医院赵铱民院士带领大家回顾了口腔医疗设备的发展历程；金作林教授带来了他对于"口腔正畸的发展与未来"的思考，从正畸学历史与传承入手，介绍了现代正畸学的发展趋势在于数字化正畸、智能化正畸和多学科护航下正畸治疗3个方面，并指出了未来正畸学的发展方向；中华口腔学会口腔颌面创伤及正颌专业委员会主任委员王旭东教授围绕"创伤与正颌的发展与未来"也带来了精彩演讲 。

（空军军医大学口腔医学院供稿）

2023年国际牙科研究协会（International Association for Dental Research，IADR）亚太区（Asia Pacific Region, APR）杰出青年/优秀青年研讨会

时间：2023年10月28—29日

地点：四川省成都市

主办和承办单位：国际牙科研究协会亚太区（IADR APR）主办，四川大学华西口腔医学院承办

内容提要：本次研讨会由IADR APR主席、四川大学副校长、四川大学华西口腔医学院院长叶玲教授担任会议主席，特邀赵铱民院士、王松灵院士作大会主旨演讲，会议包括杰出青年分场、优秀青年分场及研究生壁报展示等环节。来自中国、日本、韩国、印度、泰国、印度尼西亚、巴基斯坦等国家的300余名代表现场参会。同时，会议全程同步线上直播，共吸引了国内外2 000余人次线上参会。

10月28日上午，会议开幕式在四川大学华西口腔医学院教学楼学术报告厅举行。中华口腔医学会会长郭传瑊教授，IADR全球理事会成员、亚太地区代表高桥信博教授，IADR东南亚区前任主席Risa Chaisuparat教授以及IADR中国分会主席边专教授分别致辞，叶玲院长代表主办方感谢IADR、中华口腔医学会和IADR各分部给予的大力支持，对莅临会议的中外专家和师生表示热烈欢迎。开幕式由IADR亚太区秘书、四川大学华西口腔医学院党委副书记沈颉飞教授主持。

在会议主旨演讲环节，赵铱民院士和王松灵院士分别做了题为"全自动口腔种植机器人的发展及临床应用（Development and Clinical Application of an Autonomous Dental Implant Robot）"和"人类口腔干细胞药物的发展及临床应用（Development and Clinical Application of Human Dental Stem Cell Drug）"的特邀报告。

在本次会议的杰出青年/优秀青年分场上，11位国际知名学者就本领域的前沿科学问题和最新研究发现作主题演讲，报告现场互动交流热烈。四川大学华西口腔医学院党委副书记林云锋教授、副院长祝颂松教授和副院长韩向龙教授先后担任分场主持人。

会议期间，赵铱民院士、王松灵院士和与会的国内外来宾先后参观了华西口腔医学博物馆、口腔疾病防治全国重点实验室和国家级实验教学示范中心。

本次大会还举办了研究生壁报交流活动，来自IADR APR 10余个国家和地区的近300名研究生投稿。经过国际专家组的现场点评，最终15位研究生分别获评最佳壁报、最佳创新壁报、最佳展示壁报。

2023 IADR APR杰出青年/优秀青年研讨会是IADR APR本年度最重要的学术活动，

也是疫情以来IADR APR首次举行的线下学术会议，为亚太地区口腔医学研究者搭建了高水平的互动展示平台，同时也极大地推动了四川大学华西口腔医学院与“一带一路”国家的合作与交流。

（四川大学华西口腔医学院供稿）

四川大学华西口腔医学院院长叶玲教授就任IADR中国分会主席

时间：2023年10月29日

地点：四川省成都市

内容提要：国际牙科研究协会（IADR）中国分会第九届理事会会议在四川大学华西口腔医学院举行，来自IADR中国分会25个理事单位相关负责人出席会议，会议由IADR中国分会执行主席尚政军教授主持。

IADR中国分会主席边专教授代表第八届理事会作总结报告。会议通过了新一届理事会成员名单并举行主席交接仪式，由四川大学副校长、四川大学华西口腔医学院院长叶玲教授接任IADR中国分会主席。叶院长在就任致辞中感谢中华口腔医学会和IADR中国分会的信任和支持，并表示将与各理事单位携手努力，不断提升我国口腔医学研究的整体水平和国际影响。

随后，与会理事就IADR中国分会会员发展、学术活动、对外交流等重要工作进行广泛深入的讨论。王松灵院士指出，我们应不断发展壮大中国分会理事会并建立动态引领机制，鼓励青年人才争取国际任职并在国际学术界发声，全面扩大我国口腔医学国际影响力。

IADR是国际口腔领域影响最大、水平最高的学术组织。IADR中国分会自1999年成立以来，在中华口腔医学会的领导下，逐渐发展壮大，现已成为除美国之外全球规模最大、会员最多的分会。

（四川大学华西口腔医学院供稿）

中华口腔医学会及其专业委员会会议

2023“护牙助成长，欢笑在中国”启动仪式暨世界口腔健康日活动

时间：2023年3月20日

地点：安徽省安庆市

主办和承办单位：国家卫生健康委医疗应急司为指导单位，中华口腔医学会、全国儿童口腔疾病综合干预项目办公室主办，安徽医科大学第一附属医院（安徽省口腔卫生中心）、安庆市立医院和安庆滨江实验学校承办，安徽省口腔医学会、安庆市口腔医学会协办

内容提要：启动仪式上，国家卫生健康委医疗应急司司长郭燕红指出口腔健康是全身健康的重要组成部分，儿童期是行为养成的关键时期，“护牙助成长，欢笑在中国”项目有助于培养儿童养成良好口腔卫生习惯，保持口腔健康。中华口腔医学会郭传瑸会长在致辞中号召社会各界共同努力，加强口腔健康教育，促进全社会形成健康的行为和生活方式。张志愿院士和王松灵院士送上寄语，嘱托孩子们爱护牙齿。世界牙科联盟(FDI)主席Prof. Ihsane Ben Yahya和候任主席Dr. Greg Chadwick也分别发来致辞视频，对活动的举办表示祝贺。中华口腔医学会国际交流部主任刘怡教授报告活动背景和世界口腔健康日的由来。

中华口腔医学会名誉会长王兴、监事长边专，向安庆滨江实验学校赠送口腔健康教育资料。名誉会长俞光岩向捐赠口腔预防产品的3M中国有限公司颁发感谢状。启动仪式由副会长兼秘书长岳林主持，中华口腔医学会常务理事参加活动。启动仪式后，与会专家在安庆市迎江区滨江实验学校开展了丰富多彩的学校口腔健康宣教活动。

"护牙助成长，欢笑在中国"，旨在通过互动式的口腔健康教育，促使青少年养成良好的口腔卫生习惯。2018年该活动首次启动，由中华口腔医学会和全国儿童口腔疾病综合干预项目办公室主办，项目指导单位为国家卫生健康委。2018年、2019年和2021年，为云南、陕西、宁夏、江西和福建近7 000名儿童开展口腔健康教育。

每年3月20日为世界口腔健康日，全球范围都会开展形式多样的口腔健康宣传活动。2007年由世界牙科联盟发起，致力于提高全球对口腔疾病预防和控制的认识。每年的世界口腔健康日都有一个特定主题，2021—2023年世界口腔健康日的主题是："为健康口腔而自豪"，2023年副主题为"关注口腔健康，一生拥有灿烂笑容"。

（摘编自中国科协网站）

中华口腔医学会口腔颌面放射专业委员会第二十一次全国学术会议

时间：2023年6月15—18日

地点：湖北省襄阳市

主办和承办单位：中华口腔医学会口腔颌面放射专业委员会主办，襄阳市口腔医院与湖北省口腔医学会口腔颌面放射专业委员会承办

内容提要：大会主题为"大数据、规范化、多学科，光影寻踪、筑梦未来"。开幕式上，中国科学院院士、中华口腔医学会副会长、首都医科大学副校长王松灵教授致辞，口腔颌面放射从无到有、从小到大、从弱到强地发展，在大力推进"健康中国"和"数字中国"两大时代背景下，口腔颌面放射专业将迎来广阔的发展前景。中华口腔医学会口腔颌面放射专业委员会创会主任委员、国际第十六届口腔颌面放射学会主席、北京大学口腔医院马绪臣教授大会寄语，希望全国口腔颌面影像学同道在专业委员会领导下，继续努力奋斗，为我国口腔颌面影像学事业的发展作出更大的贡献。湖北省口腔医学会副会长、襄阳市口腔医院院长黄长波主任医师及南京大学医学院附属口腔医院·南京市口腔医院党委书记王磊教授分别对与会的专家学者们到来表示诚挚的问候。中华口腔医学会口腔颌面放射专业委员会主任委员、南京大学医学会员附属口腔医院王铁梅教授致辞期望小专科、尽作为，在口腔颌面医学影像的"黑白世界"中见微知著、当好口腔健康的"侦察兵"，不忘初心、牢记使命。

大会学术交流共谋学科发展、聚焦健康人文、大数据AI、创新教学、规范化、颌面部肿瘤、涎腺，颞下颌关节及牙体牙髓等多学科影像诊断及影像技术等。

本次大会来自全国各院校300余名代表参会，参会人数创口腔颌面放射专业委员会（小专科）历次全国年会新高。大会历时3天，20位特邀专家主旨讲座，70位中青年医师多学科专题大会交流，32个壁报展示等共5个分会场，大会评选出最佳人气壁报、优秀纪念壁报以及最佳组织奖项。

（中华口腔医学会口腔颌面放射专业委员会供稿）

中华口腔医学会团体标准制定培训会

时间：2023年6月28日

地点：辽宁省沈阳市

主办和承办单位：中华口腔医学会主办，中国医科大学附属口腔医院承办

内容提要：名誉会长俞光岩教授、辽宁省卫生健康委董方二级巡视员、中国医科大学刘莹副校长及附属口腔医院周青院长为开幕式致辞。国家卫生健康委法规司郑云雁司长、中国标准化研究院逄征虎研究员、北京市环球律师事务所张永华律师、首都医科大学附属北京安贞医院李岩副教授、中华口腔医学会副秘书长刘宏伟教授分别围绕学会标准化工作思路和要点、标准的编写、知识产权及制定标准中存在问题以及临床实践指南制定等议题，为160余位团体标准项目首席专家及工作组成员授课。会议同期举办了2023

年中华口腔医学会团体标准立项、结题评审会。

（中国医科大学附属口腔医院供稿）

中华口腔医学会第八届口腔黏膜病学专业委员会及第五届中西医结合专业委员会常务委员会第四次会议

时间：2023年7月1日

地点：重庆市

主办和承办单位：中华口腔医学会口腔黏膜病学专业委员会及中西医结合委员会主办，重庆医科大学附属口腔医院承办

内容提要：来自全国口腔黏膜病学领域共40余名专家参会。中华口腔医学会第八届口腔黏膜专业委员会主任委员周刚教授、第五届中西医结合委员会主任委员周永梅教授主持会议，重医附属口腔医院党委副书记、院长宋锦璘致开幕词。

会议传达了中华口腔医学会2023年工作会议精神，两个专业委员会对上半年的工作进行了总结并对即将到来的新一届专业委员会大会进行了工作部署。中华口腔医学第八届口腔黏膜专业委员会副主任委员陶仁川教授对2023年中华口腔医学会第十五次全国口腔黏膜病学暨第十三次全国口腔中西医结合学术年会筹备工作进行了汇报。会议结束后，全体人员前往重庆市红岩革命纪念馆，开展革命传统学习教育，踏寻红色足迹，深刻领会红岩精神所蕴含的光荣革命传统和丰富精神实质，使参会人员牢记初心使命和责任担当。

（重庆医科大学附属口腔医院供稿）

中华口腔医学会口腔医学科研管理分会第八次学术年会

时间：2023年7月7—8日

地点：新疆乌鲁木齐市

主办和承办单位：中华口腔医学会口腔医学科研管理分会主办，新疆医科大学口腔医(学)院、新疆口腔医学会承办

内容提要：中华口腔医学会口腔医学科研管理分会主任委员、上海交通大学口腔医学院执行院长蒋欣泉教授主持会议开幕式并致辞，分会副主任委员、常务委员、委员及全国各地口腔医学界专家、学者近300人参加了会议。

开幕式上，中国工程院院士张志愿，中华口腔医学会会长郭传瑸线上出席会议并致辞。新疆医科大学党委常委、新疆医科大学第一附属医院党委书记王爱民现场出席会议并致辞。会议同期召开了中华口腔医学会第三届口腔医学科研管理分会常委会、全委会和中国科协青年人才托举工程项目结题及进展报告导师指导会。

（新疆医科大学口腔医学院供稿）

中华口腔医学会口腔医学教育专业委员会第十八次全国口腔医学教育学术年会

时间：2023年7月27—29日

地点：云南省昆明市

主办和承办单位：中华口腔医学会口腔医学教育专业委员会主办、昆明医科大学口腔医学院、南京医科大学口腔医学院共同承办

内容提要：中华口腔医学会副会长、口腔医学教育专业委员会副主任委员、四川大学副校长、华西口腔医学院院长叶玲教授主持开幕式，中华口腔医学会口腔医学教育专业委员会主任委员王林教授致辞。本次教育年会紧扣口腔医学教育发展趋势，以“数字化转型助推口本次教育年会紧扣口腔医学教育发展趋势，以“数字化转型助推口腔医学教育教学发展，建设一流专业，打造一流课程，培养一流人才”为主题，设置大会主题报告，一流专业、一流课程、一流人才及学生思政课堂四个分会场，开展青年教师授课技能展示、优秀临床教学案例展示、本科生临床操作技能展示、论文征稿等多个环节。

中国工程院院士、中国医学科学院学部委员，北京航空航天大学赵沁平教授作“虚拟仿真技术发展及口腔领域典型应用”的报告；中国工程院院士、空军军医大学口腔医学院

赵铱民教授给大家作了题为“顺势而动 拥抱数字化口腔医学教育的新时代”的报告。虚拟仿真实验教学创新联盟执行秘书长王宏宇教授做“技术赋能,变革未来——打造基于知识图谱的数字化教学新生态”的报告。中国信息协会教育分会会长、江苏科信智能教育研究院院长周长春教授做了题为“教育数字化转型的实施路径”的报告。36名教育教学专家分别参与“一流专业、一流课程、一流人才”分会场汇报与交流。

全国口腔院系青年教师授课技能展示环节,有60所院校报名,其中22名教师获得现场授课展示资格。一等授课技能展示单位包括北京大学口腔医学院、中国医科大学口腔医学院、中山大学光华口腔医学院、昆明医科大学口腔医学院、四川大学华西口腔医学院、安徽医科大学口腔医学院。优秀临床教学案例展示活动环节,有34家院校报名,22个优秀临床教学案例进入现场展示。一等临床教学案例展示单位包括昆明医科大学口腔医学院、上海交通大学口腔医学院、四川大学华西口腔医学院、武汉大学口腔医学院、西安交通大学口腔医学院、中山大学光华口腔医学院。全国口腔院系本科生临床操作技能展示环节有84所院校报名。一等技能操作展示单位包括广西医科大学口腔医学院、昆明医科大学口腔医学院、丽水学院医学院、南京医科大学口腔医学院、浙江中医药大学口腔医学院、武汉大学口腔医学院。全国“学生思政课堂”展示环节,有33所院校报名,26所入选。一等课程思政展示单位有2家:南京医科大学口腔医学院、昆明医科大学口腔医学院。

本次教育年会依托“数字化中国”的国家战略建设背景,顺应教育领域数字化改革的发展趋势,牢牢抓住国家一流本科专业建设“双万计划”的机遇,思考立德树人方式创新的无限可能,创新一流人才的培养方式,积极推动口腔教育数字化转型,实现口腔医学教育高质量和可持续发展,为建设健康中国筑牢人才基石。

(昆明医科大学口腔医学院、南京医科大学口腔医学院供稿)

中华口腔医学会牙及牙槽外科专业委员会第五次全国学术年会

时间:2023年8月10—12日

地点:吉林省长春市

主办和承办单位:中华口腔医学会牙及牙槽外科专业委员会主办,吉林大学口腔医院承办

内容提要:大会特别邀请了中华口腔医学会名誉会长、中国工程院院士、上海交通大学光启讲席教授张志愿院士,中华口腔医学会名誉会长、北京大学王兴教授,中华口腔医学会牙及牙槽外科专业委员会顾问、空军军医大学刘宝林教授,武汉大学口腔医院前党委书记、口腔颌面外科教授东耀峻教授,上海交通大学口腔医学院党委书记徐袁瑾教授,中华口腔医学会口腔颌面外科专业委员会主任委员、上海交通大学口腔医学院副院长杨驰教授。大会由中华口腔医学会牙及牙槽外科专业委员会副主任委员、吉林大学口腔医院口腔颌面外二科主任韩冰教授主持。

本次会议由开幕式、主题演讲、青年病例报告会3部分构成,设置了主会场和分会场。张志愿院士进行了题为“口腔疾病与全身健康——临床队列研究”的精彩讲座;王兴会长分享了题为“口腔医生成长之路”的宝贵心得;刘宝林教授讲授了“传承与发展”的重要思想。专家们进行了精彩的发言。

本次会议历时3天,近800人参会,来自全国各地的口腔医学专家、学者齐聚长春,他们对牙及牙槽外科的新进展、新理论、新知识、新技术进行了广泛的交流和讨论,这场专家云集的学术盛宴为广大口腔颌面外科医师提供了宝贵的思考、收获与体验,有力地推动了牙及牙槽外科学的发展。

(吉林大学白求恩口腔医学院供稿)

中华口腔医学会口腔颌面头颈肿瘤专业委员会第三次全国学术年会

时间:2023年8月11—13日

地点:四川省成都市

主办和承办单位:中华口腔医学会口腔颌面头颈肿瘤专业委员会主办,四川大学华西口腔医学院承办

内容提要:大会由专业委员会主任委员李龙江教授担任主席,中国工程院院士张志愿教授、中国科学院院士魏于全教授、中华口腔医学会会长郭传瑸教授、中华口腔医学会名誉会长俞光岩教授等先后进行了大会主旨发言。

会议吸引了国内外口腔颌面头颈肿瘤领域知名专家学者、各级医院口腔颌面-头颈肿瘤专业临床医护人员等1 200余人参加,历时3天,参会人数是近3届来参会人数最多的一次。来自全国各地与会者对口腔颌面头颈肿瘤领域的新进展、新理论、新技术、新成果进行了广泛深入的讨论和交流。

本次会议设置了专题报告、大会报告、青年医师风采展示大赛、科普展示大赛、壁报交流演讲等多种形式,内容包括头颈肿瘤综合治疗、修复重建、微创、基础研究、护理等。会议形式多样、内容丰富,得到了与会者的积极参与和好评,激发了与会者的学术热情,推广了口腔颌面头颈肿瘤领域的最新研究成果和先进技术,为进一步深化口腔颌面头颈肿瘤的外科及综合诊疗提出了新的视角,有力地推动了口腔颌面头颈肿瘤外科的学科发展。

(四川大学华西口腔医学院供稿)

中华口腔医学会口腔医学设备器材分会第五届第一次学术会议

时间:2023年9月14日

地点:上海市

主办和承办单位:中华口腔医学会口腔医学设备器材分会主办、北京大学口腔医院承办

内容提要:会议以"口腔医疗设备器材的发展与转化"为主题,由北京大学口腔医院医学装备处处长范宝林和西诺口腔医疗器械集团总经理窦波主持。

会议首先由中华口腔医学会名誉会长俞光岩教授和中华口腔医学会副会长陈谦明教授致辞,勉励口腔医学产学研各界围绕口腔医学医教研亟须解决的问题,勤于思考,努力创新,共同推动口腔医学设备器材的高质量发展。期待今后见到更多的中国企业在口腔设备器材创新发展方面问鼎国际顶级水平,为建设口腔医学强国梦多做贡献。

会议内容以临床研究为导向、以创新驱动为基础,兼顾发展中的管理问题。会议邀请中华口腔医学会会长郭传瑸教授、口腔医学设备器材分会名誉主任委员刘洪臣教授和上海交通大学医学院附属第九人民医院张金宁副院长3位专家学者分别进行"颞下颌关节髁突运动包络面构建及初步应用""口腔医学国家职业的建立与口腔医学发展"和"口腔设备的发展与日常管理的探讨"的演讲。会议深入探讨数字化、舒适化、智能化及"数智"化的行业创新及诊疗趋势,共谋口腔医学国家职业体系建立及发展的新格局,共同构筑口腔医学设备器材高质量发展新体系。

(北京大学口腔医学院供稿)

2023年度微笑列车区域培训班(长春站)

时间:2023年9月16—17日

地点:吉林省长春市

主办和承办单位:中华口腔医学会、微笑列车基金会北京代表处联合主办,吉林大学口腔医院承办

内容提要:会议由吉林大学口腔医院口腔颌面外一科与口腔整形美容外科副主任李男男主持。微笑列车唇腭裂慈善修复项目医学专家指导委员会专家、北京大学口腔医院马莲教授带队负责专业授课,来自北京、甘肃、河北、黑龙江、吉林等省市地区的微笑列车项目医院56名医护人员参加。微笑列车医疗技术专家委员、原白求恩医科大学口腔

医院院长徐勇忠教授全程列席会议。

吉林大学口腔医院院长胡敏、微笑列车基金会(美国)北京代表处全国项目总监贺勤丰分别致辞。马莲教授作了“唇腭裂继发畸形的序列治疗”的报告;朱洪平主任医师作了“唇腭裂齿槽嵴裂修复”的报告;周治波副主任医师作了“唇腭裂继发鼻畸形修复”的报告;周侠副主任医师作了“腭咽闭合功能评价及闭合不全的治疗”的报告;贾绮林教授作了“唇腭裂序列治疗中的正畸”的报告;伊彪教授作了“唇腭裂上颌骨继发畸形的治疗”的报告。此次巡讲以实用、共享的视角,围绕唇腭裂畸形序列治疗前沿的发展趋势、诊疗方案、先进的技术指导进行了详细的讲解。

(吉林大学白求恩口腔医学院供稿)

第十八次全国老年口腔医学学术年会

时间:2023年10月18—20日

地点:辽宁省沈阳市

主办和承办单位:中华口腔医学会老年口腔医学专业委员会主办,中国医科大学附属口腔医院承办

内容提要:开幕式上,中国医科大学党委常委、副校长刘莹教授到会并讲话,中华口腔医学会老年口腔医学专业委员会主任委员吴红崑教授、中国医科大学口腔医学院党委书记田伟教授分别致辞,候任主任委员陆支越教授主持开幕式,前任主任委员张亚庆教授、副主任委员范兵教授、黄晓晶教授、周崇阳教授、翁维民教授、张忠提教授、沙鑫家教授等专家参会。本次会议以“关注口腔健康,品味老年幸福”为主题,旨在为全国各地的老年口腔医学工作者搭建一个促进口腔医学发展的高水平学术交流平台。会议内容丰富,形式多样,参会人数200余人,17位中青年专家进行了生动的讲座报告,有力推进了我国老年口腔疾病的诊治水平,为我国老年口腔医学的繁荣发展贡献了蓬勃的力量。

(中国医科大学附属口腔医院供稿)

中华口腔医学会第十五次全国口腔黏膜病学暨第十三次全国口腔中西医结合学术大会

时间:2023年10月20—22日

地点:广西南宁市

主办和承办单位:中华口腔医学会口腔黏膜病学专业委员会和中西医结合专业委员会共同主办,广西医科大学附属口腔医院承办

内容提要:两个专业委员会全体委员以及来自美国、泰国以及国内知名院校的特邀专家和国内同行逾500名代表参会。

广西医科大学校长曾志羽出席开幕式并发表致辞,广西医科大学附属口腔医院院长廖红兵代表承办方致欢迎辞。中华口腔医学会口腔黏膜病学专业委员会主任委员、武汉大学周刚教授,口腔黏膜病学专业委员会副主任委员、广西医科大学附属口腔医院党委副书记、副院长陶人川共同主持开幕式。

本次学术大会以“交叉融合、创新奋进”作为主题,特邀泰国朱拉隆功大学终身教授Kobkan Thongprasom教授、加拿大早期癌症检测公司董事Bojana Turic教授、吉林大学口腔医院党委书记孙宏晨教授、上海中医药大学终身教授王庆其教授、广西医科大学附属第一临床医院血液科章忠明教授等12名教授从肿瘤学、人工智能、生物医学、风湿免疫学、中医学、材料学、血液病学、口腔病理学、口腔黏膜病学等交叉学科角度作主题报告。

大会还设置口腔黏膜病研究交流、口腔黏膜常见病和疑难罕见病诊治病例交流、病例壁报展示等,收到投稿摘要350份,为科研及临床工作者提供了广阔的交流平台。

本次会议的举办,充分体现了交叉学科学术交流的优势和价值,为口腔黏膜病的科学研究、临床诊治拓展了思路,拓宽了眼界,为推进我国口腔黏膜病学及中西医结合的进一步发展注入了新活力。

(广西医科大学附属口腔医院供稿)

中华口腔医学会口腔颌面创伤及正颌专业委员会第三次学术会议

时间:2023年10月26—28日

地点:陕西省西安市

主办和承办单位:中华口腔医学会口腔颌面创伤及正颌专业委员会主办、空军军医大学口腔医院承办

内容提要:中华口腔医学会口腔正畸专业委员会主任委员金作林教授、中华口腔医学会口腔颌面创伤及正颌专业委员会主任委员王旭东教授、中华口腔医学会副会长王林教授、空军军医大学口腔医院院长牛丽娜教授、西安交通大学口腔医学院李昂教授、西安市卫生健康委员会副主任吕永鹏先生等600余位口腔同仁相聚西安。本次会议旨在推动口腔颌面创伤、正颌、正畸、口腔睡眠医学和颞颌关节等领域的交流和发展,为广大口腔医学工作者提供了一个共同学习和探讨的平台。通过院士讲座、专题学术演讲、疑难病例MDT交流、科普作品交流、正颌手术视频展示等各种形式交流,使口腔同仁加深了口腔颌面创伤和正颌领域的认识,拓宽了专业视野,掌握学科发展最新前沿,了解了最新技术和治疗方法,促进了学科水平的持续健康发展。

(空军军医大学口腔医学院供稿)

中华口腔医学会口腔麻醉学专业委员会第十八次全国年会

时间:2023年10月27—29日

地点:浙江省杭州市

主办和承办单位:中华口腔医学会口腔麻醉学专业委员会主办、浙江大学医学院附属口腔医院承办

内容提要:会议以"提升麻醉质量、护佑口腔健康"为主题,围绕口腔颌面外科麻醉进展、口腔颌面外科快速康复、围术期困难气道管理、口腔舒适化医疗进展、器官保护等方面的临床实践和最新进展,通过主题演讲、专题报告、壁报展示及Workshop技能培训等形式多样的活动,促进学术传播交流,助力共创中国口腔麻醉学的未来。

开幕式由中华口腔医学会会长郭传瑸在线致辞。中华口腔医学会口腔麻醉学专业委员会副主任委员、浙江大学口腔麻醉科副主任郑周鹏主持会议。北京大学口腔医学院张伟、浙江大学医学院附属第二医院严敏、空军军医大学第二附属医院徐礼鲜、郑州大学第一附属医院张卫、上海交通大学医学院附属第九人民医院姜虹、空军军医大学第三附属医院张惠、重庆医科大学附属口腔医院郁葱、四川大学华西口腔医院王淼、武汉大学口腔医院张铁军、山东大学齐鲁医院李建军、上海交通大学医学院附属第九人民医院孙宇、郑州大学第一附属医院邢娜等嘉宾应邀出席授课。中华口腔医学会口腔麻醉学专业委员会主任委员、北京大学口腔医院麻醉科主任杨旭东作题为"共同推进口腔麻醉高质量发展"的报告,全面总结了口腔麻醉专业委员会上阶段的工作,也为本届专业委员会接下来的具体工作作了部署规划,明确了方向。会议期间,与会专家们围绕口腔颌面外科麻醉进展、口腔颌面外科快速康复、围术期困难气道管理、口腔舒适化医疗进展、器官保护等方面的临床实践和最新进展,通过主题演讲、专题报告、病例讨论及技能培训等形式多样的活动,为参会者提供了一场精彩纷呈的学术盛宴。

(浙江大学口腔医学院供稿)

中华口腔医学会口腔生物医学专业委员会第十三次全国口腔生物医学学术年会

时间:2023年11月4—5日

地点:吉林省长春市

主办和承办单位:中华口腔医学会口腔生物医学专业委员会主办、吉林大学口腔医院承办

内容提要:中国科学院院士王松灵教授,中国科学院院士冯守华教授,以及我国口腔领域著名专家、青年学者,围绕当前口腔生物医学领域的前沿科学问题及热点研究方向,

为来自全国的千余名参会代表带来了精彩纷呈的学术盛宴。大会开幕式由中华口腔医学会口腔生物医学专业委员会副主任委员、吉林大学口腔医院党委书记孙宏晨教授主持。中国科学院院士王松灵教授、中华口腔医学会副会长周延民教授、中华口腔医学会口腔生物医学专业委员会主任委员李铁军教授、吉林大学口腔医院院长胡敏教授致辞。会议共设特邀报告、专题报告、新晋国家级青年人才报告、青年研究展示、壁报展示等环节。本次盛会为参会代表提供了一个交流和学习的平台。国内口腔领域的顶尖学者在本次大会上分享科研硕果,探讨口腔健康领域的创新与突破。

(吉林大学白求恩口腔医学院供稿)

中华口腔医学会牙体牙髓病学专业委员会第十六次全国牙体牙髓病学学术大会

时间:2023年11月16—17日

地点:浙江省杭州市

主办和承办单位:中华口腔医学会牙体牙髓病学专业委员会主办、浙江大学医学院附属口腔医院承办

内容提要:中华口腔医学会会长郭传瑸发表在线致辞,中华口腔医学会名誉会长、浙大口腔名誉院长俞光岩,中华口腔医学会副会长、浙江大学口腔医学院党委书记陈谦明,中华口腔医学会牙体牙髓病学专业委员会主任委员余擎发表致辞。开幕式由中华口腔医学会监事长、中华口腔医学会牙体牙髓病学专业委员会前任主任委员边专主持。

中华口腔医学会牙体牙髓病学专业委员会名誉主任委员凌均棨,中华口腔医学会副会长兼秘书长岳林,中华口腔医学会名誉会长、中华口腔医学会牙体牙髓病学专业委员会副主任委员周学东,中华口腔医学会牙体牙髓病学专业委员会副主任委员梁景平、侯本祥、陈智、韦曦、陈文霞、仇丽鸿等嘉宾出席大会,浙江大学求是特聘教授唐睿康在线作特邀报告。会议由"主旨报告&团标解读"开场,余擎、岳林、周学东、边专、侯本祥、陈智、韦曦、陈文霞、仇丽鸿等特邀嘉宾就牙体牙髓领域的历史沿革到前沿进展作专题报告,演讲贯穿牙体牙髓病学的发展到目前的临床专家共识。"临床专题"特邀新疆口腔医学会会长、新疆医科大学口腔医(学)院院长赵今,福建医科大学附属口腔医院卢兆杰,哈尔滨医科大学附属第一医院牛玉梅,重庆医科大学附属口腔医院杨德琴主持,阙克华、权晶晶、薛明、程小刚、闫文娟、包旭东、黄晓想、高原、邓淑丽等嘉宾对牙体牙髓病诊疗中的应用及该领域最新研究成果、临床新技术进展进行交流。"病例讨论"环节由张敏、刘婷、王佳英、游洪霞、周广磊等青年专家应邀作病例展示,全体主任委员、副主任委员对病例进行精彩点评。大会同期举行了"壁报展示",以壁报形式展示来自全国各级院校的牙体牙髓病例投稿。"易学会"技术培训紧密结合临床医生临床操作过程中亟待规范的问题及发展前沿技术,设置复合树脂直接粘接修复、橡皮障隔离、显微根管治疗、口内数字化印模制取、动态导航,由临床经验丰富且操作规范的中青年专家现场讲解及操作示范,学员们现场操作及体验,对于年轻同行掌握理论基础和操作要点,高效快捷提升临床技能、了解前沿技术具有重要意义。

(浙江大学口腔医学院供稿)

中华口腔医学会儿童口腔医学专业委员会第十二次全国儿童口腔医学学术大会

时间:2023年11月22—24日

地点:四川省成都市

主办和承办单位:中华口腔医学会儿童口腔医学专业委员会主办、四川大学华西口腔医学院承办

内容提要:来自23个省,4个直辖市,5个自治区,2个特别行政区的1 600余名嘉宾参加此次盛会。

开幕式上,中华口腔医学会会长、北京大学口腔医院郭传瑸教授线上致辞,四川大学华西口腔医学院杨征副院长对莅临蓉城的儿

童口腔同道们表示热烈欢迎并致辞。同济大学口腔医学院名誉院长石四箴教授、北京大学口腔医学院葛立宏教授、空军军医大学口腔医学院王小竞教授、北京大学口腔医院秦满教授、四川大学华西口腔医学院邹静教授、上海交通大学医学院附属第九人民医院汪俊教授共同按下了启动按钮。

本次大会共征稿782篇，收录729篇，壁报470篇。围绕“口腔健康启航，助力自信成长”为主题，设置包括儿童龋病、牙髓根尖周病、儿童牙外伤、生长发育与咬合诱导、儿童口腔医学前沿、研究生辩论会、青年教师授课展示、优秀临床与基础科研、优秀临床病例展示及护理版块共10个学术专场，邀请到第十届全国政协常务委员、同济大学口腔医学院名誉院长石四箴教授，中国工程院院士、空军军医大学口腔医院赵铱民教授等153位专家在四川大学国际学术交流中心分享他们的成果和经验。

郭传瑸会长为本次大会闭幕式致辞，盛赞本次大会充分体现了儿童口腔医学专业委员会努力工作取得的成绩及对儿童口腔医学事业的热爱。四川大学华西口腔医学院将继续紧紧围绕“儿童口腔健康管理事业”积极进取，以奋斗诠释责任担当，用奉献书写儿童口腔医学更加精彩的篇章。

（四川大学华西口腔医学院供稿）

《中华口腔医学杂志》创刊70周年学术论坛暨第六届三维打印与口腔医学学术大会

时间:2023年12月1—3日

地点:山东省济南市

主办和承办单位:《中华医学杂志》社有限责任公司、《中华口腔医学杂志》编委会主办，山东大学口腔医学院(口腔医院)承办

内容提要:来自全国各地300余位专家学者参加了此次盛会。在院士论坛及大会主题报告环节，董家鸿院士、王松灵院士、赵铱民院士分别以“精准肝脏外科范式与技术体系构建与实践”“中国1口腔医学史研究七十年回顾”“智在路上——GPT在口腔领域的初步探索”为主题作出精彩报告；在《中华口腔医学杂志》创刊70周年学术论坛中，陈谦明教授、岳林教授、葛少华教授等分别以口腔黏膜病学、牙体牙髓病学、牙周病学等在《中华口腔医学杂志》发表的丰硕研究成果为主线，回顾了学科建立和发展历程；在第六届三维打印与口腔医学学术大会上，15位演讲嘉宾分别围绕“数字化口腔医学与三维打印实践与进展”和“三维打印技术的临床转化研讨”等主题进行学术分享和专题研讨。

（山东大学口腔医学院供稿）

中华口腔医学会口腔医学计算机专业委员会暨第二十一次全国口腔医学数字化应用学术会议

时间:2023年12月6—8日

地点:江西南昌市

主办和承办单位:中华口腔医学会口腔医学计算机专业委员会主办，南昌大学附属口腔医院承办，江西省口腔医学会协办

内容提要:大会开幕式由南昌大学附属口腔医院副院长李志华教授主持，南昌大学副校长吴丹，中华口腔医学会口腔医学计算机专业委员会主任委员白玉兴，南昌大学附属口腔医院院长、江西省口腔医学会会长杨健分别致辞。

本次大会聚焦“健康口腔，智能引航”风口，30余位业内中青年专家学者深度分享数字化技术在口腔医学领域的研究成果和未来展望，吸引了全国各大高校的200余名从事数字化口腔工作的业界同仁及师生代表共襄盛会。

两天30余场的汇报中，各位专家精彩纷呈、深入浅出地讲述自己的专业。本次会议让口腔医学界的同仁们学习到最新的数字化技术研究和应用进展，交流临床和研究心得，充分展示了我国口腔数字化技术的发展现状和未来趋势，为广大口腔医学工作者尤其是江西省的口腔医学工作者搭建一个相互学

习、交流信息和分享经验的重要平台，为数字化口腔医学的发展提供了新的思路和方向。

（南昌大学口腔医学院供稿）

全国口腔器械消毒灭菌技术操作规范化培训班

时间：2023年12月22—23日

地点：湖南省长沙市

主办和承办单位：中华口腔医学会口腔护理专业委员会主办，湖南中南大学湘雅口腔医院承办

内容提要：大会特邀中华口腔医学会口腔护理专业委员会主任委员李秀娥、湖南省口腔医学会会长蒋灿华、北京大学护理学院院长尚少梅出席开幕式，主题报告环节邀请了湖南省疾病预防控制局郭健君处长、中南大学湘雅口腔医学院（湘雅口腔医院）王月红副院长、中南大学湘雅医院李映兰教授、深圳市口腔医院徐佑兰教授、北京大学口腔医院王春丽教授、中南大学湘雅医院陆璨教授等专家，紧紧围绕《口腔器械消毒灭菌技术操作规范》及口腔医院感染与护理进行了精彩授课。中南大学湘雅口腔医院消毒供应中心何泽护士长还在现场展示了规范化口腔器械消毒灭菌技术操作。此次会议搭建了全国的感染管理专家、学者和口腔界同仁共同研讨并规范培训口腔诊疗器械消毒灭菌技术的平台，为进一步贯彻落实国家医院感染管理有关规定，保障口腔医疗机构的质量与安全运行，为群众提供优质、安全、放心的口腔诊疗服务打下坚实基础。

（中南大学湘雅口腔医学院供稿）

地方口腔医学会会议

吉林省口腔颌面头颈肿瘤高峰论坛

时间：2023年3月11日

地点：吉林省长春市

主办单位：吉林大学口腔医院

内容提要：本次论坛共100余人参会，会议由吉林大学口腔医院口腔颌面外二科主任韩冰主持。吉林大学口腔医院院长胡敏对参会嘉宾表示热烈欢迎并致辞。中华口腔医学会口腔颌面头颈肿瘤专业委员会主任委员、上海交通大学医学院附属第九人民医院口腔颌面外科学系主任张陈平教授通过夯实的知识储备以及丰富的临床经验详细讲述了如何成为一名头颈外科医生；中华口腔医学会口腔颌面外科专业委员会候任主任委员、北京大学口腔医院副院长蔡志刚教授通过科学理论与临床病例相结合，讲述了以咬合为导向的颌骨重建技术；中国康复医学会修复重建外科专业委员会头颈外科学组委员、上海交通大学医学院附属第九人民医院秦兴军教授在介绍穿支皮瓣用于修复口腔颌面头颈肿瘤缺损的同时，也传达了更为注重美观的修复理念；上海口腔医学会口腔颌面头颈肿瘤专业委员会常务委员、上海交通大学医学院附属第九人民医院曲行舟教授讲授的种植赝复为颌骨缺损重建提供了新思路和新方法；中华口腔医学会口腔颌面头颈肿瘤专业委员会青年委员、上海交通大学医学院附属第九人民医院刘剑楠教授讲授了数字化颌骨重建的现状与未来。吉林大学口腔医院韩冰教授对舌癌诊疗方案的选择进行了详细讲述；刘麒麟教授讲授了血管化腓骨肌皮瓣修复口腔颌面部缺损的应用。

此次高峰论坛的举办，为吉林省口腔颌面头颈肿瘤研究领域的医生及其他交叉学科的学者们提供了重要的交流平台，推动了省内口腔颌面头颈肿瘤学科的学术研究和技术发展，为患者的治疗和康复贡献更多的力量。

（吉林大学白求恩口腔医学院供稿）

第十二届中国·东北口腔医学学术会议

时间：2023年3月22—25日

地点：辽宁省沈阳市

主办和承办单位：辽宁省口腔医学会主办，中国医科大学附属口腔医院承办

内容提要：中国工程院院士、中华口腔医学会名誉会长张志愿，中华口腔医学会副会长周延民及众多国内口腔知名专家学者参加了会议。开幕式后举行了中国牙病防治基金会·中国医科大学"茶岭红军军医学校"牌匾捐赠仪式。牙防基金会向中国医科大学无偿捐赠珍贵牌匾，中国医科大学校长王振宁教授向中国牙防基金会秘书长荣文笙教授颁发感谢状。本次大会同时设置14个分会场，多位国内口腔医学领域的知名专家学者分别在不同专业的分会场交流学术观点、分享临床新技术新进展。

（中国医科大学附属口腔医院供稿）

福建省高效正畸高峰论坛

时间：2023年5月26—27日

地点：福建省福州市

主办和承办单位：福建省口腔医学会口腔正畸专业委员会主办，福建医科大学口腔医学院承办

内容提要：本次论坛邀请了北京大学5位知名正畸专家和学者做专题讲座，内容包含"拔牙不拔牙之我见""颜面不对称的矫治策略""PASS如何提高正畸治疗的效率""下前牙健康位置诊断新概念""支抗控制与正畸治疗"等，涉及诸多临床热点难点，为参会医师了解和学习正畸前沿学术研究和临床实用技术提供了良好的学习平台。

（福建医科大学口腔医学院供稿）

2023年丝绸之路牙体牙髓病学八省巡讲-伊犁站

时间：2023年6月16—18日

地点：新疆伊犁

主办和承办单位：新疆口腔医学会、新疆医科大学附属口腔医院主办，伊犁州友谊医院承办

内容提要：会议举办为推动新疆牙体牙髓病学事业的发展、推广"天然牙保存的前沿治疗"理念、提高牙体牙髓病医师临床诊疗水平。此次会议吸引了来自全疆各地口腔同仁们来新疆医科大学口腔医学院赴此学术饕餮盛宴。伊犁州友谊医院党委书记张闻歌出席开幕式并致辞。

新疆口腔医学会会长、新疆医科大学附属口腔医院院长赵今教授邀请国内牙体牙髓病学领域顶尖专家前来为新疆口腔同仁传道授业解惑。包括国际牙医师学院中国区主席、中华口腔医学会名誉会长、四川大学华西口腔医院周学东教授，中华口腔医学会副会长兼秘书长、北京大学口腔医学院岳林教授，中华口腔医学会牙体牙髓病学专业委员会主任委员、空军军医大学口腔医院余擎教授，中华口腔医学会副秘书长兼科学研究部主任、首都医科大学附属北京口腔医院口腔显微诊疗中心主任侯本祥教授，武汉大学口腔医学院、美国Augusta University牙学院兼职教授范兵教授，空军军医大学口腔医院蒋文凯副教授。

（新疆医科大学口腔医学院供稿）

江苏省口腔医学会口腔美学专业委员会学术年会

时间：2023年6月25—28日

地点：江苏省南京市

主办和承办单位：江苏省口腔医学会口腔美学专业委员会主办，南京医科大学附属口腔医院承办，白求恩精神研究会口腔医学分会第二口腔种植学组（专业委员会）协办

内容提要：2023年首届江苏省口腔医学会口腔美学专业委员会学术年会举行。会议邀请了多位国内口腔种植和口腔美学领域的专家莅临现场分享学术经验。王林教授致开幕词并作"口腔美学的思考"专题讲座；陈江教授、黄翠教授、徐欣教授、徐艳教授、谭建国教授、周延民教授、李敢主任、吴国锋副教授带来了题为"种植体边缘骨吸收（MBL）原因分析与对策""氧化锆粘接不仅拥有，更要天

长地久”“美学种植临床中常遇问题及解决方案”“牙龈退缩的诊疗设计与疗效评价”“前牙美学修复中的咬合问题”“美学种植常见并发症预防与治疗”“美学区即刻种植穿龈轮廓的管理”“美学修复中的口颌系统功能整体考量”的专题讲座。

会议同期举办《中国口腔种植学杂志》编委会研讨会、白求恩精神研究会口腔医学分会第二口腔种植专业委员会研讨会。

宿玉成教授、张志勇教授、周延民教授、邹德荣教授、徐艳教授、汤春波教授出席《中国口腔种植学杂志》编委会研讨会、白求恩精神研究会口腔医学分会第二口腔种植专业委员会“精益求精”骨增量专题研讨会开幕式并致辞。宿玉成教授、吕昊昕主任、汤春波教授分别围绕“美学区种植的临床程序与风险控制”“骨增量的空间维持”“美学区种植多种骨增量技术”主题展开探讨。

会议期间，南京医科大学附属口腔医院还举办了以“复杂骨增量”和“3D动态导航种植”为主题的江苏省省级继续教育培训班。莫安春教授讲授骨增量成功要素、术前治疗方案的考量与制定、切口设计与减张缝合三部分内容，并手把手进行教学指导，确保每位学员都能掌握块状骨增量技巧；汤春波教授分享了“数字化导航技术在口腔种植中的应用”的专题讲座；潘峰工程师带领大家进行X-Guide动态导航实操，让学员们更加全面地了解了数字化动态导航的技术原理和应用，提高了自身的专业水平。

（南京医科大学附属口腔医院供稿）

江苏省口腔医学会老年口腔医学专业委员会学术年会

时间：2023年6月29日—7月1日

地点：江苏省南京市

主办和承办单位：江苏省口腔医学会老年口腔医学专业委员会、南京医科大学附属口腔医院联合举办

内容提要：江苏省口腔医学会老年口腔医学专业委员会学术年会和第一届老年口腔医学专业委员会全体会议同期举行。南京医科大学附属口腔医院党委书记徐艳致开幕词，向莅临会议的各位领导、专家及学员表示热烈的欢迎，并表示随着我国人口老龄化的加剧，老年口腔医学的重要性日益彰显，希望大家通过本次会议，能够掌握更丰富、更前沿的老年口腔诊疗相关知识和技能，为临床水平提高和科研能力提升奠定基础。

江苏省卫生健康委员会老龄健康处处长吴伟在讲话中指出，要加大全社会特别是老年人对口腔健康的关注，提升对口腔健康重要性的认识，并对今后“老年口腔健康促进行动”的开展提出了要求：积极推进“五个一”行动，共同推进老年口腔健康服务体系建设；充分发挥江苏省老年健康促进项目建设单位的引领示范作用；搭建交流平台，加大推广宣传，营造关注老年人口腔健康的社会氛围。

张成飞教授、江宏兵教授、章非敏教授、范媛教授、汤春波教授、李谨教授、吴大明副、王娟副教授、周薇娜副教授等应邀作专题报告，报告内容涵盖口腔各个领域，学员们受益匪浅。学术年会期间，还举办了江苏省老年口腔疾病多学科诊疗病例研讨会，与会人员围绕典型疑难及多学科联合诊疗案例进行了分享和研讨。

（南京医科大学附属口腔医院供稿）

湖南省口腔医学会2023年学术年会

时间：2023年7月21—23日

地点：湖南省长沙市

主办单位：湖南省口腔医学会

内容提要：大会邀请中华口腔医学会会长、北京大学口腔医院的郭传瑸教授，中华口腔医学会口腔修复学专业委员会主任委员、四川大学华西口腔医院于海洋教授和中华口腔医学会口腔颌面头颈肿瘤专业委员会主任委员、浙江省肿瘤医院副院长张陈平教授等国内顶尖专家的参会和精彩授课。本届学术年会有来自省内外的600余位专家、同行参

加,会中还同期举办了“2023年华夏颌面修复重建高峰论坛”,以及口腔医学会下属16个专业委员会的换届会、党小组党日活动和全体委员会。本次大会的召开,进一步完善了湖南省口腔医学与国内外先进学术交流与分享的高端学术平台,更进一步推动湖南省口腔医学发展。

(中南大学湘雅口腔医学院供稿)

“数字精准种植 引领未来标杆”——2023年重庆市口腔种植学术年会

时间:2023年8月4—5日

地点:重庆市

主办和承办单位:重庆市口腔医学会口腔种植学专业委员会主办,重庆医科大学附属口腔医院承办

内容提要:会议以“数字精准种植 引领未来标杆”为主题。作为重庆市口腔种植领域的重要学术盛会,重庆市口腔种植学术年会旨在促进本地区与国内同行的学术交流,推动口腔种植技术的普及和发展,为重庆广大口腔种植、修复医生及基层医院的口腔全科医生提供一个互相学习、共同发展的平台。

本次大会邀请到众多国内顶级种植专家以及多位重庆市口腔种植学专业委员会常委,聚焦于数字化口腔种植领域的最新临床发展成果和研究方向,吸引了来自包括重庆市在内的300余名全国各地同行齐聚会议现场。大会交流期间,9位全国顶尖的口腔种植专家及重庆市8位种植专业委员会常委相继登台分享。专家分别聚焦口腔数字化种植的前沿和基础领域,针对种植学术领域中的热点问题进行了深入探讨——从数字化导板到机器人种植,从数字化美学设计到数字化全口种植修复,从数字化颌骨重建到数字化牙槽骨增量,从学术总结到临床技术分享。

(重庆医科大学附属口腔医院供稿)

吉林省口腔医学会口腔美学专业委员会成立大会

时间:2023年8月25日

地点:吉林省长春市

主办和承办单位:吉林省口腔医学会主办,吉林大学口腔医院承办

内容提要:吉林省口腔医学会会长周延民教授、副会长张志民教授、吉林大学口腔医院院长胡敏教授及新一届口腔美学专业委员会委员出席大会。会议由吉林省口腔医学会副秘书长董长安主持。吉林省内9个地区的代表参加会议,会议选举了主任委员1名,副主任委员3名,常务委员12名及包含9个地区的26名委员。吉林大学口腔医院副院长刘志辉教授当选为首届主任委员,吉林大学口腔医院包幸福副教授、朱松教授及吉林大学白求恩第二医院李明贺副教授当选为副主任委员。周延民教授、张志民教授任委员会荣誉顾问。吉林省口腔医学会口腔美学专业委员会将在吉林省口腔医学会的带领下,推动吉林省和全国口腔美学事业的发展。

(吉林大学白求恩口腔医学院供稿)

第七届丝绸之路国际口腔医学论坛

时间:2023年10月11—13日

地点:陕西省西安市

主办和承办单位:陕、甘、宁、青、新、晋、豫、蒙8省(自治区)口腔医学会共同主办,空军军医大学口腔医院、西安交通大学口腔医院、中国牙病防治基金会联合协办

内容提要:本届丝绸之路国际口腔医学论坛为期3天,设22个分论坛,13场工作会议,5场新技术交流,3场手术直播,2场文体活动,大会特别邀请陕西省考古研究院孙周勇院长、中华口腔医学会郭传瑸会长作特邀演讲,200多位全国知名专家学者作学术报告。空军军医大学张思兵校长、中国工程院赵铱民院士以及中华口腔医学会郭传瑸会长,王兴、周学东名誉会长,岳林副会长,中国牙病防治基金会李铁军理事长,荣文笙秘书长及各界学会等有关领导出席开幕仪式。

本届论坛延续传统,全国口腔医学领域的大咖云集于此,聚焦临床研究启示、实验研

究探索、理论创新发展、精优病例分享等，围绕仿生矿化、颅颌面再生、麻醉与镇静镇痛等领域共同追踪国际口腔医学前沿，分享原始创新，共同赋能口腔医学高质量发展。从口腔多学科“急”症的诊疗处理，到全科理念的建立和实施，从口腔预防管理新技术，到口腔医工交叉的探索与应用，各分论坛从口腔修复、牙体、牙周、种植、颌面外科以及影像等多个专业角度深入探讨口腔多学科交叉融合，理清临床设计思路，建立高效诊疗流程，加强各学科之间的统筹与协作。本届论坛新成立的数字化口腔医学专业委员会和口腔发展药械管理与科技成果转化分会也必将对促进科研与产业融合、实现口腔人的中国制造梦发挥积极的推动作用。作为丝绸之路论坛的保留节目，口腔种植手术直播因实时性和直观性广受欢迎，此次直播内容包括上颌前牙区ONLAY植骨水平骨增量术、上颌前牙区引导骨再生植骨同期种植术、下颌准无牙颌全流程数字化种植机器人种植及即刻修复技术3台手术，吸引了逾1 200人、超12 000人次观看，现场更是座无虚席。

（空军军医大学口腔医学院供稿）

陕西省口腔医学会第三届牙体牙髓病学专业委员会换届大会

时间：2023年10月12日

地点：陕西省西安市

主办和承办单位：陕西省口腔医学会牙体牙髓病学专业委员会主办，空军军医大学口腔医学院承办

内容提要：陕西省口腔医学会会长赵铱民院士、陕西省口腔医学会第三届牙体牙髓病学专业委员会顾问余擎教授、前任主任委员侯铁舟教授、主任委员田宇教授；第四届牙体牙髓病学专业委员会主任委员候选人蒋月桂教授以及专业委员会委员和青年委员候选人出席了本次会议。

第三届牙体牙髓病学专业委员会主任委员田宇教授作了第三届牙体牙髓病学专业委员会工作报告。田宇主任委员从党建强会、会员发展、继续教育以及示范辐射4个方面介绍了3年来牙体牙髓病学专业委员会所做的出色工作。随后，监票组组长张安生同志主持选举工作并宣布第四届牙体牙髓病学专业委员会选举结果。顾问有余擎、侯铁舟，前任主任委员是田宇，主任委员是蒋月桂，候任主任委员是王胜朝，副主任委员包括丁群、王玮、杨红、相顺利、董茜茜。常务委员包括王峰等17人，委员包括王可境等50人。新当选的蒋月桂主任委员做任职讲话并作出了工作展望和部署。

（空军军医大学口腔医学院供稿）

吉林省口腔专科联盟成立

时间：2023年9月22日

地点：吉林省长春市

主办单位：吉林大学口腔医院

内容提要：吉林省卫生健康委员会医政医管处副处长张巍、吉林大学医院管理处副处长刘国栋莅临吉林省口腔专科联盟成立大会。45家口腔专科联盟成员单位代表，吉林大学口腔医院全体领导班子成员参会。会议由吉林大学口腔医院副院长吴国民主持。

吉林大学口腔医院院长胡敏代表致辞。张巍代表吉林省卫生健康委员会讲话。他指出，吉林大学口腔医院又成为吉林省口腔专科联盟的牵头单位，是吉林省新的医联体工作方案印发后，冠名“吉林省”称号并经吉林省卫生健康委备案认可的第一家口腔专科联盟单位。吉林大学口腔医院副院长吴国民以“筑梦口腔医学 携手共向未来——吉林大学口腔医院发展建设情况”为题，介绍了近年工作情况、做法成效和口腔专科联盟工作展望等内容。医务部主任李娜宣读“吉林省口腔专科联盟章程”。吉林省卫生健康委员会医政医管处副处长张巍、吉林大学医院管理处副处长刘国栋共同为牵头单位揭牌。吉林大学口腔医院院长胡敏，党委副书记、纪委书记李楠，副院长刘志辉，总会计师姜广新，副院

长程丕显为各联盟成员单位授牌。

同日下午，“口腔临床专科能力建设论坛”邀请四川大学华西口腔医院石冰教授、北京大学口腔医学院彭歆教授、中国医科大学附属口腔医院卢利教授分享宝贵经验。

（吉林大学白求恩口腔医学院供稿）

吉林省口腔医学会数字化口腔医学专业委员会成立

时间：2023年10月15日

地点：吉林省长春市

主办和承办单位：吉林省口腔医学会主办，吉林大学口腔医院承办

内容提要：吉林省口腔医学会会长周延民教授、吉林大学口腔医院副院长王林教授及第一届数字化口腔医学专业委员会委员出席了本次大会。来自吉林省长春市、吉林市、四平市、辽源市、通化市、延边朝鲜族自治州（简称延边州）、松原市、白山市、白城市等9个地区的代表参加了本次会议。周延民代表吉林省口腔医学会致辞。大会依照章程选举了委员70名，他们来自于省内9个地区的30家单位。随后，与会委员选举出吉林省口腔医学会数字化口腔医学专业委员会主任委员1名，副主任委员4名，常务委员15名。吉林大学口腔医院副院长王林教授当选为首届主任委员，吉林大学口腔医院储顺礼副主任医师、吉林医药学院附属医院胡江主任医师、延边大学附属医院（延边医院）金成日副主任医师、吉林大学第三医院王晓峰主任医师当选为副主任委员。吉林大学口腔医院杨婷婷、方蛟分别被任命为专业委员会工作秘书和学术秘书。

（吉林大学白求恩口腔医学院供稿）

江苏省口腔医学会牙周病学/口腔激光专业委员会学术年会

时间：2023年10月25—29日

地点：江苏省南京市

主办和承办单位：江苏省牙周病学专业委员会和口腔激光专业委员会联合举办，南京医科大学附属口腔医院牙周病科承办

内容提要：来自江苏省内的近百名口腔医师参加了本次会议。本次年会是牙周病学专业委员会和口腔激光专业委员会第二次共同举办的会议，开幕式由江苏省口腔医学会牙周病学专业委员会主任委员陈武主持。江苏省口腔医学会副会长兼秘书长、南京医科大学附属口腔医院党委书记徐艳教授致开幕词。她指出，实现功能与美学的重建是牙周治疗的最高目标，将激光技术融合应用于牙周、种植体周组织疾病的治疗，为行业追求功能与美学的重建开创了新的诊疗思路。

会议邀请了南京大学医学院附属口腔医院闫福华教授、中国医科大学口腔医学院潘亚萍教授、空军军医大学宋应亮教授、北京大学口腔医学院胡文杰教授、瑞尔集团医疗事务执行总裁章锦才教授、杭州口腔医院集团医生委员会医务总院长轩东英教授等专家授课。徐艳教授、汤春波教授、陈武主任医师、孙颖教授、倪杰主任医师、沈铭副教授、李璐副教授和王晓茜副教授等多名专家同期授课。年会期间还组织开展了牙周微创手术和口腔激光治疗的实操培训。

此次大会通过多层次、多方位的学术交流，从不同主题、不同角度探讨了牙周病学的最新进展和发展趋势，对推动江苏省牙周病学临床工作的发展起到了积极的促进作用。

（南京医科大学附属口腔医院供稿）

数字化咬合重建与殆垫治疗新技术高级培训班

时间：2023年10月27—28日

地点：广西南宁市

主办和承办单位：广西口腔医学会口腔修复学专业委员会主办、广西医科大学附属口腔医院承办

内容提要：本次培训班邀请了南方医科大学口腔医院牙周科张雪洋教授、同济大学口腔医学院刘伟才教授就“数字化咬合重建设计与制作流程”及“殆垫治疗相关技术”作

专题讲座及实操讲解，共有来自广西区内口腔专业同行逾200人参加培训。此次培训班进一步增强了广西区内各级医院对口腔临床工作中咬合问题的关注及数字化新进展的推广，对广西口腔临床治疗新技术的提升起到积极推动作用。

（广西医科大学附属口腔医院供稿）

江苏省口腔医学会口腔正畸专业委员会/颞下颌关节病学及𬌗学专业委员会学术年会

时间：2023年11月6—10日

地点：江苏省南京市

主办单位：江苏省口腔医学会口腔正畸专业委员会

内容提要：此次年会聚焦“成人正畸、颞下颌关节风险防控及多学科联合”，吸引了江苏省内外百余名口腔医师参加。

学术年会开幕式上，中华口腔医学会副会长、江苏省口腔医学会会长王林教授，中华口腔医学会颞下颌关节病学及𬌗学专业委员会主任委员、四川大学华西口腔医院祝颂松教授，中华口腔医学会口腔正畸学专业委员会主任委员、空军军医大学口腔医院金作林教授，江苏省口腔医学会口腔正畸学专业委员会主任委员、南京医科大学附属口腔医院院长严斌教授出席活动并分别致辞。开幕式由江苏省口腔医学会颞下颌关节病学及𬌗学专业委员会主任委员、苏州大学附属独墅湖医院张卫兵教授主持。

在大会主题报告环节，金作林教授、房兵教授、傅开元教授等国内知名专家作了精彩的学术报告。

学术年会同期举办了国家级继续教育学习班。授课专家们从多角度、多维度阐述了正畸治疗中可能存在的风险，尤其对于存在颞下颌关节疾病的患者，术前应完善检查、明确诊断、制定适宜的方案，将“以颞下颌关节健康为出发点的医学理念”贯穿于整个正畸治疗过程中。

（南京医科大学附属口腔医院供稿）

新疆口腔医学会第二届理事会第二次理事会议及第三次学术年会

时间：2023年11月16日

地点：新疆乌鲁木齐市

主办和承办单位：新疆口腔医学会主办，新疆医科大学口腔医（学）院承办

内容提要：会议由新疆口腔医学会会长、新疆医科大学口腔医（学）院院长赵今主持，新疆口腔医学会秘书长、副会长、监事长、常务理事、理事及全疆口腔医学界专家、学者近200人参加了会议。新疆维吾尔自治区（简称新疆）卫生健康委员会医管中心党委书记、副主任温志琪出席开幕式并致辞。

新疆口腔医学会挂靠单位新疆医科大学第一附属医院党委副书记、院长陆晨出席会议并致辞，他对大会的召开表示热烈祝贺，希望新疆口腔医学会第二届理事会统筹新疆口腔医学发展，推动口腔的科技创新、教育教学成果转化，为新疆培养更多优秀口腔专业人才。

（新疆医科大学口腔医学院供稿）

2023年北京口腔医学学术会议

时间：2023年12月2—3日

地点：北京市

主办和承办单位：北京口腔医学会主办，首都医科大学附属北京口腔医院协办，中华口腔医学会、北京医学会口腔医学分会、北京大学口腔医院、北京医师协会口腔科专科医师分会支持

内容提要：2023年北京口腔医学学术会议（原“北京口腔医学论坛”）举办。20余场不同主题的学术报告会，吸引了1 300余名来自北京及周边地区的口腔医务人员前来参会。大会开幕式由北京口腔医学会副会长赵继志教授主持，北京口腔医学会会长白玉兴教授致辞。

大会特别演讲环节，由北京口腔医学会副会长牛忠英教授和副会长柯杰教授共同主持，围绕儿童早期矫治主题，葛立宏教授和厉

松教授分别从儿童口腔和口腔正畸各自专业的角度进行了精彩分享。

2023年是北京口腔医学会成立20周年，北京口腔医学会在大会现场设置了“新征程、再出发”为主题的会员服务区，领取文创雪糕、纪念印章打卡等小环节，为学术会议现场增添了温馨、喜庆的氛围。

（首都医科大学口腔医学院供稿）

2023年福建省口腔颌面外科规范化技术推广八闽行

时间：2023年12月10日

地点：线上会议

主办单位：福建省口腔医学会口腔颌面外科专业委员会

内容提要：会议旨在推广口腔颌面外科规范化技术，提升福建省口腔颌面外科的医疗水平和服务质量。会议汇聚了福建省内外的口腔颌面外科专家、学者和医生，共同探讨和分享最新的技术成果和临床经验。会议强调了规范化技术在口腔颌面外科中的重要地位，以及对于提高医疗质量、降低医疗风险的重要作用。会议为福建省各地区口腔颌面外科医生提供了一个良好的学术交流平台。通过专题报告等形式，与会者分享了目前最新的研究成果、临床经验和手术技巧，促进了学术研究的深度和广度。会议注重实践操作和技能提升。通过手术操作演示，与会者深入了解了规范化技术的实际应用和手术操作流程，提高了手术操作水平，增强了临床实践能力。

（福建医科大学口腔医学院供稿）

2023年“牙体牙髓临床治疗技术新进展”学术新年论坛

时间：2023年2月10日

地点：重庆市

主办和承办单位：重庆市口腔医学会牙体牙髓病学专业委员会和老年口腔医学专业委员会主办，重庆医科大学附属口腔医院承办

内容提要：重庆市口腔医学会老年口腔医学专业委员会主任委员杨德琴教授和牙体牙髓病学专业委员会主任委员陈亮副教授主持本次论坛。

此次论坛聚焦牙体牙髓病学领域的临床热点问题和最新研究进展，特邀7位国内知名口腔医学专家，通过线上线下结合的方式与大家进行全方位、多角度的学术交流和探讨。中国科学院院士王松灵院士的“人牙髓间充质干细胞注射液新药研发及应用”、四川大学华西口腔医院学术院长周学东教授的“牙髓再生治疗的选择与疗效评价”、中华口腔医学会副会长凌均棨教授的“多学科协作诊疗牙体牙髓病的要略和考量”、中华口腔医院医学会副会长兼秘书长岳林教授的“鲜明的主题使病例报告更精彩——病例报告的准备、编写和演讲”、中华口腔医学会监事长边专教授的“以病案为基础的团队学习促进临床进步”、中华口腔医院医学会牙体牙髓病学专业委员会副主任委员梁景平教授的“牙体牙髓疑难病例多学科诊治分析”、中华口腔医学会副秘书长侯本祥教授的“显微根管治疗与根尖手术的临床决策”均从不同角度展述了口腔医学的最新热点和前沿。

（重庆医科大学附属口腔医院供稿）

吉林省中西医结合学会口腔医学专业委员会成立大会

时间：2023年12月16日

地点：吉林省长春市

主办和承办单位：吉林省中西医结合学会主办，吉林大学口腔医院承办

内容提要：吉林省中西医结合学会口腔医学专业委员会筹备团队通过积极准备和充分酝酿，举办了吉林省中西医结合学会口腔医学专业委员会成立大会。吉林省中西医结合学会秘书长张晓慧教授、吉林大学口腔医院副院长吴国民教授、吉林大学口腔医院第一门诊主任董树君主任医师及吉林省中西医结合学会口腔医学专业委员会全体委员出席

了本次大会。会议由秘书长张晓慧教授主持成立大会。来自吉林省长春市、吉林市、四平市、辽源市、通化市、延边州、松原市、白山市、白城市等9个地区的代表参加了本次会议，会议选举产生主任委员1名、副主任委员10名、常务委员18名、秘书1名及委员102名。吉林大学口腔医院第一门诊主任董树君当选首届主任委员。吉林省中西医结合学会会长宋柏林教授对吉林省中西医结合学会口腔医学专业委员会的前景表示期许。吉林大学口腔医院副院长吴国民教授致辞。董树君主任委员宣读了委员会未来工作计划。

吉林省中西医结合学会口腔医学专业委员会的成立是中西医结合与口腔医学新征程的开始。

（吉林大学白求恩口腔医学院供稿）

北京市2023年口腔健康促进专家研讨会

时间：2023年12月18日

地点：北京市

主办和承办单位：北京市牙病防治所、北京慢病防治管理协会口腔专业委员会、北京口腔医学会口腔预防专业委员会联合举办

内容提要：北京市各区牙防骨干、儿保骨干、北京慢病防治管理协会口腔专业委员会委员、北京口腔医学会口腔预防专业委员会委员参会。北京口腔医学会前任会长孙正，北京慢病防治管理协会会长兼支部书记刘旭，北京社区卫生协会常务副会长兼秘书长王力宇，北京市牙病防治所副所长、北京口腔医院副院长范志朋等领导、专家出席会议并致辞。会议由市牙防办常务副主任、北京口腔医院口腔预防科主任刘敏主持。

会议主要围绕进一步完善牙防和口腔健康促进工作及牙防项目具体管理措施展开交流研讨。北京市各区牙防骨干和儿保骨干根据各自单位实际工作情况、执行中的疑难问题、需要寻求的支持配合等畅所欲言，热烈讨论，并结合如何提高政府的认可与支持、如何跨学科交流、如何提高牙防队伍人员能力和收益、如何提升大众自我口腔保健意识和技能等议题积极献计献策，提出建设性意见和建议，与会领导专家穿插点评，深入探讨并给予宝贵指导。

北京社区卫生协会副会长王力宇在发言中高度评价牙防工作，对于管理体制机制及人员队伍方面存在的困难问题感同身受，指出牙防工作和社区卫生工作在服务人群和工作任务有共通之处，建议联合社区全科医生力量、丰富社区健康宣教形式、争取政策支持、整合多方资源形成合力推进工作等，并将不遗余力提供帮助；北京妇幼保健院张丽晋结合0~3岁牙防项目的实施情况，从儿童健康筛查干预、家长精准健康宣教、低龄儿童哨点监测、线上咨询等角度提出了专业参考和建议；北京口腔医学会前任会长孙正从牙防工作缘起、特征、执行等多层面启发指导了今后的牙防工作，提出要充分利用社区等各方力量，集结资源，充分合作，并指出牙防工作任重道远，激励大家继续努力；北京口腔医院副院长范志朋指出要融合多方力量支持牙防工作，建议借鉴全国先进经验，引入全国专家评判和督导，并通过加强培训、制定地方标准、改进宣传方式、提升管理水平等与时俱进做好牙防工作。

北京慢病防治管理协会为口腔专业委员会高级顾问孙正、主任委员刘敏及各位委员颁发了聘书。此次会议是对北京市牙防工作的总结梳理和规划展望，将有助于进一步解决问题、争取合作，推进北京市牙防和口腔健康促进工作更好更快发展。

（北京口腔医院供稿）

2023年福建省口腔医学会学术年会

时间：2023年12月24—25日

地点：福建省福州市

主办单位：福建省口腔医学会

内容提要：本次会议旨在加强福建省口腔医学界的学术交流，会上有10余位专家做了专题讲座：厦门市口腔医院的林晨主任医

师做题为“牙牙症的诊断和治疗”的专题讲座；厦门中山医院的叶展超副主任医师做题为“无牙颌种植修复的数字化设计”的专题讲座；福建医科大学附属口腔医院的雷丽珊副主任医师做题为“激光在牙本质敏感治疗中的应用”的专题讲座；福建医科大学附属口腔医院的姚军主任医师做题为“隐形咬合诱导病例解析”的专题讲座；福建医科大学附属协和医院的欧阳奇明主任医师做题为“导航技术在口腔颌面外科的应用”的专题讲座；中国人民解放军联勤保障部队第九〇〇医院的傅升主任医师做题为“单颗牙外伤的即刻种植修复治疗”的专题讲座；福建医科大学附属口腔医院的于皓副主任医师做题为“桩核冠修复策略与感染控制”的专题讲座；福建医科大学附属协和医院的陈伟辉主任医师做题为“游离髂骨骨块在牙槽突裂修复重建中的应用”的专题讲座；福建医科大学附属第一医院的李坚副主任医师做题为“颞下颌关节病变的影像诊断”的专题讲座；福建医科大学附属口腔医院的吕红兵主任医师做题为“激光辅助治疗慢性牙髓炎的系列病例报告”的专题讲座；福建医科大学附属口腔医院的钟萍萍主任医师做题为“阻生牙的诊断与临床处置”的专题讲座；福建医科大学附属口腔医院的吴东主任医师做题为“对口腔种植骨增量手术中去皮质骨化和骨髓腔开放的思考”的专题讲座；福建医科大学附属口腔医院的马忠雄主任医师做题为“口腔黏膜潜在恶性病变的诊断与治疗”的专题讲座；福建医科大学附属口腔医院的丁林灿主任医师做题为“局部麻醉在牙体牙髓治疗中的应用”的专题讲座；福建医科大学附属口腔医院的詹曦主任医师做题为“临床常见牙周病的诊疗”的专题讲座。

（福建医科大学口腔医学院供稿）

2023年成渝双城口腔医学发展论坛暨重庆市口腔医学会学术年会

时间：2023年12月26日

地点：重庆市

主办和承办单位：重庆市口腔医学会、四川省口腔医学会联合主办，重庆医科大学口腔医学院承办

内容提要：学术年会凝结了学会及13个专业委员会（分会）的共同努力和辛勤付出。学术会议一直以来是经验分享、技术提升、发展创新的重要平台。本届年会会聚来自全国和重庆市的120余名口腔医学专家，设置涵盖口腔各学科、门类齐全的学术活动，学术分享、技术培训、病例评比、器械展示，智慧与才能剧烈碰撞，是新思想与新技术的完美融合，又是用心与创新的彼此呼应。3天的学习时间，虽短暂却充实，大家受益匪浅。

（重庆市口腔医学会供稿）

福建省口腔颌面放射专业委员会2023年学术会议

时间：2023年12月27—29日

地点：福建省福州市

主办和承办单位：福建省口腔医学会口腔颌面放射专业委员会主办，福建医科大学附属第一医院承办

内容提要：本次会议旨在加强福建口腔颌面放射学界的学术交流，提高福建省影像医技人员对于口腔颌面医学影像新技术、新项目及前沿知识的认识，来自全省各地的数十位影像同仁注册参会。

中华口腔医学会口腔颌面放射专业委员会主任委员王铁梅教授为本次会议做题为“从多学科视角对富于巨细胞的颌骨病变再认识”的专题讲座；本次会议邀请到中华口腔医学会口腔颌面放射专业委员会副主任委员、候任主任委员李刚教授及中华口腔医学会口腔颌面放射专业委员会副主任委员陶晓峰教授做专题讲座。另外，福建省内多个地区、多家医院的17位影像专家也分别在会上做了专题讲座。

（福建医科大学口腔医学院供稿）

其他会议

全国高等医学教育《口腔科学》课程思政案例库编写会

时间:2023年1月13日

地点:四川省成都市

主办和承办单位:人民卫生出版社主办,四川大学华西口腔医学院承办

内容提要:来自全国26所高校的编委和代表参加了会议。会议由四川大学副校长、四川大学华西口腔医学院院长、案例库主编叶玲教授和北京大学口腔医学院党委书记、案例库主编周永胜教授主持。

四川大学华西口腔医学院副院长韩向龙教授代表四川大学华西口腔医学院对与会专家表示热烈欢迎。人民卫生出版社陈东枢总编辑在致辞中指出,课程思政是落实立德树人根本任务的关键,相信此次编写工作的顺利开展将为口腔医学教育领域注入新的活力。叶玲院长表示,课程思政教育对口腔医学人才培养的高质量发展具有重要意义,华西口腔作为此次课程思政案例库建设的主编单位,将与各院校携手,共同打造培根铸魂、启智增慧的课程思政精品案例库。

本次编写会议的顺利召开,进一步明确了编写总体思路、编写原则和案例数量,为优质精品库的建设奠定了坚实基础。四川大学华西口腔医学院也将以此为契机,进一步落实立德树人根本任务,深入全面贯彻党的教育方针,培养全面发展的时代新人。

(四川大学华西口腔医学院供稿)

首届干细胞与口腔再生医学高峰论坛

时间:2023年3月10—11日

地点:四川省成都市

主办和承办单位:四川大学华西口腔医学院、四川省干细胞技术与细胞治疗协会联合主办,四川大学华西口腔医学院承办

内容提要:此次论坛以"干细胞与口腔再生医学"为主题,采用线上加线下相结合的方式举办。中国科学院院士、首都医科大学副校长王松灵院士担任大会名誉主席,四川大学副校长、四川大学华西口腔医学院院长叶玲教授和四川大学华西口腔医学院口腔再生医学国家地方联合工程实验室主任、四川省干细胞技术与细胞治疗协会会长田卫东教授担任大会主席。

此次论坛邀请到西湖大学裴端卿教授,中国科学院广州生物医药与健康研究院潘光锦教授,苏州大学时玉舫教授,空军军医大学金岩教授,中山大学施松涛教授、项鹏教授,四川大学华西口腔医学院叶玲教授等干细胞研究、口腔再生医学领域的知名专家,以及20余名杰出青年学者齐聚蓉城,围绕干细胞基础研究、组织器官发育、外囊泡及微环境研究,结合口腔再生医学多项学术成果,从精准医学研究到科研应用转化,多维度展开学术交流,分享口腔再生医学中的新应用、新理念、新进展。

此次论坛旨在打造干细胞与口腔再生医学领域的高水平学术交流平台,为前沿医学科学研究提供引领支撑。作为国家口腔医学中心、国家口腔疾病临床医学研究中心,四川大学华西口腔医学院将始终聚焦国家层面亟需解决的、关系人民群众卫生健康需求的全局性、先进性、应用性、"临门一脚"和"卡脖子"关键核心技术问题,打造口腔医学高峰,引领口腔医疗行业高质量发展。

(四川大学华西口腔医学院供稿)

2023年国家口腔医学专业医疗质量管理与控制第一次工作会议

时间:2023年3月24日

地点:山东省济南市

主办和承办单位:国家口腔医学质控中心主办,山东省口腔医学质控中心、山东大学

口腔医院承办

内容提要：来自全国32个省级口腔质控中心主任、秘书80余人参加会议。会上，国家口腔医学质控中心主任郭传瑸传达了2022年国家卫生健康委对国家级质控中心工作评估情况，国家卫生健康委医政司医疗质量与评价处高嗣法主任通过线上形式发表讲话。会议传达了《2022年度国家医疗质量管理与控制工作报告》的相关要求及2023年年初国家卫生健康委有关质控中心工作会议精神，公布了2023年全国口腔质控工作计划及安排，解读了“2023年国家医疗质量安全改进目标”，宣讲了“口腔门(急)诊病案首页项目设置及填写规范”。山东省口腔医学质控中心、新疆维吾尔自治区口腔医学质控中心等分别进行了质控工作开展情况与先进经验介绍。此次会议切实推动了口腔医学专业质量控制工作再上新台阶。

(山东大学口腔医学院供稿)

“口腔生态与重大慢病转化研究”中国工程科技论坛

时间：2023年3月30—31日

地点：上海市

主办和承办单位：中国工程院主办，中国工程院医药卫生学部、上海交通大学医学院附属第九人民医院、上海交通大学口腔医学院、省部共建国家重点实验室(筹)、国家口腔医学中心、国家口腔疾病临床医学研究中心、上海市口腔医学重点实验室和上海市口腔医学研究所联合承办

内容提要：本次论坛聚焦口腔生态变化对心血管疾病、2型糖尿病、肿瘤性疾病、慢性阻塞性肺炎、阿尔茨海默病等重大慢病的病因、进展及预后转归的影响等热点，邀请了6位中国工程院院士、2位中国科学院院士以及12位国内口腔院校杰出专家莅临并作特邀报告，中国工程院三局局长高战军出席本次会议。

院士论坛围绕医学学科基础与学科体系、构建精准肝胆外科、医用仿生材料、食管癌、口腔微生态与肿瘤、消化道癌诊治、慢病防控思考等内容展开了精彩的报告，为与会专家学者搭建重大慢病综合防控方法和技术的学术交流平台，共同探索重大慢病综合防控的未来发展方向。

论坛召开了“中国人万人口腔微生态项目”启动会暨学术论坛，同时设有青年科学家论坛环节，围绕口腔黏膜递送策略、牙周炎对全身疾病和健康影响、BMP信号通路对骨重塑作用、牙龈卟啉单胞菌与口腔鳞癌相互关系、肠道微生态稳态、口腔生态与代谢和心血管疾病等方面的研究进展进行了分享及前瞻性剖析。

本次论坛紧紧围绕“健康中国2030”重大慢病综合防控战略和经验进行深入交流，内容新颖，聚焦前沿，为参会者带来了一场学术盛宴。

(上海交通大学口腔医学院供稿)

2023唇腭裂治疗高峰论坛

时间：2023年4月8—9日

地点：四川省成都市

主办和承办单位：四川大学华西口腔医学院和微笑明天慈善基金会联合主办，四川大学华西口腔医学院承办

内容提要：四川大学华西口腔医学院副院长祝颂松主持会议，四川省卫生健康委员会关工委执行主任、省政府原参事张祖芸及省市(州)部分卫生健康委员会领导参加开幕式。

四川大学华西口腔医学院党委书记谭静，北京大学口腔医学院院长、中华口腔医学会会长郭传瑸，微笑明天基金会发起人、理事长吴伟先后作大会致辞；朱洪平、王健、任战平、舒茂国、李健、宋涛、蔡鸣、张俊睿、安阳、宋庆高、周炼、杨学财、崔颖秋、李承浩、李精韬、李杨等国内16名著名专家作专题演讲；王旭东、尹宁北、傅豫川、王国民、马莲、陈仁吉、石冰、祝颂松等8名领域顶尖专家作点评。与会专家们围绕唇裂、腭裂、牙槽突裂及继发颌骨畸形领域的最新理论与技术进展做

了多维度的学术交流，并针对规范化诊疗、技术推广、科研应用转化等发展中存在的问题，进行深入的分析和探讨。此次论坛线上线下共计2 000余位医疗同行参与，新浪四川微博进行了现场直播，共10.6万人次观看，充分体现了社会各界对唇腭裂治疗的关注。

本次论坛秉承学术创新和多学科融合的初衷，旨在搭建唇腭裂医学领域的高水平学术交流平台，对推动中国唇腭裂医学的跨越式发展具有重要意义。四川大学华西口腔医学院将积极发挥国家口腔医学中心的创新引领作用，加强与口腔医学领域同道的合作交流，在学习中谋发展，以协作共赢之势，助力健康中国建设，竭诚为人民群众提供更加优质、高效的口腔医疗服务。

（四川大学华西口腔医学院供稿）

中国医学装备协会第三届口腔装备与技术专业委员会第一次学术会议

时间：2023年4月26日

地点：重庆市

主办和承办单位：中国医学装备协会口腔装备与技术专业委员会主办，北京大学口腔医院、重庆医科大学附属口腔医院承办

内容提要：中国医学装备协会、口腔装备与技术专业委员会、重庆医科大学附属口腔医院等相关负责人150余人参加会议。该会议以“医工融合 谱写创新发展新篇章”为主题，由第三届副主任委员、重庆医科大学附属口腔医院院长宋锦璘教授主持。会议紧扣医学装备高质量创新发展的行业脉络，团结产学研各界不同专业人士力量，发挥组织协调和桥梁作用，邀请重庆医科大学教授、超声医学工程国家重点实验室王智彪主任，中国医学装备协会转化医学分会颜秋雨副会长、北京大学口腔医学院口腔材料研究室韩建民研究员分别从中国原创医疗器械面临的挑战、增强创新转化支撑能力，临床成果转化落地、口腔数字化医疗产品标准现状与标准体系构建等角度，阐述国产仪器设备的创新与国产材料数字化标准遇到的困难和挑战，探索搭建科技成果转化和创新产业集群的方式，如何积极促进口腔装备与技术行业的有序、健康发展。

（北京大学口腔医学院、重庆医科大学附属口腔医院供稿）

2023年金陵口腔科学高峰论坛

时间：2023年5月13—14日

地点：江苏省南京市

主办和承办单位：南京医科大学附属口腔医院举办

内容提要：论坛采取线下线上同步直播的方式召开，大会特邀嘉宾、师生代表共300余人参加了线下论坛。

5月13日下午，论坛主题报告开幕，开幕式由该院党委书记徐艳主持。同时，南京医科大学附属口腔医院院长严斌为论坛开幕式致辞。空军军医大学陈发明教授、吉林大学孙宏晨教授、武汉大学尚政军教授、中国医科大学潘亚萍教授、上海交通大学段胜仲教授、北京大学李铁军教授、首都医科大学范志朋教授、首都医科大学刘怡教授、北京大学周永胜教授分别在会上分享前沿研究、畅谈学术思想。

5月14日，南京医科大学附属口腔医院召开院士论坛，中国工程院赵铱民院士、中国科学院王松灵院士、中国工程院张志愿院士应邀分别作报告。3位院士分别围绕“圆梦机器人——无牙颌的精准种植与即时修复”“牙颌发育模式和分子机制”“对医学研、医、教的几点思考”作精彩演讲。

中华口腔医学会会长郭传瑸教授、南京理工大学廖文和教授、武汉大学边专教授、浙江大学陈谦明教授、空军军医大学金岩教授也分别为大家分享了自己最新的研究成果。

为期两天的论坛报告内容精彩，该院教师和研究生充分利用这次机会，实现与专家学者的面对面交流，现场学术气氛浓烈。本次活动对推动该院学科建设与内涵发展、促进科研

成果向现实生产力转化起到积极作用。

（南京医科大学附属口腔医院供稿）

宁夏口腔疾病研究重点实验室第一次学术委员会会议暨口腔基础与临床研究高峰论坛

时间:2023年5月27日

地点:宁夏银川

主办单位:宁夏口腔疾病研究重点实验室

内容提要:宁夏回族自治区科技厅规划与基础研究处处长杨国荣,宁夏医科大学党委常委、副校长刘志宏,学校科技处处长韩怀钦,口腔医学院党委书记贾立勤,武汉大学口腔医院李祖兵教授,空军军医大学第三附属医院段小红教授,实验室第一届学术委员会委员,以及宁夏回族自治区内口腔专家及重点实验室研究人员参加会议。会议由重点实验室主任、口腔医学院院长黄永清主持。

会议授牌仪式后,刘锋介绍了重点实验室基本概况,实验室学术委员会委员就研究定位与方向、仪器设备采购、经费保障运行、体系建设与运行管理等方面进行了详细讨论,进一步明确了重点实验室的建设目标、建设思路及发展规划,同时也帮助实验室进一步梳理和分析了存在的问题,提出了相应的解决对策和建议,为实验室后续顺利通过验收奠定了基础。5月27日上午,邀请李祖兵教授、段小红教授、赵巍教授分别就“创新型人才培养”“颧眶颅联合骨折MDT诊治策略”“先天缺牙的诊断与治疗”“科研课题设计中的思考”发表讲话。

（宁夏医科大学口腔医学院供稿）

2023牙齿表面超精密强化国际学术论坛

时间:2023年6月8日

地点:北京市

主办和承办单位:北京大学口腔医院、口腔生物材料和数字诊疗装备国家工程研究中心、国家卫生健康委口腔数字医学重点实验室主办,北大口腔—重庆摩方牙齿超高精度表面强化技术联合实验室协办

内容提要:本次论坛以科技创新助力口腔健康产业新发展为核心主题,以极薄牙齿贴面为重点研讨方向,特邀口腔领域众多知名学者与专家,为行业未来发展以及临床应用带来专家解读和可行性意见。

北京大学口腔医院名誉院长张震康发来贺信,期待以本次论坛为契机,将数字化更多技术成果用于临床,造福广大患者。美国国家医学院王存玉院士也进行了线上致辞,对本次论坛给予高度重视及肯定。中国科学院王松灵院士以“牙齿表面无创强化的重要性”为主题作开幕致辞;北京大学口腔医学院党委书记周永胜教授以“牙齿缺损修复技术百年进化与全球共同理想”为主题,从行业发展趋势角度展开介绍;北大口腔数字化研究中心主任孙玉春教授与重庆摩方精密科技股份有限公司首席技术官夏春光博士,分享超精密加工技术在口腔数字化领域的不同应用和具体案例。中国人民解放军总医院口腔医学研究所刘洪臣教授、空军军医大学口腔医学院陈吉华教授、上海交通大学口腔医学院蒋欣泉教授、吉林大学口腔医学院孙宏晨教授、天津医科大学口腔医学院李长义教授、四川大学华西口腔医学院林云锋教授、韩国首尔国立大学牙科学院原院长Jung-Suk Han教授和加利福尼亚大学洛杉矶分校牙科学院Reuben Kim教授等国内外专家,围绕超薄陶瓷贴面与前牙美学修复、重度损耗牙齿与䝟贴面修复技术、氧化锆陶瓷贴面粘接技术、面投影微立体光刻超高精密打印技术等热点话题展开交流。

与会专家一致认为,口腔医学健康事业的高质量发展将借助数字化提速,持续推进产、学、研、医相结合的合作共赢发展模式。

（北京大学口腔医学院供稿）

口颌系统重建与再生全国重点实验室学术委员会第一次会议暨口腔医学高峰论坛

时间:2023年6月18日

地点:陕西省西安市

主办和承办单位：口颌系统重建与再生全国重点实验室主办，空军军医大学口腔医院承办

内容提要：空军军医大学张思兵校长、口颌系统重建与再生全国重点实验室学术委员会委员、空军军医大学口腔医院党委常委等参加学术委员会会议。会议由空军军医大学王东光副校长主持。空军军医大学科研学术处邹志康处长宣读口颌系统重建与再生全国重点实验室批复建设通知和实验室第一届学术委员会委员名单，张思兵校长为全国重点实验室学术委员会成员颁发聘书。空军军医大学张思兵校长、实验室主任赵铱民院士、副主任委员王松灵院士、主任委员张志愿院士分别发表讲话。

同期，口颌系统重建与再生全国重点实验室在空军军医大学口腔医院学术报告厅隆重举办口腔医学高峰论坛，张志愿院士、王松灵院士和口腔医学知名专家立足领域前沿问题和学科最新成果进行了专题报告，为全院科技工作者带来了一场精彩的“学术盛宴”。论坛期间，举行了国际口腔医学博物馆“近代国际口腔设备器材精品展区”揭幕仪式，中国工程院张志愿院士、中国科学院王松灵院士、中华口腔医学会郭传瑸会长等60余位国内口腔专家学者参加揭幕。

（空军军医大学口腔医学院供稿）

2023年华西口腔医学前沿论坛

时间：2023年7月5日

地点：四川省成都市

主办单位：四川大学华西口腔医学院

内容提要：全国优秀大学生暑期夏令营暨暑期研究生系列特色活动——“2023年华西口腔医学前沿论坛”的开幕式由副院长韩向龙教授主持，他代表四川大学华西口腔医学院向与会专家们、同道们对本次活动的辛勤付出和对华西口腔一如既往的支持表示衷心感谢。

本次论坛是四川大学华西口腔医学院为研究生们和参与全国优秀大学生暑期夏令营的本科生们创办的暑期特色学术活动，也是四川大学华西口腔医学院作为国家口腔医学中心的主体单位之一，为进一步发挥引领辐射作用，为广大口腔学子和医护人员搭建与口腔医学国内外大师面对面的深入研讨、凝智聚力，国际高水平口腔医学学术交流平台。

本次论坛邀请了来自空军军医大学（第四军医大学）的赵铱民院士、新加坡南洋理工大学的陈晓东院士、美国得克萨斯A＆M大学的Feng Jian Q教授和美国西北牙周病和牙种植中心的Mao Erjia教授等国际口腔医学大师为大家带来了口腔颌面修复学，骨、软骨和牙齿生物学，纳米科学和纳米技术，以及牙周病学等研究方向的国际前沿问题展开主题演讲；本次论坛首次开设了“口腔主任委员进课堂”版块，邀请到了中华口腔医学会专业委员会唇腭裂外科前任主任委员石冰教授、正畸学主任委员金作林教授和修复学主任委员于海洋教授等就临床前沿问题分享他们的实践、经验与思考。本次论坛为广大口腔医学学子和医护人员，搭建了“开放、共享”的国际口腔医学高水平学术交流平台，带来了一场学术盛宴。

（四川大学华西口腔医学院供稿）

聚焦前沿　融汇共益——2023年国家口腔医学中心学术年会

时间：2023年9月14日

地点：上海市

主办和承办单位：上海交通大学医学院附属第九人民医院、北京大学口腔医院、四川大学华西口腔医院联合主办，上海交通大学医学院附属第九人民医院承办

内容提要：会议围绕“聚焦前沿　融汇共益”主题，设立主旨研讨会和5个分研讨会，邀请了临床医学领域院士、口腔医学领域院士和口腔行业顶尖专家，聚焦前沿口腔医疗技术，促进口腔医学同质化发展，共同谋划“十四五”期间口腔医学发展路径。同期成立

了国家口腔医学中心第二批专科联盟，国家口腔医学中心主体单位牵头组建专科联盟，积极发挥行业示范引领作用。

大会主旨演讲环节围绕消化道癌早筛早诊早治、无牙颌精准种植与即刻修复、创新与学科发展、颅颌面手术设计软件研发应用、正畸学的医工融合创新5个主题带来了精彩的报告，共同谋划口腔医学高质量发展路径。

分研讨会中，口腔颌面外科专科联盟、口腔种植专科联盟、口腔修复专科联盟、牙周病专科联盟以及牙体牙髓病专科联盟的15位专家就亚学科前沿发展、临床诊疗模式构建、多学科联合诊治、数字化新技术等热点作报告，充分发挥各自联盟主体单位的临床技术、学科和人才优势，与专科联盟成员单位共同分享学术成果、交流研究进展、深入探讨学科前沿。在分研讨会上，新成立的口腔种植和牙周病专科联盟举行了授牌和颁证仪式。

本次学术年会是国家口腔医学中心成立以来第一次在线下举办的大型学术盛宴，未来3家主体单位将继续紧密协作，持续深入推进国家口腔医学中心建设，积极搭建全国口腔医学高水平学术交流平台。

（上海交通大学口腔医学院供稿）

中国康复医学会口腔疾病预防与康复专业委员会2023学术年会

时间：2023年9月16—17日

地点：上海市

主办和承办单位：中国康复医学会口腔疾病预防与康复专业委员会主办，上海交通大学医学院附属新华医院、上海健康医学院附属崇明医院、上海交通大学医学院附属新华医院崇明分院联合承办

内容提要：来自全国各省市的百名余代表参加了此次学术盛宴，本次大会是口腔疾病康复领域的一次盛会，云集了国内外著名专家和权威人士。会议同期进行了新华-崇明医疗联合体口腔专科联盟第二届委员换届，并举行了新华-崇明医疗联合体社区口腔科普能力提升培训启动仪式。

专业委员会举办了“健康口腔，康复同行”——中国康复医学会首届口腔疾病预防与康复科普作品征集评选，共计收稿115份，评选出优秀作品39份。大会同期召开口腔疾病预防与康复专业委员会常委会暨口腔康复指南编委会，会上传达中国康复医学会近期精神指示、对2023年口腔疾病预防与康复专业委员会的工作进行了回顾、讨论《口腔疾病康复指南》和《灼口综合征康复诊疗团体标准》的编写进展，建议增补委员以扩大专业委员会的人才建设，并对下半年专业委员会的工作开展提出了设想。本次大会既有知名专家作主旨报告，又有口腔科普作品展示学习，为专家学者提供了一个交流展示机会，加强了口腔疾病预防与康复之间的学术联系，共同促进康复口腔卫生事业高质量发展，助力健康中国建设。

（上海交通大学口腔医学院供稿）

国际产学研用合作会议吉林大学白求恩口腔医学院分论坛

时间：2023年9月26日

地点：吉林省长春市

主办和承办单位：吉林省口腔数字化及先进牙科材料校企联合技术创新实验室（筹）主办，吉林省口腔颅颌面疾病与组织重建重点实验室（筹）协办

内容提要：本次会议共200余人参会，会议由吉林大学口腔医院副院长刘志辉教授和王林教授主持。论坛邀请了以色列本古里安大学副校长Raz Jelinek教授等来自国外的从事转化医学和临床前研究的专家和企业高管，此外，还邀请了空军军医大学第三附属医院（原第四军医大学口腔医学院）院长陈发明教授，国家自然科学基金优秀青年基金获得者、国家食品药品监督管理局北大医疗器械质量监督检验中心主任、北京大学口腔医学院口腔材料研究室主任张学慧教授，北京航空航天大学虚拟现实/增强现实技术及应用国家

工程实验室主任郝爱民教授,中国医科大学口腔医学院口腔材料教研室副主任王强教授,爱尔创口腔集团总裁闫卓群博士,山东迈尔医疗集团总经理石永吉,吉林省登泰克牙科材料有限公司副总经理闫鹏涛等进行学术报告。

吉林省教育厅高教处处长曾樊明到会致辞。Raz Jelinek教授以“New sensors from carbon dots”为题介绍了他们课题组利用碳点在传感应用方面的新成果;张学慧教授分享了口腔新材料及产品研发的心得;郝爱民教授探讨了口腔医学虚拟仿真产学研创新实践方面的体会;王强教授汇报了生物材料的医工交叉研究的新结果;闫卓群博士阐述了中国牙科材料产业突围的现实、困境与战略;石永吉先生探讨了人工智能技术在口腔修复领域的一些应用;闫鹏涛博士分享了口腔医用材料的研发与产业化的经验。会议最后,吉林大学口腔医院党委书记孙宏晨教授总结发言。通过会议的举办,进一步加强了院企合作,促进了口腔医学领域科研成果的产业化,有力推动了口腔医学事业的发展。

(吉林大学白求恩口腔医学院供稿)

第四届三方科技年会(2023 TU-HKU-FJMU Trilateral Symposium on Oral Health Sciences)

时间:2023年10月26—27日

地点:福建省福州市

主办和承办单位:福建医科大学口腔医(学)院、日本东北大学齿学院和香港大学牙医学院联合主办,由福建医科大学口腔医(学)院承办

内容提要:这次大会共收到了来自日本东北大学、香港大学、福建医科大学、四川大学、天津医科大学等5所院校的46份投稿,吸引了200余位师生前来参加了会议。

大会以口腔医学研究和临床应用为主题,设置2个分会场,共有6场主旨演讲和12场特邀演讲,与会专家学者围绕口腔医学领域,从理论探索、科学研究、临床实践等多角度展开思想碰撞。

三方科技年会的前身是2018年的福医-港大双年会及2019年与日本东北大学齿学院联办的界面口腔学术研讨会。自2020年起,福建医科大学口腔医(学)院正式与日本东北大学齿学院、香港大学牙医学院联合举办三方科技年会,2023年是三所院校举办三方年会的第四年。

(福建医科大学口腔医学院供稿)

中国康复医学会口腔疾病预防与康复专业委员会&言语康复专业委员会学术论坛

时间:2023年11月12日

地点:北京市

主办和承办单位:中国康复医学会口腔疾病预防与康复专业委员会、中国康复医学会言语康复专业委员会主办,上海交通大学医学院附属新华医院、首都医科大学附属北京口腔医院承办

内容提要:2023年11月10—12日,以“智慧引领,创新驱动,推动康复事业高质量发展”为主题的2023中国康复医学会综合学术年会暨国际康复医疗产业博览会在北京国家会议中心召开。11月12日,口腔疾病预防与康复&言语康复联合分论坛召开。本次会议深入研究和探讨了口腔疾病康复与言语康复领域的最前沿技术和热点问题。会议内容涵盖范围广,立足提高口腔卫生领域、言语康复领域医务人员的临床康复水平,为与会代表提供了多维度、多广度的口腔和言语康复学术知识、先进技术和前沿进展。

本次论坛是口腔疾病预防与康复专业委员会、言语康复专业委员会第二次联合举办的学术会议。在中国康复医学会的引领和支持下,两个学会未来将进一步加强彼此在学术、科普、科技志愿服务、人才梯队建设等多方面融合发展,拓展彼此在学术研究和临床实践领域交流合作的深度与广度,为全面满足人民群众多层次、多元化、个性化口腔和言语康复服务提供新路径和新方法,共同推动

我国现代化口腔和言语康复事业的创新发展,积极助力健康中国战略实施。

（上海交通大学口腔医学院供稿）

第五届粤港澳大湾区口腔医学合作论坛

时间:2023年11月16日

地点:广东省广州市

主办单位:暨南大学口腔医学院

内容提要:近200名师生参加论坛。来自粤港澳大湾区的口腔医学专家学者围绕口腔医学专业内容展开分享,共同探讨临床实践中的热点和难点问题,新观点、新理念精彩纷呈。此次论坛设有壁报展示环节,为师生提供展示自我风采的平台,搭建互动交流平台。暨南大学口腔医学院以此次论坛为契机,抢抓开放机遇,积极与国际接轨,不断提升国际化办学水平,培养具有国际化视野的高素质口腔专科医师。

（暨南大学口腔医学院供稿）

2023年国家口腔医学质控指标审定会

时间:2023年11月17日

地点:贵州省遵义市

主办和承办单位:国家口腔医学质控中心主办,贵州省口腔医疗质量控制中心(遵义医科大学附属口腔医院)承办

内容摘要:国家口腔医学质控中心主任郭传瑸,执行主任张伟及中心专家委员会委员,贵州省卫生健康委医政处副处长张意,遵义医科大学党委副书记、校长刘建国出席会议,国家口腔医学质控中心专家委员会副主任周曾同线上参加了会议。

会上,郭传瑸主任指出,国家口腔医学质控指标关系口腔医学专业质量与发展,国家口腔医学质控中心与各省级质控中心密切配合,成立了亚专业专家组,共同致力于构建高质量的口腔医学质控指标体系,用于指导质控同质化工作。希望通过本次会议,实现各专业交叉赋能,进一步优化完善口腔医学质控指标,共同推进国家口腔医学质控工作高质量发展。与会专家就牙体牙髓专业、口腔颌面外科专业、牙周病专业等10个口腔医学亚专业拟提的20个质控指标的定义、计算方式、内涵说明、指标意义、循证基线、报送方式以及前期征集得到的意见、建议展开热烈讨论。经专家评审,初步形成了由16项指标组成的国家口腔医学专业质控指标体系,为下一步改进全国口腔医疗质量,保障医疗安全奠定了良好的基础。

（遵义医科大学附属口腔医院供稿）

重庆医科大学附属口腔医院八十周年院庆暨口腔医学发展研讨会

时间:2023年12月23日

地点:重庆市

主办单位:重庆医科大学口腔医学院

内容提要:本次研讨会邀请到口腔医学领域众多知名专家,重庆医科大学、市、区卫生健康部门主要领导,重庆医科大学附属单位和重庆市和全国兄弟院校代表,专科联盟单位同仁,医院在职职工代表、离退休职工代表,口腔医学院学生代表和校友代表共襄盛会。会议由医院党委副书记郑雷蕾主持。

医院党委书记张代敏向出席大会的各位嘉宾和全体师生员工表示热烈欢迎。医院党委副书记、院长宋锦璘通过"发展历程、医疗发展、人才培养、科技创新、未来展望"5个方面,向与会人员讲述了医院80年历史回顾及展望。中华口腔医学会名誉会长、中国医学科学院学部委员周学东教授,重庆市卫生健康委员会党委委员、副主任赵勇,重庆医科大学校长黄爱龙教授分别致辞。张志愿院士、黄爱龙校长、赵勇副主任、周学东(名誉)会长以及医院张代敏书记、宋锦璘院长共同启动重庆医科大学附属口腔医院口腔医学发展研讨会。

本次研讨会特邀我国著名口腔颌面外科专家、中国工程院院士、上海交通大学附属第九人民医院张志愿院士,中华口腔医学会副会长、南京医科大学原副校长王林教授作精彩报告。张志愿院士以"规范化、标准化、人性化是确保医疗质量之核心"为题,讲述了规

范化诊疗在医疗质量中的重要地位,强调为医者要为医学提供创新性的诊断及治疗方法,引领医学发展,科学有效地为患者服务。王林教授以“口腔医学教育对口腔医疗行业的影响”为题,从口腔医学人才需求的现状出发,凝练了全国口腔医学教育现状特点,以对行业影响的角度探讨了口腔医学教育的发展方向。

(重庆医科大学附属口腔医院供稿)

第十一届全球青年学者论坛口腔医学分论坛

时间:2023年11月24日

地点:四川省成都市

主办单位:四川大学华西口腔医学院

内容提要:此次论坛邀请到来自美国得克萨斯大学、美国加州大学洛杉矶分校、英国牛津大学以及比利时鲁汶大学的5位青年学者参与,四川大学华西口腔医学院党委书记谭静教授、副院长韩向龙教授、人力资源部等相关部门负责人及四川大学华西口腔医学院青年教师骨干线下参加了此次论坛,院内师生也通过网络平台以在线的形式参与。首先,谭静教授致欢迎辞,分别就学院及学科的基本情况进行了介绍。随后,5位青年学者分别就Osteolectin在骨形成调控中的作用、超声介导的非侵入神经调控、通过调节糖鞘脂代谢和自噬改善骨骼健康、药物重新调制的癌症联合治疗、立体光刻3D打印前沿技术等主题进行了精彩的汇报。最后,参会学者与现场观众就报告内容以及当下研究热点进行了讨论和交流。

本次全球青年学者论坛口腔医学分论坛的举办,进一步强化了四川大学华西口腔医学院学术交流平台的建设,也为四川大学华西口腔医学院持续开展对外合作交流奠定了良好的基础。

(四川大学华西口腔医学院供稿)

中国医师协会会议

中国医师协会2023年口腔医师分会年会

时间:2023年12月1—4日

地点:河南省郑州市

主办和承办单位:中国医师协会、中国医师协会口腔医师分会主办,郑州大学第一附属医院、郑州大学口腔医(学)院、河南省口腔医院承办

内容提要:中国医师协会2023年口腔医师分会年会共有1 100余人参会。中国医师协会常务副会长兼秘书长于竞进,中国工程院院士张志愿、赵铱民,全国人大常委会法制工作委员会行政法室副主任宋芳,中国医师协会副会长俞光岩,中国医师协会口腔医师分会名誉会长郭传瑸,中国医师协会口腔医师分会会长蔡志刚,河南省医师协会会长黄玮,河南省医师协会副会长兼秘书长王伟,郑州大学第一附属医院党委书记王成增等领导出席开幕式,年会由执行主席何巍院长主持。

在本次会议上,张志愿院士和赵铱民院士分别作“规范化、人性化是确保医疗质量核心”和“‘智’在路上——GPT在口腔领域的初步探索”的主题报告,讲述了规范化和人性化在医疗质量中的重要地位及口腔人工智能时代的优势和前景,并邀请了俞光岩教授、郭传瑸教授、蔡志刚教授等专家作精彩专业报告。此外,12月2日下午开设8个分会场,分别以牙体牙髓、牙周黏膜、口腔颌面外科、舒适治疗、修复种植、口腔正畸、人文道德与法治、民营口腔医为主题进行专题报告。

本次会议从专业、法律、人文、教育等多方位、多角度、多层次呈现了我国口腔医学发展现状,展示了口腔诊疗技术的前沿动态、梳理了诊疗过程中的难点和风险,讲述了人才培养的方式和方法、强调了提高医疗质量和熟悉法律法规的重要性。通过此次紧凑、高效、丰富的学术报告会议,不仅促进了口腔专

业技术推广，同时也提高了口腔医师的法律意识和人文关怀认识，为更好地服务人民群众健康、提高医师队伍建设水平、维护医师合法权益奠定坚实的基础，为郑州国家中心城市建设添砖加瓦，为河南口腔构建新发展。

（郑州大学口腔医学院供稿）

中国医院协会会议

中国医院协会口腔医院分会2023年工作会议暨2023年学术年会

时间：2023年7月13—15日

地点：贵州省贵阳市

主办和承办单位：中国医院协会口腔医院分会主办，贵州医科大学附属口腔医院承办

内容提要：来自全国各省、市、自治区近百家单位的270余名专家、学者参会，围绕医疗质量提升、医院运营管理和智慧医院建设等热点问题进行专题讨论。

7月13日，中国医院协会口腔医院分会召开了第五届常委会第七次会议及第五届委员会第四次全体会议。郭传瑸主任委员从内部治理、提供服务、社会责任和其他工作等方面汇报了中国医院协会口腔医院分会2023年工作进展及规划，并组织讨论了2024年工作规划。张伟秘书长汇报了“中国医院协会团体标准管理办法”征求意见情况，并与贵州医科大学附属口腔医院马洪院长共同汇报了2023年学术年会筹备情况。

7月14日，学术年会召开，主题为“守正创新、踔厉奋发，引领口腔医院高质量发展水平”。本次会议受到贵州省卫生健康委员会的大力支持，贵州省人大原党组书记张群山、贵州省慈善总会会长陈敏、贵州省医院协会会长刘志远受邀出席会议。中国医院协会刘福东副秘书长、贵州医科大学党委书记梁贵友教授、贵州省卫生健康委医政医管处杨惠处长、中国医院协会口腔医院分会主任委员、北京大学口腔医院郭传瑸教授、贵州医科大学附属口腔医院马洪院长出席会议并致辞。开幕式由口腔医院分会张伟秘书长主持。会议邀请到卫生部原副部长、国家卫生计生委员会原副主任、中国医药文化协会首届会长陈啸宏，中华口腔医学会名誉会长俞光岩、国家卫生健康委医疗应急司医疗监督处副处长杜冰作主旨演讲。主旨演讲由口腔医院分会郭传瑸主任委员主持。

刘福东副秘书长指出，近年来中国医院协会以习近平新时代中国特色社会主义思想为指引，围绕国家卫生健康委的重点工作，做好抓落实、促规范、强服务的主要职责。他表示，口腔医院分会作为中国医院协会的二级分支机构，在郭传瑸主任委员的带领下，很好地发挥了行业桥梁作用。郭传瑸主任委员介绍，口腔医院分会自2020年换届以来，队伍规模持续壮大，行业影响力不断提升，以第三名的成绩获得了“2022年度优秀分支机构”荣誉称号。他指出，新时期背景下口腔医院分会将面临更多挑战和机遇，全体委员要致力于凝聚全国口腔医疗机构各方面力量，提高口腔医疗机构管理水平，为人民群众口腔健康和社会主义现代化建设提供高质量服务。

在主旨演讲中，中国医药文化协会首届会长陈啸宏以“坚定文化自信，致力健康中国”为主题，旁征博引，将历史、时政、党的方针融为一体，强调文化自信是最基本、最深沉、最持久的力量，口腔医院要以人民为中心，推动口腔卫生事业高质量发展。中华口腔医学会俞光岩名誉会长以“医院中层干部需要具备的基本素质”为主题，对医院中层干部提出了“德、能、勤、绩、廉、诚、实、虚、勤”的总体要求。国家卫生健康委医疗应急司医疗监督处杜冰副处长以“医疗服务领域中的依法执业”为主题，以医疗监督主要职责和工作

情况为切入点,从医疗服务领域法律法规、常见违法违规行为及处理等方面,传达了医疗监督有关要求和精神,强调医疗机构要加强依法执业管理,筑牢医疗质量安全防线。

分论坛邀请了武汉大学口腔医院副院长程勇、贵州医科大学附属口腔医院党委书记张军梅和北京大学口腔医院副院长江泳分别作“公立口腔专科医院连锁门诊部高质量发展模式的探讨”“凝党建之魂　铸踔厉奋发之军”“智慧医院建设背景下医院后勤智慧运维管理体系建设”报告。此外,来自12家医院30位管理人员在3个分论坛分别作汇报展示。

(贵州医科大学口腔医学院供稿)

中国医院协会口腔医院分会召开第五届常委会第六次会议暨全国公立口腔医院高质量发展论坛

时间:2023年3月4日

地点:四川省泸州市

主办和承办单位:中国医院协会口腔医院分会主办,西南医科大学附属口腔医院承办

内容提要:中国医院协会口腔医院分会第五届常委会第六次会议由分会秘书长张伟主持,主任委员郭传瑸,副主任委员张斌、蒋欣泉、程斌、程勇、陈吉华、王慧明及常务委员、秘书长等共36人参加会议,西南医科大学党委书记廖斌出席会议并致辞。与会人员集体学习了党的二十大精神,传达了中国医院协会2023年初分支机构工作会议精神,汇报了2022年口腔医院分会工作总结,审议通过了2023年工作计划与2023年学术年会会务筹备方案,听取了常务委员肖金刚教授关于西南医科大学附属口腔医院的介绍。

在讨论交流环节,与会人员积极参与讨论,对分会2023年调查研究等工作落实开展提出宝贵意见和建议,对口腔医院高质量发展痛点、难点进行研讨,纷纷表示将继续支持分会工作、履行分会委员职责,共谋口腔医院分会发展。

郭传瑸主任委员在总结发言中提到,口腔医院分会在总会的支持下,在全体常委、分会秘书处的共同努力下,取得优异成绩:举办2022年学术年会、开展多项继教培训、完成行业调研、组织开展“健康中国　医者先行”活动等。2023年,中国医院协会口腔医院分会将深入学习贯彻党的二十大精神,常委单位要充分发挥行业影响,推动实现优质口腔医疗资源扩容下沉,落实分会2023年工作计划,共同努力办好2023年学术年会,为口腔同仁搭建学术交流平台,发挥分会积极作用引领行业发展。

会议同期召开了全国公立口腔医院高质量发展论坛,中国医院协会副主任委员叶玲、蒋欣泉、程斌、秘书长张伟受邀作主旨演讲及报告,常务委员受邀出席论坛。西南医科大学党委副书记、校长张春祥,中国医院协会口腔医院分会副主任委员张斌出席分别致辞。

(北京大学口腔医院、西南医科大学附属口腔医院供稿)

院校新闻动态

上海交通大学医学院附属第九人民医院/上海交通大学口腔医学院动态

2023年9月,上海交通大学医学院附属第九人民医院/上海交通大学口腔医学院口腔正畸科房兵教授荣获第八届“中国女医师协会五洲女子科技奖”。该奖项是经科技部批准、国家奖励办备案的女医务工作者终身荣誉科学奖,旨在奖励为医学科学技术进步作出突出贡献的女性医务工作者。

2023年8月,口腔颌面头颈肿瘤科刘剑楠

研究员荣获上海市卫生健康系统第十九届“银蛇奖”二等奖。“银蛇奖”是上海市卫生健康系统青年人才最高荣誉奖，面向上海市40周岁以下优秀医务青年评选，对发掘培养上海优秀医务青年人才发挥了极其重要的作用。

此外，口腔种植科 Maurizio S. Tonetti 教授还分别于2023年3月荣获“欧洲牙周病学联盟（EFP）牙周病学卓越奖”、2023年4月荣获“意大利牙周病学协会（SIdP）伽利略奖”、2023年11月荣获“美国牙周病学会（AAP）荣誉会员”等3个国际荣誉，以表彰Tonetti教授对牙周病学领域及牙周病诊断和治疗作出的卓越贡献和杰出成就。

（上海交通大学口腔医学院供稿）

福建医科大学附属口腔医院动态

2023年2月24日，由中国科学技术协会科学普及部指导，中华口腔医学会主办的“健康口腔行　科普好声音”全国口腔健康科普演讲比赛全国总决赛在广州举办。福建医科大学附属口腔医院的参赛队伍以精彩的参赛节目《一颗牙齿的重生》，在省级初赛、华东赛区复赛阶段均以特等奖的好成绩晋级，最终斩获全国总决赛一等奖。

2023年4月，国家卫生健康委文明办、中国青年志愿者协会公布了第三届全国卫生健康行业青年志愿服务项目大赛结果，福建医科大学附属口腔医院“微笑快车进校园”项目经省级推荐、线上评审、集中评审、全国赛决赛等环节，从144个项目中脱颖而出，获得铜奖。

2023年9月，23家全国创建青年文明号活动组委会成员单位联合印发《关于命名第21届全国青年文明号并进行星级认定的决定》，福建医科大学附属口腔医院口腔修复科荣获“第21届全国青年文明号”，同时被认定为“一星级全国青年文明号”。福建医科大学附属口腔医院已获评全国青年文明号2个，省级6个，省直级5个，在实践中不断提高青年文明号的工作水平，为促进医院高质量发展添砖加瓦，为新发展阶段新福建建设贡献青春力量。

（福建医科大学附属口腔医院供稿）

西南医科大学附属口腔医院院校动态

2023年2月，西南医科大学附属口腔医院一院四区（云峰路院本部、大山坪门诊部、城北门诊部、城东门诊部）标志着医院“1+N”战略布局基本形成，积极筹建成渝双城经济圈首个口腔质控联盟——泸渝地区口腔医疗质量控制联盟，当选联盟专业委员会行政主任委员单位；《川渝滇黔结合区域口腔专科联盟案例报告》入选“2023年四川专科联盟建设典型案例”；12月26日，西南医科大学附属口腔医院成功完成了两例机器人口腔种植手术。

（西南医科大学附属口腔医院供稿）

中华口腔医学会继续教育东部试点基地揭牌

2023年5月28日，中华口腔医学会继续教育东部试点基地在福建医科大学附属口腔医院举行揭牌仪式。中华口腔医学会会长，北京大学口腔医（学）院院长郭传瑸教授与中华口腔医学会口腔美学专业委员会现任主任委员，福建省口腔医学会会长陈江教授为基地揭牌。随着中华口腔医学会继续教育东部试点基地的揭牌，将促进各个院校及医院之间分享彼此的经验和技能，促进各地口腔医学事业发展。

（福建医科大学附属口腔医院供稿）

山东大学口腔医学院动态

2023年7月18日，山东省卫生健康委、山东省财政厅联合下发《关于做好2023年度国家临床重点专科能力建设项目管理实施工作的通知》，山东大学口腔医学院（口腔医院）牙周病专业（牙周病科）获批国家临床重点专科能力建设项目，该项目是山东省口腔科领域唯一一个入选科室。2023年，学院新增国家自然科学基金优秀青年基金（海外）获得者1名，实现本项目零的突破，新增国家博士后创新人才支持计划（国家博新计划）获得者1名，新增山东省泰山学者青年专家5名、山东大学青年学者未来计划5名、仲英青年学者1名。持续扩容青年人才的蓄水池，为人才培养做好人力资源储备。

（山东大学口腔医学院供稿）

湘雅医院口腔医学中心动态

2023 年 10 月 25—28 日，湘雅人才工程·福庆人才培养计划博士后专项入选者、湘雅医院口腔医学中心梁烨博士后获得第二届全国博士后创新创业大赛金奖，创造了湖南省代表队在该项赛事中的历史首金。该赛事由国家人社部主办，设创新赛、创业赛、海外（境外）赛和揭榜领题赛 4 个组别。大赛共吸引 6 206 个博士后项目、2.5 万人参赛。经预选推荐和全国复赛，1 530 个团队项目入围全国总决赛。经过激烈角逐，共产生 55 个金奖、109 个银奖、164 个铜奖。梁烨博士后参赛的“元胞孪生辅助的颅颌面植入物个性化成形机器人”最终以生物医药与健康赛道第一名的总分，获得全国总冠军。梁烨团队立足医工交叉优势，开展数字诊疗装备研究。目前，该项目已完成科研样机制作、设计软件开发及材料力学核心算法构建。

（中南大学湘雅口腔医学院供稿）

郑州大学口腔医学院动态

2023 年 3 月 29 日，国家卫生健康委发布《国家卫生健康委医政司关于印发国家级医疗质量控制中心及其专家委员会委员名单的函》（国卫医政质量便函〔2023〕44 号）文件中，河南省口腔医疗质量控制中心专家委员会主任委员何巍当选国家口腔医学专业医疗质量控制中心专家委员会委员。2023 年 12 月 12 日，郑州大学口腔医学获批河南省教育厅新一轮河南省重点学科（2023—2027 年）。2023 年 12 月 21 日，郑州大学第一附属医院（郑州大学口腔医院、郑州大学口腔医学院、河南省口腔医院）获批河南省卫生健康委员会首批省临床重点专科。

（郑州大学口腔医学院供稿）

广西医科大学东盟国际口腔医学院动态

2023 年 12 月 26 日，中国工程院院士张志愿，广西壮族自治区教育厅厅长刘友谊，广西医科大学党委书记黄照权、校长曾志羽，广西壮族自治区发展和改革委员会、科技厅、住建厅、学校等各相关部门领导，国内的口腔医学院校的院长、著名口腔专家学者，来自柬埔寨、印尼、马来西亚、菲律宾、泰国、越南等东盟国家的口腔专家学者，各兄弟单位领导，建设方代表，附属口腔医院党委书记覃远汉、院长廖红兵等医院党政领导以及历届老领导、全体中层干部和职工代表、校友们出席启用仪式，仪式由覃远汉主持。新建的东盟国际口腔医学院占地约 16.9 万平方米，总建筑面积 10.6 万平方米，未来将进一步深化中国与东盟国家在口腔医学教育、科研、医疗等领域的合作，努力在建设中国-东盟健康命运共同体上展现更大作为。

同期，召开了广西医科大学口腔医学一流学科建设会议。中国工程院院士张志愿，中国医学科学院学部委员周学东，北京大学口腔医学院院长邓旭亮，浙江大学口腔医学院院长陈谦明，上海交通大学附属新华医院党委书记唐国瑶，中山大学光华口腔医学院院长程斌、副院长夏娟，首都医科大学口腔医学院院长白玉兴、副院长范志朋，武汉大学口腔医学院院长尚政军，空军军医大学口腔医学院院长牛丽娜等专家教授共同为学科发展问诊把脉，献计献策，为学科建设的内涵式发展、学科建设体系的完善、学科核心竞争力的提升奠定了坚实的基础，开启了广西口腔医学开放合作、创新发展的新篇章。

（广西医科大学附属口腔医院供稿）

武汉第一口腔医院动态

2023 年，武汉第一口腔医院申报中国非公立医疗机构协会的国际旅游试点示范基地与社会信用 AAA 评审并获批；参加武汉第二届老百姓心目中的民营医疗机构“三好一优”评选，荣获“优秀医院”荣誉称号；与恩施土家族苗族自治州建始县人民医院建立口腔专科联盟，在口腔学科建设、专科护理能力、远程医学会诊、进修培训等方面深度合作。

（武汉第一口腔医院供稿）

人　物

全国创新争先奖获得者

邓旭亮

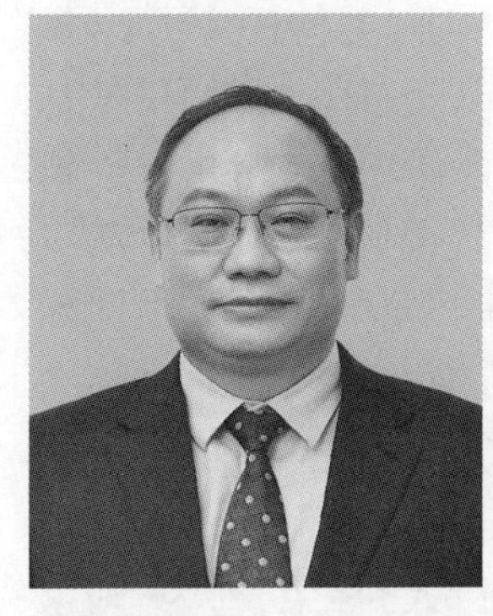

邓旭亮，男，1972年2月生，教授、主任医师，博士研究生导师，第十四届全国政协委员，农工党中央委员，农工党北京市副主任委员，北京大学口腔医院院长，北京大学跨学部生物医学工程系常务副系主任。中国医学科学院学术咨询委员会学部委员，国家自然科学基金创新研究群体项目负责人，全国创新争先奖和国家杰出青年基金获得者，国家高层次人才计划领军人才，科技部中青年科技创新领军人才，入选教育部新世纪优秀人才。科技部重点研发项目首席科学家。以第一完成人获得教育部高等学校科学研究优秀成果奖科技进步一等奖1项和中华口腔医学会科技奖励一等奖1项。

主要研究方向：针对牙本质敏感治疗难、牙齿缺损修复预后差、牙齿缺失后牙槽骨垂直骨增量的世界性难题，开创性提出“牙齿/颌骨材料微结构仿生设计和组织适配”新理念。业务专长：突破材料从微观特征设计到宏观效果提升的多级仿生技术瓶颈，发明晶体/非晶多级组装、“离子传感”阻断、多物理特性微环境重构等关键技术，首创聚阳离子牙齿脱敏凝胶、数字桩核一体化修复体，研制新型冠桥修复材料、梯度功能化引导组织再生膜、电响应牙槽骨增量修复膜等产品，建立牙齿/颌骨缺损修复临床新策略。研究成果：近年主持国家级、省部级科研项目30余项。在口腔生物修复材料领域取得了系列原创性研究成果，得到同行的高度认可。发表论文270余篇，其中SCI收录论文180余篇，总被引用5 000余次，单篇引用最高372次。授权发明专利43项，授权国际发明专利4项。取得3项国药局Ⅲ类医疗器械注册证。

（北京大学口腔医学院供稿）

全国巾帼建功标兵

陈莉莉

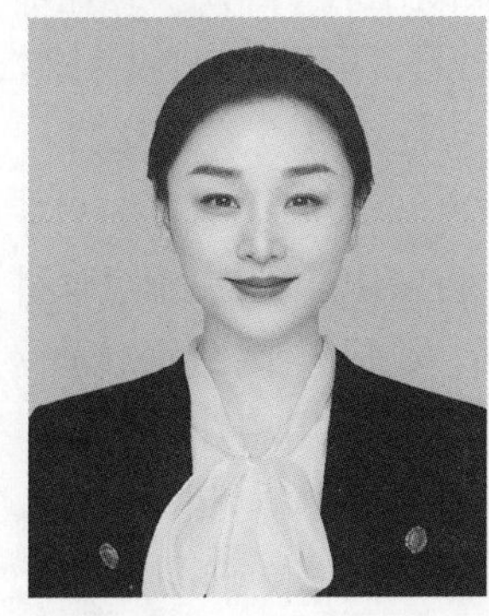

陈莉莉，女，1974年10月出生于湖北省钟祥市。口腔医学专家，华中科技大学同济医学院副院长、口腔医学院党委书记/院长、华中科技大学同济医学院附属协和医院口腔医学中心主任、口腔颌面发育与再生湖北省重点实验室主任，二级教授、主任医师、博士研究生导师。本科、硕士、博士分别毕业于武汉大学口腔医学院、空军军医大学口腔医学院、北京大学口腔医学院，2009年2月至2010年6月在美国哈佛大学留学。2007年9月至今，历任华中科技大学同济医学院附属协和医院口腔医学中心主治医师、副主任医师、副教授、主任医师、教授；2011年8月至今，任华中科技大学同济医学院附属协和医院口腔医学中心主任；2020年12月至今，华中科技大学同济医学院口腔医学院党委书记、院长；2022年4月至今，任华中科技大学同济医学院副院长。现为全国高等学校口腔医学专业第六届教材评审委员会副主任委员，中国医师协会口腔医师分会副会长，中华口腔医学会口腔医学科研管理分会候任主任委员，中华口腔医学会全科口腔医学专业委员会主任委员，中华口腔医学会口腔正畸专业委员会副主任委员，《中华口腔正畸学杂志》副总编辑。

主要研究方向：从事牙颌面畸形的早期防治、成人骨性错𬌗畸形的健康矫治等领域临床与科研工作20余年。创造多项国际领先：解析节律紊乱导致牙颌面畸形形成的分子网络，筛选/合成靶向节律小分子，提出"基于机体内在节律的牙颌面畸形防治"理念，显著降低骨性错𬌗畸形发生率；首创QCVM颈椎骨龄定量分期法，为各类错𬌗畸形最佳矫治时机的精准评估奠定基础，确定节律关键分子作为正畸"施力时辰"判据指标，实现个性化精准时辰加力矫治；创新仿生骨电学微环境促颌骨修复改建策略，发明高效、安全近红外/磁电正畸加速器，研发近零摩擦力传动矫治器及技术，创建时辰治疗健康矫治技术体系。建立畸形防治"产—学—研—用"研究及临床转化平台，实现技术突破和临床推广。

在*Circ Res*、*Cell Death Differ*、*Adv Mater*、*J Dent Res*等权威期刊发表学术论文147篇，其中SCI收录86篇；申请/获批发明专利30项，其中PCT国际专利2项、美国发明专利3项、中国发明专利25项。以首席科学家身份主持国家重点研发计划1项，主持国家杰出青年基金、国家优秀青年基金、国家自然科学基金重点项目/重大国际合作项目、湖北省创新群体、湖北省杰出青年基金等国家级、省部级课题18项。培养硕士研究生59名（其中国际留学生19名），博士研究生22名，博士后2名。从事教学工作20余年，荣获2020年全国宝钢优秀教师奖，2022年度湖北省教学名师（"湖北名师工作室"主持人）等荣誉，为"国家级一流本科专业建设点""湖北省优秀基层教学组织""湖北省（口腔科普）健康教育基地"负责人。

2023年，荣获全国巾帼建功标兵、威廉盖茨奖（William J. Gies）、吴阶平医药创新奖等荣誉。曾获全国创新争先奖、中国青年女科学家奖、国家杰出青年科学基金、国家高层次人才计划科技创新领军人才、首届口腔医学科技创新人物等称号。

（华中科技大学同济医学院口腔医学院供稿）

第十届国家卫生健康突出贡献中青年专家

林云锋

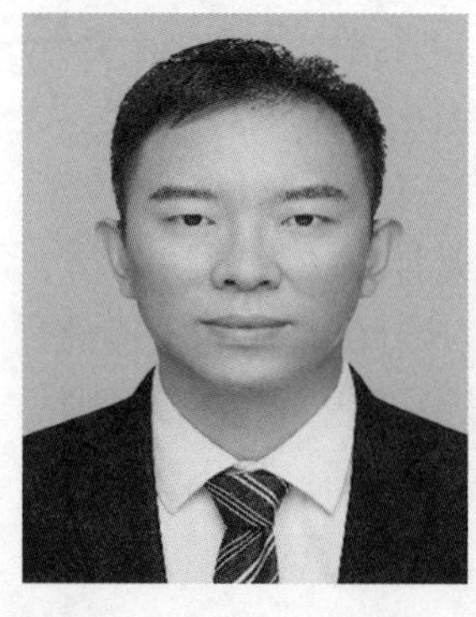

林云锋，男，1977年10月出生于四川省德阳市，籍贯四川德阳。教授、主任医师、研究员，博士研究生导师。本科毕业于四川大学华西口腔医学院，并于2006年获四川大学口腔医学博士学位。现担任口腔疾病防治全国重点实验室副主任，四川大学华西口腔医学院党委副书记，四川省口腔生物材料工程研究中心主任，任四川大学华西口腔医院颌面外科一级专家。入选国家高层次人才计划、国家卫生健康突出贡献中青年专家、中青年科技创新领军人才、全国百篇优秀博士论文、新世纪优秀人才、四川省学术技术带头人、四川省卫生健康领军人才、四川省卫生健康委员会学术与技术带头人、四川省劳模创新工作室等。担任*Bone Res*(SCI,影响因子12.70)和*Cell Prolif*(SCI,影响因子8.50)执行主编,*Chin Chem Lett*(SCI,影响因子9.10)高级编辑,*Int J Oral Sci*,*J Dent Res*等多本杂志编委。担任International College of Dentist Fellow,波兰国家科学基金评委,荷兰研究委员会基金评委。担任中华口腔医学会科研管理分会副主任委员,中国医学装备协会组织再生分会副会长,中华口腔医学会口腔生物专业委员会常委,四川省科技青年联合会副主席,四川省口腔医学会副会长兼秘书长,四川省口腔医学会口腔材料专业委员会主任委员。

主要研究方向:框架核酸药物研发;口腔再生医学关键理论与技术研究。研究成果:已发表通信作者和第一作者SCI论著224篇(平均影响因子>10),包括*Nat Protoc*、*Adv Mater*、*Signal Transduct Target Ther*、*Mater Today*等,其中F1000推荐论文3篇,封面论文23篇,ESI热点论文8篇,ESI高被引论文29篇,影响因子>30论著7篇,影响因子>20论著15篇,影响因子>10论著100篇,影响因子>8论著151篇,引用13 000余次,H-index=63,连续入选爱思唯尔中国高被引学者和全球前2%顶尖科学家。主编8部英文专著。主持重点研发计划课题1项,国家自然科学基金7项,获得国家高层次人才计划特殊支持经费,四川省青年科技创新团队,教育部优博论文专项基金,新世纪优秀人才支持计划等。作为第一发明人申请中外发明专利100余项,授权美国发明专利2项,国际PCT专利5项,中国发明专利35项,转让发明专利9项,转让技术荣获科技部全国颠覆性技术创新大赛优秀项目和金熊猫全球创新创业大赛总决赛尖端生物医药领域优秀奖,4项1.1类创新药进入临床前研究阶段,1项1.1类新药将进入临床实验。完成全球首个框架核酸药物的美国原料药物备案(FDA:MFO39406)并成功申报全球首个框架核酸药物的pre-IND项目(中国药品监督管理局:2024000818)。7项四面体框架核酸医美产品已经上市销售。2023年获得第十届国家卫生健康突出贡献中青年专家称号。

(四川大学华西口腔医学院供稿)

宋锦璘

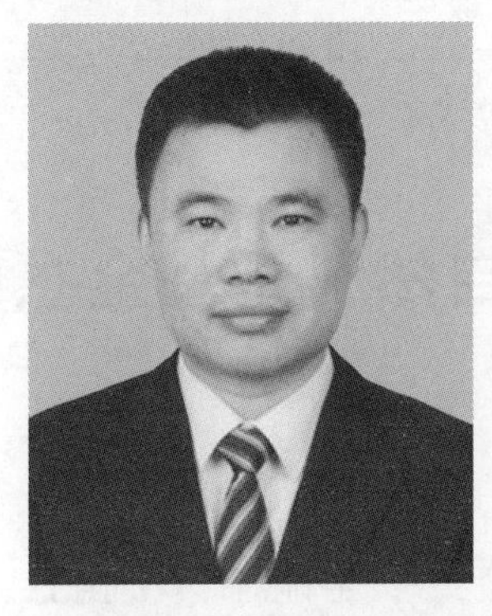

宋锦璘,男,1973年9月出生于江西省九江市,籍贯苏州。二级教授、主任医师,博士研究生导师。1996年本科毕业于华西医科大学口腔医学院,并于2001年获四川大学口腔正畸学专业博士学位。2001年7月至2003年6月,四川大学博士后;2003年7月至2013年6月,任重庆医科大学附属口腔医院正畸科副主任、主任;2013年7月至2023年3月,任重庆医科大学附属口腔医院副院长;2023年4月至今,任重庆医科大学附属口腔医院党委副书记兼院长。担任第三届教育部口腔医学类教学指导委员会委员,中华口腔医学会第九届正畸专业委员会副主任委员,中华口腔医学会第五届口腔医学计算机专业委员会副主任委员,中华口腔医学会第三届口腔科研管理分会常务委员,中国医学装备协会第三届口腔装备与技术专业委员会副主任委员,重庆市口腔医学会党支部书记兼副会长,国家临床重点专科、国家一流本科专业(口腔医学、口腔医学技术)、国家口腔医学实验教学示范中心、口腔疾病研究重庆市重点实验室、重庆市中青年医学卓越团队、重庆市首席专家工作室负责人等。

主要研究方向:牙移动中关键机制、牙周组织重建和精准矫治转化应用研究。业务专长:擅长各类儿童早期矫治、青少年及成年人牙颌畸形矫治、正畸正颌联合治疗,研发具有自主知识产权的3D打印个性化正畸矫治器附件加工体系并率先开展临床转化应用等。研究成果：主持国家自然科学基金7项（重点类1项）、科技部重点研发计划课题1项、省部级重点重大科研项目4项等；获批国家发明专利11项，制定正畸治疗相关团体标准，在国内外学术期刊发表论文246篇，参编专著12部。其中以第一作者和通信作者发表SCI论文在*Int J Oral Sci*、*Adv Funct Mater*、*ACS Nano*、*Bioact Mater*、*J Dent Res*、*J Clin Periodontol*、*Am J Orthod Dentofacial Orthop*、*Angle Orthod*等刊131篇；2门国家一流课程负责人，获8项省部级科研教学奖励，培养博士、硕士研究生75名；2007年获"全国青年岗位能手"，2022年获人民网·人民健康"人民好医生"青年典范，2023年获"国家卫生健康突出贡献中青年专家""重庆市担当作为好干部"。

（重庆医科大学口腔医学院供稿）

国家自然科学基金杰出青年科学基金获得者

牛丽娜

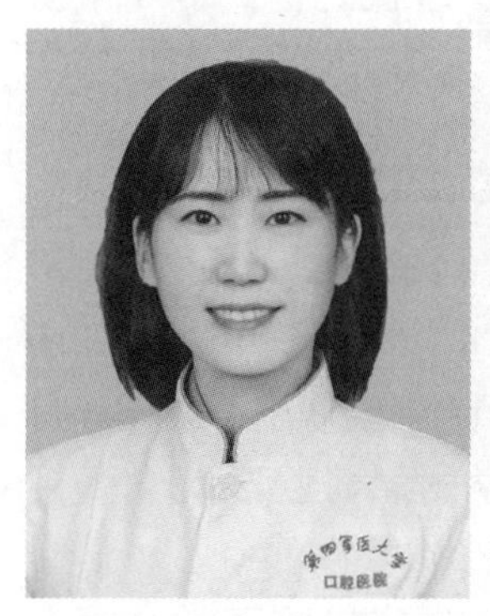

牛丽娜，女，1983年10月出生于河南省辉县市，籍贯河南辉县。教授、主任医师，博士研究生导师，国家自然科学基金杰出青年基金获得者。本科毕业于空军军医大学口腔医学院（原第四军医大学口腔医学系），并于2013年获第四军医大学口腔临床医学专业博士学位。2023年9月至今，空军军医大学口腔医院院长；2022年4月至2023年9月，空军军医大学口腔医院副院长；2019年8月至今，空军军医大学口腔医院修复科主任；2018年12月至今，空军军医大学口腔医院教授；2015年10月至2018年12月，第四军医大学口腔医院副教授；2013年7月至2015年10月，第四军医大学口腔医院讲师/主治医师。中华口腔医学会口腔教育专业委员会副主任委员、口腔修复专业委员会常委，陕西省口腔医学会副会长、修复专业委员会主任委员，*J Dent*期刊副主编、*J Orthop Translat*等期刊编委。

主要研究方向：生物矿化机理研究；仿生修复材料构建及临床转化；病理性矿化相关疾病干预策略研发；干细胞及相关产品促组织缺损再生。业务专长：擅长硬组织缺损的仿生化、功能化、智能化修复与再生研究。研究成果：主持国家自然科学基金3项、省部级以上科研项目14项；在国内外学术期刊发表论文178篇，参编专著14部，其中以第一作者和通信作者在*Nat Mater*等国际高影响力期刊发表SCI论文120篇；培养博士、硕士研究生28名；荣获教育部科技进步一等奖等省部级一等奖3项，入选全球前2%顶尖科学家榜单，曾获世界牙科研究协会百年新兴领袖奖、第四届国之名医青年新锐奖等，率团队先后荣获陕西省高校青年创新团队、陕西省科技创新团队及三秦学者创新团队。

（空军军医大学口腔医学院供稿）

王　智

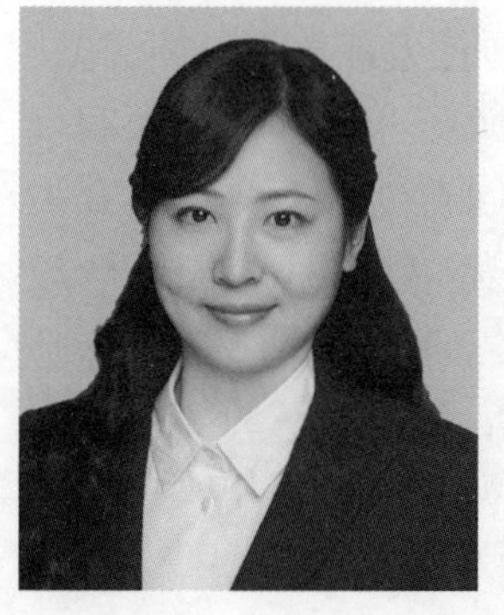

王智，女，1978年5月出生于四川省泸州市，籍贯四川泸州。教授、主任医师，博士研究生导师。本科毕业于四川大学华西口腔医学院，并于2007年获四川大学口腔临床医学专业博士学位。2007年7月至2010年10月在四川大学华西口腔医院工作，2010年11月至今在中山大学附属口腔医院工作，2013年1月至2014年1月赴美国匹兹堡大学医学中心和耶鲁大学免疫学系任访问学者；现任中山大学口腔医学研究所副所长、中华口腔医学会中西医结合专业委员会副主任委员、口腔生物医学专业委员会常委、口腔医学科研管理分会委员，国家口腔质控委员会黏膜病专家组成员；参编4本国家统编教材和4本人民卫生出版社专著，以起草人参与5个口腔黏膜病临床指南编撰；*Int J Oral Sci*编委。

主要研究方向：长期聚焦"口腔黏膜免疫稳态维持机制与重塑策略"展开研究；阐明免疫稳态失衡的起始新阶段和持续新机制，获得通过免疫正常化重塑口腔免疫稳态的新靶点，并开拓通过重塑口腔稳态防控系统疾病的诊疗新思路。业务专长：擅长口腔黏膜慢性免疫炎性疾病的诊疗，在国内较早地开展光动力疗法等新技术用于口腔潜在恶性病变、牙周病等的治疗，获2022年人民网人民好医生青年典范。研究成果：主持7项国家自然科学基金（含国家杰出青年基金1项、区域联合基金重点项目1项）、国家重点研发计划课题负责人1项，近5年以唯一/最后通信作者在*J Clin Invest*（封面论文）、*Sci Adv*、*Cancer Res*、*Clin Cancer Res*、*Int J Oral Sci*等高影响力期刊发表SCI论文23篇，授权发明专利3项，以第一完成人获2022年中华口腔医学科技奖二等奖和广东省自然科学奖二等奖各1项，获2018年中华口腔医学科技奖一等奖1项（列四）。培养博士研究生15人、硕士研究生12名。相继入选广东省珠江学者特聘教授、教育部新世纪优秀人才计划、霍英东青年教师基金、广东省高校千百十工程省级培养对象和广东省医学杰出青年人才等。

（中山大学光华口腔医学院供稿）

国家自然科学基金优秀青年科学基金获得者

蔡潇潇

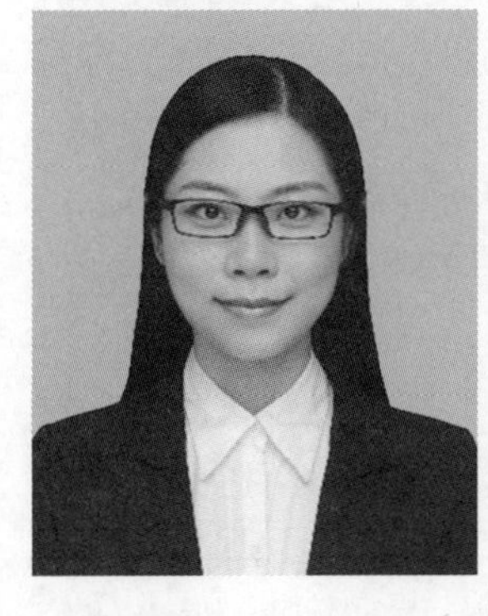

蔡潇潇，女，1983年1月出生于四川省乐山市，籍贯四川成都。教授、主任医师，博士研究生导师。本科毕业于四川大学华西口腔医学院，并于2010年获四川大学口腔医学专业博士学位。2010年7月至今任职于四川大学华西口腔医学院，2010年7月至2013年6月担任讲师，2013年7月获副教授职称，2018年7月获教授职称。担任International College of Dentistry Fellow，国际牙种植协会Fellow，中国医学装备协会组织再生分会常委，中华口腔医学会口腔种植专业委员会委员，四川省口腔医学会牙槽外科分会副主任委员。担任*Front Bioeng Biotechnol*、*Front Mol Biosci*、*Front Mater*、*J Biomed Nanotechnol*等SCI学术期刊副主编，担任*Cell Prolif*、*Chin Chem Lett*、*Clin Implant Dent Relat Res*、*Bioengineering*等SCI学术期刊编委。

主要研究方向：科研工作主要从事核酸纳米材料和组织工程血管化研究；临床工作主要从事口腔种植学工作。主要科学发现包括：①构建了基于框架核酸纳米材料的全新基因和药物传递体系，实现了siRNA、miRNA、小分子化合物的高效传递，成功应用于基因治疗和再生医学等领域；②证实间充质干细胞源于微血管外周细胞，构建了组织工程血管化新方法和新思路；③将再生医学和血管化的基础研究转化为口腔种植学临床系列手术方案，显著提高了口腔种植临床效果和适应证。业务专长：擅长美学区个性化种植治疗、数字化骨增量、微创数字化种植治疗、全口种植修复、即刻种植个性化即刻修复等，在国内率先开展基于钛网的数字化骨增量技术。研究成果：主持国家自然科学基金优秀青年基金项目1项，国家自然科学基金5项，四川省青年科技创新团队1项；以第一作者和通信作者在*Adv Mater*、*Adv Sci*、*Small*、*Bioact Mater*、*Bone Res*、*Int. J. Oral Sci*、*J. Dent. Res*等国内外权威期刊发表SCI论著105篇（封面论文13篇，ESI热点论文1篇，ESI高被引论文7篇），累积影响因子778分，H-Index=41，参编英文专著2部；培养博士、硕士研究生37名；共获得10次全国BITC种植病例大赛金奖，全国百篇优秀博士论文提名奖、四川省优秀博士论文、教育部自然科学二等奖（第二完成人）、教育部科技进步二等奖（第四完成人）、中华医学科技三等奖（第二完成人）、华夏医学科技三等奖（第二完成人）等。

（四川大学华西口腔医学院供稿）

陈 陶

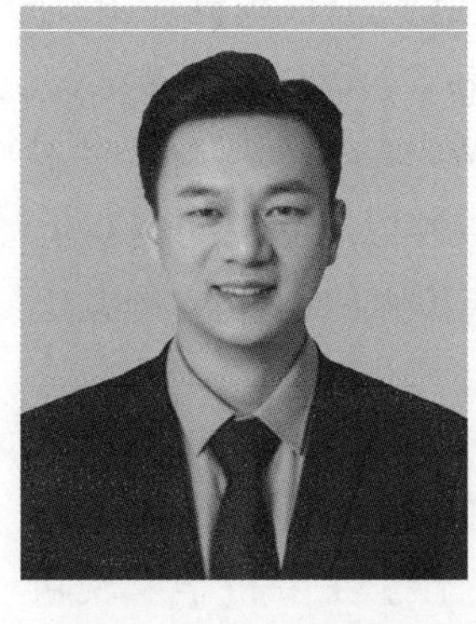

陈陶，男，1985年6月出生于新疆维吾尔自治区乌鲁木齐市，籍贯甘肃武威。教授、研究员、副主任医师，博士研究生导师。本科毕业于湖南中医药大学第一临床医学院，并于2016年获四川大学口腔临床专业博士学位。2017年进入重庆医科大学附属口腔医院博士后工作站，2019年聘任副主任医师，2021年破格聘任研究员、学术型博士研究生导师及博士后合作导师，2022年破格聘任教授。国家自然科学基金优秀青年基金项目获得者，重庆市杰青，重庆英才·创新领军人才，重庆市卫生健康突出贡献青年科技工作者，重庆市中青年医学高端人才，重庆市巴渝学者青年学者，任中华口腔医学会口腔种植专业委员会、口腔生物专业委员会、中华口腔医学会口腔美学专业委员会委员，国家自然科学基金项目评审专家，教育部研究生学位论文评审专家，*Clin Implant Dent Relat Res*中文版编委。

主要研究方向：口腔种植学的临床及基础研究及颅颌面再生材料的研发；微环境适配性植入材料调控种植体周组织再生，代谢性疾病背景下口腔种植体周围炎发病机制研究及防治体系构建。业务专长：擅长复杂牙槽骨缺损的外科重建、口腔美学区种植治疗、口腔种植机器人外科治疗技术，在国内较早地开展“原位骨环技术”用于复杂水平向牙槽骨吸收的增量治疗、“口腔种植机器人辅助种植外科”等技术用于口腔修复疾病的治疗。研究成果：主持国家自然科学基金3项（优秀青年项目、面上项目、青年项目）、省部级创新科研项目7项；在国内外学术期刊发表论文37篇，参编专著4部。以第一作者和通信作者在*Adv Mater*、*Int J Oral Sci*、*Adv Funct Mater*等国际知名杂志发表高水平论文30篇；培养博士、硕士研究生40余名；近三年荣获省部级荣誉9项。

（重庆医科大学口腔医学院供稿）

刘剑楠

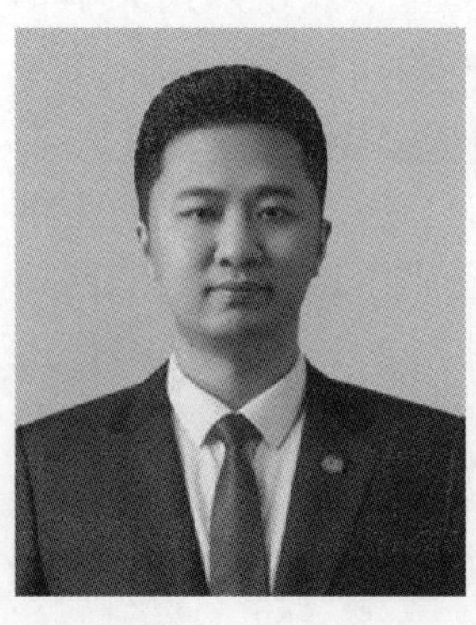

刘剑楠，男，1986年9月出生于吉林省长春市。研究员，副主任医师，博士研究生导师。2012年吉林大学口腔医学七年制毕业，2015年获上海交通大学口腔临床医学专业博士学位。

2015年至今就职于上海交通大学医学院附属第九人民医院。担任颅颌面内固定协会Fellow，中国青年科技工作者协会生物医药专业委员会委员、中华口腔医学会口腔颌面头颈肿瘤专业委员会和口腔颌面修复专业委员会青年委员、中国医学装备学会转化医学分会委员、中西医结合学会口腔医学专业委员会青委副主任委员、中华整形外科杂志通信编委。

主要研究方向：口腔肿瘤智能诊疗；颅颌面重建机器人创新研发及生物纳米材料在骨缺损修复的临床转化研究。业务专长：擅长颌面部软硬组织缺损的修复重建及复杂颌骨重建的虚拟手术、导航手术及机器人手术等。研究成果：主持国家重点研发计划、国家自然科学基金优秀青年科学基金等国家级项目6项，省部级项目2项；主编科普书《口腔癌100问》。以第一作者和通信作者身份发表SCI论文35篇，授权专利50项（国际3项，发明15项），临床转化金额850万元。培养硕士研究生2名。2023年入选国家自然科学基金优秀青年科学基金，2023年黄浦十大杰出青年，2022年国家重点研发计划青年首席科学家，2022年中国科协科技智库青年人才计划，2021年上海科技青年35人引领计划，2023年上海市卫生健康系统第十九届“银蛇奖”二等奖、2023全国临床与创新发明大赛一等奖（第一）、2021年度全国颠覆性技术大赛优胜奖（第一）、2019年国家科技进步奖二等奖（第九）、2019年上海优秀发明选拔赛金奖（第一）、2018年中华口腔医学科技奖二等奖（第六）、2019年上海市医务职工科技创新“星光计划”一等奖（第一）并获得“创新之星”称号。

（上海交通大学口腔医学院供稿）

刘　欢

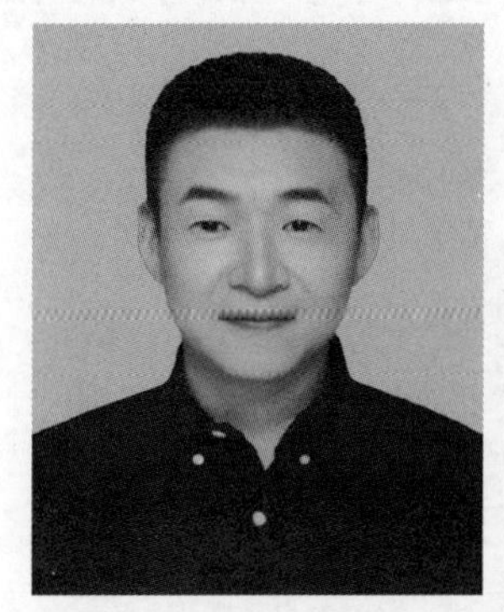

刘欢，男，1986年9月出生于湖北省武汉市，籍贯河北唐山。副教授、副主任医师，博士研究生导师。本科毕业于武汉大学口腔医学院，并于2013年获得武汉大学口腔医学专业博士学位（八年制）。2013年至今于武汉大学口腔医院工作，2014年至2017年于美国爱荷华大学从事颅颌面遗传发育博士后工作，2021年起任武汉大学口腔医院牙周科副主任。担任中华口腔医学会口腔生物医学专业委员会委员，中华口腔医学会牙周病学专业委员会委员。

主要研究方向：功能注释调控颅颌面发育相关非编码DNA和RNA，挖掘颅神经嵴间充质和上皮细胞发育期谱系命运决定的转录调控机制；建立并优化唇腭裂遗传相关非编码突变功能研究方法学体系，明确非编码DNA突变致病机制及对应治疗靶点；开发颅骨锁骨发育不全综合征非编码RNA替代治疗靶点。业务专长：擅长牙周病系统治疗、牙周微创手术及牙周-正畸联合治疗。研究成果：主持国家自然科学基金5项、省部级自然科研项目2项；在国内外学术期刊发表论文40篇，其中以第一作者和通信作者发表英文论文在*Nat Commun*、*eLife*、*J Dent Res*等刊25篇；培养硕士研究生1名。

（武汉大学口腔医学院供稿）

第八届中国科学技术协会青年人才托举工程入选者

顾子悦

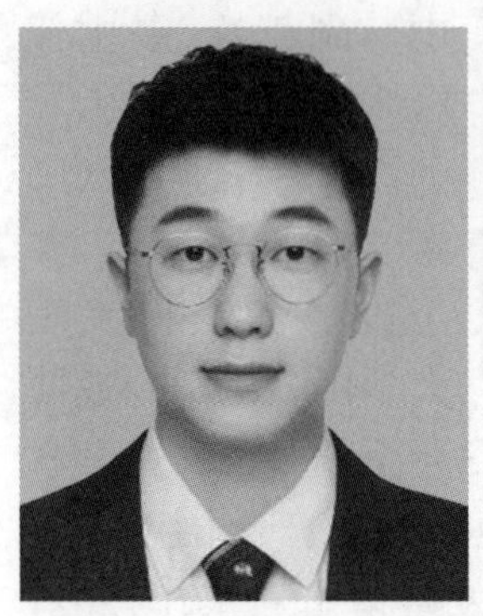

顾子悦，男，1993年5月出生于江苏省昆山市。住院医师，本科毕业于南京医科大学口腔医学院，并于2022年获上海交通大学口腔临床医学专业博士学位。2022年8月至今于上海交通大学医学院附属第九人民医院进行住院医师规范化培训。

主要研究方向：头颈鳞癌临床前模型的构建；药物基因组学的构建；运用临床前模型及高通量药物筛选技术聚焦靶向Cyclin D-CDK4/6-Rb通路在口腔鳞癌的临床转化研究。业务专长：擅长头颈鳞癌人源化模型的构建，构建大规模头颈鳞癌药物基因组学并提出用于头颈鳞癌的精准治疗研究，长期聚焦高通量药物筛选技术，挖掘并提出了一系列头颈鳞癌的单药及联合治疗策略。研究成果：主持中国科学技术协会青年托举人才工程项目1项；在国内外学术期刊发表论文6篇，其中以第一作者和通信作者发表SCI刊物论文3篇，其中最高影响因子为19（*Sci Transl Med*）；授权发明专利2项。

（上海交通大学口腔医学院供稿）

金婵媛

金婵媛，女，副研究员，助理教授，博士研究生导师，中国科学技术协会青年托举人才，北京市科学技术协会青年托举人才。2017年毕业于北京大学口腔医学院，获口腔修复学博士学位，并被评为北京市优秀毕业生、北京

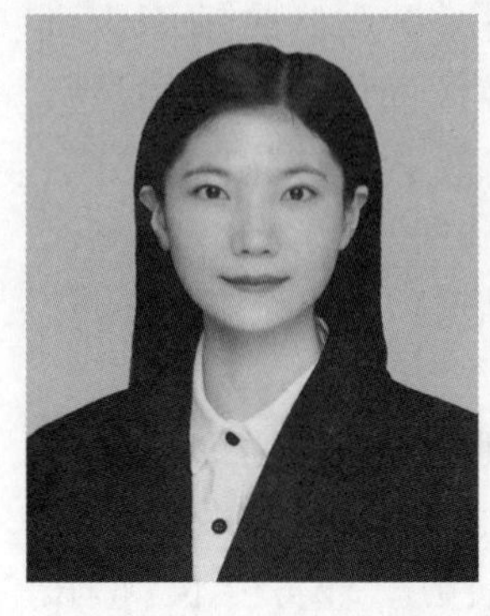

大学优秀毕业生。毕业后留院工作，从事医疗、科研、教学，担任*Front Med*（Lausanne）客座编辑及多个SCI期刊审稿人。

主要研究方向：干细胞成骨分化和骨组织再生。业务专长：口腔修复、多学科联合诊疗。研究成果：主持中国科协青年人才托举项目、北京市科学技术协会青年人才托举项目、国家自然科学基金、中国博士后面上基金等项目。在国内外学术期刊发表论文20余篇，参编专著多部。荣获北京大学优秀住院医师，北京大学口腔医院优秀专培医师，中澳组织工程与再生医学论坛优秀学术论文一等奖，青年科学家论坛最具潜力青年学者等荣誉。

（北京大学口腔医学院供稿）

李 璇

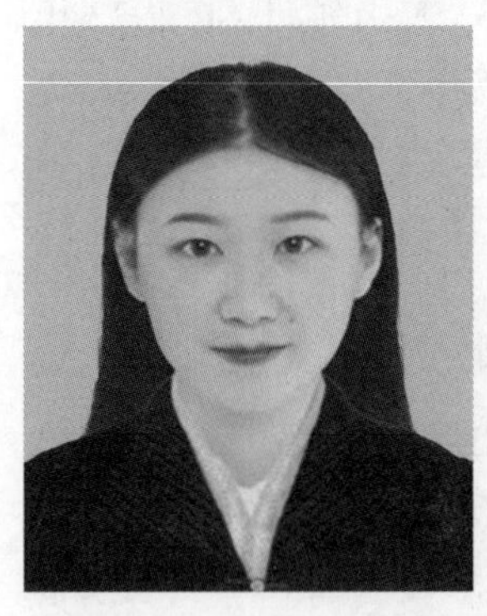

李璇，女，1992年12月出生于山东省潍坊市，籍贯山东青州。本科毕业于中国医科大学口腔医学院，并于2022年获空军军医大学口腔临床医学专业博士学位；2022年至今，在空军军医大学第三附属医院从事博士后研究。

主要研究方向：长期聚焦炎症微环境中的牙周组织再生调控策略，通过生物材料仿生设计联合靶向分子调控细胞的线粒体功能，重塑免疫微环境，实现受损干细胞再生潜

能改善。业务专长：针对口腔再生医学、免疫调控的口腔治疗、口腔再生材料应用转化等取得众多进展。研究成果：主持中国科协青年人才托举工程、中国博士后基金特别资助（站前）等5项科研课题；以第一作者和通信作者在*Bone Res*、*Biomaterials*等权威期刊发表SCI源刊物论文14篇；荣获教育部国家奖学金2次、陕西省研究生创新成果展一等奖、中华口腔医学会科技二等奖等国家、省部级荣誉6项；会议交流方面，获中华口腔医学会新星秀壁报一等奖、中华口腔医学会口腔医学科研管理分会壁报一等奖等。

（空军军医大学口腔医院供稿）

沈敏娟

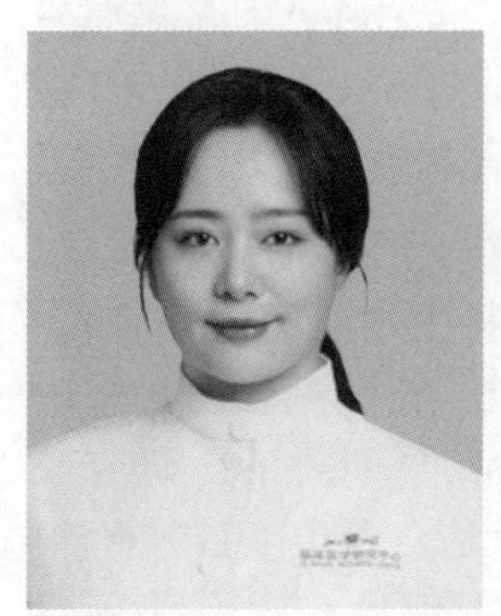

沈敏娟，女，1993年12月出生于浙江省湖州市，籍贯浙江德清。现任浙江大学医学院特聘副研究员、硕士研究生导师、浙江大学医学院附属口腔医院研究生第五党支部书记。硕士毕业于天津医科大学口腔医学院，并于2022年获空军军医大学口腔基础医学专业博士学位。2022年8月至今，就职于浙江大学医学院附属口腔医院。

主要研究方向：生物矿化、仿生矿化相关材料构建及病理性钙化相关疾病的发病机制研究。研究成果：近年来，以第一作者（含共同第一作者）在*Adv Mater*（卷首文章）、*Adv Sci*（封面文章）、*Sci Adv*、*Adv Funct Mater*、*Carbohydr Polym*及*Biochim Biophys Acta Gen Subj*国际著名期刊共发表6篇高水平论文。研究成果受到国家自然科学基金委网站、*Wiley Advanced Science News*等专题报道，研究成果得到国内外专家的认可，并已授权国家发明专利2项，申请国际及国内专利各1项。入选第八届中国科学技术协会青年人才托举工程项目，主持国家自然科学基金青年科学基金项目1项、院级课题2项，参与国家级课题4项、省级课题1项，协助培养博士、硕士研究生3名。近年来，曾先后荣获校科研工作先进个人（2022）、校优秀博士论文（2022）、院优秀共产党员（2023）、院厚德博学突破奖（2023）等荣誉。

（浙江大学口腔医学院供稿）

王一帆

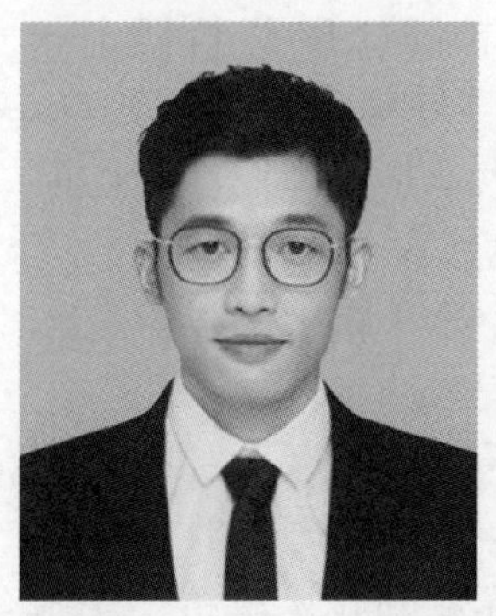

王一帆，男，1989年2月出生于湖北省黄石市，籍贯湖北襄阳，华中科技大学同济医学院口腔医学院讲师。2011年本科毕业于华中科技大学生物信息专业；2017年获华中科技大学生物材料与组织工程专业博士学位，师从张胜民教授；2018年至2021年，华中科技大学生物医学工程系博士后；2021年入职华中科技大学同济医学院口腔医学院。现任中华口腔医学会口腔医学科研管理分会青年委员。

主要从事口腔生物材料与颅颌面骨组织工程领域的科学研究工作。近年围绕功能性元素掺杂仿生矿化复合材料的设计及其在外伤、肿瘤、慢性炎症所致骨缺损再生修复中的应用开展连续系列研究，代表性成果以第一作者（含共同第一作者）发表在*Nat Commun*、*ACS Nano*、*Biomaterials*等杂志，部分重要论文单篇他引超100次；主持国家自然科学基金2项；作为骨干参与国家重点研发计划项目、国家自然科学基金重点项目等国家级项目7项；授权/申请国家发明专利4项；入选第八届中国科学技术协会青年人才托举工程项目，第七届中华口腔医学会青年人才培育项目。

（华中科技大学同济医学院口腔医学院供稿）

余钒源

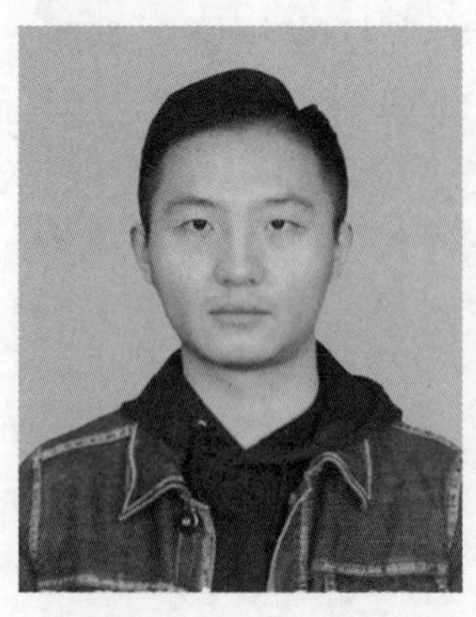

余钒源,男,博士,1991年6月出生于重庆市。2011年至2021年于四川大学华西口腔医学院完成本、硕、博连读,研究生师从四川大学华西口腔医学院叶玲教授;2018年至2021年前往美国加州大学圣地亚哥分校(UCSD)进行博士联合培养,UCSD联合培养导师为管坤良教授。2021年7月入职四川大学华西口腔医(学)院牙体牙髓病科,目前为医师、副教授、副研究员、硕士研究生导师。第八届中国科学技术协会青年人才托举工程入选者。

主要研究方向:干细胞命运决定的表观遗传学基础和硬组织再生的分子调控机制,主要利用转基因谱系示踪新技术解析干细胞命运决定的具体机制。截至目前,以第一作者和通信作者(含共同第一作者和共同通信作者)在国际知名期刊发表SCI论文16篇,包括*Sci Adv*、*Cell Rep*、*J Dent Res*、*Adv Mater*、*P Natl Acad Sci USA*、*Adv Sci*、*Stem Cells*、*Signal Transduct Target Ther*、*Int J Oral Sci*等。曾3次获得国际学术研究协会“Young Investigator Award”奖励;5次在国际学术会议进行特邀报告;长期担任*J Dent Res*、*Adv Sci*等学术期刊的审稿人。目前已获批国家发明专利5项,其中第一发明人2项。临床专注于牙体牙髓病的临床诊疗和科研教学,包括对龋病、牙髓病、根尖周疾病等常见牙体牙髓疾病病理机制、椅旁诊断、临床治疗和基础理论知识的长期探索。其中对于骨/牙硬组织修复与再生治疗的理论知识、临床治疗新技术的有一定的积累和经验;对于再生性牙髓治疗和硬组织再生治疗具备一定的教学研究和临床治疗的创新能力。

(四川大学华西口腔医学院供稿)

张云帆

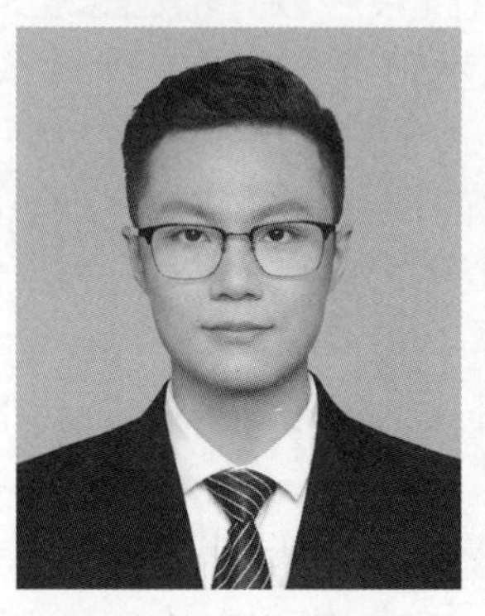

张云帆,男,1995年8月出生于河北省张家口市,籍贯江苏省。住院医师、助理研究员。本科毕业于北京大学口腔医学院,并于2021年获北京大学口腔医院专业博士学位。2021年7月至今以临床型博士后身份于北京大学口腔医院正畸科进行研究工作。

主要研究方向:致力于正畸牙槽骨改建促进新技术与仿生材料生物应答过程研究。业务专长:青少年及成人错𬌗畸形的综合矫治、正畸正颌联合治疗、早期矫治。研究成果:主持国家自然科学基金青年项目1项、中国博士后科学基金面上项目1项,作为项目骨干参与包括国家重点研发计划青年科学家项目等3项;近5年在国内外学术期刊发表论文共33篇,其中以第一作者和通信作者发表在包括*Adv Funct Mater*、*Bioact Mater*、*Engineering*等国际知名期刊共10篇,累计影响因子86.5;授权国内外专利18项,参编口腔医学“十四五”国家重点出版规划项目专著《唇腭裂正畸治疗》,主译口腔正畸学专著《无托槽隐形矫治技术》。获评第八届中国科协青年托举人才,中华口腔医学会新秀之星,北京大学博雅博士后,北京大学优秀住院医师等。

(北京大学口腔医学院供稿)

第九届中国科学技术协会青年人才托举工程入选者

白云洋

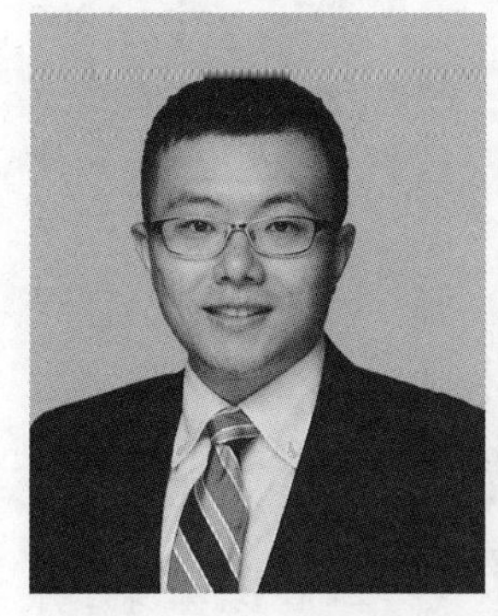

白云洋，男，1989年出生于天津市。本科毕业于北京大学口腔医学院，获北京大学口腔医学及口腔修复学双博士学位。毕业后留校工作，现就职于北京大学口腔医院特诊科。

主要研究方向为口腔生物材料，数字化冠根一体治疗。业务专长：擅长CAD/CAM一体化纤维桩核修复技术、BPS修复技术等。研究成果：主持国家自然科学基金等科研项目9项；在国内外学术期刊发表论文11篇，参编专著2部。其中以第一作者（含共同第一作者）在*Adv Mater*、*Int J Oral Sci*、*Adv Sci*等SCI期刊发表论文9篇；入选中国科协青年人才托举工程，荣获教育部科技进步一等奖、中华口腔医学会口腔优秀病例展全国总决赛第一名（中华口腔医学会最佳病例奖）、中华口腔医学会科技奖一等奖、中华口腔医学会跨学科优秀病例大赛北京市一等奖、北京大学创新奖等奖励。

（北京大学口腔医学院供稿）

陈俊宇

陈俊宇，男，1990年2月出生于四川省眉山市。研究员，硕士研究生导师。本科毕业于四川大学华西口腔医学院，并于2017年获四川大学口腔医学专业博士学位。2017年7月至今工作于四川大学华西口腔医院，2018年至2020年于英国牛津大学进行博士后研究。中华口腔医学会口腔生物医学专业委员会青年委员，四川省口腔医学会口腔修复专业委员会副主任委员，四川省口腔医学会口腔材料专业委员会常务委员，《口腔医学》编委等。

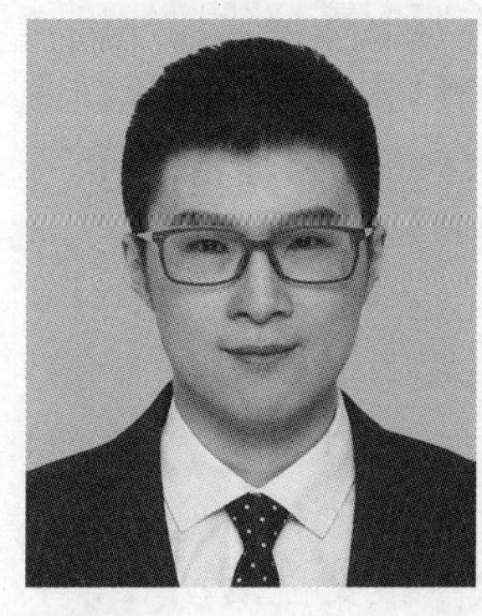

主要研究方向：口腔修复学；颌骨损伤修复的机制及干预措施；血管-淋巴循环系统成像。业务专长：擅长微创粘接修复。研究成果：入选第九届中国科协青年托举人才工程，主持国家自然科学基金2项、省部级科研项目5项；在国内外学术期刊发表论文44篇，参编专著3部。其中以第一作者和通信作者（含共同第一作者和共同通信作者）在*Cell*、*EMBO J*、*Sci Adv*、*Nano Energy*、*JBMR*等期刊发表SCI论文36篇；2023年荣获美国骨矿盐研究学会青年学者奖、中华口腔医学会-青年学者论坛一等奖、中国新锐科技人物创新贡献奖等奖项。

（四川大学华西口腔医学院供稿）

杜佳慧

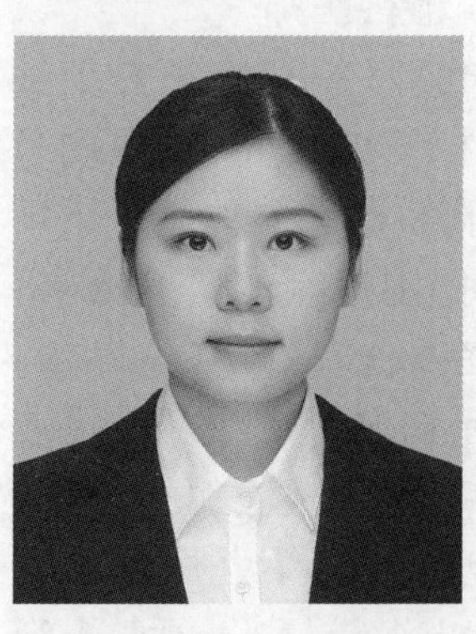

杜佳慧，女，1992年3月出生于安徽省界首市。本科毕业于武汉大学口腔医学院，并于2021年获上海交通大学口腔临床医学专业博士学位。2018年12月至2021年4月，美国南加州大学牙学院访问学者；2021年7月至今，于上海交通大学医学院附属第九人民医院工作，口腔修复基地住院医师。担任中国生物医学工程学会组织工程与再生医学分会青年委员。

主要研究方向：聚焦口腔颅颌面硬组织发育与再生中的干祖细胞谱系分化调控机制及再生修复应用。擅长口腔修复专业疾病诊断和治疗。主持国家自然科学基金1项、省部级科研项目2项。以第一作者在*Nat Commun*、*Cell Rep*、*Development*、*J Dent Res*等刊发表SCI论文7篇；2023年荣获中国医院协会科技创新奖技术进步奖、中华口腔医学会口腔医学科研管理分会青年科学家报告会一等报告奖，中华口腔医学会壁报交流活动一等壁报奖；2021年荣获中华口腔医学会第十五次全国口腔修复学术会议最具创新性研究论文、中华口腔医学会第十一次全国口腔生物医学学术会议优秀新锐之星等。

（上海交通大学口腔医学院供稿）

翁雨藤

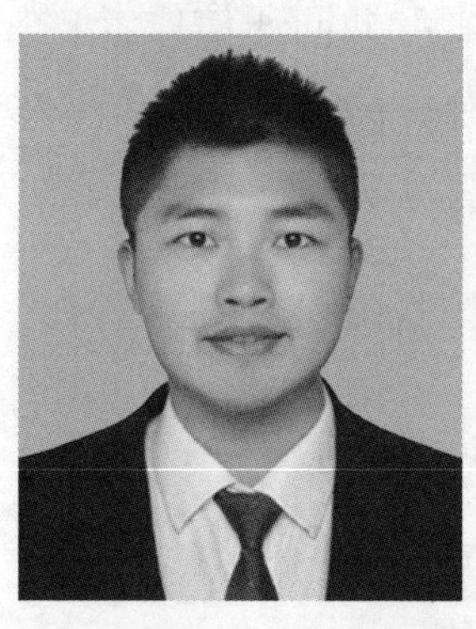

翁雨藤，男，1993年6月出生于福建省福州市。2021年毕业于同济大学口腔医学院，获得口腔临床医学博士学位。2022年1月至今任同济大学附属口腔医院口腔种植科医师。

主要研究方向：长期从事口腔颌骨干细胞的鉴定与微环境调控开展研究，发现调节颌骨再生的关键干细胞类群和重塑颌骨微环境的重要分子靶点及作用机制。研究成果：近5年以独立第一作者身份在*Cell Res*、*Redox Biol*、*J Dent Res*等国际知名期刊，累计发表SCI论文14篇，授权专利3项。主持国家自然科学基金青年项目1项，入选第九届中国科协青年托举人才计划、上海市晨光计划、上海市启明星计划扬帆专项等。获全国口腔生物医学专业委员会第十二届优秀青年研究奖一等奖、第十一届和第十届卓越新锐之星称号等。

（同济大学口腔医学院供稿）

殷 园

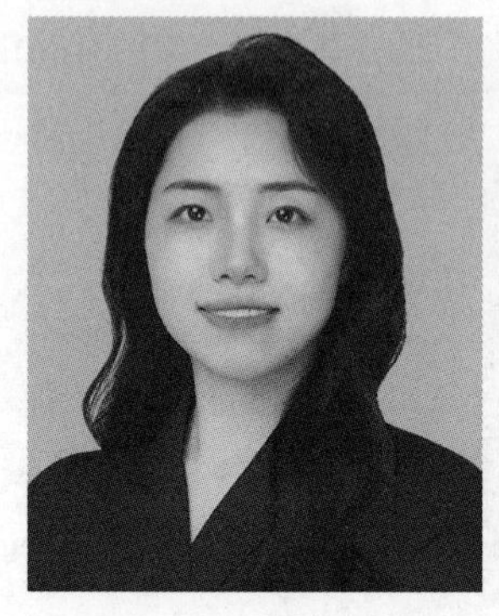

殷园，女，1992年9月出生于江苏省盐城市，籍贯江苏建湖。讲师、主治医师，硕士研究生导师。本科毕业于空军军医大学（原第四军医大学口腔医学系）口腔医学系，并于2021年获空军军医大学口腔医学专业博士学位。2021年7月至今，空军军医大学口腔医院牙周病科讲师、主治医师。担任*Front Bioeng Biotechnol*客座编辑。

主要研究方向：牙周特殊微环境与牙周复合组织内源性再生；免疫调控微纳米材料的构建。业务专长：牙周疾病的规范化和多学科联合治疗。研究成果：主持国家自然科学基金青年项目1项，获批2023年度中国科协青年人才托举工程；在国内外学术期刊发表论文26篇。其中以第一作者和通信作者在 *Biomaterials*（IF=14.0）、*ACS Nano*（IF=17.1）、*Adv Healthc Mater*，IF=10.0）等刊发表SCI论文12篇；研究成果被希腊医药协会主席Demetzos教授引用推荐，并应邀在第100届世界牙科联盟大会、中华口腔医学会口腔医学科研管理分会等国际、国内大会上做口头汇报；2022年中华口腔医学会科技奖二等奖1项（第九），2023年获中华口腔医学会口腔医学科研管理分会青年科学家论坛一等奖，2019年获中华口腔医学会口腔医学科研管理分会博士论坛“最具潜力”称号，2023年获中华口腔医学会全国口腔医学学术会议的“新星秀”壁报交流二等奖。

（空军军医大学口腔医学院供稿）

张晨光

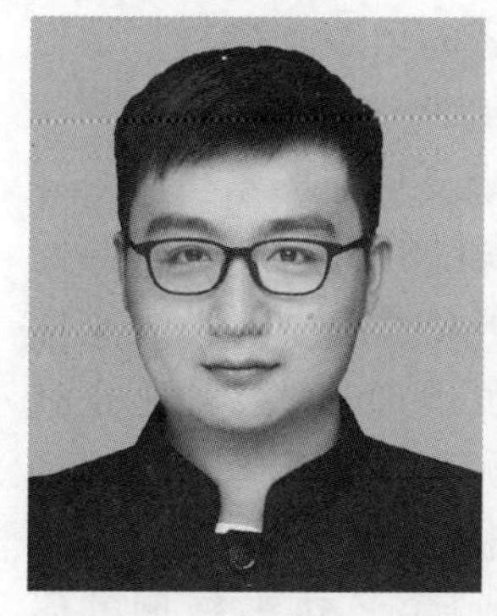

张晨光，男，1991年4月出生于湖北省宜昌市。主任医师。本科毕业于新疆医科大学，并于2018年获华中科技大学口腔临床医学专业博士学位，博士研究生期间于北京大学口腔医院联合培养。2019年到2023年，先后在南方医科大学口腔医院和中山大学附属口腔医院进行博士后研究，出站后在中山大学附属口腔医院留院工作至今。担任第二届广东省临床医学会牙种植学专业委员。

主要研究方向：多场响应仿生电活性骨植入材料的构建；金属纳米酶在口腔氧化应激损伤中的应用和机制；物理微环境调控骨免疫稳态机制研究。擅长无牙颌全口种植修复，数字化前牙即刻种植修复等。研究成果：主持国家自然科学基金1项、博士后面上项目2项、省部级科研项目1项；在国内外学术期刊发表论文14篇，参编专著1部。其中以第一作者和通信作者在*Adv Funct Mater*、*Nat Commun*、*Chem Eng J*等刊发表论文7篇；2023年入选中国科协青年人才托举工程。

（中山大学光华口腔医学院供稿）

逝世人物

徐樱华（1929—2023）

我国著名口腔医学教育家，全国首家全日制颞颌关节诊室创始人，首创“殆学”新课的徐樱华教授因病医治无效，于2023年4月5日逝世，享年94岁。

徐樱华教授，中国共产党党员，1929年出生，河北人，1954年毕业于四川医学院口腔医学系，1986年任华西口腔医学院（华西口腔医院）主任医师、教授，一直从事口腔医学临床、教学、科研工作，1992年起享受国务院政府特殊津贴。

徐樱华教授对党忠诚，热爱祖国，为中国口腔医学事业呕心沥血，奉献一生，尤其擅长颞下颌关节疾病的治疗。1983年赴美国访学，1984年回国后开创全国首家全日制颞颌关节诊室，并组建口腔解剖生理教研组，首先在国内开设“殆学”新课，用英语授课，并接收兄弟院校研究生前来听课，曾应邀赴北京医科大学等多所院校讲学，曾出席美国第62届世界牙科联盟并作学术交流。曾任中华医学会成都口腔分会副主任委员，卫生部全国统编教材、学校口腔专业教材及多种口腔专业杂志编委及审稿人，四川省科技进步奖医药专业评委。主持的“颅颌紊乱的综合研究”获1991年度卫生部医药科技进步三等奖，“颞颌关节的生物力学研究”获1992年四川省科技进步二等奖，1983年参加“中国青少年儿童身体形态、机能和素质的研究”获国家体委体育科技成果一等奖，1990年出版国内首部殆学专著——《实用殆学》，曾被多所高校选作教材，获优秀教材二等奖。2011年再次出版专著《徐樱华实用殆学》，在业界引起较大反响，为我国殆学的基础研究及临床应用作出了积极贡献。

（四川大学华西口腔医学院）

毛祖彝（1928—2023）

我国著名口腔医学专家、教育家、口腔颌面外科学的奠基人之一，中国共产党党员，四川大学华西口腔医学院毛祖彝教授因病医治无效，于2023年10月5日在成都逝世，享年95岁。

毛祖彝教授，四川自贡人，1946年考入华西协合大学牙学院（7年制）。1953年毕业赴云南省昆华医院（云南省人民医院前身）口腔科工作。1956年考入四川医学院口腔颌面外科，师从夏良才教授，攻读副博士研究生。1960年毕业后留校任教，历任讲师、副教授、教授，博士研究生导师。曾任口腔颌面外科副主任、主任。曾任卫生部全国高等医学院校教材编审委员会委员，《口腔科学》编审组长，主编全国高等医学院校统编教材《口腔科学》（第1、2、3、4版）。任《华西口腔医学杂志》《口腔颌面外科杂志》编委、中华放射肿瘤学会热疗专业委员会委员、卫生部科技成果评审委员会终审委员。1992年被评为"四川省卫生系统先进个人"，并享受国务院政府特殊津贴。

毛祖彝教授是著名的口腔颌面外科学专家，致力于口腔癌微波热化疗和口腔面部肿瘤肌皮瓣和游离皮瓣修复重建的系统研究和临床探索，取得令人瞩目的成就。与华西医院耳鼻喉科专家联合开创舌骨下径路完整切除舌根癌后退舌瓣整复术；成果"应用胸锁乳突肌瓣及肌皮瓣整复口腔颌面部的组织缺损"获四川省1986年科技进步三等奖；成果"微波热化疗治疗口腔癌及热增敏剂的研究"获卫生部1991年科技进步三等奖。毛祖彝教授为我国口腔医学事业发展和人才培养献出了毕生心血，作出了不可磨灭的贡献。

（四川大学华西口腔医学院）